Umgang mit Sterben und Tod in der Institution Krankenhaus

STUDIEN ZUR BILDUNGSREFORM
Herausgegeben von Wolfgang Keim
Universität Paderborn

BAND 50

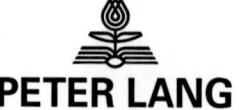

PETER LANG
Frankfurt am Main · Berlin · Bern · Bruxelles · New York · Oxford · Wien

Ulrich Griegoleit

Umgang mit Sterben und Tod in der Institution Krankenhaus

Zur Entwicklung
einer abschiedskulturellen Haltung
in der Pflegeausbildung

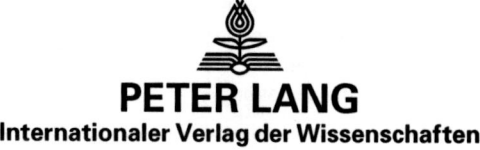

PETER LANG
Internationaler Verlag der Wissenschaften

Bibliografische Information der Deutschen Nationalbibliothek
Die Deutsche Nationalbibliothek verzeichnet diese Publikation
in der Deutschen Nationalbibliografie; detaillierte bibliografische
Daten sind im Internet über http://dnb.d-nb.de abrufbar.

Zugl.: Paderborn, Univ., Diss., 2011

Gedruckt auf alterungsbeständigem,
säurefreiem Papier.

D 466
ISSN 0721-4154
ISBN 978-3-631-63052-5
© Peter Lang GmbH
Internationaler Verlag der Wissenschaften
Frankfurt am Main 2012
Alle Rechte vorbehalten.

www.peterlang.de

Vorwort des Herausgebers

Sterben und Tod gehören wie Geburt und Entwicklung zu den Grundtatsachen menschlichen Lebens. Gleichwohl spielen sie zumindest in der durch Aufklärung und Säkularisation bestimmten „modernen" Pädagogik kaum noch eine Rolle, während sie in der Vormoderne durchaus auch als pädagogisch relevant galten. So forderten die Stoiker angesichts der Ungewissheit des Todeszeitpunktes, dass man das Leben stets daraufhin einrichten und dementsprechend lernen müsse zu sterben. Und bei dem tschechischen, in der böhmischen Brüderunität aktiven Philosophen, Theologen und Pädagogen Johann Amos Comenius ist sogar die Rede davon, dass es „mit dem bloßen Sterbenlernen ... nicht getan" sei, wir vielmehr lernen müssten, „gut zu sterben". Comenius fordert deshalb in seiner Pampaedia neben der Einrichtung einer Schule des vorgeburtlichen Werdens, der frühen Kindheit, des Knabenalters, der Reifezeit, des Jungmannesalters, des Mannesalters sowie des Greisenalters auch eine solche des Todes, in der der alte Mensch „noch vor dem leiblichen Tode ... ein Leben beginnen" solle, „wie es uns außerhalb unseres Leibes erwartet". Dies zu lehren und zu „lernen" war zu Zeiten des Comenius angesichts eines weithin gemeinsamen metaphysischen Weltbildes noch relativ einfach; dessen Verschwinden und Ersetzung durch eine Pluralisierung menschlicher Sinnhorizonte macht pädagogische Bemühungen um eine Auseinandersetzung mit Sterben und Tod heute sehr viel schwieriger, jedoch kaum weniger notwendig; Ulrich Griegoleit spricht zu Recht von einem pädagogischen Schlüsselproblem.

Dabei geht es in vorliegender Arbeit nicht so sehr um die Vorbereitung auf den eigenen Tod, als vielmehr um die professionelle Sterbebegleitung Todkranker. Sie ist ebenfalls erst in der Moderne und das heißt vor allem mit der zunehmenden Auslagerung des Sterbeprozesses aus dem häuslichen Umfeld in spezifische Institutionen, in erster Linie Krankenhäuser, notwendig geworden, nachdem die zumindest bis weit ins 19. Jahrhundert, in ländlichen Regionen teilweise bis in unsere Tage selbstverständliche Pflege und Betreuung des sterbenden Mitglieds der familialen und dörflichen Gemeinschaft durch Familie, Verwandtschaft und Nachbarschaft kaum noch stattfindet. Qualifikationen für eine menschenwürdige Begleitung Sterbender, die früher über Erfahrung und eigenes Mittun von einer Generation zur nächsten tradiert wurden, vor all aber durch die persönliche Nähe zum Todkranken gekennzeichnet waren, müssen von den professionell am Sterbeprozess Beteiligten, besonders den Gesundheits-Krankenpfleger(inne)n

V

und Ärzten, erst mühselig erworben, entsprechende Rituale von den Beteiligten entwickelt werden, dies allerdings in einer Gesellschaft, die dafür weder institutionelle Unterstützung, noch materielle Ressourcen bereitstellt.

Im Mittelpunkt der von Ulrich Griegoleit vorgelegten, an der Fakultät für Kulturwissenschaften der Universität Paderborn als Dissertation angenommenen Untersuchung steht die Frage nach dem möglichen Beitrag der Krankenpflegeschulen zu einem humanen Umgang mit Sterben und Tod in der Institution Krankenhaus – der Verfasser spricht von „Förderung einer abschiedskulturellen Haltung", die sich sowohl auf die Sterbebegleitung Todkranker und deren Angehörigen als auch die Versorgung der Toten nach deren Ableben durch das Pflegepersonal beziehen soll. Die mit der Thematik verbundene Schwierigkeit liegt nicht zuletzt darin begründet, dass sie neben pädagogischen auch medizinische, soziologische, ökonomische und ethische Dimensionen enthält und ihre Bearbeitung deren Analyse, Verknüpfung bzw. Zuspitzung unter der spezifischen Leitfrage verlangt. Der Verfasser löst diese Schwierigkeit, indem er nacheinander die zentralen Aspekte der Thematik analysiert und sie abschließend in einem von ihm entworfenen Seminarkonzept zusammenführt. Der methodische Ansatz der Untersuchung verbleibt also nicht – quasi „naiv" – auf einer pädagogisch-didaktischen Ebene, vielmehr wird die zentrale pädagogische Frage nach Vermittlung einer „abschiedskulturellen Haltung" in der Krankenpflegeausbildung gesellschaftlich kontextualisiert: mit heutiger Verdrängung wie Faszination von Sterben und Tod, mit dem Wandel abschiedskultureller Rituale, mit den auf (Wieder-) Herstellung der Gesundheit ausgerichteten Intention der Institution Krankenhaus wie deren systembedingten Widersprüchen im Spannungsfeld von Ethik und Ökonomie. Besonders hervorzuheben ist das Bemühen des Verfassers um theoretische Durchdringung der Krankenhausrealität mittels soziologischer Kategorien Bourdieus, Foucaults oder Goffmans, die sich vor allem im Falle Foucaults mit Rückbezug auf dessen „Geburt der Klinik" anbieten.

Ohne der Argumentation des Verfassers vorgreifen zu wollen, möchte ich auf drei mir besonders interessant erscheinende Aspekte der Arbeit hinweisen. Zunächst einmal zeichnet sie in aller Deutlichkeit eine aufgrund der Fülle von ausgewerteten Studien zweifellos realistische, für den Leser beängstigende Vorstellung von der im Krankenhaus institutionalisierten Lebenswelt für die unmittelbar am Sterbeprozess Beteiligten. Der wachsende Einfluss der Apparatemedizin mache Sterben und Tod zu beliebig manipulierbaren Ereignissen, wobei selbst das Instrument der Patientenverfügung der Funktionalisierung unterliegen könne. Die Interaktion zwischen Sterbenden und Ärzten bzw. Pflegepersonal werde dabei zunehmend durch technische Kontrollinstrumente und das heißt durch eine Anpassung der Sterbenden an Vorgaben der Maschine ersetzt, mit der Konsequenz einer Reduzierung zwischenmenschlicher Kontakte zwischen Pflegenden, Sterbenden und ihren Angehörigen. Am Beispiel der Schweizer Medizinerin Elisabeth Kübler-Ross, die den Sterbevorgang als eine durch Ärzte, Pflegepersonal und Angehörige aktiv zu gestaltende Lebensphase interpretiert und die anhand eigener Aufzeichnungen zu Nahtoderfahrungen die Bedürfnisse Todkranker zu erfassen und in ihrer Arbeit zu berücksichtigen versuchte, wird auf alternative Formen im Umgang mit Sterben und Tod eingegangen und dabei verdeutlicht, welche Rolle das Selbstverständnis von Ärzten und Pflegepersonal bei der Entwicklung einer abschiedskulturellen Haltung im Krankenhaus spielt. Dass sich an diesem Selbstverständnis kaum etwas ändern dürfte, solange eine humane Begleitung Sterbender von der Gesellschaft als eine Serviceleistung angesehen werde, die nur bedingt abrechnungsfähig ist, wie der Verfasser minutiös nachweist, leuchtet unmittelbar ein.

Der Umgang mit Sterben und Tod in der Institution Krankenhaus hat zweitens Konsequenzen für die Lehr-Lernprozesse von Auszubildenden der Gesundheits- und Krankenpflege während ihrer praktischen Einsatzzeiten dort. Dabei dürfte sich ein ähnlicher Effekt wie in der Lehrerausbildung einstellen, wenn die Studierenden während ihrer Praktika, vor allem aber während der zweiten Phase ihrer Ausbildung den berühmt-berüchtigten Praxisschock erleiden und sich schließlich gegen ihre Idealvorstellungen mit der vorgefundenen „schlechten" Praxis arrangieren. Die vom Verfasser durchgeführte empirische Studie zu den von Gesundheits- und Krankenpflegeschülern während ihrer Stationseinsätze (Praktika) gemachten Erfahrungen im Umgang mit Sterben und Tod im Krankenhaus bestätigt die Widersprüche, mit denen die Auszubildenden hier wie in der Lehrerbildung umzugehen lernen müssen: Die in der Theorie propagierte Patientenorientierung stößt sich mit den in der Krankenhausrealität vorherrschenden Normen von Zweckrationalität, Effektivität und Funktionalität, wobei der unauflösbare Widerspruch zwischen Sein und Sollen des Pflegealltags unterschiedlichen Studien zufolge Strategien der Kälte auf Seiten der Auszubildenden begünstigt.

Daraus ergibt sich drittens die Frage nach den Voraussetzungen von Lehr-Lernprozessen, die Auszubildende mit solchen Widersprüchen konfrontieren und sie mit realistischen Möglichkeiten der Entwicklung einer Abschiedskultur im Krankenhaus vertraut machen. Der Verfasser greift auf Konzepte einer subjektorientierten Erwachsenenbildung zurück, wie sie vor allem der Mainzer Erziehungswissenschaftler Erhard Meueler entwickelt hat, und geht dabei von der Prämisse aus, dass nur Gesundheits- und Krankenpfleger(innen), die bereits in ihrer Ausbildung gelernt haben, sich im Berufsalltag als Subjekte ihrer Arbeit zu begreifen, mit Kolleg(inn)en kooperieren und eigenverantwortlich handeln können, dem Druck der Krankenhausrealität standzuhalten in der Lage sind, um eigene Vorstellungen einer abschiedskulturellen Haltung auch gegen Widerstände durchzusetzen und zu praktizieren. Das abschließend entwickelte Seminarkonzept versucht, die – ursprünglich für die Lehrerausbildung konzipierte – kritisch-konstruktive Didaktik des Marburger Erziehungswissenschaftlers Wolfgang Klafki für die Ausbildung von Gesundheits- und Krankenpflegeschüler(inne)n zu adaptieren. Für eine theoretisch angelegte Untersuchung ungewöhnlich, aber aufgrund langjähriger Erfahrung des Verfassers als Pädagoge an einer Krankenpflegeschule gut nachvollziehbar, mündet das Konzept in eine detaillierte Lehr- und Lernprozessstruktur für eine zweitägige Seminarveranstaltung zur Thematik „Umgang mit Sterben und Tod im Krankenhaus".

Die hier vorgelegte Untersuchung von Ulrich Griegoleit regt an zu verschiedenen Folgeuntersuchungen. Der Verfasser plant selbst, den Erfolg seines Konzeptes empirisch zu überprüfen. Darüber hinaus läge nahe, die Bedingungen von Sterben und Tod in anderen Institutionen, z.B. Altenheimen, zu analysieren und auch hier nach Veränderungsmöglichkeiten zu fragen.

Paderborn, Oktober 2011   Wolfgang Keim

Agnes Palm –
ihrem Andenken ist diese Arbeit gewidmet

Die vorliegende Arbeit wurde 2011 als Dissertation an der Fakultät für Kulturwissenschaften der Universität Paderborn angenommen. Für die Publikation erfolgte eine geringfügige Überarbeitung.

Herrn Professor Dr. Wolfgang Keim und Frau Professorin Dr. Hannelore Bublitz danke ich für das in mich gesetzte Vertrauen, die Zuversicht sowie für ihren engagierten wissenschaftlichen Beistand, der mir eine (selbst)kritische und umfassende Auseinandersetzung mit der Thematik des Sterbens und des Todes ermöglichte. Über das wissenschaftliche Arbeiten hinaus ist ein freundschaftlicher Kontakt entstanden, über den ich mich sehr freue. Mein Dank gilt den weiteren Mitgliedern des Promotionsausschusses, Frau Professorin Dr. Petra Büker und Frau Dr. Claudia Mahs, für ihren wertschätzenden Umgang, den ich erfahren konnte, sowie für ihr Interesse, sich mit thanatologischen Inhalten zu befassen. Frau Birgit Bröckling danke ich für die verwaltungsmäßige Bearbeitung des Promotionsverfahrens und Frau Anna-Maria Kamin für die entlastende Hilfestellung im Rahmen der Disputation.

Einen besonderen Dank für eine nicht in Worte zu fassende Unterstützung möchte ich meinen (Lebens)Wegbegleitern Jürgen Palm, Martina Dierkes, Professorin Dr. Ulrike Töllner-Bauer, Petra Stephan, meiner Familie Alfred und Theresia Griegoleit, Malick, Noel und Bärbel Sow aussprechen. Des Weiteren danke ich Petra Möllenhoff-Moos und Roman Wilhelms für ihre unkomplizierte und unverzügliche Hilfestellung bei germanistischen bzw. computertechnischen Unklarheiten. Für die Abdruckgenehmigung eines Hilde Domin- und eines Ingeborg Bachmann-Gedichtes gilt mein Dank dem S. Fischer-Verlag, Frankfurt/M., und der Piper Verlags GmbH, München.

Abschließend möchte ich mich bedanken bei Frau Dr. Annette Bentler für die Ermutigung in schwierigen Zeiten des wissenschaftlichen Arbeitens und (posthum) bei der Schriftstellerin Brigitte Reimann für ihre Tagebuchaufzeichnungen, in denen die Höhen und Tiefen eindrucksvoll beschrieben werden, die wohl jeder Autor im Prozess der inhaltlichen Auseinandersetzung und des Schreibens durchlebt.

In Gedanken an Ulrike Nistler, die am 02. Juli 2011 verstarb.

Inhaltsverzeichnis

I. Einleitung

„Jeder der geht
belehrt uns ein wenig
über uns selber.
Kostbarster Unterricht
an den Sterbebetten.
Alle Spiegel so klar
wie ein See nach großem Regen,
ehe der dunstige Tag
die Bilder wieder verwischt.

Nur einmal sterben sie für uns,
nie wieder.
Was wüßten wir je
ohne sie?
[...]

Wir, deren Worte sich verfehlen,
wir vergessen es.
Und sie?
Sie können die Lehre
nicht wiederholen.

Dein Tod oder meiner
der nächste Unterricht:
so hell, so deutlich,
daß es gleich dunkel wird."

(Domin 1999, S. 147)

1. Persönliche Motive zur thanatologischen Auseinandersetzung

Als ich 1981 mit der Krankenpflegeausbildung begann, wurden wir Schüler in einem vierwöchigen Einführungsblock auf die Pflegetätigkeiten vorbereitet, die in den ersten Stationseinsätzen auszuführen waren. Seltsamerweise blieb der Umgang mit sterbenden Patienten unberücksichtigt, obwohl das Krankenhaus zahlreiche onkologische und geriatrisch-internistische Patienten behandelte und zu vermuten war, dass insbesondere in diesen Fachabteilungen Todkranke zu versorgen waren. Die Vorstellung, mit einer solchen Situation konfrontiert zu werden, löste bei uns Auszubildenden Unsicherheiten und Furcht aus, da die wenigsten auf Erfahrungen zurückgreifen konnten. Während der ersten Wochen im Praxisfeld kam es tatsächlich zu Begegnungen mit Patienten, die wussten bzw. erahnten, dass sie sterben werden. Ich hatte den Eindruck – auch infolge des Austausches mit den Kurskollegen –, dass die Betroffenen ihre Sorgen, Ängste und Fragen hauptsächlich an uns Schüler richteten, obwohl sie davon ausgehen konnten, dass wir unerfahrene Berufsanfänger waren. Lag es daran, dass wir Pflegeschüler im Vergleich zum Fachpersonal häufiger in den Patientenzimmern waren und vielleicht auch eine andere Patientenzugewandtheit ausstrahlten, da das individualisierende Helfenwollen die Handlungsweise (noch) steuerte? Interessanterweise konnte ich beobachten, dass bestimmte examinierte Pflegekräfte die Sterbebegleitung an andere Teammitglieder delegierten: z.B. an die Ordensschwestern mit der Betonung ihrer Fähigkeit, das Religiöse im Sterbebeistand zu integrieren, aber auch an die Schüler mit einer an sie gerichteten Aufforderung, den Umgang mit Sterbenden lernen zu müssen. Dass wir in der Situationsbewältigung i.d.R. auf uns allein gestellt waren, blieb unberücksichtigt. Im Laufe der Ausbildungszeit kam es zu unzähligen Begegnungen mit sterbenden Patienten und ihren Angehörigen und den oftmals wahrgenommenen Gefühlen der Unsicherheit und Überforderung. Wie ist auf Interaktionen der Betroffenen – beispielsweise in Form einer direkten Anrede wie „Ulli, muss ich sterben?" – zu reagieren? Was kann getan werden, wenn ein Patient unbedingt zu Hause sterben möchte, aber die Angehörigen diesen Wunsch nicht zulassen? Wie können trauernde Begleitpersonen getröstet werden? Gleichsam erfuhr ich, dass die Betroffenen sich i.d.R. für die Art und Weise der Pflegeausübung – auch mit kleinen Geschenken – bedankten. Damit wird mein Motiv deutlich, der Frage nachzugehen, wie eine Sterbebegleitung aus Sicht der Betroffenen gestaltet sein sollte. Des Weiteren stellt sich die Frage, ob die Qualität der Sterbebegleitung abhängig ist von der Einstellung des Helfers zu seiner eigenen Sterblichkeit.

Schon damals erlebte ich, dass die Anwesenheit bei einem Patienten, der sich in der Phase des Übergangs vom Leben in den Tod befand, eine besondere Herausforderung darstellte: Atemintervalle, die sich zwischen den einzelnen Atemzügen – bis ins scheinbar Unermessliche – verlängern und schließlich ausbleiben. Der Tod des Patienten wird dann häufig als eine „Erlösung" bezeichnet. Damit stellt sich die Frage, ob es sich tatsächlich um eine „Erlösung" für den Betroffenen handelt oder eher für das Pflegepersonal, da der Sterbende den Klinikstab nicht weiterhin mit seinem Sterben konfrontiert.

Nach dem Tod erfolgte das unmittelbare „Fertigmachen" des Verstorbenen. Dazu hatten wir Helfer Handschuhe anzuziehen und eine Schutzschürze umzubinden, um dann den Unterkiefer mit einem elastischen Wickel hochzubinden, sämtliche Zugänge zu entfernen, eine ansehnliche Lagerung durchzuführen und die Hände zu falten. Warum wird ein Patient unmittelbar nach seinem Versterben nur noch mit Handschuhen angefasst, auch wenn kein Kontakt mit seinen Ausscheidungen zu befürchten ist? Lässt sich eine Antwort aus der mit dem Leichnam assoziierten Infektionsgefahr ableiten oder entlarvt sich diese Handlungsweise als ein Bedürfnis, sich vor einer Todesberührung schützen zu wollen? Nach zwei Stunden erfolgte dann der „unsichtbare" Transport in die Leichenhalle. Dazu war das Bett so herzurichten, dass der Verstorbene darin „verschwand", um ihn schließlich mit erhöhter Geschwindigkeit in den Aufzug zu fahren. Auch hier kristallisiert sich eine Frage heraus: Warum wird ein verstorbener Patient schnellstmöglich aus dem Blickfeld der Station entfernt? Das Umbetten des Verstorbenen in der Leichenhalle auf eine nicht höhenverstellbare Bahre bedurfte neben der körperlichen Kraftanstrengung auch der Fähigkeit, unangenehme Befindlichkeiten auszuhalten. Ist es der Anblick der Leiche, die ein Unbehagen auslöst?

Während der Dienstübergabe informierte das Pflegepersonal die Gegenschicht über die Todesursache und den Todeszeitpunkt. Dabei schien es unüblich zu sein, der persönlichen Betroffenheit Raum zu geben und auf abschiedskulturelle Rituale zurückzugreifen, um die Beziehung zum Verstorbenen bewusst zu beenden. Die Möglichkeiten solcher entlastenden Verfahren waren auch kein Thema in der theoretischen Ausbildung. Eine Auseinandersetzung mit Sterben und Tod erfolgte erst im zweiten Ausbildungsjahr und wurde auf die Versorgung Verstorbener reduziert. Hier stellt sich die Frage, wie Auszubildende umfassend(er) auf den Umgang mit der Todeswirklichkeit vorbereitet werden können. Darüber hinaus wäre es sinnvoll, nach pädagogischen Konzepten zu recherchieren, die wissenschaftlich fundierte Empfehlungen aussprechen.

Angeregt durch diese Erfahrungen und der daraus abgeleiteten Fragestellungen entstand bereits vor Jahren das Bedürfnis, mich mit der stationären Sterbebegleitung auseinanderzusetzen. Dieser Entschluss verstärkte sich letztlich durch die pädagogische Arbeit an einer Krankenpflegeschule und den Erfahrungsberichten Auszubildender, die meinem Erleben als Pflegeschüler nach wie vor ähneln und die Befürchtung zulassen, dass der Sterbebeistand in den Krankenhäusern und die Begleitung der Schüler Defizite aufweisen. Hinzu kommt, dass ich die Lerneinheit ‚Sterbende Menschen pflegen' übernommen habe und sehr schnell mit einer Problematik konfrontiert wurde, die sich aus dem Widerspruch einer idealisierenden Sterbebegleitung (Lernort Theorie) und der Beeinflussung routinisierter Stationsabläufe auf das pflegerische Handeln in der Versorgung Sterbender (Lernort Praxis) ergab. Welche pädagogischen Konsequenzen sind aus diesem Dilemma zu ziehen? Wie können die unterschiedlichen Pflegeverständnisse zusammengeführt werden, um eine qualitative Sterbebegleitung im Stationsalltag zu gewährleisten?

Diese Überlegungen veranlassen mich, in meiner Arbeit eine wissenschaftliche Bestandsaufnahme zum gegenwärtigen Umgang mit Sterben und Tod in Krankenhäusern aufzuzeigen. Damit können einerseits Faktoren identifiziert werden, die die Sterbebegleitung auf den Stationen (maßgeblich) beeinflussen und andererseits Möglichkeiten und Ansatzpunkte für eine Veränderung aufgezeigt werden, um eine individualisierende Sterbebegleitung im konkreten Stationsalltag zu gewährleisten. Damit ist die Vorstellung verbunden, ein wissenschaftlich fundiertes pädagogisches Konzept zu entwickeln, das Anregungen gibt, Pflegeschüler bereits in ihrer Ausbildung bei der Entwicklung ihrer abschiedskulturellen Haltung, auch infolge einer prä-, inter- und postventiven Begleitung, zu unterstützen. Dieses Erkenntnisinteresse folgt letztlich dem Hilde Dominschen Verständnis, dass die Begegnung mit Sterbenden zu einem „kostbare[n] Unterricht an den Sterbebetten" (Domin 1999, S. 147) werden könnte.

Krankenhäuser stellen gesellschaftliche Räume dar. Demzufolge ist es in der vorliegenden Untersuchung erforderlich, die gesellschaftliche Ebene und ihren Umgang mit Sterben und Tod im Allgemeinen zu begutachten, um (Aus)Wirkungen auf das Krankenhaus und seine Mitglieder im Konkreten zu erfassen.

2. Entwicklung der Forschungsintentionen

a. Sterben und Tod als Ereignisse des Lebens

Ist das Leben über den Tod bzw. der Tod über das Leben zu begreifen? (Vgl. Pennington 2001, S. 11) Ist der Tod überhaupt begreifbar, verschließt er sich – in seinem opaken Zustand – nicht dem Leben? Wittgenstein behauptete: „Der Tod ist kein Ereignis des Lebens. Den Tod erlebt man nicht." (Wittgenstein 1989, in: Graf 2010, S. 37) Folglich stellt sich – mit Macho (1987) und Graf (2010) – die Frage, worüber wir sprechen, wenn wir vom bzw. über den Tod sprechen. Der Todesbegriff zeichnet sich durch Inhaltsleere und Unverständlichkeit aus. In die Auseinandersetzungen können keine selbst gemachten oder überlieferten Erfahrungsberichte integriert werden, die sich auf den Zustand des Totseins beziehen, abgesehen von sog. Nahtoderfahrungen im Kontext klinischer (Schein) Tode.[1] Um dennoch dieses Unsagbare auszufüllen, „können [wir] den ‚Tod' als

---

1   Die Auseinandersetzung mit Nahtoderfahrungen war Gegenstand des beruflichen Wirkens der Thanatologin und Medizinerin Elisabeth Kübler-Ross. Dazu wird auf Anhang A verwiesen. Der klinische Tod wurde im Laufe der medizinischen Entwicklung an unterschiedlichen (un) sicheren Parametern festgemacht und förderte die Sorge, potenziell scheintot zu sein. (Vgl. Kapitel II.1.b.) Zu nennen sind beispielhaft: Überprüfung des Atemstatus' per Vogelfeder oder Spiegel, Überprüfung der Herztätigkeit mittels Stethoskop, Messung der Hirnströme in einem

Metapher verstehen, ohne doch zu verstehen, *was* diese Metapher substituiert."
(Macho 1987, S. 182, Hervorhebungen im Original; vgl. ebd., S. 26 f.; Nassehi/
Saake 2005, S. 31) Die Unvorstellbarkeit des Todes hat zu allen Zeiten eine Flut
von Visionen und Bildern ausgelöst, geradezu gefördert, in denen der Tod (des
anderen) dargestellt und das Jenseits ausgeschmückt wurde. (Vgl. Macho 2007,
S. 9; Kapitel II.)[2] Der gesellschaftliche Umgang mit dieser Grenzerfahrung wird
sowohl mit der These der Verdrängung als auch mit der These der Sichtbarkeit
erklärt, worauf nachfolgend einzugehen ist. Dabei gilt es, die Aspekte zu sondieren, die für die Krankenhäuser als Versorgungsort sterbender Patienten und
als Lernort angehender Gesundheits- und Krankenpfleger bedeutsam sind, um
sie – zur Verdeutlichung der Forschungsintentionen – weiter auszudifferenzieren.

aa. Verdrängung der Todeswirklichkeit

Die These der Verdrängung des Todes findet ihren Ursprung in der rationalen
„Entzauberung der Welt"[3] (Weber 1919, in: Graf 2010, S. 7) und wurde im 20.

---

sog. Elektroenzephalogramm, um den klinischen „Gehirn-Tod" festzustellen, obwohl andere
Organe noch lebenstüchtig sein können. (Vgl. Macho 1987, S. 27) Zu den unsicheren Todeszeichen des gegenwärtigen Forschungsstandes zählen: Hautblässe, Abkühlung (insbesondere
der unteren Extremitäten), keine sichtbare Atmung, untastbarer Radialispuls, auskultatorisch
nicht wahrnehmbare Herzgeräusche. Sichere Todeszeichen hingegen sind: ausgebildete Toten-
flecke, Totenstarre, Fäulnis. (Vgl. Pschyrembel 2007, S. 1926 f.)

2   Die versinnbildlichten Vorstellungen beziehen sich u.a. auf den Übergang in den Tod (friedli-
ches Einschlafen, dabei erscheint der Tod als Bruder des Schlafes), den Todesverantwortlichen
(gefürchteter Sensenmann oder Gottes Gnade, die als Erlösung bewertet wird, insbesondere
bei belastenden Krankheitsverläufen) und die Hoffnung auf eine Todesüberwindung (der in
einem Ruhebett liegende Verstorbene blickt seiner Auferstehung/Wiedergeburt entgegen bzw.
hat sich auf seine letzte Reise begeben, um das göttliche Zuhause (Neues Jerusalem) zu erreichen). (Vgl. Macho 1987, S. 187; Graf 2010, S. 43; Nassehi/Saake 2005, S. 32 f.; Die Bibel
1980, Offenbarung an Johannes 21)

3   In seinem Vortrag über die Wissenschaft als Beruf analysierte Weber u.a. die Todessicht Leo
Nikolajewitsch Tolstojs (Der Tod des Iwan Illjitsch). Darin wurde der Frage nachgegangen,
ob der Tod für einen Kulturmenschen mit einer Sinnhaftigkeit in Verbindung zu bringen ist.
Für Abraham, Versinnbildlichung des schöpfungsfrommen Ersatzvaters, kam der Tod – als
Bestandteil des organischen Lebenszyklus' – im lebensgesättigten Alter. Demgegenüber befindet sich ein (moderner) Kulturmensch in einem Prozess des Unendlichen, also niemals auf
der Höhe zivilisatorischer Entwicklung. Infolgedessen ist eine Lebenssättigung ausgeschlossen und konsequenterweise der Tod als sinnlos zu bewerten. (Vgl. Weber 1917/1919, in: Graf
2010, S. 7 f.) Dem ist entgegenzustellen, dass gerade in dieser scheinbaren Sinnlosigkeit die
entscheidende „Kultivierungsleistung des Menschen doch darin [besteht], sich zur eigenen
Endlichkeit reflektiert, in konzentrierter Geistesgegenwärtigkeit zu verhalten." (Graf 2010,
S. 45)

Jahrhundert in unterschiedlichen Todesanalysen aufgegriffen und untermauert.[4] Demzufolge trägt die Verwissenschaftlichung der Lebensbereiche dazu bei, die ursprünglich religiös verankerte Sinnhaftigkeit der Sterblichkeit (Schöpfungsfrömmigkeit) durch eine „radikale Sinnleere" (Graf 2010, S. 8) zu ersetzen. Dieser unaushaltbare Gewissheitsverlust auf die Ewigkeit zwingt den Menschen dazu, den Tod zu tabuisieren, zu verbannen und letztlich zu verdrängen. (Vgl. ebd.)[5] [6] In zahlreichen Untersuchungen – insbesondere der 1960er Jahre – wurde der Einsatz der Verdrängung als Abwehrstrategie[7] thematisiert. (Vgl. Wittkowski 1978, S. 122–146, in: Wittkowski 1990, S. 102) Wittkowski unterzog diese Studien einer Metaanalyse und bilanziert: „Die einzige Aussage, die nach dem vorliegenden Befundmaterial vertretbar erscheint, ist die, daß bei der Konfrontation mit der Todesthematik wahrscheinlich *irgendwelche* Abwehrstrategien bei *irgendwelchen* Personen wirksam werden." (Ebd.; Hervorhebungen im Original)

---

4   Die Verdrängung des Todes ist kein ausschließliches Phänomen der Moderne. Graf verweist auf Quellen der Antike und Neuzeit (insbesondere 16. und 17. Jahrhundert), in denen kritisch angemerkt wurde, dass Menschen in den Tag hineinleben würden, ohne sich der Bedeutsamkeit ihrer Sterblichkeit bewusst zu sein. (Vgl. Graf 2010, S. 12)

5   Graf stellt fest, dass es für die Bewältigung des Lebens erforderlich ist, den Tod als unausweichliches Faktum zu relativieren und auf Distanz zu halten. Memento mori Impulse bewertet der Theologe und Ethiker als notwendige Reflexion, nicht jedoch, um „das eigene Leben einer unbegriffenen Allgewalt des Todes auszuliefern." (Graf 2010, S. 37)

6   Auch Martin Heidegger untermauert die Todesverdrängung mit seinem Werk ‚Sein und Zeit'. Darin vertritt er die These, dass das Sterben eines anderen Menschen nicht erfahrbar sei, lediglich ein Dabeisein ist möglich. Der eigene Tod wird zu einer Angst machenden, prospektiven Angelegenheit, die wiederum verleugnet wird, indem das Individuelle in ein kollektives Subjekt übergeht. „Das ‚man stirbt' verbreitet die Meinung, der Tod treffe gleichsam das Man. Die öffentliche Daseinsauslegung sagt: ‚man stirbt', weil damit jeder andere und man selbst sich einreden kann: je nicht gerade ich; denn dieses Man ist das *Niemand*. Das ‚Sterben' wird auf ein Vorkommnis nivelliert, das zwar das Dasein trifft, aber niemandem eigens zugehört." (Heidegger 1979, in: Macho/Marek 2007, S. 13, Hervorhebung im Original)

7   Freud hatte mit dem Konzept der Abwehrmechanismen unbewusste psychodynamische Prozesse identifiziert, die dazu beitragen, die Funktionsfähigkeit des Menschen in der alltäglichen Lebensbewältigung zu stabilisieren. Dies gilt insbesondere für angstbesetzte bzw. angstauslösende Situationen, die in das Bewusstsein einzudringen drohen und mithilfe von Abwehrmechanismen dem Unterbewusstsein zugeführt werden, so dass Angstzustände reduziert bzw. in ihrer Entfaltung behindert werden können. (Vgl. Wittkowski 1990, S. 101; Bourne/Ekstrand 1992, S. 367, 369 f.; Zimbardo 1992, S. 411 f.) Macho konstatiert, dass Freud den Umgang des Menschen mit Sterben und Tod nicht als Todesverdrängung, sondern als Todesverleugnung diagnostizierte. Mit Verleugnungen werden todesbezogene Inhalte negiert, ohne sie dem Unterbewusstsein zuzuführen. Dies sei – so Freud – auch gar nicht möglich, da für das Unterbewusste die eigene Sterblichkeit und der eigene Tod unvorstellbar erscheinen. (Vgl. Freud 1986, S. 54 f., in: Feldmann 2004, S. 63; Macho/Marek 2007, S. 12) „So konnte in der psychoanalytischen Schule der Ausspruch gewagt werden: im Grunde glaube niemand an seinen eigenen Tod oder, was dasselbe ist: im Unbewußten sei jeder von uns von seiner Unsterblichkeit überzeugt." (Freud 1982, in: Graf 2010, S. 36)

Der Psychologe kritisiert, dass in den Fachpublikationen nicht eindeutig zwischen Verdrängung und Unterdrückung unterschieden wird.[8] (Vgl. ebd., S. 105) Die bis in die Gegenwart anhaltende Diskussion der Todesverdrängung ist nach wie vor von unterschiedlichen Begrifflichkeiten geprägt – „Sprachlosigkeit, Abschieben, Erfahrungsdefizit, Hilflosigkeit, Scheinthematisierung (durch die Medien), Sinnverlust" (Feldmann 2004, S. 64) – und verdeutlicht die Mehrdeutigkeit des Wortgebrauchs. Nicht zuletzt erschweren unzureichende Definitionen, Operationalisierungen und subjektive Interpretationen eine bewertende Einordnung der Verdrängungsthese.[9] (Vgl. ebd., S. 64, 85) Auch Walter identifiziert unterschiedliche Bedeutungen der Todesverdrängung, die sich zwischen der Todesverleugnung und der Kompartmentalisierung des Todes bewegen.[10]

Pennington greift die These der Todesverdrängung auf und thematisiert eine weitere „Spielart" (Pennington 2001, S. 10), die sie mit der Privatisierung des Todes in Verbindung bringt: „Der Mangel an tatsächlicher Kommunikation über

---

8   Im Gegensatz zur Verdrängung, mit der Angst machende Inhalte dem Bewusstsein erst gar nicht zugeführt werden, werden bei der Unterdrückung (Angst machende) Inhalte aus dem Bewusstsein geschoben. Dieser psychodynamische Vorgang ist im Gegensatz zu dem der Verdrängung infolge von Reflexionsimpulsen wieder bewusstseinsfähig. (Vgl. Wittkowski 1990, S. 105)

9   Argumente, die für bzw. gegen eine Todesverdrängung sprechen, hat Feldmann explizit angeführt. (Vgl. Feldmann 2004, S. 65 ff.) In der Bewertung des Soziologen heißt es: „Diese Gegenüberstellung zeigt die perspektivistische Sichtweise des Themas Verdrängung. Die gleiche soziale Tatsache, z.B. Nüchternheit der Begräbnisse, kann als Verdrängung oder als aktive realitätsgerechte Bearbeitung interpretiert werden." (Ebd., S. 68) Des Weiteren macht Feldmann auf eine Paradoxie aufmerksam: Das Schweigen über den Tod wird ebenso wie die ausführliche Diskussion der Todeswirklichkeit als Verdrängung interpretiert. Letztere ergibt sich infolge einer initiierten Gleichgültigkeit, die in eine Ignoration des Todes münden kann. (Vgl. ebd., S. 65)

10   Todesverdrängung in Form einer Todesverleugnung als Bestandteil der Conditio Humana: Der Mensch ist darauf angewiesen, den Tod zu verdrängen, um in der Allgegenwart des Todes seine Handlungsfähigkeit erhalten zu können. Todesverdrängung als Verlagerung des Todes: Der Tod erscheint im Kontext der demografischen Entwicklung zunehmend als Marginalisierung, von der insbesondere alte Menschen betroffen sind, die sich zunehmend am gesellschaftlichen Rand befinden. Todesverdrängung als These des begrenzten Tabus: Der Tod wird aus dem öffentlichen Raum in die Institution Krankenhaus verlegt. Diese kann den Tod infolge ihrer auf Leben und Gesundheit ausgerichteten normativen Strukturen nicht akzeptieren. Der Tod wird zum Aufgabenfeld medizinischer Techniker, die diesen als Problem des Lebens behandeln, sodass die Todeswirklichkeit einer Verdrängung anheimfällt. Todesverdrängung als Kompartmentalisierung des Todes: Der Tod wird von unterschiedlichen Disziplinen (z.B. Biomedizin, ehrenamtlicher Begleitung) besetzt, deren Deutungsrahmen die Umgangsweisen mit dem Tod bestimmen, sodass dieser infolge seiner Heterogenität unkompatibel erscheint. Todesverdrängung als Auflösung des Todestabus: Der Tod wird von unterschiedlichen gesellschaftlichen Gruppen und Bewegungen zunehmend enttabuisiert. (Vgl. Walter 1991, in: Knoblauch/Zingerle 2005, S. 13)

den Tod, der Mangel an standardisierter Sinngebung und Integration des Todes in die Alltagswelt macht aus einem sozialen Individuum ein radikal individuiertes Wesen." (Ebd., S. 21) In diesem Kontext verweist Gronemeyer darauf, dass dem Menschen die Verantwortung für das eigene Sterben und den eigenen Tod übertragen wird. (Vgl. Gronemeyer 2007, S. 177) Es erscheint als „persönliche Schuld […], wenn andere Lebenszeit, Kraft und Geld aufwenden müssen, um ihn zu pflegen." (Ebd., S. 170) Diese Verhaltensweisen lassen sich mit Bauman erklären, der auf die gesellschaftliche Vorstellung der Unsterblichkeit aufmerksam macht, das zum besessenen Credo alltäglichen Handelns wird. (Vgl. Bauman 1994, S. 21) Dieser Prozess macht sich beispielsweise an der vermeintlich anzustrebenden Alterslosigkeit des Körpers fest. Darauf verweisen u.a. Bublitz (2010) und Mehlmann/Ruby (2010). Ihre Überlegungen werden im Kapitel II.3. aufgegriffen.

Eine weitere Form der Verdrängung lässt sich im medialen Kontext ausmachen. Die täglichen Opfer des Hungertodes werden nahezu ausgeblendet,[11] obwohl die Befundlage dramatisch ist und in eine Welthungerkatastrophe münden wird.[12] Damit besteht die Gefahr, eine Desolidarisierung gegenüber den Betroffe-

---

11 Dieser Problematik wird jährlich am Welternährungstag (16.10.) ins Bewusstsein gerufen. Davon sind Berichterstattungen und Spendenaufrufe infolge von Naturkatastrophen – wie die verheerenden Überschwemmungen in Pakistan mit mehr als 15 Millionen Betroffenen und mehr als 1600 Todesopfern (Stand Anfang August 2010) – ausgenommen. (Vgl. Welt am Sonntag Nr. 32, S. 12 (AFP/rtr), Ausgabe vom 08.08.2010)

12 Die gegenwärtige Situation des Welthungers und der Unterernährung ist gemäß der Erhebungen der FAO (Ernährungs- und Landwirtschaftsorganisation der Vereinten Nationen) und des Welthunger-Index' der Welthungerhilfe (in Zusammenarbeit mit dem International Food Policy Research Institute) als dramatisch zu bewerten. 2009 hungerte mehr als 1 Milliarde Menschen, das sind 100 Millionen zusätzlich Betroffene als im Vorjahr. Der Generaldirektor der FAO Jacques Diouf bezeichnet diese Situation, die sich im Kontext der Weltwirtschaftskrise, volatiler Nahrungsmittelpreise, niedrigerer Einkommen, erhöhter Erwerbslosigkeit dramatisch verschärft hat, als ein ernst zu nehmendes Problem für länderspezifische Sicherheiten und des Weltfriedens. Dass gegenwärtig ein Sechstel der Menschheit zu den Betroffenen zu zählen ist, wird politisch und medial unzureichend thematisiert, sodass Diouf zurecht von einer „lautlosen Hungerkrise" spricht und von den Industriestaaten einen Konsens einfordert, den Welthunger tatsächlich ausmerzen zu wollen. (Vgl. Diouf 2009). Dazu bekundet die Präsidentin der Welthungerhilfe Bärbel Dieckmann: „Entwicklungspolitik darf nicht die Fortsetzung staatlicher Interessenspolitik mit anderen Mitteln sein." (Dieckmann 2009a) Und weiter führt sie aus: „Es ist kontraproduktiv über Bankenrettung statt über Entwicklungshilfe zu diskutieren." (Dieckmann 2009b) Im Kontext des Welthunger-Index' wurde erstmalig der Zusammenhang zwischen Geschlechterungleichheit und Hunger untersucht und ließ die Tendenz erkennen, „dass Hunger besonders dort weitverbreitet ist, wo Männer und Frauen nicht gleichberechtigt sind – etwa hinsichtlich der wirtschaftlichen Teilhabe, dem Zugang zu Bildung, der politischen Mitwirkung und der Gesundheit." (Jamann/von Braun/Arnold 2009, S. 3) Ca. 70 Prozent der Armen sind Frauen und leben von weniger als einem Euro pro Tag. (Vgl. www. welthungerhilfe.de, abgerufen am 16.07.2010) Demzufolge sollte in entwicklungspolitischen Interventionen die Förderung der gesellschaftlichen Stärkung der Frauen berücksichtigt wer-

nen zu begünstigen. (Vgl. Thomas, C. 1999, S. 47; Feldmann 2004, S. 68; Neubert 2009)

Trotz der Vielschichtigkeit der Todesverdrängungsthese, vermutet Feldmann, dass diese insbesondere in den Bereichen der unmittelbaren Konfrontation mit Sterbenden und Toten sowie den traditionellen Ritualen nach Todeseintritt festzumachen ist. (Vgl. Feldmann 2004, S. 85) So berichten Knoblauch/Zingerle aus einer Studie Gorers, der in seiner 1963 durchgeführten Erhebung feststellte, dass „ein Verlust von Codes für Trauer und Kummer zu beklagen [sei]. Was zuvor noch rituell bewältigt werden konnte, werde nun zur psychologischen Aufgabe, und die öffentliche Zurschaustellung der Trauer gelte zunehmend als morbid." (Gorer 1965, in: Knoblauch/Zingerle 2005, S. 12; vgl. Gorer 1965, in: Ariès 1980, S. 731, 736, 742) Dieses Ergebnis ist beinah vier Jahrzehnte später immer noch bedeutsam. Fischer verortet den Umgang mit dem Tod und der Trauer als ein gesellschaftlich marginalisiertes Ereignis und spricht die Besorgnis aus, dass infolgedessen Rituale des Umgangs mit dem krisenhaften Ereignis verloren gehen könnten. (Vgl. Fischer 2001, S. 91 f.)[13] Trauerkleidung, Nachbarn als Sargträger, Trauerzug der Gemeinde bis zum Friedhof und schwarze, mit religiösen Symboliken versehene Fuhrwerke der Bestattungsunternehmer sind keine Selbstverständlichkeit (mehr) im gegenwärtigen Lebensalltag. Dies trifft auch auf die religiös konnotierte jahreszyklische Gedenkkultur[14] infolge nachlassender Kir-

---

den. Damit käme es auch zu einer Situationsverbesserung der Kinder. Nach Schätzungen des Internationalen Forschungsinstituts für Ernährungspolitik ist davon auszugehen, dass 2020 infolge der weltweiten Rezession und des damit zu erwartenden Investitionsrückgangs in der Landwirtschaft weitere 16 Millionen Kinder von der Unterernährung betroffen sein könnten. (Vgl. von Braun 2008, S. 17) Damit wird ein Circulus vitiosus stabilisiert: Unterernährung in kindlichen Entwicklungsphasen führt zu physischen und kognitiven Beeinträchtigungen und wirkt sich auf die Einkommenssituation im Erwachsenenalter aus. (Vgl. Hoddinott et al. 2008, S. 17)

13 Dazu bemerkt die ostdeutsche Lyrikerin Eva Strittmatter: „Die gedankenlose *Opposition* gegen den Tod, die im Verdrängen besteht, die den Tod als Zufall, nicht als gesetzmäßig betrachtet, begegnet mir immer wieder. – „Warum schreiben Sie über den Tod?" „Ihre Gedichte machen mich traurig ..." Es gibt doch so viel Schönes im Leben ..." (Strittmatter 2001, S. 128, Hervorhebung im Original)

14 In der evangelischen Kirche wird am Ewigkeitssonntag (Totensonntag/Tag des Jüngsten Gerichts/letzter Sonntag des Kirchenjahres) an die Verstorbenen gedacht. Dieser Ritus entstand erst in der 2. Dekade des 18. Jahrhunderts. Bis dahin galt der Verzicht auf jegliches Todesgedenken unter Bezugnahme auf Matthäus 8, 21/22 „Herr, laß mich zuerst heimgehen und meinen Vater begraben! Jesus erwiderte: Folge mir nach; laß die Toten ihre Toten begraben!" (Die Bibel 1980, S. 1096; vgl. Brockhaus multimedial 2007; www. heiligenlexikon.de, abgerufen am 24.11.09) In der katholischen Kirche bleiben die Verstorbenen mit der Gemeinschaft verbunden, Gebete sollen das Seelenheil begünstigen. Zu den Totengedenktagen gehören neben Oster- und Palmsonntag Allerheiligen und Allerseelen. (Vgl. Brockhaus multimedial 2007; www. heiligenlexikon.de, abgerufen am 24.11.09)

15

chenbesuche zu.[15] (Vgl. Metken 1984, S. 84 ff.; Thomas, C. 1999, S. 7 f.; www. sepulkral-museum.de[16], S. 1, abgerufen am 16.11.2009; Nohler 1990, S. 16; Deutsche Bischofskonferenz 2005, S. 18) Thomas bezeichnet diesen Prozess als „Desozialisierung des Todes" (Thomas 1982, in: Feldmann 2004, S. 71).

Ein Aspekt, der die vorangegangene Vermutung Feldmanns unterstreicht, bezieht sich auf die reale Begegnung des Einzelnen mit sterbenden Menschen und Verstorbenen und wird nun aufgegriffen. Dazu teilt Gronemeyer – unter Bezugnahme auf seine Studierenden – mit, dass diese i.d.R. weder unmittelbar mit Sterbenden konfrontiert wurden, noch jemals einen Verstorbenen gesehen haben. (Vgl. Gronemeyer 2007, S. 19; Helmers 1989, in: Thomas, C. 1999, S. 96; Belting 2007, S. 250) Dieser Befund ist mit Gorer in Verbindung zu bringen, der aufzeigen konnte, dass „nur noch 25 % der befragten Trauernden beim Tod der nächsten Angehörigen anwesend [waren]. 70 % der Befragten hatten seit 5 Jahren an keiner Beerdigung mehr teilgenommen." (Gorer 1965, in: Knoblauch/ Zingerle 2005, S. 12; vgl. Fischer 2001, S. 12) Erklärungen zu diesen Befunden sind zum einen auf die gestiegene Lebenserwartung zurückzuführen, infolgedessen Familien oft über Jahrzehnte miteinander leben können, ohne mit dem Tod unmittelbar konfrontiert zu werden. (Vgl. ebd., S. 91) Zum anderen ist auf die Institutionalisierung Sterbender zu verweisen.[17] Walter Benjamin betont, dass, indem die Sterbenden aus dem privaten Umfeld herausgedrängt wurden, der Tod seine Autorität eingebüßt habe. Somit wurde den Menschen ermöglicht, sich dem Sterbenden zu entziehen. (Vgl. Benjamin, in: Macho 2007, S. 12) Dabei erscheint diese Institutionalisierung als Errungenschaft der modernen Entwicklung und erzeugt gleichsam ein paradoxes Verhalten: Die entlastende Wirkung, die beispielsweise von der Möglichkeit der Sterbebegleitung durch (Palliativ)Stationen und Hospize ausgeht, aber auch die umfassende Bestattungsabwicklung durch Beerdigungsinstitute[18] erzeugt eine gewisse Enteignung der Sterbebegleitung,[19] Verstorbenenversorgung und Trauerarbeit. (Vgl. Fischer 2001, S. 92; Gronemeyer 2007, S. 19; Feldmann 2004, S. 65 f., Ariès 1980, S. 716) Dieser Zustand wird

---

15   Beeinflussende Faktoren sind auch infolge zunehmender Kirchenaustritte und der tendenziellen Konfessionslosigkeit der Bürger in den sog. „neuen" Bundesländern zu vermuten. (Vgl. Nohler 1990, S. 16; Deutsche Bischofskonferenz 2005, S. 18)

16   www.sepulkralmuseum.de/afd/afd_sei1/ruhsanft/ruhsanft.htm

17   Die Institutionalisierung des Sterbens – hygienisch legitimiert – trifft auf eine Vielzahl der westlichen Gesellschaften zu und setzte bereits im 19. Jahrhundert ein. (Vgl. Graf 2010, S. 27; Benjamin, in: Macho 2007, S. 12) Das Phänomen der Institutionalisierung wird im Kapitel II. 1. b. vertieft.

18   Fischer vermutet, dass die Unfähigkeit, sich mit sterbenden Menschen zu konfrontieren auch Auswirkung auf den Umgang mit Verstorbenen haben könnte. (Vgl. Fischer 2001, S. 92 f.)

19   „Meine Großmutter hatte das Privileg, zu Hause sterben zu können. Ich nehme jedenfalls an, dass es ein Privileg war. Ich weiß genau, dass niemand auf die Idee gekommen wäre, sie [im Jahr 1953] ins Krankenhaus zu bringen." (Gronemeyer 2007, S. 13)

von Graf kontrastiert: Einst starb der Mensch in einer ihn begleitenden Gemeinschaft, demgegenüber stirbt der Mensch in der (Spät)Moderne vereinsamt, institutionalisiert, technisch abhängig auf der Intensivstation eines Krankenhauses. Einst wurde der Nachwelt die Unersetzbarkeit des Verstorbenen verdeutlicht, gegenwärtig erfährt der Mensch seine Austauschbarkeit als funktionales Objekt. (Vgl. Graf 2010, S. 9)

Für die vorliegende Untersuchung ist es bedeutsam, dass sich die Institutionalisierung des Sterbens insbesondere in Krankenhäusern ereignet. Diese nehmen die führende Position bei den Sterbeorten ein, da beinah jeder zweite Mensch in diesem gesellschaftlich konstruierten Raum verstirbt. (Vgl. Statistisches Bundesamt 2008, Fachserie 12 Reihe 6.1.1; Statistisches Bundesamt 2007, Fachserie 12 Reihe 4) Was bedeutet das für die pädagogische Gestaltung von Lehr- und Lernverfahren in der Krankenpflegeausbildung, wenn davon auszugehen ist, dass die Berufsanfänger zum einen auf unzureichende Primärerfahrungen im Umgang mit Sterben und Tod zurückgreifen können (vgl. Sitzmann 2004, S. 441) und zum anderen in einem Praxisfeld, den Stationen des Krankenhauses, eingesetzt werden, in dem de facto eine Konfrontation mit der Todeswirklichkeit erfolgen wird?

bb. Sichtbarkeit der Todeswirklichkeit

Die vorangegangene Verdrängungsthese wird von unterschiedlichen Wissenschaftlern angezweifelt. Sie führen vielfältige Ausdrucksformen ins Feld, die als Versuch der Spätmoderne zu interpretieren sind, den Tod lebensdienlich machen zu wollen. (Vgl. Gehring 2010, S. 190; Graf 2010, S. 11) Für Macho und Marek handelt es sich dabei um die gesellschaftliche Wiederentdeckung des Todes, die mit einer „neuen" Sichtbarkeit einherzugehen scheint.[20] Dies soll u.a. an den Beispielen der medialen Präsenz, des Unterhaltungsmarktes, des Bedürfnisses der Menschen, sich mit Sterben und Tod im Rahmen von (Ausstellungs)Projekten auseinanderzusetzen, verdeutlicht werden. (Vgl. Macho/Marek 2007, S. 1 ff.)

Zur medialen Gegenwart der Todeswirklichkeit ist festzustellen, dass jeder Mensch alltäglich mit Sterben und Tod konfrontiert wird, wenn Rapporte in Nachrichtensendungen und -magazinen des Fernsehens, des Internets und der

---

20 Charakteristisch für den gegenwärtigen Umgang mit der Todeswirklichkeit ist deren multidisziplinäre Besetzung, Verwaltung und Kommerzialisierung – auch infolge des technischen Wandels im 20. Jahrhundert: Medizintechnologie, Waffentechnik, Fotografie, virtuelle Inszenierungen im World Wide Web –, die dazu führen, dass die Endlichkeit in unterschiedlichsten Kontexten zum Thema wird und den Eindruck einer „neuen" Sichtbarkeit des Todes auslöst. (Vgl. Macho/Marek 2007, S. 10, 12 f.; Graf 2010, S. 15, 28; Kapitel II.1.e.)

Tageszeitung[21] vergegenwärtigt werden.[22] Dabei handelt es sich immer um den Tod des anderen, „so daß unser eigener uns mit der Überraschung des Unerwarteten trifft." (Castells, in: Schneider 2010, S. 120; vgl. von Brück 2007, S. 22; Feldmann 2004, S. 114 ff.; Alsheimer/Augustyn 2006a, S. 6; Schneider 2010, S. 119 ff.) Gronemeyer stellt in diesem Kontext fest, dass ein 15jähriger Jugendlicher qua Fernsehen mit einigen Hunderttausend sterbenden Menschen in Berührung gekommen ist. (Vgl. Gronemeyer 2007, S. 19; Schneider 2010, S. 106) Dabei erscheint der Tod in der Assoziation eines Gewaltaktes: Unfall,[23] Krieg, Mord, Naturkatastrophe. Macho verweist darauf, dass sich die Art der bildlichen

---

21 Die mediale Präsenz des Todes – auch im übertragenen Sinn – findet sich in jeder Tageszeitung an jedem x-beliebigen Tag wieder, hier am Beispiel des Paderborner Westfälischen Volksblattes in der Ausgabe vom 17.03.2009. In größeren Lettern unterschiedlichster Rubriken ist zu lesen: „Hürland-Brüning gestorben", „Witwer bekommt Urne nicht zurück", „Historische Treppe ist verschwunden", „Polizei bewahrt Mann vor Freitod", „Tausende laufen für Krebskranke", „Nach dem Amoklauf von Winnenden", „Nun doch Testkäufe von Killerspielen", Hella baut 700 Arbeitsplätze ab", „Ford-Werk in Köln gerettet", „Schüler retten Leben im Laufschritt", „Mit Hackenporsche gegen Klimakiller", „Radler lebensgefährlich verletzt" sowie 8 Todesanzeigen der Geburtsjahrgänge 1919, 1921, 1925, 1929, 1931, 1939, 1943 und 1967.

22 Schneider stellt die These auf, dass im Fernsehen das eingesickert ist, „was aus dem Alltag ausgesickert ist, und es sickert, jeden Abend neu, wieder zurück in den Alltag." (Schneider 2010, S. 121) Da dieses Medium Bilder parat hält, die für den Einzelnen im Alltag zunehmend unsichtbarer werden, ist dieser Vorgang – so Schneider – positiv zu bewerten. Dabei betrachtet er das Medium Fernsehen nicht als ein Gegenüber der Realität, sondern als dessen Abbild. (Vgl. ebd.)

23 Am 24.07.2010 ereignete sich auf der weltweit größten Musik(Techno)party „Loveparade" in Duisburg eine Massenpanik, die 21 Menschen den Tod brachte und 510 Besuchern Verletzungen zufügte. Das Sicherheitskonzept und die Frage nach Verantwortlichkeiten fokussierten die Diskussion. Eine Auseinandersetzung, dass das Leben – auch junger Menschen – endlich ist, trat nur bedingt auf den Plan. In einem Kommentar schrieb der Chefredakteur Seim: „Wer die Begeisterung der jungen Leute für dieses Fest selbst je kennengelernt hat, der weiß, wie widersinnig und unfassbar ein solches Ende gerade für dieses in seiner gesamten Anlage so unschuldige Fest ist." (Seim 2010, S. 2) Und der Präses der Evangelischen Kirche im Rheinland Nikolaus Schneider sagte auf der Trauerfeier: „Die Loveparade wurde zum Totentanz, liebe Gemeinde. Mitten hinein in ein Fest überbordender Lebensfreude hat der Tod uns allen sein schreckliches Angesicht gezeigt." (Schneider 2010) Ministerin Hannelore Kraft bezog in ihrer Trauerrede die Äußerung eines Hinterbliebenen ein, der in dem Unfalltod eine Ermahnung sieht, das gegenwärtige Wertesystem zu überdenken. Daraus folgerte Kraft, dass das Wohlergehen des Menschen und seine Sicherheit zukünftiges Handeln bestimmen müsse. (Vgl. Werding 2010, S. 3) Es entsteht der Eindruck, dass mit diesem Ereignis der Tod als Gefahr assoziiert wird, die nicht zum Leben dazugehören darf. Des Weiteren schwingt die Vorstellung mit, dass ein Tod nur dann akzeptiert werden kann, wenn dieser natürlich erfolgt, d.h. im hohen Alter, bei guter Gesundheit, ärztlich betreut. (Vgl. Illich 1979, S. 185) Dass dieser als „natürlich" konnotierte Tod für den Betroffenen (auch) Angst machend und grausam sein kann, wird i.d.R. ausgeblendet. (Vgl. Graf 2010, S. 45)

18

Darstellung in den letzten Jahren verändert hat: „Heute [...] ist es vollkommen normal, dass im täglichen Hauptabendprogramm die Sektion einer Kinderleiche ausgestrahlt wird [...]." (Macho 2007, S. 251) Der „normale" Tod scheint nur dann von Interesse, wenn dieser prominent zu besetzen ist. Kommt eine delinquente Handlung hinzu, ist eine mediale Ausschlachterei zu erwarten.[24] (Vgl. Fischer 2001, S. 91; Pennington 2001, S. 8 f.; Feldmann 2004, S. 68) Auch die Kirche inszeniert die Tode ihrer päpstlichen Würdenträger unter Nutzung zeitgenössischer Darstellungsformen. Der Tod Johannes Paul II. im Jahr 2005 übertraf alle bisherigen kirchlichen Zeremonien und führte zu einer weltweiten Sichtbarkeit des Papstbegräbnisses und hinterließ den Eindruck: „Johannes Paul Supertod". (Olariu 2007, in: Macho/Marek 2007, S. 59–78) Dieser medialen Präsenz des Todes kann sich kaum ein Gesellschaftsmitglied entziehen.[25] Demzufolge ist davon auszugehen, dass die Vorstellungen des Einzelnen zum Umgang mit der Todeswirklichkeit medial beeinflusst bzw. ausgeformt werden, zumal – wie bereits dargestellt – reale Kontakte mit Sterbenden/Verstorbenen immer seltener vorkommen. Dabei ist anzuzweifeln, ob das mediale Bild bzw. das mediale Wissen den realen „kostbar[en] Unterricht an den Sterbebetten" (Domin 1999, S. 147) ersetzen kann. (Vgl. Graf 2010, S. 27 f.) Feldmann bewertet den Ersatz der Primärerfahrungen durch Sekundärerfahrungen als Charakteristikum der (Spät)Moderne und verweist darauf, dass in diesem Kontext kaum von einer Verdrängung zu sprechen ist. (Vgl. Feldmann 2004, S. 75 f.)

---

24 Für das Jahr 2009 sind zwei Fälle zu nennen, die einer medialen Inszenierung anheimfielen. Der Suizid des Nationalfußballspielers Robert Enke und die spektakuläre Gedenkveranstaltung in der hannoverschen AWD-Arena am 15.11.2009 sowie die weltweite Berichterstattung über die mysteriösen Todesumstände des sog. „King of Pop" Michael Jackson (03.07.09). (Vgl. Wiedersheim 2009) Darüber hinaus ist an den Unfalltod der Prinzessin Diana Spencer aus England des Jahres 1997 zu erinnern. Diese – als Medienspektakel zelebrierte – weltweite Trauerinszenierung, bewertet der Thanatologe Fischer wie folgt: „Das Maß an öffentlicher Aufmerksamkeit [...] verwies nicht zuletzt auf jene emotionalen Defizite, die die moderne Rationalität im Umgang mit dem Tod hervorgebracht hat." (Fischer 2001, S. 92; vgl. Feldmann 2004, S. 117, 119 f.; Graf 2010, S. 28)

25 Darüber hinaus ist auf die Schaffung neuer Wirkungsstätten für die soziale Repräsentation der Endlichkeit zu verweisen, wie an den „Symbolisierungsorte[n]" (Richard 1995, in: Schneider 2010, S. 117) der Speichermedien deutlich wird, die zunehmend Akzeptanz erfahren. (Vgl. Richard 2007, S. 579, 581) Das virtuelle Netzwerk ‚World Wide Web' verstärkt mit seiner Interaktivität die gesellschaftliche Dynamik. (Vgl. Brockhaus multimedia 2007) Über spezielle Suchmaschinen (für das Thema Sterben und Tod: „Yahoo: Death & Dying" und „Growthhouse") finden sich Inhalte und Auseinandersetzungsprozesse im Kontext wissenschaftlicher Expertisen, Dienstleistungsofferten des zunehmend umworbenen Todesmarktes, Erfahrungsberichte und der Gestaltung von Gedenkstätten und „Friedhöfen" (Halls of Memory). Auffallend ist, dass in der virtuellen Realität letztlich mit anderen Mitteln der menschliche Wunsch nach Transzendenz zum Ausdruck gebracht wird. (Vgl. Graf 2010, S. 15 ff.; Macho/Marek 2007, S. 15; Feldmann 2004, S. 72 f.)

Der Tod und seine Umstände sind auch ein beliebter Gegenstand des Unterhaltungsmarktes. Das Genre der Kriminalität mit tödlichem Ausgang sowie Forensik[26] in Buch[27] und Film[28] erfreuen sich äußerster Popularität.[29] In diesem Zusammenhang ist auf eine von Helmers vorgelegte Untersuchung zum Umgang mit Leichen zwischen Tabu und Faszination zu verweisen. Sie kommt darin zu folgender Erkenntnis: „Je mehr Vermeidung des Umgangs mit ‚echten Leichen' zu beobachten ist, desto mehr steigt die Faszination an ‚unechten [medial vermittelten] Leichen' und ‚gewesenen [historisch zu verortenden und noch vorhandenen] Leichen'. Je weniger die Menschen den Anblick oder gar die Berührung tatsächlich Verstorbener ertragen[30] – und ihnen mit Vermeidungs- und Abwehrritualen begegnen wie mit übermäßiger Hygiene, Desinfektion, dem Verschönerungsversuch usw. –, um so mehr interessieren sie sich mit angenehm gruseligen Gefühlen für die Abbilder des Todes, die Bilder von Leichen und Verstorbenen und auch für Mumien und Überreste." (Helmers 1989, in: Thomas, C. 1999, S. 97; vgl. ebd., S. 90) Diese Forschungsergebnisse Helmers sind hinzuzuziehen, um die Anziehungskraft der weltweit erfolgreichsten Ausstellung „Körperwelten" Gunther von Hagens nachvollziehen zu können, worauf nun eingegangen werden soll. (Vgl. Pesch 2007, S. 371; Macho/Marek 2007, S. 19)

---

26 Im Rahmen der „Langen Nacht der Museen" in Berlin strahlte der Fernsehsender RBB eine Dokumentation aus, um nicht nur die Pathologie der Berliner Charité zu porträtieren, sondern auch hinter die (verborgenen) Kulissen zu blicken. (Vgl. RBB, 28.08.2010: Leben und Tod, Dokumentation 2010)

27 Simon Beckett verzeichnet große Verkaufserfolge mit seinem Protagonistin David Hunter, der als Forensiker aus scheinbar unsichtbaren Todesspuren sichtbare Todesursachenerklärungen werden lässt. (Vgl. Die Chemie des Todes, Kalte Asche, Leichenblässe, Verlag Rowohlt Reinbek bei Hamburg, Veröffentlichungen in Deutschland beginnend in den 2000er Jahren)

28 Seit den 2000er Jahren etablieren sich im deutschen Fernsehprogramm (amerikanische) Serienformate, die den Tod, den toten Körper und den Sterbevorgang in das Zentrum ihrer Darstellungen stellen. Die Leiche wird nicht – wie sonst üblich – zum Ausgang von Ermittlungsverfahren, sondern selbst zum Plot, einschließlich der Verbreitung forensischer Zugriffsweisen. Beispielhaft zu nennen sind: „Six Feet Under" und „C.S.I.". (Vgl. Weber 2007, S. 541–557)

29 Folglich bezweifelt Sommer, die Verdrängungsthese des Todes aufrecht halten zu können: „Eine sonderbare Form von Verdrängung, sich das vorgeblich Verdrängte unablässig vor Augen zu führen!" (Sommer 2006, abgerufen am 17.11.2009)

30 Die Grenzerfahrung des Todes setzt insbesondere mit der – kafkaesk anmutenden – rätselhaften Verwandlung eines Sterbenden zu einem Verstorbenen ein. Aus einem lebendigen sozialen Körper wird eine erstarrte Leiche. Der Tote verweigert sich dem Lebenden, wird zum anwesend Abwesenden, ist Mensch und Nicht-Mensch zugleich. Dieser trägt zwar immer noch Merkmale des Individuums in sich, die aber seltsamerweise nicht mehr mit dem Menschen in Einklang zu bringen sind. Die leere Anschauung des Toten, das Nicht-Seiende wird zur Negation, der Kommunikationsabbruch zum unwiderruflichen Faktum. (Vgl. Macho 1987, S. 2, 29 f., 32 ff., 47 ff., 195, 198, 408 f.; Kafka 1994, S. 56 ff.; Feldmann 2004, S. 63)

Mit seinem Ausstellungsprojekt „Körperwelten" intendiert der Mediziner und Pathologe Gunther von Hagen eine wissenschaftlich-aufklärende Sicht(barkeit) auf den Tod. Verstorbene werden als anatomische Präparate (ganzer Körper, Organe,[31] Körperteile, Funktionsbereiche) mithilfe eines speziellen Konservierungsverfahrens (Plastination[32]) in unterschiedlichsten – auch alltäglichen[33] – Posen (in Anlehnung an Sportarten, Kunstwerken, Tätigkeiten) als Kunstereignis dargestellt. Der unermessliche Erfolg dieser Ausstellung einerseits (ca. 20 Millionen Besucher weltweit) und die heftige Kritik andererseits, die sich auf die pornografische Darstellung der präparierten Leichen[34] bezog, aber auch auf die zweifelhaft aufklärerischen Wirkungseffekte, die unzureichende Abbildung des gegenwärtigen Wissensstandes, die uneindeutige Herkunft der Leichen und den Verstoß gegen das Bestattungsrecht. Diese Diskussion verdeutlicht – so Macho und Marek – letztlich die Umgangsweisen mit dem Tod bzw. den Toten, die sich zwischen Anziehung, Faszination und (ethischer) Ablehnung bewegen, aber auch mit der Hoffnung einhergehen, den Tod überwinden zu können: hier in der Demonstration einer postmortalen somatischen Existenzform, die jeder mit seiner „Körperspende" erreichen kann. (Vgl. Pesch 2007, S. 371 ff., 380 ff., 386 ff., 395; Macho/Marek 2007, S. 19; Belting 2007, 252 f.)

Diametral zu dieser spektakulär anmutenden Todeskonfrontation ist das „1000-Fragen-Projekt" der „Aktion Mensch" anzuführen.[35] Das Konzept beruht

---

31 Gesunde und kranke Organe werden gegenübergestellt, um die Notwendigkeit gesunder Verhaltensweisen zu fördern. (Vgl. Institut für Plastination 2004, in: Pesch 2007, S. 375)

32 Mit der von Gunther von Hagen entwickelten Konservierungsform der Plastination liegt ein Verfahren vor, den Verwesungsprozess des Leichnams zu stoppen. (Vgl. Pesch 2007, S. 373) Folglich handelt es sich – so der Plastinator selbst – nicht mehr um Leichen, da sie infolge des Verfahrens hauptsächlich aus Kunststoff bestehen. (Vgl. von Hagen 2001, in: Pesch 2007, S. 380) Und weiter weiß der Pathologe zu berichten: „Das schöne Plastinat, erstarrt zwischen Sterben und Verwesung, ermöglicht eine völlig neuartige sinnliche Erfahrung. Durch ihre lebensnahe Qualität werden Plastinate zur optisch ansprechendsten Darstellungsform menschlicher Dauerpräparate." (von Hagen 2000, in: Pesch 2007, S. 374)

33 Die Darstellung der Alltäglichkeit wird zum aufklärerischen Moment, denn „die lebensnahe Pose nähert das Gestaltplastinat so sehr dem Lebendigen an, dass der Betrachter in ihm seine eigene Leiblichkeit erkennen oder sogar erfühlen, sich mit ihm identifizieren kann. Das Gestaltplastinat ist kein Trauerfall, es ist ein Lehrpräparat. Trauer behindert das Lernen, die Gedanken schweifen ab. Deshalb versuche ich, das Gestaltplastinat so lebendig wie möglich erscheinen zu lassen. Befreit vom Makel des Ekels wird so eine lebendige, ganzheitliche Anatomie möglich, bei der sich der Betrachter von der Echtheit faszinieren lassen kann." (von Hagen 2001, in: Pesch 2007, S. 374)

34 Zu nennen sind beispielhaft die Darstellung einer schwangeren Frau mit einem aufgeschnittenen Abdomina, sodass der Fötus sichtbar wird sowie ein Skelett, das eine demütige Gebetsposition eingenommen hat.

35 Das Projekt (Oktober 2002 bis Dezember 2004) wurde im Vorfeld per Plakataushängen, Anzeigenschaltungen und Kinotrailern beworben.

auf der Tatsache, dass Fragen nach Zugriffsweisen auf das menschliche Leben und den menschlichen Körper in erster Linie in wissenschaftlichen, politischen und juristischen Diskursen verhandelt werden, ohne dass die breite Bevölkerung in die Auseinandersetzung einbezogen wird bzw. Einblick in die inhaltlichen Debatten erhält. (Vgl. Zirden 2007, S. 165 f.) Diesem Defizit sollte entgegengewirkt werden, indem eine öffentlich zugängliche Plattform im Internet eingerichtet wurde, um einen heterogenen Austausch über bioethische Themen anzuregen. Mit Impulssetzungen wurden Interessenten aufgefordert, selbst Fragen an ein Thema zu stellen bzw. sich mit Kommentaren und Stellungnahmen in die laufende Diskussion einzubringen. (Vgl. ebd., S. 166) Statements, die dazu aufforderten, eine eigene Stellungnahme abzugeben, waren beispielsweise: „2/3 aller Hausärzte in den Niederlanden leisten Sterbehilfe – SCHON GEFRAGT?" oder „Klonen für die Unsterblichkeit – FRAGWÜRDIG?" oder „Wird das Y-Chromosom überflüssig? – NOCH FRAGEN?" (Ebd.; Hervorhebungen im Original) In einem Zeitraum von sechs Monaten entstand ein mehrdimensionales Textgefüge aus einigen Tausend Fragen, ca. 35.000 Kommentaren und mehr als 500.000 Besuchern[36] und verdeutlicht das Interesse und Bedürfnis der Bevölkerung, sich mit existenziellen Themen auseinandersetzen zu wollen. Aus dem Projekt wurden 8500 Fragen als Buch publiziert und Gremien der Wissenschaft und des Ethikrats, sowie sämtlichen Abgeordneten des Deutschen Bundestags und den Medien übergeben.[37] Die Online Debatte zur Bioethik blieb bis 2009 bestehen und avancierte zur größten themenspezifischen Debatte im deutschsprachigen Raum. (Vgl. www.1000.fragen.de, abgerufen am 03.09.2010) Mit diesem Projekt wurde nicht nur eine Öffentlichkeit hergestellt, sondern auch eine Möglichkeit geschaffen, sich mit Fragen zur Endlichkeit und damit einhergehenden (Un)Werten auseinanderzusetzen. Dabei stellte sich heraus, wie immens das Bedürfnis der Menschen ist, sich kommunikativ mit dem Tod zu befassen. Das Sprechen über den Tod entwickelte sich zunehmend zu einem Austausch über das Sterben. Zahlreiche Einträge enthalten Erfahrungen, die im Zusammenhang mit einem langandauernden Sterbeprozess gemacht wurden. (Vgl. Zirden 2007, S. 168 f.) Dabei entsteht der Eindruck, dass Sterbe- und Todessituationen zunehmend schwieriger und unstrukturierter verlaufen, um sie mit rituell festgelegten Strategien bewältigen zu können. (Vgl. Macho 2007, S. 17)

---

36 In der ersten Projektphase lag das Durchschnittsalter der Fragesteller bei 26 Jahren. Es ist zu vermuten, dass zu diesem Zeitpunkt insbesondere jüngere Menschen das Medium Internet genutzt haben. (Vgl. Zirden 2007, S. 170)

37 Weitere Aktionen waren zum einen die Veröffentlichung von Textanzeigen mit Hunderten von Fragen sowie einer großflächigen Plakatierung ausgewählter Fragestellungen. Zum anderen diente der Fragenkatalog der Entwicklung eines Theaterstückes. Darüber hinaus wählten öffentliche Persönlichkeiten eine für sie besonders relevante Frage aus und begründeten dies auf der Internetplattform. (Vgl. Zirden 2007, S. 167)

Abschließend sind zwei weitere Bereiche anzuführen, die sich mit Sterben und Tod auseinandersetzen. Zum einen ist in der wissenschaftlichen Forschung ein zunehmendes Erkenntnisinteresse festzustellen, sich mit unterschiedlichen Aspekten der Todeswirklichkeit zu befassen und eine Diskussion in der (Fach) Öffentlichkeit anzuregen. Stellvertretend werden an dieser Stelle die Studien Umgang der Bevölkerung mit dem Sterben[38] und Therapieentscheidungen der Mediziner bei sterbenden Patienten genannt.[39] (Vgl. Knoblauch/Zingerle 2005,

---

[38] „Sterben in Deutschland" ist der Titel einer repräsentativen Untersuchung, die von der „Aktion Mensch" (Stuttgart 2003) in Auftrag gegeben wurde. Aus den Ergebnissen ist festzuhalten: 37 % der Befragten (43 % der Frauen und 28 % der Männer) geben an, mit einer anderen Person in der vergangenen Woche über den Tod geredet zu haben. Jeder Zehnte gibt an, noch nie ein Gespräch über den Tod geführt zu haben, davon sind 21 % über 70 Jahre alt. 53 % geben als Gesprächsanlass eine nahestehende Person an, die entweder bedrohlich erkrankt ist, sich im Sterben befindet oder bereits verstorben ist. Lediglich 1–2 % der Befragten sprechen über das Sterben und den Tod, wenn sie damit in den Medien, Kinofilmen oder Büchern konfrontiert werden. 77 % geben an, ihren eigenen Sterbeprozess nicht bewusst erleben zu wollen. Der ideale Tod tritt rasch, unerwartet und schmerzfrei ein. (Vgl. Meinungsforschungsinstitut Compagnon Marktforschung Studie 12 194, in: Zirden 2007, S. 168 f.) Das erinnert an Woody Allen, der es pointiert so formulierte: „Ich habe keine Angst vor dem Tod. Aber wenn ich sterbe, möchte ich nicht dabei sein." (Allen, in: Gronemeyer 2007, S. 55) Mit der Studie wird deutlich, dass Sterben ein Gesprächsthema ist, insbesondere dann, wenn eine Konfrontation aus dem unmittelbaren Umfeld erfolgt. Interessant ist, dass die mediale Darstellung der Todeswirklichkeit scheinbar nur bedingt Auseinandersetzungen mit der Endlichkeit initiiert. Bedenkenswert ist auch, dass ein lang andauernder Sterbeprozess abgelehnt wird. (Vgl. Zirden 2007, S. 168 f.)

[39] Das Institut für Medizinische Ethik und Geschichte der Medizin der Ruhr-Universität Bochum führte unter der Leitung von Vollmann in Zusammenarbeit mit der Deutschen Gesellschaft für Palliativmedizin eine anonyme fragenbogengestützte Untersuchung bei ärztlichen Mitgliedern der Fachgesellschaft bzgl. ihrer Therapieentscheidungen bei sterbenden Patienten durch. Die Auswertung der nicht repräsentativen Studie von 780 Todesfällen, die im September 2010 der Öffentlichkeit vorgestellt wurde, ergab: Bei 78 % der behandelten Patienten wurden Maßnahmen zur Symptomlinderung eingeleitet, die möglicherweise zu einer Lebensverkürzung geführt haben. Bei 69 % der lebenskranken Patienten wurden die medizinischen Maßnahmen begrenzt, sodass möglicherweise die Lebenszeit verkürzt wurde. Bei 10 Patienten wurde der Tod durch gezielte Medikamente eingeleitet, dabei wurde diese Maßnahme – bis auf einen Fall – von den Ärzten selbst durchgeführt. Mediziner, die eine Zusatzqualifikation in Palliativmedizin nachweisen konnten, gaben deutlich seltener an, Maßnahmen durchgeführt zu haben, die zu einer absichtlichen Lebensverkürzung führten. 47 Patienten wurden über eine potenzielle Lebensverkürzung nicht informiert, obwohl sie zum Zeitpunkt der Entscheidung selbstbestimmungsfähig waren. Begründet wurde diese Vorgehensweise seitens der Ärzte scheinbar aus der tradierten paternalistischen Arzt-Patienten-Beziehung, indem ein potenzieller Schaden vermieden werden sollte bzw. im besten Interesse für den Patienten gehandelt wurde. (Vgl. Institut für Medizinische Ethik und Geschichte der Ruhr-Universität Bochum, 2010) Festzuhalten ist, dass Palliativmediziner bei mehr als drei Viertel ihrer sterbenskranken Patienten Maßnahmen zur Linderung von Symptomatiken anordnen, die eine mögliche Lebensverkürzung zur Folge haben. Diskussionswürdig ist, dass ein Teil

S. 11; Zirden 2007, S. 168 f.; Institut für Medizinische Ethik und Geschichte der Ruhr-Universität Bochum, 2010) Zum anderen erfolgt eine öffentlich wahrzunehmende Darstellung im Kontext politisch-ethisch-juristischer Debatten beispielsweise zu den Themen Patientenverfügung (vgl. Kapitel II.2.), Transplantationsgesetz, Gewebegesetz (Regelung des Umgangs mit Gewebe menschlicher Leichen), „Sterbehilfe", landesrechtliche Bestattungsgesetze, Lebens- und Sterbequalität sowie der Finanzierung der (palliativen) Sterbebegleitung. (Vgl. Zirden 2007, S.165; Janisch 2010, S. 1, 2; Graf 2010, S. 11; Kapitel VI.2.) Dabei treten insbesondere die Debatten um den sog. „Hirntod"[40] und die Problematik einer unzureichenden Organspendebereitschaft auf den Plan.[41]

---

der Mediziner, die keine palliative Zusatzqualifikation nachweisen konnten, nicht nur die Bereitschaft signalisieren, sondern eine Lebensverkürzung als Konsequenz medizinischen Handelns beabsichtigen. Dabei lehnt die Bundesärztekammer die ärztliche Unterstützung zur Selbsttötung der ihnen anvertrauten Patienten ab. (Vgl. Bundesärztekammer Arbeitsgemeinschaft der deutschen Ärztekammern und Kassenärztliche Bundesvereinigung Körperschaft des öffentlichen Rechts 2008) Der im Paderborner Raum tätige Palliativmediziner Lübbe räumt zwar ein, dass zu hoch dosierte Analgetika zu einer Lebensverkürzung führen können, spricht sich jedoch entschieden gegen die Annahme aus, dass Palliativmediziner das Leben verkürzen. Aufgabe der Palliativmedizin sei es, weder das Leben zu verkürzen, noch zu verlängern, sondern den Sterbenden so zu begleiten, dass dieser sein Lebensende würdevoll gestalten kann. Dabei führen richtig dosierte Schmerzmittel, auch als palliative Sedierung, unter Bezugnahme auf wissenschaftliche Erkenntnisse zu keinem vorgezogenen Todeseintritt. (Vgl. Lübbe, 21.09.2010) Deutlich wird die Notwendigkeit der palliativmedizinischen Qualifikation als Grundvoraussetzung der medizinischen Sterbebegleitung. Des Weiteren sind flankierende Maßnahmen für Mediziner im Praxisfeld, insbesondere in ethisch schwierig einzuordnenden Situationen, empfehlenswert.

40 Dass mit dem sog. „Hirntod" „Biokapital" in Form zu transplantierender Organe zur Verfügung steht, verweist auf die Notwendigkeit, die juristische Legitimierung medizinischer Parameter auch auf ihre Instrumentalisierung (anzuzweifelnde Lebens-Mehrwerte) hin, politisch und ethisch zu reflektieren. (Vgl. Gehring 2006, S. 10 ff., 184 ff., 222 ff.; Kapitel II.1.c.)

41 Ende August 2010 entfachte – infolge der (Lebend)Organspende des SPD-Fraktionschefs Steinmeier an seine nierenerkrankte Frau – erneut die Diskussion, wie der zögerlichen Bereitschaft der Bundesbürger zur Organspende begegnet werden könnte. Obwohl ca. 70 % der Menschen in der BRD, laut einer Umfrage im Auftrag der Bundeszentrale für gesundheitliche Aufklärung, Bereitschaft für eine Organtransplantation signalisieren, haben de facto lediglich 17 % einen Organspendeausweis. (Vgl. Schersch, abgerufen am 01.09.2010) Dabei wird beispielsweise von dem gesundheitspolitischen Sprecher der SPD-Fraktion, Lauterbach, die Widerspruchsregelung fokussiert. Diese besagt, dass jeder Mensch, sofern er nicht widersprochen hat, als potenzieller Organspender zu betrachten ist, dem im Zustand des „Hirntodes" Organe entnommen werden. Bundesjustizministerin Leutheusser-Schnarrenberger sieht ebenfalls Reformbedarf in der gegenwärtigen Organspendenregelung. Der ehemalige Vizepräsident der Bundesärztekammer Montgomery spricht sich gegen eine Widerspruchsregelung aus und sieht in der gegenwärtigen Diskussion die Verstärkung bestehender Ressentiments. Darüber hinaus fordert er das Recht ein, sich nicht mit der Lebensendlichkeit befassen zu müssen. (Vgl. www.tagesschau.de/inland/organspende104.html, abgerufen am

Werden die vorangegangenen Ausführungen zusammengefasst, wird deutlich, dass die Annahme einer Todesverdrängung für die Spätmoderne nicht mehr uneingeschränkt aufrechtzuerhalten ist. Die Gesellschaft „entdeckt" den Tod wieder, macht diesen neu und anders sichtbar. (Vgl. Graf 2010, S. 11; Gehring 2010, S. 190; Kahl 2007, S. 153; Macho/Marek 2007, S. 9 ff.) Nassehi und Saake verweisen auf die Polykontextualität im Umgang mit der Todeswirklichkeit. Demzufolge wird der Tod in unterschiedlichen gesellschaftlichen Kontexten erst zu einer konstruierten, sozialen Wirklichkeit. Infolge der damit einhergehenden kommunikativen Uneinheitlichkeit bzw. Vielfalt ist Geschwätzigkeit das kennzeichnende Element des gesamtgesellschaftlichen Umgangs mit dem Tod. (Vgl. Nassehi/Saake 2005, S. 32 ff.) Dieser Aspekt ist für die vorliegende Untersuchung von eminenter Bedeutsamkeit: Wenn davon auszugehen ist, dass gesellschaftliche Räume ihre Wirklichkeit selbst konstruieren und stabilisieren, stellt sich die Frage, wie Krankenhäuser infolge der Institutionalisierung Sterbender mit der Tatsache der Todeswirklichkeit umgehen. Zeichnet sich dieses Setting durch eine individualisierende Sterbebegleitung der unmittelbar Beteiligten aus oder greift die These der Todesverdrängung, indem der Tod zum überindividuellen Lebensende umgedeutet wird? (Vgl. Gehring 2010, S. 140)

Ziehen wir ein vorläufiges Fazit: Werden die These der Verdrängung und die These der Sichtbarkeit im Umgang mit der Todeswirklichkeit zusammengeführt, macht sich ein Widerspruch bemerkbar: Einerseits wird die Todeswirklichkeit anlässlich einer medialen Inszenierung sichtbar(er), andererseits erfolgt eine institutionelle Einschließung und Behandlung Sterbender. (Vgl. Macho/Marek 2007, S. 20) Damit wird deutlich, worauf die Individualisierungsthese Ulrich Becks verweist: Individuen werden infolge gesellschaftlicher Modernisierungsprozesse aus historisch gewachsenen Sozialstrukturen freigesetzt, wegen des Verlustes traditioneller Handlungssicherheit entzaubert, um letztlich institutionell kontrolliert und reintegriert zu werden. (Vgl. Beck 1986, S. 206) Sterben und Tod werden nicht mehr vom Menschen selbst, sondern von Institutionen verwaltet. Das trägt einerseits dazu bei, dass im Vergleich zu früheren Zeiten die Menschen in Krankenhäusern medizinisch besser versorgt sind (Schmerztherapie), anderer-

---

01.09.2010) Der ehemalige Bundesgesundheitsminister Rösler betont, dass eine Organspende nicht auf Gesetzeswege erzwungen werden kann und wirbt für eine Überzeugungsarbeit und Verbesserung der Abläufe bei der Organspende, beispielsweise durch Implementierung sog. Inhousekoordinatoren auf Intensivstationen in Krankenhäusern, die mit Angehörigen „hirntoter" Patienten in Kontakt treten, um für eine Organspende zu sensibilisieren. (Vgl. Rösler im Gespräch mit der Welt am Sonntag am 28.08.2010) Jährlich sterben ca. 1000 Menschen in der BRD, während sie auf eine Transplantationsmöglichkeit warten. Ca. 12.000 Menschen benötigen Spenderorgane. Ca. 4700 Transplantationen werden jährlich durchgeführt. (Vgl. Deutsche Stiftung Organtransplantation, in: www.tagesschau.de/inland/organspende 104.html, abgerufen am 01.09.2010; vgl. Rösler im Gespräch mit der Welt am Sonntag am 28.08.2010)

seits kann es dazu führen, dass Sterben, ohne die Anbindung an das Gemeinschaftswesen, isoliert(er) und einsam(er) erfolgt. (Vgl. Elias 1982, S. 28) Sterben und Tod werden nicht verdrängt, sondern in andere Sterbewelten ver- bzw. ausgelagert.[42] (Vgl. Graf 2010, S. 27 f.; Kahl 2007, S. 153) Das wiederum bedeutet, dass Sterben und Tod für die Gesellschaftsmitglieder nur dann erfahrbar und begreifbar werden, wenn sie sich mit all ihren Sinnen in die Sonder- und Lebenswelt des sterbenden Menschen begeben und sich berühren lassen. Wie aber stellt sich diese institutionalisierte Lebenswelt für die unmittelbar am Sterbeprozess Beteiligten dar? Welche pädagogischen Konsequenzen sind für die Gestaltung von Lehr- und Lernverfahren für die Auszubildenden der Gesundheits- und Krankenpflege zu ziehen, die in diese Lebenswelten im Rahmen ihrer praktischen Einsatzzeiten eindringen?

b. Umgang mit Sterben und Tod in Krankenhäusern als Versorgungs- und Lernorte

Auch wenn Sterben und Tod in Krankenhäusern vorkommen, stellt sich die Frage, wie dieser Realität begegnet wird. Dazu ist es erforderlich, das (Selbst)Verständnis der Institution Krankenhaus zu reflektieren, um davon ableitend den Stellenwert zu erfassen, welcher der Todeswirklichkeit eingeräumt wird. Krankenhäuser sind Einrichtungen, die dem Lebenserhalt dienen. Sie bilden neben Diskursen und Praktiken ein Netzwerk (Dispositiv), auf dessen Grundlage sich eine Bio-Macht zum Leben[43] entfalten kann. (Vgl. Foucault nach Ruoff 2007, S. 101, 145 f.) Diese ist im Kontext der – insbesondere im 18. Jahrhundert einsetzenden – Biologisierung zu verorten, die zu einer wissenschaftlichen Entdeckung des Men-

---

42 Statt an der Verdrängungsthese festzuhalten, gilt es zu hinterfragen, wie Gesellschaften den Umgang mit dem Tod organisieren, um gegenwärtige Strukturen im Umgang mit der Todeswirklichkeit zu identifizieren. (Vgl. Graf 2004, in: Kahl 2007, S. 153)

43 Die Frage nach der Macht ist ein zentrales Element in der Theorie Foucaults. Macht wird nicht im Verständnis einer ad personam-Handlung verstanden, vielmehr als Entfaltung eines Dispositivs. (Vgl. Foucault nach Ruoff 2007, S. 101, 145 f.) „Der Wille zum wahren Diskurs drückt [...] das Begehren und die Macht aus. Die Macht erscheint im Willen zum Wissen als die Ausschließung des falschen Diskurses." (Ruoff 2007, S. 146) Zu den Ausschließungssystemen (Kontrollfunktion des Diskurses, um seine unberechenbaren Aspekte zu vermeiden) zählen das Verbot, die Grenzsetzung sowie die Dichotomie wahr und falsch. (Vgl. Foucault, in: Ruoff 2007, S. 77) Der Wahrheitsdiskurs führt in der Wissenschaft eine Eigenbestätigung ein, indem diese ihre Wahrheit selbst erzeugt. Es entstehen Methodiken der Produktion von Ausschließungssystemen des Typus Wahrheit. (Vgl. ebd.) Die Wahrheit als Ergebnis des Diskurses bzw. des wahrheitsorientierten Diskurses dient der Legitimation bestimmter Verhaltensvorschriften. (Vgl. ebd., S. 233 f.)

schen führte. Die Lebensermächtigung erfolgte disziplinär und regulatorisch und führt(e) zu „leben [...] ‚machen' und sterben [...] ‚lassen'." (Foucault 1999, S. 278)[44] Dabei fokussiert die disziplinäre Machttechnologie den menschlichen Körper, als einen individuell mit Lebensfähigkeiten ausgestatteten Organismus, der sich durch Nutzbarkeit und Gelehrigkeit auszeichnet. Konsequenterweise wird dieser einer Dressur in Form von Körperarbeit, -übung, -bestrafung und einer institutionellen Kontrolle unterworfen, um den Mehr-Wert der Lebensressource zu steigern. Der Mensch erscheint als „Körper-Mensch". (Vgl. ebd., S. 279 f., 287 ff.) Im Gegensatz dazu wird mit der (biosoziologischen) Regulationstechnologie das Leben der Bevölkerung erfasst, um mit staatlich verordneten Maßnahmen regulierend auf biologische Prozesse innerhalb der globalen Gruppe einzuwirken. Da die individuellen Körper „durch [...] biologische Gesamtprozesse ersetzt werden" (ebd., S. 288),[45] erfolgt die rationale Sondierung beeinflussender (Zufalls)Faktoren (statistische Befundaufnahme zur Geburten- und Sterberate, Fruchtbarkeit, Krankheitsanfälligkeit, zum Krankenstand, zu Gefahren der Arbeitstätigkeit, milieubedingten Korrelationen auf die Entwicklung ...), die Erfassung und Bewertung ökonomischer Auswirkungen (Kräfteentzug, Reduzierung der Arbeitszeit, betriebswirtschaftliche Kosten durch Ausfall, Ressourcennutzung z.B. einer Pflegeleistung) sowie die Einleitung von Konsequenzen (Planung, Umsetzung und Evaluierung von Präventionsprogrammen). Der Mensch erscheint als „Gattungs-Mensch". (Vgl. ebd., S. 280 ff., S. 288 f.) Die Disziplinar- und Regulierungstechnologien folgen einer Lebenssteigerungslogik, die durch das Element der Norm(ierung) miteinander verknüpft werden. (Vgl. ebd., S. 292 f.) Dabei ist historisch bedeutsam, dass erstmalig der Mensch in seiner lebensstofflichen Qualität, in seinem „erbbiologische[n] Profil" (Gehring 2006, S. 176) fokussiert wird. Damit tritt eine neue Facette der Produktivität auf den Plan: Das aus sich selbst heraus erscheinende biologisch-produktive Leben wird als solches produktiv gemacht. Dabei wird das menschliche Verhalten unter die Postulate der Lebensverbesserung und Lebensproduktion gestellt und die Körper werden kapitalisiert. (Vgl. ebd., S. 33 f.) Die Verantwortung für das Leben verschafft der Macht den Zugang zum Körper. Eine Bio-Macht, die sich sozialtechnisch und symbolisch in den Menschen eingeschrieben hat, keiner Logik der Repression folgt, vielmehr einer Logik des Vorteils, die zur Optimierung von Lebenschancen beiträgt. (Vgl.

---

44   Bis dahin unterstand der Mensch als Untertan einer souveränen Macht, die sich in „sterben [...] machen oder leben [...] lassen" (Foucault 1999, S. 278) äußerte. Dazu wird auf das Kapitel II.1.c. verwiesen.

45   „Der Status des individuellen lebendigen Leibes ist nicht mehr klar zu unterscheiden vom Status der Physis der Population. Die Totale zählt – und das einzelne sterbliche ‚Leben' hebt sich in der zirkulierenden Gesamtheit desjenigen ‚Lebens', das alle sind und alle nutzen könnten, potentiell auf." (Gehring 2006, S. 33) „Und man weiß nicht, ob das alte Individuum sich dabei auflöst oder auf eigentümliche Weise ‚körperlos' erweitert." (Ebd.)

ebd., S. 13, 222, 225 f.) Dabei ist entscheidend, dass die „Biomacht [...] nicht eigens ‚ausgeübt'[wird]. Sie kennt keine Machthaber – allenfalls Profiteure. Sie steckt nicht erst in den Handlungen, sondern bereits in der Wahrnehmung, in der Kommunikation, im erfahrbaren Sinn. In letzter Instanz sollten Machtprozesse daher strikt täterlos gedacht werden, sonst verkennt man ihre Wucht und wirklichkeitsbildende Kraft." (Gehring 2006, S. 15)[46]

Wie zeigt sich diese Lebenssteigerungslogik im Disziplinarraum Krankenhaus? Zur Aufrechterhaltung einer dauerhaften Ordnung in diesem störanfälligen System werden sämtliche Details (Körperbewegungen, Prozessschrittfolgen, systemimmanente Veränderungen) Kontrollmechanismen in Form einer Detailbearbeitung, -erfassung und -registrierung (Tableau) unterzogen. (Vgl. Ruoff 2007, S. 103; Foucault 1977, S. 190 f.) Damit erfolgt die Sicherstellung eines reibungslosen, auf Effizienz ausgerichteten (Tages)Ablaufes, der sich einerseits auf den Zeit- und Arbeitsrhythmus der gelehrigen Körper (Auszubildende der Pflege, Pflegepersonal, Ärzte) auswirkt und andererseits zu einer Unterordnung der Individual(für)sorge in der Patientenbetreuung und Sterbebegleitung führt. (Vgl. ebd., S. 193 f.) Dieser Gedanke wird im Kapitel III.2 in der medizinsoziologischen Betrachtung der Krankenhäuser als „totale Institutionen" (Goffman 1972, S. 11) aufgegriffen. Systemrationale Abläufe werden zudem durch die gegenwärtigen betriebswirtschaftlichen Auflagen stabilisiert (vgl. Fleßa 2007, S. 140 ff.), worauf im Kapitel VI.1. eingegangen wird. Zum anderen zeichnen sich Krankenhäuser durch eine architektonische Raumaufteilung aus, die eine Kontrolle der Insassen und der Disziplinierungsvorgänge von einem zentralen Punkt aus ermöglicht, ohne dass der Beobachter dabei in Erscheinung tritt. Um die Komplexität, Interdependenz und Abhängigkeit der Machtentfaltung zu verdeutlichen, verwendet Foucault die Metapher einer Maschine mit ihren unterschiedlichen Funktionsbestandteilen: Der Mensch wird zu einem Rädchen im technischen Gesamtgeschehen und erhält einen definierten, individualisierten Platz in einer eigens dafür errichteten Architektur. „In diesem Sinne stellt das Panopticon eine optimierte Anordnung von Macht im Raum dar, wobei die Macht selbst vollkommen anonymisiert wird." (Ruoff 2007, S. 161; vgl. Foucault 2005, S. 117)[47] Die Machtwirkung entfaltet sich in dem Bewusstsein der permanenten Fremdbeobachtungsmöglichkeit, die sich darüber hinaus zwingend auf die Selbstbeobachtung als Selbstkontrolle auswirkt und zur Stabilisierung der Machtverhältnisse beiträgt. (Vgl. Ruoff 2007, S. 161; Foucault 1977, S. 260 f.) Diese Raumordnung

---

46   Im Unterschied dazu beschreibt Bio-Politik explizit zu benennende Machttechniken wie Disziplinär-, Selbsttechniken und politisch legitimierte Verbote. (Vgl. Gehring 2008, S. 231)

47   Zum Verständnis der Ausschließung und Disziplinierung ist auf den Panoptismus zu verweisen. Foucault versteht darunter einen Machttyp, der sich im 18. Jahrhundert infolge gesellschaftlicher Veränderungen (Zunahme der Bevölkerung und des Produktionsapparates) herausbildet und sich aus der Idee des Panopticons Benthams ableitet. (Vgl. Ruoff 2007, S. 159 ff.)

ermöglicht aber auch eine Beziehungskontrolle und Vermischungsentflechtung, indem die Lebenden von den Sterbenden getrennt werden (Ausschließung) und jede dieser Gruppen sorgsam erfasst und individualisiert differenziert wird (Disziplinierung). (Vgl. Foucault 1977, S. 254 f.)

Kann es im Kontext der Biologisierung des Menschen überhaupt noch den individuellen Tod geben? Für Foucault befindet sich dieser außerhalb der Reichweite der Bio-Macht. Folglich wird der Tod zu einer unbekannten bzw. fallen zu lassenden Größe, die in den privatesten Raum verschoben wird. (Vgl. Foucault 1999, S. 286 f.) Der Tod erscheint als „Ich-Problem". (Gehring 2010, S. 167)

Aus den vorangegangenen Ausführungen leitet sich die erste Forschungsintention ab: Sterbenden wird ein institutioneller gesellschaftlicher Raum zugewiesen: das Krankenhaus. Diese Institution ist jedoch ihrem (Selbst)Verständnis nach in erster Linie auf die (Wieder)Herstellung des „gesunden" Lebens ausgerichtet. (Vgl. ebd., S. 141) Ist davon auszugehen, dass Verhaltensweisen und Interaktionsprozesse zwischen den unmittelbar am Sterbeprozess beteiligten Personen unter die Prämisse des Lebenserhaltes zu stellen sind bis der Status des sog. „Austherapiertseins" erreicht ist? (Vgl. Walter 1991, in: Knoblauch/Zingerle 2005, S. 13) Wird die sichtbare Sterblichkeit zu einem zu sanktionierenden Störfaktor? Angesichts der Tatsache, dass beinah jeder zweite Mensch in diesem Setting verstirbt, stellt sich die Frage, ob institutionalisiertes Sterben in Krankenhäusern individuell gestaltet werden kann. Dazu ist es erforderlich, gegenwärtige Bedingungen, die ein (Nicht)Handeln in der Sterbebegleitung beeinflussen, zu identifizieren. Daraus lassen sich inhaltliche Konsequenzen zur Gestaltung von Lehr- und Lernprozessen in der Pflege ableiten, um Ansatzpunkte zur Verbesserung aufzuzeigen.

Darüber hinaus ist ein weiterer Aspekt von pädagogischer Bedeutung, aus dem sich die zweite Forschungsintention ergibt. Krankenhäuser stellen nicht nur einen Versorgungsort für (sterbende) Patienten dar, sondern sind auch Lernorte. 80 Prozent der praktischen Ausbildung in der Gesundheits- und Krankenpflege finden in Krankenhäusern statt, die damit den Hauptlernort stellen. (Vgl. Ausbildungs- und Prüfungsverordnung für die Berufe der Krankenpflege 2003, § 1 und Anlage 1 B Praktische Ausbildung) Hier werden Auszubildende auf ihrem Weg zur Entwicklung einer Pflegeprofessionalität in einer Doppelrolle eingesetzt: als (lernender) Auszubildender und als – auf dem Stellenplan involvierter – (arbeitender) Arbeitnehmer. (Vgl. Art. 2 des Krankenhausfinanzierungsgesetzes, in: Krankenpflegegesetz, Bundesgesetzblatt Nr. 36, 2003, S. 1448 f.)[48] Bezogen auf

---

48 Seit dem 1.1.2005 werden Auszubildende im Verhältnis 9,5 zu einer ausgebildeten Pflegeperson auf den Stellenplan angerechnet. Davor betrug der Anrechnungsfaktor 7 zu 1. (Vgl. Artikel 2 des Krankenhausfinanzierungsgesetzes, in: Krankenpflegegesetz, Bundesgesetzblatt Nr. 36, 2003, S. 1448 f.)

die Sozialisationserfahrungen der Ausbildungsanfänger zum Umgang mit Sterben und Tod ist zu vermuten, dass infolge unzureichender Primärerfahrungen ihre Vorstellungen maßgeblich medial ausgeformt wurden. (Vgl. Fischer 2001, S. 91; von Brück 2007, S. 22; Schneider 2010, S. 121) Im Klinikalltag erfolgt bereits zu Ausbildungsbeginn eine unmittelbare Konfrontation mit Sterbenskranken, losgelöst von ihrem Wissens- und Erfahrungsstand sowie den zur Verfügung stehenden Copingstrategien.[49] Dabei sind die Umgangsweisen mit der Todeswirklichkeit von besonderer Relevanz, da die im konkreten betrieblichen Arbeitsprozess gemachten Erfahrungen der Pflegepersonen und Auszubildenden zu ihren Arbeitsinhalten, Arbeitsbedingungen und Arbeitsergebnissen bewusstseinsbildende, persönlichkeitsfördernde bzw. verändernde Auswirkungen einleiten. (Vgl. Heinz 1995, S. 42 ff.; Ekert und Ekert 2005, S. 111; Stangl 2007, S. 8) In diesem Zusammenhang kommt ein weiterer Faktor erschwerend hinzu: Bereits in den ausgehenden 1960er Jahren konnten Feifel et al. belegen, dass – im Vergleich zur Bevölkerung – Pflegekräfte und Ärzte die höchste Todesangst und Todesverdrängung aufweisen. (Vgl. Feifel et al. 1967, S. 201 ff.)[50] Die „normal" menschliche Angst vor dem Tod potenziert sich insbesondere in den Berufsgruppen, die ihren Auftrag aus der Lebenserhaltung vice versa Todesvermeidung ableiten und die den Tod zum beruflichen Gegner „erklären". (Vgl. Feifel et al. 1967, S. 201 ff.) 1999 bestätigen auch Feith et al. in ihrer Studie bei der Mehrzahl der professionellen Helfer höhere Angstwerte im Vergleich zur Bevölkerung.[51] (Vgl. Feith et

---

49 Coping ist ein Bewältigungsverfahren, das in den 1960er Jahren von Lazarus in die Stressforschung eingeführt wurde. Es beschreibt Verhaltensweisen und Strategien, um auf Disstressoren zu reagieren. Coping ist ein prozesshaftes Geschehen, das die Bereitschaft zur aktiven Auseinandersetzung und Verhaltensänderung voraussetzt, ggf. mithilfe kollegialer Beratung bzw. professioneller Unterstützung. (Vgl. Pschyrembel Wörterbuch Pflege 2003, S. 141 f.)

50 Für den Quellenhinweis danke ich Herrn Prof. Franco Rest, FH Dortmund.

51 Aus ihren Ergebnissen: Beschäftigte in den Pflegeberufen geben deutlich höhere Angstwerte im Vergleich zur Gruppe der Seelsorger an. Mit zunehmendem Alter sinkt die Furcht vor Sterben und Tod. Das Erleben von würdevollem Sterben im eigenen Pflegearbeitsbereich geht einher mit geringerer Angst vor dem eigenen Sterbeprozess. Ein sinnerfülltes Leben wird zur Ressource gegenüber extrem beruflichen Belastungen. (Vgl. Feith et al. 1999(a), Feith et al. 1999(b), S. 34 ff.)

al. 1999(a),[52] Feith et al. 1999(b), S. 34 ff.)[53] [54] Infolgedessen ist davon auszugehen, dass die Begegnung mit sterbenden Patienten und deren Bezugspersonen auch für Auszubildende als nicht unerheblicher Belastungsfaktor zu bezeichnen ist. Hinzu kommt, dass die Ausbildung i.d.R. im jungen Erwachsenenalter stattfindet und die genannten Faktoren in dieser Zeitspanne naturgemäß ausgeprägter sind. (Vgl. Rest 2008[55]) Um die Pflegeschüler verantwortungsbewusst auf die Konfrontation und Bewältigung von Situationen mit sterbens- bzw. todkranken Patienten und deren Bezugspersonen vorzubereiten und inter- bzw. postventiv zu begleiten, ist zu begutachten, welche curricularen Vorgaben im Rahmen der Ausbildung einzuhalten sind und welches Pflegeverständnis in den jeweiligen Lernorten (Krankenpflegeschule und Krankenhausstation) fokussiert wird. Daran anknüpfend sollen (handlungsorientierte) Möglichkeiten zur Verbesserung aufgezeigt werden, damit Pflegeschüler bereits in ihrer Ausbildung eine abschiedskulturelle Haltung entwickeln können.

3. Zum Aufbau der Untersuchung und zur Darlegung der Forschungsmethodiken

Die Förderung einer abschiedskulturellen Haltung Auszubildender der Gesundheits- und Krankenpflege macht, wie bereits in diesem Einführungskapitel deutlich wurde, eine Auseinandersetzung des gesellschaftlichen Umgangs mit der Todeswirklichkeit erforderlich, da jedes Gesellschaftsmitglied im Prozess der Enkulturation vom kulturellen Gedächtnis beeinflusst wird. Infolgedessen wird im Kapitel II. der Frage nachgegangen, welche abschiedskulturellen Artefakte und Praktiken

---

52 Vgl. dazu auch den Seminarbericht Burnout. Sorge um Andere – Sorge um sich: Burn-out in der Altenpflege von Randolph Ochsmann, der nach Absprache mit Ochsmann vom Coachingbüro Münster unter www.sinn-meets-management.de/cont/burnoutbericht.html veröffentlicht wurde. Abgerufen am 25.06.08.

53 Für die angehenden Mediziner verweist Schmied darauf, dass die Todesangst mit jedem Semester zu steigen scheint und Mediziner dazu neigen, sich aus Selbstschutz in die Distanz zu begeben. (Vgl. Schmied 1988, S. 46 ff.) In diesem Kontext ist die Aussage eines Oberarztes einer Intensivstation beachtenswert: Dass es tödliche Krankheiten gibt, lernen Ärzte, „aber es wird im Regelfall nie davon gesprochen, dass ein Mensch auch daran stirbt." (Wettreck 2001, S. 130)

54 Auf zwei weitere Studien ist zu verweisen: Wilke, Christian: Der Umgang mit sterbenden und terminal kranken Patienten. Eine qualitative Studie in der Allgemeinmedizin. Bänsch, Alexander und Schröder, Harry: Palliativstationen und Hospize in Deutschland – Belastungserleben, Bewältigungspotenzial und Religiosität der Pflegenden.

55 Diesen Hinweis verdanke ich Herrn Prof. Rest von der FH Dortmund (E-Mail Korrespondenz vom 19.03.08).

in ihrer historischen Entwicklung – von der spätmittelalterlichen Grabstätte auf dem Kirchhof bis zur postindustriellen Internetgedenkstätte und dem damit einhergehenden Friedhof ohne Tote – ausgewiesen werden können. Ein besonderes Augenmerk wird auf die in der ersten Dekade des 21. Jahrhunderts erfolgte juristische Stabilisierung der Patientenverfügung gelegt, die ein selbstbestimmtes Sterben gewährleisten soll. Dieser Aspekt wird in der Bezugnahme zur institutionalisierten Sterbebegleitung in Krankenhäusern problematisiert. Dass der Umgang mit der Todeswirklichkeit einen Gegenstand der wissenschaftlich-thanatologischen Expertise darstellt, zeigt Kapitel III. Vor dem Hintergrund der Forschungsintentionen erfolgt eine Fokussierung auf die Studien, die die Umgangsweisen mit Sterben und Tod in der „totalen Institution" (Goffman 1972, S. 11) Krankenhaus zum Gegenstand haben. Daraus lassen sich inhaltliche Konsequenzen zur Gestaltung von Bildungsprozessen für die unmittelbar am Sterbeprozess Beteiligten ableiten, um den Sterbenden einfühlend zu verstehen und situationsspezifische Verhaltensweisen begründet planen und umsetzen zu können. Zu nennen sind die Bewusstheitskontexte nach Glaser/Strauss, die darauf verweisen, dass der Kommunikationsprozess zwischen Sterbenden und ihren (professionellen) Helfern maßgeblich vom jeweiligen Informationsstatus abhängt. Beeinflussende Faktoren der Interaktion sind auch aus den Studien Kübler-Ross' abzuleiten. Sie interpretiert die emotionalen Zustände Sterbenskranker als einen erforderlichen Verarbeitungsprozess zur Annahme ihrer unmittelbaren Endlichkeit. Im Kapitel IV. wird die wissenschaftliche Bestandsaufnahme auf das Pädagogische und auf die Entstehung einer Thanatagogik bzw. Death Education ausgeweitet. Es erfolgt eine Auseinandersetzung mit den Empfehlungen zum Umgang mit Menschen im Allgemeinen und Pflegepersonen im Speziellen im Hinblick auf die (eigene) Sterblichkeit. Die Haltung, die ein Gesundheits- und Krankenpfleger gegenüber seiner Endlichkeit einnimmt, hat Auswirkungen auf die Gestaltung der Beziehung zu Sterbenden und ihrem Umfeld, aber auch zu sich selbst (Psychohygiene). Neben einer Begutachtung unterschiedlicher Death Education (Trainings-) Programme für examiniertes Pflegepersonal werden die inhaltlichen Vorgaben der Gesundheits- und Krankenpflegeausbildung zur Pflege Sterbender vorgestellt und diskutiert. Da mit der vorliegenden Arbeit insbesondere die Pflegeschüler pädagogische Unterstützung erfahren sollen, ist es notwendig, die strukturellen Vorgaben der Gesundheits- und Krankenpflegeausbildung zu thematisieren, um Ansatzpunkte für mögliche Verbesserungen aufzuzeigen. Die gesetzlichen Vorgaben und ihre Auswirkungen auf die theoretische und praktische Lernortgestaltung – Verpflichtung zur Handlungskompetenz – sind zentraler Bestandteil des Kapitels V. Aber auch die Problematisierung einer potenziellen Instrumentalisierung der Pflegeausbildung zur Bewältigung gesellschaftlicher Herausforderungen (steigende Pflegebedarfe einer älter werdenden Bevölkerung) werden hier angesprochen. Da die praktische Ausbildung insbesondere in

Krankenhäusern stattfindet, wird dieser Lernort im Kapitel VI. zum Gegenstand der Auseinandersetzung. Darüber hinaus sind Krankenhäuser auch ein Versorgungsort und wesentlicher Bestandteil der Gesundheitswirtschaft zwischen sich stetig verändernden monetären Bedingungen bei gleichzeitiger Qualitätsverpflichtung (SGB V §§ 12, 70, 135a). Neben der Darstellung der Finanzierung gilt es zu eruieren, welche abrechnungstechnische Position Pflegeleistungen im Allgemeinen und Sterbebegleitung im Besonderen einnehmen. Mit der veränderten Finanzierung können sich Belastungsfaktoren für das Pflegepersonal ergeben, die sich ggf. auch potenzieren (Verweildauerreduzierung und Zunahme der zu versorgenden Patienten). Da sie für die praktische Ausbildung verantwortlich zeichnen, ist die Bezugnahme auf pflegewissenschaftliche Studien zur Klärung gegenwärtiger Arbeitsbelastungen mit ihren Auswirkungen auf das Pflegeverständnis erforderlich. Dies erfolgt auch in dem Bewusstsein, dass von examinierten Pflegepersonen infolge der sozial-kognitiven Theorie Lern- und Sozialisationseffekte ausgehen können. (Vgl. Ekert / Ekert 2005, S. 111; Stangl 2007, S. 8)

Mit den vorangegangenen Ausführungen wird deutlich, dass umfangreiches Datenmaterial auszuwerten ist. Dazu ist es notwendig, zum einen die Aussagen der entsprechenden Dokumente herauszuarbeiten und zum anderen die implizierte Wertehaltung mit ihren bewusstseinsbildenden Wirksamkeitseffekten zu analysieren. Diese kritische Reflexion ist insbesondere in Ausbildungsprozessen der Lernorte Krankenpflegeschule und Krankenhaus erforderlich, um potenzielle Instrumentalisierungen der Lehr- und Lernverfahren wahrzunehmen und als solche zu entlarven: Verbirgt sich hinter einer vermeintlichen Subjekt- und Kompetenzorientierung eine ordnungspolitische Vorgabe zur Systemstabilisierung? Sind Postulate des selbstbestimmten Sterbens und der Patientenorientierung in Krankenhäusern letztlich ein Deckmantel, um zunehmende betriebswirtschaftliche und systemrationale Strukturen zu verschleiern, die im Kontext der Kostenexplosion im Gesundheitswesen und der demografischen Entwicklung eine Rationalisierung, Rationierung und Priorisierung der Gesundheitsleistungen in Abhängigkeit zum Leistungsvermögen des Adressaten erforderlich machen und infolgedessen Sterbende erneut marginalisieren? Um diesen Untersuchungsansatz umsetzen zu können, wird die Hermeneutik als Forschungsmethode hinzugezogen, auf die nachfolgend einzugehen ist.[56]

---

56 Die Hermeneutik – als Teildisziplin der Wissenschaftstheorie – findet ihren Ursprung im 17. Jahrhundert als juristische und theologische Hermeneutik und kann auf eine lange Tradition zurückblicken. Bereits in der griechischen Antike (Orakeldeutung, z.B. in Delphi) und im Mittelalter („Heilige Schriften" des Alten und Neuen Testamentes) galt die Auslegung von Texten als Verfahrenskunst, die besondere Kenntnisse und Erfahrungswissen voraussetzte. (Vgl. Rittelmeyer / Parmentier 2006, S. 4 ff.) Bis in die Gegenwart hinein wurde die Hermeneutik von unterschiedlichen Wissenschaftlern ausdifferenziert, wie der nachfolgende Überblick verdeutlichen soll:

Schleiermacher (1768–1834) entwickelte die erste Theorie einer allgemeinen Hermeneutik und unterschied darin die grammatische und psychologische Interpretation. Damit wird neben dem Sprachgebrauch (Sprache als überindividuelles System und individuelle Schöpfung) der Autor selbst (Bedingungen und Intentionen des Schreibens) zum Gegenstand der Textinterpretation. Der Theologe/Philosoph/Pädagoge fordert vom Interpreten, dass dieser „die Rede zuerst ebensogut und dann besser versteh[t] als ihr Urheber" (Schleiermacher 1838, in: Spooren/Vogt, www.uni-due.de/einladung/Vorlesungen/hermeneutik/schleierm.htm, abgerufen am 16.09.2010)

Dilthey (1833–1911) setzte sich intensiv mit dem Werk Schleiermachers auseinander und suchte für die sogenannten Geisteswissenschaften eine Erkenntnismethode, die sich von den erklärenden Naturwissenschaften unterschied. Diltheys Basismodell setzt sich aus den Schritten Erleben, Ausdruck und Verstehen zusammen, das in alltäglichen Interaktions-Verstehens-Prozessen erforderlich ist. Höhere Verstehensformen ergeben sich infolge eines Hineinversetzens, Nachbildens und Nacherlebens geistiger Schöpfungen und Kunstwerke. Dilthey fokussiert die psychologisierende Komponente: „Verstehen [ist] ein Wiederfinden des Ich im Du." (Dilthey 1968, in: Spooren/Vogt, www.uni-due.de/einladung/Vorlesungen/hermeneutik/diltey.htm, abgerufen am 16.09.2010)

Heidegger (1889–1976) fokussiert in seinem Hauptwerk ‚Sein und Zeit' das Verstehen als „universale Bestimmtheit des Daseins". (Heidegger 1927, in: Spooren/Vogt, www.uni-due.de/einladung/Vorlesungen/hermeneutik/heidegger.htm, abgerufen am 16.09.2010) Für die menschliche Existenz ist die Frage nach dem Woher und Warum ungeklärt, Gewissheit gibt es nur bezüglich des Todes: „das Sein zum Tode." (Ebd.) Dieses „Da-Sein" begründet mit der „Befindlichkeit" (Furcht und Angst vor dem Tod) das „Verstehen". Dieses Verstehen wird zu einer Kategorie menschlichen Seins (fundamentales Existential). Heidegger radikalisiert damit das Verstehen als einfache Interpretation von Texten zu einer Beziehung der Elemente Sein-Zeit-Verstehen. (Vgl. Spooren/Vogt, ebd.)

Gadamer (1900–2002), ein Schüler Heideggers, unternahm in seinem Hauptwerk ‚Wahrheit und Methode' den Versuch, eine philosophische Hermeneutik vorzulegen. Er betrachtet die Hermeneutik vorrangig als einen Geschehensprozess, in dem kulturell entstandene und tradierte Zusammenhänge aufrechterhalten und weiterentwickelt werden. Dabei spielt Sprache eine zentrale Rolle: Lesen, Neuinterpretieren und Weitergeben von überlieferten Textdokumenten führen (immer wieder) zu einer Anbindung der Gegenwart an das soziokulturell Geschehene. Dabei verweist er auf die produktive Bedeutsamkeit des ‚Vor-Urteils' als vorstrukturierte Verstehensfähigkeit des Subjektes, „die es nun versuchsweise auf das neu zu Verstehende ‚entwerfen' kann und meist korrigieren wird." (Spooren/Vogt, www. uni-due.de/einladung/Vorlesungen/hermeneutik/gadamer.htm, abgerufen am 16.09. 2010) Und er macht auf die produktive Bedingung des Zeitabstandes zwischen dem gegenwärtigen Interpreten und dem überlieferten Textdokument (hermeneutische Differenz) aufmerksam. (Vgl. ebd.)

Habermas (*1929) hat keine eigenständige hermeneutische Theorie vorgelegt, dennoch finden sich hermeneutische Fragestellungen in seiner ‚Theorie des kommunikativen Handelns'. Hervorzuheben ist, dass der Soziologe und Philosoph von der Texthermeneutik erwartet, dass zum einen der historische Sinn rekonstruiert wird und zum anderen „eine gegenwärtige Stellungnahme zum Geltungsanspruch jenes Sinns, d.h. möglicherweise auch die im Horizont gegenwärtiger Erfahrung begründbare Abgrenzung von ihm [erfolgt]." (Spooken/Vogt, www. uni-due.de/einladung/Vorlesungen/hermeneutik/habermas.htm) Dabei tritt an die Stelle des Sinnverstehens als Einfühlungshermeneutik (Dilthey) bzw. unkritischer Tradierung, „eine geschichtsbewußte ‚Sinnkritik'." (Ebd.) Habermas untermauert das Erfordernis, in herme-

„Hermeneutische Verfahren dienen [...] zunächst dazu, den Sinn, die Bedeutung eines menschlichen Dokumentes, insbesondere sprachlicher Aussagen, zu ermitteln. Man spricht auch davon, daß hermeneutische Verfahren dazu dienen, den Sinn von menschlichen Dokumenten zu verstehen oder, in sinnentsprechender Formulierung, zu *interpretieren* oder *auszulegen*. Dabei ist mit ‚Interpretieren' oder ‚Auslegen' nicht gemeint, daß der Forscher eine bereits gewonnene Erkenntnis anderen in belehrender Absicht verständlich macht, sondern mit Interpretation oder Auslegung wird das methodische Verfahren bezeichnet, indem der Forschende selbst erst zur Erkenntnis dessen, was der Text meint, kommt. Hermeneutik wird in diesem Sinne auch häufig als *‚Theorie der Interpretation'* oder als *‚Auslegungslehre'* bezeichnet." (Vgl. Klafki 1971, S. 127; Hervorhebungen im Original)[57] Nach Klafki setzt sich das hermeneutische Verfahren aus der Überprüfung bzw. Auseinandersetzung unterschiedlicher Aspekte am interpretierten Sachverhalt zusammen.[58] Dabei stellt die Ideologiekritik einen zentralen Aspekt

neutischen Verfahren die Ideologiekritik zu integrieren. Der von Habermas verwendete Ideologiebegriff des „notwendig falschen Bewußtseins" – Rückgriff auf das Ideologieverständnis aus den sog. „Frühschriften" Marx' und Engels' – bedeutet, „daß reale Bedingungen der Vergesellschaftung (Familienstruktur, Arbeitsbedingungen, Klassenstruktur und politische Verfassung einer Gesellschaft usw.) in systematischer Weise („notwendig") Bewußtseinsformen, Weltbilder und Deutungen hervorrufen, mit deren Hilfe die Individuen sich in jenen Verhältnissen zwar zurechtfinden, die ihnen aber zugleich die Einsicht in die tatsächlichen Strukturen verschleiern und verwehren." (Spooren/Vogt, ebd.) Tradierungen gilt es zu problematisieren und nicht – wie bei Gadamer – zu bekräftigen. Hermeneutische Verfahren fördern in diesem Verständnis emanzipatorisches Erkenntnisinteresse. (Vgl. ebd.)

57 Hermeneutische Verfahren beziehen sich nicht nur auf Texte (ursprüngliche Ausrichtung der Hermeneutik), sondern sind generell auf Kulturprodukte, menschliche Verhaltensweisen und reale Ereignisse zu beziehen. (Vgl. Rittelmeyer/Parmentier 2006, S. 1, 41)

58 Auch wenn es sich hierbei um kein explizit formuliertes Regelwerk handelt – wie in statistischen und experimentellen Forschungsverfahren vorfindbar –, werden die nachfolgenden Aspekte zum Maßstab einer kritischen Textbeurteilung, die jedoch (je nach Interpretationsgegenstand) unterschiedlich gewichtet werden können. (Vgl. Rittelmeyer/Parmentier 2006, S. 42) Zu nennen ist das Vorverständnis. Die Interpretation wird von der Fragestellung, die an den Text herangetragen wird, beeinflusst (Bezugssystem im Wahrnehmungsprozess). Dies erfordert eine Transparenz, um die Kontrollmöglichkeit durch andere Wissenschaftler sicherzustellen. (Vgl. Klafki 1971, S. 132 ff.) Dazu bemerkt Rittelmeyer, dass die Offenlegung des Vorverständnisses jedoch nur bedingt erfolgen kann: „Schließlich ist man sich selber nicht voll ‚durchsichtig'." (Rittelmeyer/Parmentier 2006, S. 43) Andererseits ist das Vorverständnis vom Untersuchungsgegenstand Grundvoraussetzung, um überhaupt einen Interpretationsprozess durchführen zu können. (Vgl. Klafki 1971, S. 134) Ein weiterer Aspekt ist die Hermeneutische Spirale. Die Textinterpretation ist ein dynamischer Prozess und erfolgt – bildlich gesprochen – in wiederkehrenden, spiralförmigen Bewegungen. Diese verlaufen parallel auf zwei Ebenen: Zum einen sind Einzelelemente des Textes nur im Gesamtzusammenhang verständlich und vice versa, zum anderen beeinflusst das sich verändernde Verhältnis vom Vor- und Textverständnis des Interpreten die tiefergehende Textergründung. (Vgl. ebd., S. 134 f., 144 f.) Des Weiteren ist die kritische Prüfung der im Text verwendeten Quellen auf ihre Wer-

dar, um interessens- und machtgeleitete normative Begründungen und Rationalisierungen herauszustellen, deren Deutungen und Fehleinschätzungen gesellschaftliches Handeln beeinflussen. Gegenwärtige Ideologien werden gleichsam mit real gesellschaftlichen Verhältnissen konfrontiert, um ausgewiesene Postulate – z.b. das der Emanzipation – auf ihren tatsächlichen Umsetzungsgehalt hin zu überprüfen. (Vgl. Klafki 1978, S. 152)[59] Somit können ökonomische, politische und gesellschaftliche Einflussnahmen sondiert werden, die letztlich einen Macht stabilisierenden Beitrag darstellen.[60] (Vgl. ebd., S. 159 f.) Hier stellt sich die Frage, welche spezifischen Werte und Normen im Versorgungs- und Lernort Krankenhaus Auszubildenden vermittelt und welche Internalisierungen erwartet werden.

Der Ideologiebegriff in der hier verwendeten Ausrichtung[61] ist auf die sog. „Frühschriften" von Marx und Engels (Deutsche Ideologie 1845/1846) zurückzuführen. Demnach wird Ideologie „als gesellschaftlich, letztlich durch die jeweiligen ökonomischen (Produktions-)Verhältnisse bedingtes, ‚notwendig'

---

tigkeit vorzunehmen. Bzgl. der Textgestaltung gilt es, eine Überprüfung der semantischen und syntaktischen Ausgestaltung sowie der Gliederungsstruktur des Textes zur Sondierung von Bedeutsamkeitsmerkmalen durchzuführen. Dabei ist ein textübergreifender Bezug, d.h. die Hinzunahme textübergreifender Quellen, zu gewährleisten, um ein textimmanentes Verständnis zu erreichen. Der Argumentationszusammenhang ist auch zu begutachten, d.h. Kontrolle der Widerspruchsfreiheit und logischen Stringenz innerhalb der Begründungen und Schlussfolgerungen. Und schließlich ist auf die prä-, inter- und postventive Selbstreflexion zu verweisen. Diese bezieht sich einerseits auf die Objektorientierung und die Frage, ob sich die durchgeführte Interpretation stringent am Untersuchungsgegenstand orientiert. Es ist zu reflektieren, ob alle Details berücksichtigt werden und ob auf spekulativen „Überschuss" verzichtet wird. Es ist aber auch zu überprüfen, ob der Gehalt des Textes unzerstört bleibt und eine unsensible, gar usurpatorische Interpretation vermieden wird. Andererseits bezieht sie sich auf den Erkenntnisgewinn und die Frage, ob neue Feststellungen anzuführen sind oder sich letztlich als Paraphrasen entlarven. (Vgl. Rittelmeyer/Parmentier 2006, S. 2 f., 43)

59 Ideologiekritik bezieht sich auch auf die Reflexion einer (un)bewussten Einflussnahme der gesellschaftlichen Verflechtung des Autors auf seine Textproduktion sowie die Auseinandersetzung gesellschaftlicher Gruppen mit der entsprechenden Publikation. (Vgl. Klafki 1971, S. 135 ff.) Dabei gilt es, den Bedeutungswandel verwendeter Begrifflichkeiten herauszuarbeiten und gegenwärtige gesellschaftliche Machtstrukturen offenzulegen. (Vgl. Klafki 1978, S. 162)

60 Das Ideologieproblem ist nicht neu. Seine Vorgeschichte reicht bis ins 16. / 17. Jahrhundert (wissenschaftliche Vorurteilsproblematik (Bacon), Aufklärung im 18. Jahrhundert, Napoleons Bewertung französischer Gesellschaftskritiker (beispielsweise Destutt de Tracy, Condillac, Condorcet) als illusorisch-schwärmerische Ideologen (antiklerikale und antimonarchistische Konzeption einer Gesellschaft) zurück. (Vgl. Klafki 1978, S. 147f; vgl. www.evakreisky. at/onlinetexte/nachlese_ ideologie_ ideologiekritik.php, abgerufen am 08.09.2010)

61 Eine weitere Ausdifferenzierung des Ideologiebegriffs ist den Ausführungen Klafkis zu entnehmen. (Vgl. Klafki 1978, S. 153 ff.) Ebenso den nachfolgenden Internetpräsenzen, die im September 2010 abgerufen wurden: www.uni-due.de/einladung/Vorlesungen/hermeneutik/ ideologiekritik.htm; www.evakreisky.at/onlinetexte/nachlese_ideolgie_ideologiekritik.php.

falsches Bewußtsein der Angehörigen einer Gesellschaft oder bestimmter Gruppen einer Gesellschaft verstanden.[62] ‚Falsch' ist ein solches Bewußtsein über bestimmte Sachverhalte und Zusammenhänge – etwa über die in einer Gesellschaft bestehenden Herrschafts- und Abhängigkeitsbeziehungen –, insofern es die geschichtlich-gesellschaftliche Bedingtheit und die Wirkungen solcher Sachverhalte und Zusammenhänge verkennt." (Klafki 1978, S. 148) Damit wird deutlich, dass Ideologien Gegebenheiten nicht in ihrer historisch-gesellschaftlichen Eingebundenheit, sondern als normativ-ewig (naturalistisch) verorten. Dabei wird ideologisches Bewusstsein durch historisch-gesellschaftliche Bedingungen konstruiert, nicht im spekulativen Verständnis, vielmehr durch die Integration von betont falsch verabsolutierten Wahrheitsaspekten. Daraus wird die Legitimierung und Sicherung bestehender Machtverhältnisse von den Gruppen, die die gesellschaftliche Macht innehaben bzw. an dieser partizipieren wollen, abgeleitet. (Vgl. ebd., S. 149) Bedeutsam ist, dass diese ideologischen Vorstellungen auch von denen getragen werden, die durch ebendiese Benachteiligung oder Unterdrückung erfahren: „Insofern sind Ideologien ‚entfremdetes Bewußtsein', d.h. ein Bewußtsein, das nicht mit den eigentlichen Möglichkeiten und Interessen der betreffenden Gruppen übereinstimmt." (Ebd.) Sofern keine kritischen Instanzen auf den gesellschaftlichen Plan treten, erhalten Ideologien den Status des „Notwendigen": „Da es dann für das im Sozialisations- und Erziehungsprozeß sich entwickelnde Bewußtsein der Menschen keine Alternativen zum Bestehenden gibt, faßt dieses Bewußtsein die bestehenden Verhältnisse immer nur im Sinne der vorherrschenden, diese Verhältnisse rechtfertigenden Meinungen, also unhistorisch: ideologisch, unkritisch, verabsolutierend auf." (Ebd., S. 150) Mit Ideologiekritik[63] sollen nicht nur „falsches Bewusstsein"[64], sondern auch dessen

---

62 Ideologien entstehen insbesondere dann, wenn an der gesellschaftlichen ökonomischen Basis die Produktivkräfte über bisherige Produktionsverhältnisse hinaus entwickelt werden, d.h. wenn sie sich über die bisherige Art der Produktion, Verteilung und Verwertung der Arbeitsprodukte und der Regelung der Eigentums- und Verfügungsverhältnisse hinwegsetzen. (Vgl. Klafki 1978, S. 151)

63 Ideologiekritik wurde im 20. Jahrhundert maßgeblich geprägt durch die sog. westeuropäischen Neomarxisten (Bloch, Lukács sowie die Sozialwissenschaftler der sog. Frankfurter Schule Horkheimer, Adorno, Marcuse (später auch Habermas) und die von ihnen entwickelte Kritische Theorie. Diese geht von der Marxschen Kritik am Kapitalismus aus, Kritik an der Warenproduktion, da diese eine Ausbeutung und Entfremdung des Menschen darstellt. Die Kritische Theorie versucht, die systembedingte Instrumentalisierung der Vernunft, die gegen die Menschen gerichtet ist, zu offenbaren, um gesellschaftskritisches Handeln zu initiieren. Dazu ist die Totalität (sozialer Gesamtzusammenhang) der Produktion und die Reproduktion der kapitalistischen Gesellschaft zu erfassen. (Vgl. www.soziologie.phil.uni-erlangen.de/archiv/files/Lehre/7.%20Vorlesung.pdf, abgerufen am 20.09.10)

64 Gesellschaftlich falsches Bewusstsein als Ideologie entsteht, wenn an überholten gesellschaftlichen Deutungen festgehalten wird, obwohl sie der gesellschaftlichen Weiterentwicklung

gesellschaftlich-ökonomischen Ursachen aufgedeckt werden. Daran setzten die pädagogischen Überlegungen in dieser Arbeit an, wie der weitere Aufbau der durchzuführenden Untersuchung zeigt.

Aus der hermeneutischen Analyse der Dokumente, die sich insbesondere mit den Bedingungen der Sterbebegleitung in Krankenhäusern befassen, werden Hypothesen gewonnen, um diese in einer eigenen Studie an der Realität Auszubildender zu überprüfen. Dazu werden in Kapitel VII. Situationsbeschreibungen zum Umgang mit Sterben und Tod im Lernort Krankenhaus einer strukturierten Inhaltsanalyse nach Mayring zugeführt. Diese Auswertungsmethode zeichnet sich dadurch aus, dass sie bereits fixierte Kommunikation analysiert und dabei ein systematisches, d.h. regel- und theoriegeleitetes Vorgehen verfolgt, um Rückschlüsse auf bestimmte Kommunikationsaspekte zu ziehen. (Vgl. Mayring 1993, S. 12) Da die Qualitätsdimensionen nach Donabedian – als Ordnungskriterien des gegenwärtigen Krankenhausmanagements – das interaktive (Pflege)Handeln maßgeblich beeinflussen, werden die Ergebnis-, Prozess- und Strukturqualitäten als inhaltliche Hauptkategorien bestimmt. (Vgl. Haubrock 2009b, S. 291 f.) Darüber hinaus erfolgt eine induktiv aus dem Datenmaterial abgeleitete Kategorienbildung, die in Probeläufen schrittweise überprüft und ausdifferenziert wird. Die endgültigen Kategorien zeichnen sich schließlich durch Definition, charakteristische Beispiele und Zuordnungsregeln aus, um diese an das Datenmaterial herantragen zu können. Die entsprechenden Fundstellen werden bezeichnet, aufbereitet und pro Kategorie interpretiert. (Vgl. Mayring 1993, S. 83; Mayring 2002, S. 115 ff.)

Als Konsequenzen der ausgewerteten Befundlage werden im Kapitel VIII. Empfehlungen für eine handlungsgeleitete Konzeption zur Förderung einer abschiedskulturellen Haltung in der Pflegeausbildung entwickelt. Dazu erfolgt eine Auseinandersetzung mit der sozialpsychologischen Kategorie der Einstellung. Dabei wird der kognitive Einstellungsbegriff durch die Theorie des Habitus nach Bourdieu ergänzt, um zu verdeutlichen, dass Prozesse der Einstellungsbildung nicht losgelöst von den sozialen Räumen bzw. Feldern, in denen sie entstehen, zu betrachten sind und als Wahrnehmungs-, Denk- und Handlungsschema Wirksamkeit entfalten. (Vgl. Schwingel 2005, S. 62 f.) Des Weiteren werden erneut Situationsbeschreibungen Auszubildender zum Umgang mit Sterben und Tod im Lernort Krankenhaus in den Fokus der Auseinandersetzung gestellt. In der vorgelegten Studie (Kapitel VII.) wird deutlich, dass diese Erfahrungsberichte letzt-

---

nicht mehr entsprechen. „Im pädagogischen Bereich kann sich eine solche Ideologie z.B. im Festhalten an Leitvorstellungen handwerklicher Berufsausbildung und ihren überkommenen Organisationsformen ausdrücken, während die historisch-gesellschaftliche Entwicklung der Produktivkräfte eigentlich die Vorbereitung der jungen Generation oder wesentlicher Teile dieser Generation auf die Anforderungen industrieller Produktion erfordern würde." (Klafki 1978, S. 151)

lich Konfliktsituationen darstellen, deren Komplexität sich aus unterschiedlichen Faktoren ergibt, die sich interdependent zueinander verhalten. Konsequenterweise ist ein Analyseinstrument hinzuzuziehen, das eine mehrdimensionale Begutachtung ermöglicht. Dazu erfolgt ein Rückgriff auf die Systemtheorie – System als soziales System handelnder Personen –, um Bedingungen des (Nicht)Handelns in der Sterbebegleitung zu eruieren und daran anknüpfend Möglichkeiten zur Modifikation zu entwickeln. (Vgl. König/Volmer 1996, S. 23 f.) In die Auseinandersetzung kann das Stufenmodell der Problemlösung nach Gordon integriert werden, um eine strukturierte Vorgehensweise zur Erstellung eines konkreten Handlungsplans zu ermöglichen. Dabei ist es empfehlenswert, nicht nur die Auszubildenden, sondern auch Vertreter des Lernortes Krankenhaus (Praxisanleiter) aktiv einzubeziehen. (Vgl. Gordon 1989, S. 216 ff.) Das entwickelte Handlungsprodukt könnte den Stationen als Reflexionsinstrument zur Verfügung gestellt werden, sofern sich das Krankenhaus als eine lernende Organisation versteht. Lernende Organisationen zeichnen sich als soziale Systeme durch permanente Veränderungsprozesse aus, die sich infolge der Beschäftigung mit internen und externen Einflussfaktoren ergeben und die Grundlage ihrer Weiterentwicklung bilden. (Vgl. König/Volmer 1996, S. 231 f.) Mit den bisherigen Überlegungen zur Gestaltung von Lehr- und Lernprozessen werden Grundsätze der Death Education umgesetzt: Zum einen entsteht eine Verbindung der Lernorte Schule und Krankenhaus, zum anderen ergibt sich eine Verbindung informationsvermittelnder und erfahrungsorientierter Prozesse. (Vgl. Kapitel IV.2.ff.) Ein weiteres Postulat der Death Education ist das subjektorientierte Menschenbild. Huck und Petzold vertreten die These, dass die subjektive Würde Sterbender und deren Einbezug seitens der Pflegenden selbstverständlicher eingehalten und umgesetzt werden kann, wenn sie sich selbst in ihren Arbeitsbezügen als Subjekte erfahren können. (Vgl. Huck/Petzold 1984, S. 550) Um diesen Gedanken in die Konzeptionsentwicklung zu integrieren, werden zwei pädagogische Modelle hinzugezogen, die die Subjektbildung zu ihrer Bezugsgröße erklären. Zum einen Erhard Meuelers dialogisch ausgerichtete Didaktik. Hier werden in einem demokratisch-partnerschaftlichen Arbeitsbündnis die Lernwünsche und Lernbedarfe der Schüler den Lehrerforderungen gegenübergestellt. Das Aushandeln und Umsetzen erfolgt in offen gehaltenen, pädagogisch begleiteten Lernarrangements. Angestrebt wird eine symmetrische Beziehungsgestaltung, indem der Lehrer und die Schüler als Lehr- und Lernpartner interagieren. Konsequenterweise erhalten die Schüler nicht nur Gestaltungsspielräume im Unterrichtsgeschehen, sondern auch auf den entsprechenden Entscheidungsebenen. Auch in Meuelers Überlegungen werden konkrete Praxissituationen der Teilnehmer thematisiert und diese unter Einbezug der Erfahrungs- und Wissenschaftsorientierung interpretiert und kognitiv bewältigt. Dieser pädagogische Ansatz begünstigt die Erhöhung der Subjektanteile

Auszubildender und beeinflusst ihre (abschiedskulturelle) Haltung. (Vgl. Meueler 2001, S. 14; Meueler 1998, S. 175, 229 f.) Zum anderen erfolgt eine Bezugnahme auf die kritisch-konstruktive Didaktik Wolfgang Klafkis. Für den Erziehungs-wissenschaftler ist der Bildungsbegriff eine zentrale Kategorie pädagogischer Überlegungen zur Gestaltung von Lehr- und Lernprozessen. Dazu verweist er auf die didaktische Analyse, um Unterrichtsinhalte auf ihren Bildungsgehalt hin zu überprüfen. Dieser wird festgemacht an der Auseinandersetzung mit epochal-typischen Schlüsselproblemen, zu denen der Umgang mit Sterben und Tod zu subsumieren ist. Als Bezugsgröße wird die Förderung der Selbstbestimmungs-, Mitbestimmungs- und Solidaritätsfähigkeit der Schüler angeführt. Darüber hin-aus hält es Klafki für erforderlich, ideologiekritische Analysen durchzuführen und realitätsbezogene Utopien zu entwickeln, um gesellschaftliche Räume zu demokratisieren. (Vgl. Klafki 2007, S. 52 ff., 56 ff., 89 f., 270 ff.) Die Untersu-chung endet im Kapitel IX. mit der Überführung der theoretischen Erkenntnisse in Thesen, die mit dem thanatologischen Diskurs, der sich mit der institutionellen Sterbebegleitung auseinandersetzt, konfrontiert werden.

Abschließend seien noch einige formale Hinweise genannt, die sich auf die Zi-tier- und Sprachweise sowie die Verwendung bestimmter Begrifflichkeiten bezie-hen. Ergänzungen oder Weglassungen des Autors bei der Übernahme von Zitaten werden mit dem Symbol [ ] gekennzeichnet. Dabei wird z.T. die alte Rechtschrei-bung wiedergegeben. Einzig und allein aus Gründen der Lesbarkeit wird das Maskulinum verwendet und geschlechtsabstrakt verstanden. Numerische Auf-zählungen, insbesondere in Zusammenfassungen werden gewählt, da sich diese gegen den geschlossenen Text besser absetzen und in gebündelter Kurzform das Vorangegangene erfassen. Bezugspersonen Sterbender werden gleichbedeutend als Angehörige und Zugehörige bezeichnet. Die Benennung Auszubildender der Gesundheits- und Krankenpflege erfolgt als Auszubildender[65] und Schüler, da unter beiden Begriffen eine lernende Person zu verstehen ist.

---

65 Die Bezeichnung Auszubildender ist auf das Berufsbildungsgesetz zurückzuführen und setzt einen Ausbildungsvertrag für eine geordnete Berufsausbildung voraus. [Vgl. Gabler Verlag (Hrsg.), abgerufen am 08.10.2010] In der Ausbildungsrichtlinie für die staatlich anerkannten Kranken- und Kinderkrankenpflegeschulen in NRW (2003) – Pflichtbestandteil der schulspe-zifischen Curricula – werden Auszubildende der Pflege als Schüler bezeichnet.

II. Sterben und Tod im gesellschaftlichen Kontext

1. Herausbildung abschiedskultureller Umgangsweisen: Von der spätmittelalterlichen Grabstätte auf dem Kirchhof bis zum postindustriellen Friedhof ohne Tote

Der griechische Staatsmann Perikles wusste schon 500 Jahre vor Christus zu berichten, dass man die Kultur eines Volkes am ehesten am Umgang mit seinen Toten erkennen kann. (Vgl. Perikles, in: Sitzmann 2004, S. 452; Deutsche Bischofskonferenz 2005, S. 10) Der Tod ist letztlich nur als ein Paradoxon zu begreifen: „Kaum ein Gedanke ist bedrohlicher oder erschreckender als der Gedanke an den Tod und gleichzeitig kann unser Verstand den Tod nicht denken. Der Gedanke an den Tod ist ein Widerspruch in sich." (Pennigton 2001, S. 17) Um dem Tod das Schreckhafte und Angstmachende zu nehmen, wird kulturelle Schaffenskraft eingesetzt (vgl. Derrida 1998, S. 77), werden Sinn gebende, (über)dauernde Codes und Metaphern zu Erfordernissen, die im Prozess der Enkulturation von den Mitgliedern im Rahmen der Sozialisation aspiriert werden, mit denen Erwartungshaltungen und Verpflichtungen (un)bewusst gestaltet werden (müssen). (Vgl. Klein 2003, S. 200; Hobmair et al. 1996, S. 39 ff.; Macho 1987, S. 182, 187) „Wenn menschliches Leben kultivierte Natur ist, impliziert diese Kultivierung immer auch eine kulturelle Überformung des Todes. Kulturelle, institutionale Ordnung bietet sozusagen Schutz gegen das Grauen." (Pennington 2001, S. 69) Damit geht die perspektivistische Intention einher, „den Tod hinauszuschieben" und „Unsterblichkeit herzustellen". (Ebd., S. 70) Bei all diesen Interventionen bleibt die Erkenntnis des faktischen Todes unangefochten bestehen. (Vgl. ebd., S. 71) Schauen wir uns historisch eingebundene Artefakte und Praktiken zum Umgang mit der Endlichkeit an. (Vgl. Gehring 2010, S. 10)

a. Der neuzeitlich christliche Kulturraum

Da der hiesige Kulturraum christlich geprägt ist, beginnt die nachfolgende Betrachtung im ausgehenden Mittelalter bzw. in der beginnenden Neuzeit. In dieser Epoche bilden und manifestieren sich abschiedskulturelle Codes (kulturelles Gedächtnis[66]), die als Einflussgrößen das gegenwärtige Verhalten im Umgang mit Sterben und Tod steuern.

Infektionskrankheiten, kriegerische Auseinandersetzungen, unzureichende Ernährungsversorgungen, -zusammensetzungen, Wetterextreme, fehlende heilkundliche Behandlungsmöglichkeiten und defizitäre hygienische Präventionsverfahren prägten das Alltagshandeln der Menschen in dieser Zeit und führten zu reduzierten Lebenserwartungen.[67] Sterben und Tod waren integrale Bestandteile der Lebensgestaltung, wozu auch der Umgang mit den Verstorbenen zählt. (Vgl. Fischer 2001, S. 20; Ohler 1990, S. 21, 24 f., 27 f.; Girstenbrey 1984, S. 64; Bergmann 2004, S. 32 ff.; Stölzl/Steiner 1984, S. 9) Diese fanden ihre letzte Ruhestätte auf dem Kirchhof,[68] der das Zentrum gesellschaftlicher Interaktionen bildete als Ort öffentlicher Versammlungen, des Markttreibens, der Tanzvergnügungen und des Totengedenkens. (Vgl. Fischer 2001, S. 11; Thomas, C. 1999, S. 63 f.; Ohler 1990, S. 16 f., 154) Letzteres ist als ein alltägliches Memento mori[69] auszumachen: Die christliche Daseinserfüllung galt

---

66   Kulturelles Gedächtnis ist eine Bezeichnung, die auf Jan und Aleida Assmann zurückzuführen ist. Damit fassen sie „den jeder Gesellschaft und jeder Epoche eigentümlichen Bestand an Wiedergebrauchs-Texten, -Bildern und -Riten zusammen, in deren ‚Pflege' sie ihr Selbstbild stabilisiert und vermittelt, ein kollektiv geteiltes Wissen vorzugsweise (aber nicht ausschließlich) über die Vergangenheit, auf das eine Gruppe ihr Bewußtsein von Einheit und Eigenart stützt." (Assmann 1988, S. 15) Dabei markieren allgemeingültige „Fixpunkte" (sog. „Erinnerungsfiguren") (ebd., S. 12) im Kontext der jeweiligen Gruppenbedarfe kulturelle Identität. (Vgl. ebd., S. 11 f.) Dieses kulturelle Wissen beeinflusst und steuert das Verhalten und Erleben der Gesellschafts(gruppen)mitglieder in Interaktionsprozessen und wird von Generation zu Generation tradiert. (Vgl. ebd., S. 9) Abgrenzend dazu erfolgt kollektives Erinnern in systematischerer und abstrakterer Wissenschaftsorientierung (vgl. ebd., S. 10) sowie in Form des kommunikativen Gedächtnisses mit einer drei bis vier Generationen umfassenden Zeitspanne und Verortung in den alltäglichen personalen Erlebnissen und Erinnerungen der Mitglieder, einschließlich einer sich verändernden Vergangenheitsbeziehung (fehlende „Fixpunkte"). (Ebd., S. 11; vgl. ebd., S. 10 f.)

67   Der vorzeitige Tod war insbesondere bei (Kleinst)Kindern festzustellen. Neben tödlich verlaufenden (Infektions)Krankheiten sind die versehentliche Erstickung (Übernachtung im Bett der Mutter oder Amme) und die unzureichende Beaufsichtigung im arbeitsträchtigen Tagesgeschehen zu nennen. (Vgl. Ohler 1990, S. 184 f.)

68   Je nach gesellschaftlicher Stellung und finanzieller Potenz rückte der Grabplatz in die Nähe des kirchlichen Altars (vgl. Ohler 1990, S. 136, 144; Gehring 2010, S. 69 f.) und wurde „zum käuflichen Statussymbol für die weltlichen Oberschichten". (Fischer 2001, S. 11 f.) Da die Kapazität der Kirch(fried)höfe begrenzt war, entstanden sog. Beinhäuser, in denen die nicht verwesten Skelettbestandteile zweitbeerdigt wurden (vgl. ebd., S. 12; Ohler 1990, S. 149) und als sichtbarer Ort einem Memento mori dienten. (Vgl. EKD 2004, S. 13; Ohler 1990, S. 153) Angehörige sog. „unehrlicher" Berufe, Ehebrecher, Andersgläubige, Hingerichtete und Suizidale war dieses Prozedere vorenthalten: ihre letzte Ruhestätte fanden sie in abgelegenen Siedlungen. (Vgl. Fischer 2001, S. 11; Gehring 2010, S. 88 f.)

69   „Memento mori" („Gedenke des Todes"), Bestandteil der im Mittelalter entstandenen lite-

42

es nicht ausschließlich auf das vergängliche Diesseits zu reduzieren, sondern im jenseitigen Leben weiter zu entfalten. Zuwiderhandlungen – so die Glaubensvorstellung – erfuhren göttliche Sanktionierungen,[70] die in erschreckender Weise durch die im 14. Jahrhundert grassierende Pestpandemie Untermauerung erfuhr. (Vgl. Bömken 2008, S. 12 ff.; Ohler 1990, S. 249 ff.; Wiebel-Fanderl 1984, S. 243 ff.) Ein plötzliches Versterben galt als Schreckensbild, da eine weltlich beeinflusste Seele ggf. dem Fegefeuer[71] zugeführt wurde, dem Topos der Reinigung und Läuterung sündhaften Verhaltens. Die Verdammnis der Seele, gleichzusetzen mit ihrem Tod, war gefürchteter als der Tod des

---

rarischen Gattung Ars Moriendi („Sterbebüchlein") und den angeführten Impulssetzungen, die eine Lehre vom guten Sterben fokussierten: Bewusstmachung und -werdung der eigenen Sterblichkeit, Vorbereitung auf den eigenen Tod, Unterstützung für ein gutes, seliges Sterben, Mahnung sündigen Verhaltens sowie der Trostspende infolge der Aussicht auf ewiges Leben. Die Bedeutsamkeit der Ars Moriendi erhöhte sich infolge der Pestseuche(n). (Vgl. Fischer 2001, S. 13 f.; Schneider 1996, S. 7 ff.; Metzler 2006, S. 11 ff.; Metken 1984, S. 106; Illich 1979, S. 191) Ariès verweist darauf, dass – in Zeiten der Renaissance beginnend – eine subtile Modifikation der Ars Moriendi zu beobachten ist. Wurde der Fokus für das Seelenheil bis dahin auf die Todesstunde und den Ausgang der Agonie gerichtet, werden nun die gesamte Lebensspanne des Betroffenen und die Interdependenz Lebens- und Sterbenskunst zur entscheidenden Größe der Qualität seelischen Weiterlebens. (Vgl. Ariès 1980, S. 382 f., 385 f., 389 f.) „Pour mourir bienheureux, à vivre il faut apprendre. Pour vivre bienheureux, à mourir faut apprendre. [...] Um glücklich zu sterben, muß man zu leben lernen. Um glücklich zu leben, muß man sterben lernen." (Ariès 1980, S. 385)
Memento mori fand auch Ausdruck in bildlichen Werken. Am bekanntesten wurden die Totentänze. Ein Bilderzyklus, mit Versen versehen, war beispielsweise Kirchenwänden oder Blockbüchern zu entnehmen. Die Totentänze versinnbildlichten, wie der Tod den Sterbenden unwiderruflich – Bitten und Flehen waren vergebens – mit sich nahm. Neben dem Grundmotiv der Vergänglichkeit entstand eine sozialkritische Sichtweise, mit der die in der spätmittelalterlichen Gesellschaft als unverrückbar geltende Hierarchie angezweifelt wurde: Der Tod, in Gestalt eines Skeletts, macht weder vor Kaisern noch Bettlern halt. (Vgl. Fischer 2001, S. 14, 37; Bömken 2008, S. 18 ff.; Ohler 1990, S. 263 ff.; Ley 2006, S. 178 ff.; Pennington 2001, S. 57 ff.; Macho/Marek 2007, S. 11) Im weitern Verlauf dienten Memento mori Gegenstände – wie im 18. Jahrhundert der Nonnenspiegel (bei der Betrachtung des eigenen Antlitzes im Spiegel wird dieses mit dem Vergänglichkeitssymbol eines skelettierten Schädels durchzogen – der privaten Meditation. (Vgl. Sajko 2006, S. 219 ff.; Kalf 2006, S. 77 f., 93 f.) Diese sind auch heute noch in Ordensgemeinschaften – z.B. als Wende(Toten)kopf am Rosenkranz – vorzufinden.

70   Im Neuen Testament wird der Tod mit sündhaften Verhaltensweisen konnotiert. Entsprechend sind Sterben und Tod nicht Ergebnis eines naturgegebenen Ablaufs, vielmehr Ausdruck der Sichtbarwerdung menschlicher Schuld. Gleichsam wird der gläubige Mensch durch den Opfertod Jesu von seiner Schuld befreit und seine Auferstehung in Aussicht gestellt. Damit ist Gott zum einen Schöpfer (Altes Testament) und zum anderen Erlöser der Menschheit. (Vgl. Die Bibel 1980, S. 1211, Johannes 11, 25; Pennington 2001, S. 43 f.)

71   Die Lehre vom Fegefeuer wurde im Mittelalter von der Kirche verbreitet. (Vgl. Bömken 2009, S. 12; Ohler 1990, S. 165 ff.)

Leibes. (Vgl. Bömken 2008, S. 31; Graf 2010, S. 39 ff.)[72] [73] Das erklärt sich u.a. daraus, dass erstmalig mit dem Neuen Testament das individuelle Schicksal hervorgehoben wurde: „Der Mensch definiert sich aus einem wesenhaften, individuellen Verhältnis zu Gott." (Pennington 2001, S. 45) Damit modifizierte sich die Sichtweise auf den Tod: „Von einem natürlichen Faktum, das am Ende jedes Lebens zu erwarten ist, wandelt er sich zu einer individuellen Bedrohung des einzelnen Menschen, vom ewigen Leben ausgeschlossen zu werden. Die drohende Auslöschung durch den Tod wird bedeutungsvoll für das menschliche Leben und nötigt den Menschen zu einer intensiven Auseinandersetzung mit seiner Sterblichkeit." (Pennigton 2001, S. 45; vgl. Gehring 2010, S. 60 ff.) Infolgedessen war jeder Christ bestrebt und angehalten, sich zu Lebzeiten auf seinen Tod vorzubereiten[74] (vgl. Deutsche Bischofskonferenz 2005, S. 7, 11; Ariès 1980, S. 389 f., 395) bzw. einen lang andauernden Sterbeprozess zu erhoffen, mit dem die letzte Möglichkeit verbunden war, den (religiös-normierten) Übergang vom Dies- ins Jenseits anzubahnen.[75] (Vgl. Berger 1984, S. 239)

---

72 Es bleibt ungeklärt, wie die Verwandlung des Menschen nach seinem Tod erfolgt. (Vgl. Pennington 2001, S. 44) Zur Auferstehung äußert sich auch Thomas von Aquin (ca. 1225–1274). Ausgehend davon, dass der Mensch als Person eine Leib-Seele-Einheit ist, vertritt er die These, dass sowohl die Seele als auch der Leib wiederauferstehen, da nur sie als ganze Einheit Ausdruck der Vollkommenheit darstellen als ein intakter – aber auf fleischliche Gelüste verzichtender – Körper. (Vgl. von Aquin ca. 1258–1264, in: Gehring 2010, S. 71 f.) Dabei ist zu vermuten, dass er sich auf den Auferstehungsleib bezieht, zu dem der christliche Missionar Paulus ausführt: „Der physische Leib im Gegensatz zum Auferstehungsleib gleicht einem Zelt oder Gewand, in dem das Ich oder die Seele wohnt. Gott wird der Seele nach dem Tod des Leibes ein neues Heim oder Kleid bereitstellen. Der Übergang von einem Gewand zum anderen ist mit einer gefährlichen Reise verbunden – dem Tod." (Lang/McDanell 1996, zit. nach: Bublitz 2010, S. 34)

73 In diesem Kontext ist auf Augustinus (354–430) zu verweisen, der zum einen das Jüngste Gericht detailgetreu auszuschmücken wusste. Zum anderen schrieb er die Erbsünde in den Menschen hinein, die den Adressaten ermahnte, alles zu tun, um sein (Seelen)Heil zu suchen. Darüber hinaus vertrat der Kirchenvater die These der Prädestination, d.h. einer göttlichen Vorherbestimmung des menschlichen Schicksals und der Betonung, dass ein Teil der Christen a priori von Gott verworfen sei und Höllenqualen zu erwarten habe; unabhängig von ihrer christlichen Lebensweise. (Vgl. Gehring 2010, S. 63 ff.) Über Jahrhunderte sollte die „Euphorie des Heils [...] einer ‚Logik des Schreckens' (Flash 1990) [weichen]." (Gehring 2010, S. 67)

74 Im Christentum finden wir die Fortsetzung der Thematisierung einer verantwortungsbewussten Lebensführung; allerdings wird der empfehlende Charakter der Antike zu einer Verbotsmoral verschoben. (Vgl. Gehring 2010, S. 60 ff.)

75 Bei dem Philosophen Pythagoras (ca. 570 v. Chr.) finden wir bereits den Gedanken, dass sich mit dem Tod die Seele vom Körper befreit (in der Vorstellung einer Strafabbüßung) und – in einem dem Leben scheinbar gegenüberliegenden Status – körperlos weiterlebt. (Vgl. Gehring 2010, S. 16 f.) Gegenstand weiterer Überlegungen blieb u.a. die Frage nach dem Beweis der seelischen Unsterblichkeit. Stellvertretend dazu wird auf Sokrates (ca. 470 v. Chr.) verwiesen, der die Annahme vertrat, dass die Seelen sozusagen wiedergeboren werden: die Seele eines

Die Todesstunde wurde in Anwesenheit der Gemeinschaft verbracht, die der Agonie – Ausdruck des Kampfes der Gottes- versus Verführungs(Teufels) mächte – beiwohnten, deren Ausgang letztlich die Qualität des (paradiesischen) (Nicht)Weiterlebens bestimmen würde. (Vgl. Ohler 1990, S. 52 f., 56 f., 65; Pennington 2001, S. 43 f.) Die Metaphorik des Fegefeuers diente aber auch dazu, Angehörige aufzufordern, mit täglichen Fürbitten und Ablasskäufen das Seelenheil und den Erlösungsprozess verstorbener Verwandter positiv zu beeinflussen.[76] (Vgl. Fischer 2001, S. 13; Thomas, C. 1999, S. 56, 77; Bömken 2008, S. 31; www.sepulkralmuseum.de 2009[77]; Ohler 1990, S. 32 f., 46, 48 f.; Pennington 2001, S. 56 f.)

Diese rigide, universelle christliche Vorstellungswelt wurde durch die Reformation und den damit einhergehenden Protestantismus im frühen 16. Jahrhundert nicht nur infrage gestellt, sondern mit einer „Gegenwelt" konfrontiert, die zu Veränderungen in der Beziehungsgestaltung zwischen Lebenden und Toten führte. (Vgl. Fischer 2001, S. 15; EKD 2004, S. 13; Ohler 1990, S. 39, 42, 45; Macho/Marek 2007, S. 10; Graf 2010, S. 41) Daraus ergab sich: Für das Heil der Verstorbenen war Gott allein verantwortlich. Das Fegefeuer und die in diesem Kontext einhergehenden Fürbitten fielen der Bedeutungslosigkeit anheim, ebenso der Zusammenhang zwischen Bestattung in Altarnähe und Seelenheil

---

Verstorbenen verbindet sich mit einem neugeborenen Körper. Zugleich wird davon ausgegangen, dass diese in einer ‚Übergangsphase' in einem Totenreich fortexistieren konnten. Der Tod wird als gegenüberliegender Raum zum Leben gedacht. Deutlich wird die Annahme, dass etwas Werdendes nicht aus dem Nichts entstehen kann. Dabei ist auf ein weiteres Moment zu verweisen: Sokrates stellte in seinen Überlegungen die These auf, dass die Seele für individuelle Lebensleistungen Belohnung erfahren könne und stellt damit das Postulat auf, sich zu Lebzeiten als tugendhafter Mensch auszuzeichnen. (Vgl. ebd., S. 22 ff., 45 f.) Angst vor dem Tod lehnt Sokrates infolge eines fehlenden bestätigenden Beweises ab. (Vgl. ebd., S. 46 f.) Zu Zeiten Aristoteles (ca. 384 v. Chr.) bleibt die Frage der individuellen Vorbereitung (Selbstformung) auf den Tod bestehen, um ein gutes seelisches Über-Leben zu erreichen. Darüber hinaus tritt eine gewisse Objektivierung auf den Plan, in dem die Todesursache mit einem somatischen Funktionsverlust (Wegfall der körperlichen Hitzeregulierung) in Verbindung gebracht wird. (Vgl. ebd., S. 48) In die Zeit der Spätantike hinein wird das Sterbenlernen zunehmend zu einer individuellen Angelegenheit (vgl. Gehring 2010, S. 58 f.), die Foucault als eine „Etablierung einer Kultur von Selbsttechniken" (Foucault, in: ebd., S. 59) interpretiert, die dem Individuum die Möglichkeit geben, sich seiner Souveränität zu versichern. (Vgl. Ruoff 2007, S. 205)

76 Auch heute noch wird für das Schicksal der Verstorbenen im Angesicht Gottes geworben. Dazu aus dem Wortlaut der Katholischen Bischofskonferenz 2005: „Der christliche Glaube leistet einen unverzichtbaren Beitrag für eine Kultur des Trauerns und des Umgangs mit dem Tod, indem er die Frage nach den Toten und ihrem Schicksal wach hält." (Ebd., S. 5) Um dann zu resümieren: „Früher spielte die Jenseitsfürsorge als besondere Form der Erinnerung die entscheidende Rolle. Heute geht es vielfach um Daseinsfürsorge." (Ebd., S. 55)

77 www.sepulkralmuseum.de/afd/afd_sei1/ruhsanft/ruhsanft.htm, S. 2, abgerufen am 16.11.2009.

des Verstorbenen. Friedhöfe wurden ausgelagert,[78] ohne damit die Verstorbenen marginalisieren zu wollen. (Vgl. Fischer 2001, S. 19) Die sozialen Unterschiede blieben allerdings erhalten und manifestierten sich u.a. in der Art des Leichentransports (eigener Sarg,[79] in Tüchern gehüllt auf einem Totenbrett, wieder verwendbarer Sarg). (Vgl. ebd., S. 26; Ohler 1990, S. 150; Metken 1984, S. 82 f.) Mit der Auflösung bzw. Ergänzung tradierter Glaubensmuster entstand die diesseitsorientierte Trauerkultur mit Fokussierung der Hinterbliebenen: „Erinnerung und Gedächtnis spielten nun eine größere Rolle als der Versuch, die Verstorbenen auf ihrem Weg ins Jenseits zu unterstützen. Dies mündete in eine ‚Individualisierung des Todes', die parallel lief zu jener allgemeinen historisch-gesellschaftlichen Entwicklung, die Richard von Dülmen als ‚Entdeckung des Individuums' bezeichnete." (Fischer 2001, S. 15) Diese äußerte sich auch durch gedruckte Leichenpredigten, in denen das Leben des Verstorbenen letztmalig öffentlich thematisiert wurde.[80] Gleichsam ist mit diesem Element der „Übergang von einer intensiven Einbindung in das Kirchenleben hin zu einer zunehmenden Distanz gegenüber kirchlichen Institutionen und Ritualen [auszumachen]. Im 18. Jahrhundert wurden sie zum Instrument gesellschaftlicher Selbstdarstellung einer sozialen Schicht, die bürgerliche Tugenden wie Gerechtigkeit, Fleiß und Integrität an die oberste Stelle hob, wenngleich Glaube und Frömmigkeit grundsätzlich noch ihren Platz behielten." (Ebd., S. 21) Das äußerte sich auch darin, dass der neue Friedhofs- und Grabmalraum zunehmend vom aufstrebenden Bürgertum besetzt wurde, um neben der Trauer gesellschaftlichen Status zu demonstrieren.[81] (Vgl. ebd., S. 17, 26)

---

78 Begünstigt wurde die Auslagerung der Friedhöfe durch die zunehmend rationalere Auseinandersetzung mit hygienischen Kauteln. (Vgl. Fischer 2001, S. 16; Macho/Marek 2007, S. 11 f.) Bestehende Gräber an den Kirchen blieben jedoch erhalten; dörfliche Regionen hielten an diesen Bestattungsriten im Vergleich zu städtischen Gebieten nachhaltiger fest. (Vgl. Fischer 2001, S. 17 f., 25)

79 Seit der frühen Neuzeit gilt der Sarg als bedeutsames sepulkrales Element, erste Verwendungen sind bei den Sumerern 4000 vor Christi zu finden. (Vgl. Fischer 2001, S. 26; Thomas, C. 1999, S. 66)

80 Die Predigten sog. Leichenredner zeichneten sich bis zu diesem Zeitpunkt i.d.R. durch einen äußerst knapp gehalten Umfang aus. (Vgl. Ohler 1990, S. 122)

81 Ab Mitte des 16. Jahrhunderts wurden die Grabsteine und ihre Inschriften aufwendiger gestaltet. (Vgl. Fischer 2001, S. 19)

Die Begleitung Sterbender[82] [83] und die Versorgung Toter (Aufbahrung,[84] Totenwache[85]) waren Aufgabe der Familie und der – in diesem Kontext bis in das 20. Jahrhundert hineinreichenden – Nachbarschaftshilfe. (Vgl. Ohler 1990, S. 70 f., 80 f.; Metken 1984, S. 75; Pennington 2001, S. 56) Um die Bestattung kümmerten sich i.d.R. sog. Seelnonnen (Totenfrauen), die als Vorläufer privater Bestattungsunternehmen[86] zu bezeichnen sind. (Vgl. Fischer 2001, S. 24 ff.; Metken 1984, S. 76 f., 100) Ihre Befugnis wurde sukzessiv im Kontext staatlicher Kontrolle und Aufsicht eingeschränkt.[87]

b. Das Vernunftzeitalter

Im Zeitalter der Aufklärung trugen Bildungsmaßnahmen (Sanitäts-Collegien, Medizinalordnungen, Handbücher zur Gesundheitsprophylaxe, anatomisch-physiologischer Wissensaufbau durch legitimierte Obduktionen[88]) dazu bei, dass

---

82 In diesem Kontext ist auf die katholischen Bruderschaften zu verweisen, deren Aufgabe es u.a. war, auf einen „guten Tod" vorzubereiten. Als Folge der Säkularisierung verloren diese im 19. Jahrhundert zunehmend an Bedeutung. (Vgl. Fischer 2001, S. 22 f.; Thomas, C. 1999, S. 57; Wiebel-Fanderll 1984, S. 247) Von genossenschaftlichen Organisationen und Zünften gingen ebenfalls flankierende Maßnahmen aus (Sterbegeldkasse), um dem Sterbenden und seinen Angehörigen Beistand zu leisten. (Vgl. Fischer 2001, S. 22, 48)

83 Da in der Sterbebegleitung auch das seelische Heil integriert werden sollte, wurden folgerichtig Priester hinzugezogen. Der Arzt hatte lediglich die Aufgabe der Todesfeststellung zu übernehmen. (Vgl. Schäfer 2001, in: Gehring 2010, S. 68)

84 Die Zeit der Aufbahrung in der familiären Umgebung wurde von Verwandten und Nachbarn genutzt, um dem Verstorbenen die Ehre zu erweisen und für ihn zu beten. (Vgl. Thomas, C. 1999, S. 82)

85 Die Vorstellung, dass der Leichnam (noch) lebend sein könnte, findet sich in vielen Bestattungsriten wieder. Deutlich wird dies insbesondere bei den Ethnien, die ihre Verstorbenen einbalsamierten, eintrockneten oder mumifizierten. (Vgl. Thomas, C. 1999, S. 71) Die Totenwachen erhielten im 18. Jahrhundert im Rahmen der Scheintoddebatte zusätzliche Bedeutsamkeit. (Vgl. Fischer 2001, S. 28 f.)

86 Privatgewerbliche Bestattungsfirmen entfalteten sich seit Mitte des 19. Jahrhunderts und gingen i.d.R. aus Fuhr- und Schreinerbetrieben hervor. (Vgl. Fischer 2001, S. 48)

87 Seit dem 17. Jahrhundert greift der Staat zunehmend in das Bestattungswesen ein. So erhielten die Seelnonnen beispielsweise im Raum München die Anordnung, unverzüglich – nach dem sie selbst zu einem Toten gerufen wurden – einen Arzt zu informieren, der eine Leichenschau zu besorgen hatte. Erst dann hatten die Totenfrauen Berechtigung, selbst tätig zu werden. (Vgl. Fischer 2001, S. 25 f.)

88 Die Öffnung von Leichen war in der christlichen Religion tabuisiert, da die Auferstehung des Körpers als zentrales Moment dieser Glaubensrichtung auszumachen ist. Im 14. Jahrhundert veränderte sich diese Haltung sukzessiv, u.a. infolge eines an gerichtsmedizinischen Obduktionen interessierten Papstes. Des Weiteren wurde das Erkenntnisinteresse geleitet, den Sitz der Seele verorten zu können. (Vgl. Schadewaldt 1999, S. 202 f., 207 f.) Bis ins 18. Jahrhundert

infolge der Anwendung hygienischer Maßnahmen die Sterblichkeit deutlich reduziert werden konnte.[89] Der Tod erschien als ein individuell zu integrierendes, rational zu erklärendes Ereignis und fiel einer Entzauberung anheim.[90] Zwischen Leben und Tod entstand erstmals eine Distanz. (Vgl. Fischer 2001, S. 30 f.; Girstenbrey 1984, S. 67 ff.; Bergmann 2004, S. 205 ff.; Pennington 2001, S. 62; von Brück 2007, S. 13, S. 21 f.; Graf 2010, S. 7 f.) Die Auseinandersetzung mit hygienischen Bestimmungen führte erneut zu Friedhofsverlagerungen, wenn die ungeordneten Gottesäcker sich im Zuge der Ausdehnung von Städten wieder innerhalb bewohnter Areale befanden. Insbesondere die Gemeinschaftsgruben wurden in der zweiten Hälfte des 18. Jahrhunderts als Gesundheitsgefährdung angesehen, da mit jeder erneuten Öffnung Leichendünste – infolge von Verwesungsprozessen – entweichen konnten. (Vgl. Fischer 2001, S. 31; Thomas, C. 1999, S. 57; Gehring 2010, S. 81)[91] Konsequenterweise erfolgten Friedhofsverlegungen, einschließlich einer erstmaligen systematischeren Begräbnisanordnung in Form von Einzelbeerdigungen in Reihengräbern. Damit wurde eine Bürokratisierung und behördliche Kontrolle der letzten Ruhestätte eingeleitet, die bis in die Gegenwart gilt. (Vgl. Fischer 2001, S. 31 f.)[92]

---

dienten Sektionen an toten Körpern Hingerichteter, Unbekannter, Armer, Verstorbener aus Zuchthäusern und Hospitälern dem medizinischen Wissensaufbau. Das allgemein ausgesprochene Interesse nutzte die Medizin, die Obduktionspraxis deutlich auszubauen und sich als Wissenschaftsdisziplin auszudifferenzieren. (Vgl. Fischer 2001, S. 32 f.; Hildebrand 2006, S. 129 ff.; Illich 1979, S. 194 f.)

89   Vgl. dazu Sarasin, Philipp 2001.

90   Im Zeitalter der Vernunft wurde der Fokus auf die Erklärung des körperlichen Todes gelegt, ohne dass ein Zusammenhang zwischen sündigem Verhalten, Gericht und Sanktion aufrecht erhalten wurde. (Vgl. Gehring 2010, S. 80)

91   An dieser Stelle ist zu betonen, dass die volkstümliche Vorstellung, Leichen seien giftig, der Kategorie Mythenbildung angehört. Dazu Prof. Dr. Günther Gesenich 1993 in seinem „Lexikon der letzten Dinge": „Ein Leichengift im eigentlichen Sinne des Wortes gibt es nicht, trotzdem wird seine Existenz bei medizinischen Laien als unstrittig angesehen. Für den Umgang mit der Leiche gilt: Eine Schadwirkung infolge Hautkontakt oder Einatmung aufgrund von Leichengift ist auszuschließen. Bei oraler Aufnahme oder Injektionen sind toxische Wirkungen bei eingetretener Fäulnis möglich: 1. durch Bakterientoxine, auch von Fäulniskeimen, 2. durch Spaltprodukte infolge Eiweißfäulnis [...]. Wirklich gefährlich sind mikrobielle Infektionen, wobei aber Leichengift keine Rolle spielt. Bei frischeren Leichen Gefahr der Infektion z.B. mit Sepsis-Erregern, Tuberkulose, Hepatitis, AIDS, Typhus (besonders gefährlich: Verletzung des Obduzenten bei Autopsie). Bei länger gelagerten Leichen nach neueren Forschungen krankheitserregende Gefahr von Schimmelpilzen möglich (wahrscheinlich über Jahrhunderte vermehrungsfähig)." (Vgl. ebd.)

92   Zugleich blieb der gesellschaftliche Status eines Verstorbenen erhalten. Dazu in der Beschreibung Ulla Hahns aus ihrem biografisch getönten Roman „Aufbruch" in der Zeit der jungen Bundesrepublik Deutschland: „Im Dorf der Toten lag man, wie man sich im Leben gebettet hatte. In der ersten Reihe, nahe beim Eingang, ruhten Pastoren und Honoratioren, dahinter Beamte, Handwerker, Angestellte, Arbeiter; Ehepaare hatten Vorrang vor Einzeltoten, wer

Diese Reglementierung trifft auch auf die Implementierung der Leichenhallen im 19. Jahrhundert zu. Im Kontext der Industrialisierung und Urbanisierung war eine Aufbahrung Verstorbener in den beengten Wohnverhältnissen der Unterschichten problematisch. Hinzu kam das behördliche Bestreben, dieses aus hygienischen Erwägungen unterbinden zu wollen.[93] (Vgl. ebd., S. 30; Kahl 2007, S. 153 f.) Darüber hinaus ermöglichten die Leichenhäuser, ordnungspolitisch zu agieren, indem nicht identifizierte Leichen einem solchen Verwahrungsort zugeführt werden konnten. Stellenweise wurden Leichenhallen mit speziellen Signalinstallationen und angestellten Beobachtern ausgestattet, um dem – sich im 18. Jahrhundert zunehmend ausbreitendem – Phänomen der Scheintodangst zu begegnen. Als Angst reduzierende Strategien erfolgten darüber hinausgehend Aufklärungsmaßnahmen (Entdämonisierung) und Vorgaben zur zeitlichen Abfolge der Leichenschau sowie der Bestattung. (Vgl. Fischer 2001, S. 28 f.; Thomas, C. 1999, S. 81) Die gesellschaftliche Stellung der Verstorbenen blieb auch in den Leichenhäusern erhalten, indem sie Leichensälen der ersten, zweiten und dritten Klasse zugeordnet wurden. (Vgl. Fischer 2001, S. 30) Zugleich tritt mit dieser Institutionalisierung eine Verfremdung in der Beziehungsgestaltung zwischen Lebenden und ihren Verstorbenen ein. (Vgl. Kahl 2007, S. 154)

Das Bürgertum brachte sich mit seinen Vorstellungen zum Umgang mit dem Tod (weiterhin) ein. Das Bild der Friedhöfe erhielt – bei aller rationalen Nüchternheit behördlicher Verordnungen – eine ästhetische Komponente in Form einer Synthese aus Tod und Natur. Im Verlauf des 19. Jahrhunderts[94] wurden Friedhöfe – neben Promenaden und Parks – zu einem repräsentativen, gesellschaftlichen Raum des städtischen Bürgertums, das Ideal eines englischen Landschaftsgartens anstrebend. (Vgl. Fischer 2001, S. 34) In dieser Kulisse erhielten die Grabmäler eine besondere Bedeutung. Christliche Symbolelemente blieben dominierend, wurden jedoch durch eine weitere Formensprache ergänzt, die den Tod als „schönen Tod" und als „Zwillingsbruder des Schlafes"[95] (vgl. Ohler 1990, S. 78 f.; vgl.

---

zu Lebzeiten keinen abgekriegt hatte, schleppte den Makel mit in die Ewigkeit; Ledige lagen hinter den Kindern, aber vor den Russen an der Hecke." (Hahn 2009, S. 177)

93   Anfänglich wurden Leichenhäuser von der Bevölkerung zur Aufbahrung Verstorbener nicht angenommen. Bezogen auf Frankfurt am Main werden für das Jahr 1885 lediglich 5 % angegeben. Infolge behördlichen Drucks stieg diese Zahl bereits 1892 auf 60 %. (Vgl. Fischer 2001, S. 30)

94   Das Zeitalter des Bürgertums wurde aber auch mit dem Massensterben in Folge kriegerischer Auseinandersetzungen (Befreiungskriege Anfang des 19. Jahrhunderts, Deutsch-Französischer Krieg 1870/71) konfrontiert. Soldatenfriedhöfe sollten erst im Kontext des Ersten Weltkriegs entstehen, sodass die Gefallenen am Ort des Geschehens ihre Ruhestätte finden mussten. Der Kriegstod wurde „als ‚vaterländischer Tod' überhöht und verherrlicht." (Fischer 2001, S. 48)

95   Diese Metaphorik ist bereits in den Kunstwerken der Antike zu finden. (Vgl. Fischer 2001, S. 39) Die Bezeichnung „Ruhen" assoziiert ein Weiterleben nach dem Tod. (Vgl. Ohler 1990, S. 14)

Macho 1987, S. 40 f.) darzustellen versucht (Palmzweig,[96] Mohnkapseln,[97] Rebstock und Reben[98]). So entstand eine gefühlsbetonte, harmonische Fokussierung des Übergangs vom Leben in den Tod, um dem tradiert Schreckhaften, Angstmachenden entgegen wirken zu können. (Vgl. Fischer 2001, S. 36, 39) Ein weiteres abschiedskulturelles Gestaltungselement kam hinzu: das Symbol der weiblich Trauernden, die erstmals sinnbildliche Beachtung erfuhr.[99] [100] Ihre gesellschaftliche Aufgabe im Umgang mit dem Tod wurde manifestiert: Trauer als originäre weibliche Aufgabe, ausgerichtet auf das männliche (Familien)Oberhaupt, dessen Lebenswerk und gesellschaftlicher Status im Grabstein eingelassen und für die Nachwelt sicht- und erfahrbar wurde. (Vgl. ebd., S. 42 f.)[101] Der personifizierte Tod, der – weiblich betrauert – ein diesseitiges „Weiterleben" sicherstellte. (Vgl. ebd., S. 39 ff.; Spickernagel 1989, in: Ecker 1999, S. 12)[102]

---

96 Palmzweig – als immergrüne Pflanze – versinnbildlicht die Unsterblichkeit. (Vgl. Fischer 2001, S. 41)

97 Mohnkapseln gelten als Versinnbildlichung des Schlafes. (Vgl. Fischer 2001, S. 41)

98 Rebstock und Reben stehen als Symbole für die Wiedergeburt und der Neuerung des Lebens. (Vgl. Fischer 2001, S. 41)

99 Im Gegensatz zu den Klageweibern und der weiblichen Trauerarbeit, die reglementierten Weisungen folgten (Kleiderordnung, Trauerzeiten) (vgl. Ecker 1999, S. 11, 15), erscheint der Tod metaphorisch immer in männlicher Gestalt: der Sensen- oder Knochenmann, der Schnitter; seit dem ausgehenden 18. Jahrhundert auch in Form des Thanatos. (Vgl. Fischer 2001, S. 43; Rhein 2006, S. 30 f.; Westermann-Angerhausen 2006, S. 32; Pennington 2001, S. 34; Brockhaus multimedia 2007)

100 Die Figur der Trauernden reüssierte im späten 19. Jahrhundert infolge kostengünstiger Galvanoplastiken zu einem sepulkralen Element, verschwand allerdings mit der Friedhofs- und Grabmalreform des frühen 20. Jahrhunderts, weil sie als industrielle Massenware, als romantische Weltflucht, als unfunktional galt. Jetzt wurde der Fokus nicht mehr auf das Einzelgrab gerichtet, vielmehr auf das Grabfeld allgemein, das sich aus zahlreichen Gräbern zusammensetzte. (Vgl. Fischer 2001, S. 43 f.) In der Zeit der Weimarer Republik wurden die Grabsteine standardisiert und normiert. Als Orientierung dienten die nach dem Ersten Weltkrieg angelegten Soldatenfriedhöfe. (Vgl. ebd., S. 44) Bis heute ist die weiblich Trauernde, die der zivilen Toten gedenkt, als Skulptur auf Friedhöfen und öffentlichen Plätzen nicht ganz verschwunden. (Vgl. Hoffmann-Curtius 1999, in: Ecker 1999, S. 14)

101 Als im Kontext des Familiendaseins innerhalb des städtischen Bürgertums zunehmend das eigene Heim betont wurde, verlagerte sich das Trauern bzw. Gedenken an ebendiesen Ort. Trauersymboliken wurden beispielsweise in bildhafter Form erstellt – unter Nutzung des Haares des Verstorbenen – und in die Privaträume integriert. Unberührt davon blieb die im 19. Jahrhundert eingeführte Handlung, ein Foto des Verstorbenen als Relief in dem Grabstein einzulassen. (Vgl.www.sepulkralmuseum.de/ afd/afd_sei1/ruhsanft/ruhsanft.htm, S. 3, abgerufen am 16.11.2009; Fischer 2001, S. 40)

102 Mit der Übernahme der Trauer als weiblich – reglementierte – Inszenierung erhielten und besetzten Frauen in der Herausbildung und Stabilisierung des Bürgertums eine komplementäre Stellung zu der des in den Krieg ziehenden Mannes. (Vgl. Spickernagel 1989, in: Ecker 1999, S. 12). Dazu konstatiert Ecker im Transfer zur heutigen Zeit: „Es ist ein Zusammenspiel, innerhalb dessen aufgrund der Geschlechterzuschreibungen den politisch handelnden (auch

Auf das Bürgertum sind zudem die bis heute üblichen Todesanzeigen in der Presse zurückzuführen. Waren sie anfangs als Information sich verändernder Geschäftsbeziehungen gedacht, entwickelte sich diese Mitteilungsform zum Symbol öffentlicher Trauerbekundung. (Vgl. Fischer 2001, S. 46; Metken 1984, S. 116 f.) Von der Gestaltungsvielfalt blieb die Masse der Bevölkerung allerdings ausgeschlossen. Diese wurde bis zum 19. Jahrhundert i.d.r. unfeierlich und zeichenlos bestattet, allerdings unter Teilnahme der Gemeindemitglieder.[103] (Vgl. Ohler 1990, S. 13; www. sepulkralmuseum.de 2009[104]; Fischer 2001, S. 46; Deutsche Bischofskonferenz 2005, S. 20)

Der Kulturwissenschaftler Ariès verweist darauf, dass sich seit Mitte des 19. Jahrhunderts das Verhältnis zwischen dem Sterbenden und seiner Umgebung zunehmend zu verändern begann und als „Beginn der Lüge" (Ariès 1980, S. 717) zu bezeichnen ist. Der nahe Tod wurde verheimlicht, es wurde nicht offen über diesen gesprochen, erst recht wurde er nicht öffentlich unter Einbezug der Gemeinde inszeniert. „Jeder ist also Komplize in einem Lügengewebe, das sich in eben dieser Zeit zu entwickeln beginnt und den Tod von nun an immer entschiedener in den Untergrund verdrängt. Der Kranke und seine Umgebung spielen miteinander die Komödie ‚Es ist alles beim alten' oder ‚Das Leben geht weiter wie zuvor'." (Ariès 1980, S. 718; vgl. Kapitel III.2.a.)

Des Weiteren erfuhr der „schöne", dem Schlafe ähnelnde Tod im ausgehenden 19. Jahrhundert eine diametrale Konnotierung, die an der im Sterbeprozess auftretenden Symptomatik übel riechender Ausscheidungen, eines im Verfall begriffenen Körpers, festgemacht wurde: der Tod erschien nun als schmutziger Tod, der für die allgemeine Umgebung unsichtbar zu bleiben hatte. Dies erklärt sich u.a. aus dem gesteigerten Interesse an persönlicher Hygiene, Intimität und Komfort – Folgeerscheinungen des Hygienediskurses –, aus den vorhandenen beengten (städtischen) Wohnverhältnissen, die die Betreuung eines sterbend Kranken schwierig erscheinen ließ sowie den damit einhergehenden Belastungsfaktoren, da eine anstrengende (ausbeuterische) Berufstätigkeit den konkreten Alltag bestimmte. (Vgl. Ariès 1980, S. 728 ff., 749; Bergmann 2004, S. 20) Hinzu kam der „Lock-

---

kriegsführenden) Männern die Hand frei bleibt zu ‚männlicher' Tätigkeit, während die Frauen die politisch nötige Demonstration der Reaktionen auf Verluste auszuführen haben. Die Kameraschwenks in der zeitgenössischen Kriegsberichterstattung im Fernsehen belegen das Fortleben solcher eingefahrenen Muster. Der Körper der Frauen hat intakt und nicht durch Wunden entstellt zu bleiben, löst sich nur temporär und durch Regeln eingebunden in Tränen und exzessiven Gesten auf, da er als weiblicher Körper noch so viele Bildfunktionen zu erfüllen hat." (Ecker 1999, S. 15)

103 Auch wenn hier von anonymen Gräbern zu sprechen ist, ist die erwähnte Beteiligung der Öffentlichkeit als entscheidender Unterschied zu den heute stattfindenden anonymen Rasenbestattungen anzuführen. (Vgl. Deutsche Bischofskonferenz 2005, S. 25)

104 www.sepulkralmuseum.de/afd/afd_sei1/ruhsanft/ruhsanft.htm, S. 3, abgerufen am 16.11.2009.

ruf" der Medizin, die infolge wissenschaftlicher Fortschritte die Austarierung von Gesundheit und Krankheit zu ihrem Hoheitsgebiet erklärte und Techniken zur Lebensverlängerung und Leidensverminderung offerierte. Als Umsetzungsorte traten – die als Hygienetempel ausgerufenen – Krankenhäuser in Erscheinung. (Vgl. Ariès 1980, S. 730, 748) Diese Medikalisierung[105] und die defizitären privaten Behelfsmöglichkeiten bildeten die Grundfesten der Institutionalisierung des Sterbens, die sich im Verlauf des 20. Jahrhunderts zunehmend entwickelten. (Vgl. Aries 1980, S. 729, 747, 749)[106] Dazu in eine Anmerkung des Kulturwissenschaftlers Philippe Ariès: Kliniken sind „für die Familien ein Asyl, wo sie ihren lästigen Kranken, den weder sie selbst noch die Umwelt länger ertragen mögen, einliefern und verstecken können, um derart die Last einer ohnehin unzulänglichen Pflege besten Gewissens anderen aufzuhalsen und selber wieder ihr normales Leben zu führen." (Ariès 1980, S. 730) Damit tritt ein entscheidender Aspekt auf den Plan: Das Sterbe- und Todesereignis wird aus dem Privaten in die Institution Krankenhaus verschoben. Aus dem mittelalterlichen „Entgegendrängen" der Endlichkeit wird im Verlauf der Neuzeit ein „Herausdrängen", so dass Sterben und Tod unsichtbarer werden. (Vgl. Walter Benjamin, in: Macho/Marek 2007, S. 12 f.)

c. Die Lebensermächtigung

Bis zur wissenschaftlichen Entdeckung des Menschen – im ausgehenden 17. und vor allem 18. Jahrhundert – unterstand dieser in zweifacher Hinsicht der souveränen Macht: zum einen dem politischen Herrscher im Diesseits, der seine Untertanen in Arbeits- und Kriegseinsätzen verbrauchen bzw. verschleißen konnte; zum anderen dem göttlichen Herrscher im Jenseits, der das seelische Heil von einer

---

105 Medikalisierung bedeutet nicht per se, „dass der Mediziner sich mit dem Sterbenden auseinandersetzt, sondern sie kann sich darauf beschränken, dass ein medizinischer Raum, die entsprechenden Geräte, Medikamente und Pflege organisiert wird." (Gronemeyer 2007, S. 80 f.) Dass Patienten im Rahmen medizinischer Interventionen eine Stabilität bzw. Verbesserung ihrer Lebensqualität erfahren können, steht außer Frage. Zu problematisieren ist jedoch das Ausmaß bzw. die Kontrollmacht, die mit der Medikalisierung des Sterbens einhergeht. So werden – bis in die Gegenwart hinein – die Art des Sterbens und der Zeitpunkt des Todes von ärztlichen Entscheidungen beeinflusst. (Vgl. Ariès 1980, S. 721, 747 ff.)

106 Die Institutionalisierung von Menschen begann bereits im 14. Jahrhundert. Die Verfügungsgewalt über Menschen ergab sich durch eine staatlich angeordnete Quarantäne in Zeiten der Pest und diente der Todesabwehr der gesunden Gesellschaftmitglieder. Erstmalig wurden Menschen nicht infolge einer Straftat interniert, entscheidender Faktor war der Verdacht bzw. Ausbruch einer Infektionskrankheit. Diese politische Intervention führte einerseits zur Ausgrenzung Betroffener, andererseits verschaffte sie den Noch-Nichtbetroffenen einen garantierten Sicherheitsabstand. (Vgl. Bergmann 2004, S. 22 f.)

Lebenstatenbilanzierung abhängig machte. Diese Machtform – als permanente Drohgebärde und Verbotsmoral – gab dem Souverän das Recht, „sterben zu machen oder leben zu lassen". (Foucault 1999, S. 278; vgl. ebd., S. 276 f., 286)[107] Mit der einsetzenden Biologisierung des Menschen veränderte sich diese Macht zu einem „Leben [...] ‚machen' und sterben [...] ‚lassen'." (Ebd., S. 278) Die Lebensermächtigung erfolgte – wie bereits im Kapitel I. dargestellt – disziplinär und regulatorisch und ist im Kontext der Hygienediskurse und des veränderten medizinischen Blicks auf den menschlichen Körper zu verorten. (Vgl. Sarasin 2001) Hygienediskurse zeichnen sich im ausgehenden 18., vor allem aber im 19. Jahrhundert durch Vielfältigkeit und Komplexität aus. Unter Rückgriff auf antikes Gedankengut und unter Einbezug universitären Wissens wird die Interdependenz der Umweltfaktoren (u.a. in Form der Diätetik Hippokrates) auf Gesundheitserhaltung und Krankheitsentstehung hin thematisiert, so dass Sarasin diesen Komplex als ‚diskursives gesellschaftliches Immunsystem' interpretiert. (Vgl. Seidler/Leven 2003, S. 55 ff.; Sarasin 2001, S. 17) Dabei wird der Glaube fokussiert, Gesundheit und ein langes Leben durch „richtige" Verhaltensweisen erreichen zu können. Bildlich betrachtet tritt der Mensch als reizbare Maschine auf den Plan, die permanent – in Abhängigkeit – auf innere und äußere Reize zu reagieren hat. Um somatisches, aber auch geistiges Gleichgewicht zu erreichen bzw. zu erhalten und Mäßigung und Selbstbeherrschung zu üben, galt es, das Subjekt in seiner Reiz-Regulierungskompetenz anzuleiten. (Vgl. ebd., S. 20) Der Hygienediskurs ist im Zusammenhang mit dem ärztlichen Bestreben zu begreifen, das Deutungs- und Behandlungsmonopol über körperliche Vorgänge zu erlangen (Beginn der gesellschaftlichen Medikalisierung). Hygiene ist das Beispiel für die „Mikrophysik der Macht" (Foucault, in: Sarasin 2001, S. 21), die als Normalisierungswissen die Selbstkontrolle und Selbstunterwerfung einfordert. (Vgl. ebd.) Das zeigt sich insbesondere an der medizinischen Zentrierung der Sexualität im 19. Jahrhundert, da diese eine „privilegiert[e] Position [...] zwischen Organismus und Bevölkerung, zwischen dem Körper und den globalen Phänomenen [einnimmt]" (Foucault 1999, S. 291). Festzumachen ist dieses an hygienischen Aufklärungskampagnen, der disziplinären (Masturbations)Kontrolle in Familie und Schule, der Pervertierung und Psychiatrisierung der ungezügelten (Homo)Sexualität und der Reduzierung des Weiblichen auf seine sog. naturalistische Bestimmung.[108] (Vgl. ebd., S. 291 f.) Sarasin möchte den Hygienediskurs allerdings nicht auf diese Disziplinierung reduziert belassen: „Die Hygieniker des 19. Jahrhunderts öffneten den diskursiven Raum für die subjektive Freiheit, sich als ‚anders' als andere wahrzunehmen, ‚selbstverantwortlich' mit sich umzugehen und zwischen

---

107 Die souveräne Macht manifestiert sich im Tod der Untertanen.

108 Dazu wird auf den Aufsatz „Der verdrängte Tod im Diskurs der Moderne" von Hannelore Bublitz, 1993 verwiesen.

verschiedenen Verhaltensweisen eine Wahl zu treffen. Das heißt, sie boten [...] auch ‚Individualisierungswissen' für den Körper des Subjekts. Als Anleitung für eine bestimmte Selbsttechnik bricht der Hygienediskurs den engen Zusammenhang von Wissen und Macht auf, der für sich genommen nur die Normalisierung und Disziplinierung der Subjekte denken lässt." (Sarasin 2001, S. 24)

Die Betrachtungsweise des Todes veränderte sich auch infolge der Modifikation des klinischen Blicks Ende des 18. Jahrhunderts und ist u.a. auf die Gewebelehre Bichats zurückzuführen: Der neue ärztliche Blick[109] ist ein auf Leben und nicht mehr auf Krankheit ausgerichteter Blick, der in das bisher Unsichtbare vordringt,[110] zum Sagbaren wird und dem medizinischen Wissensaufbau dient.[111] (Vgl. Ruoff 2007, S. 27) Mit der Gewebelehre Bichats wird der stoffliche Tod „dekomponiert", indem dieser in partielle Tode – in Abhängigkeit des Lebens- und Todeszustandes der jeweiligen Gewebestrukturen – unterteilt wird und infolgedessen seinen Absolutheitsanspruch verliert. (Vgl. Foucault 1973, S. 156 ff.; Ruoff 2007, S. 25 ff.; Gehring 2008, S. 230) Der Tod verwandelt sich in der Fokussierung auf das Leben in ein reversibles, zumindest aber hinausschiebbares Lebensende (vgl. Gehring 2008, S. 230), und Sterben erscheint als „faktischer Effekt, als Sterbenlassen, als formlose Vernichtung". (Gehring 2006, S. 176)

d. Technisierung des Todes

Für das ausgehende 19. Jahrhundert ist ein weiterer Aspekt im Umgang mit der Endlichkeit zu benennen: die in den 1870er Jahren beginnende Technisierung des Todes in Form der Feuerbestattung. In dieser Zeit kumulierten unterschied-

---

109 „Der klinische Blick ist ein Blick, der die Dinge bis auf ihre letzte Wahrheit ausbrennt." (Foucault 1973, S. 134)

110 Für das ärztliche Wissen im 18. Jahrhundert war das Körperinnere (noch) unbedeutend. Vielmehr galt die Annahme, dass Krankheit (als eigenes Wesen) das Soma besetzt, ohne sich vorrangig an einer bestimmten Stelle des inneren Körpers zu lokalisieren. Die Diagnoseerstellung und Behandlungsplanung orientierte sich nach einem vertikal und horizontal ausgerichteten Kategoriensystem (Tableau), um krankheitsverursachende respektive genesungsförderliche Beziehungskonstellationen auszumachen. Diese Einordnung des Sichtbaren in einen bereits bestehenden Wahrnehmungsraum bezeichnet Foucault als Machttechnik, da das Tableau primär nicht der Erkenntnis diente, sondern der Wiedererkennung (das Sichtbare in Abhängigkeit vom Aussagbaren). (Vgl. Foucault 1973, S. 127; Ruoff 2007, S. 26, 203 f.)

111 Die Macht des klinischen Blicks entfaltet sich insbesondere durch den Dualismus der Wissensproduktion und Wissensanwendung. Dabei führt der Wahrheitsdiskurs eine Eigenbestätigung ein, indem die Wahrheit selbst erzeugt wird. (Vgl. Gehring 2004, S. 111; Foucoult, in: Ruoff 2007, S. 77)

lichste Faktoren – Raumknappheit, Zunahme der (städtischen) Bevölkerung, Rückgang der Mortalität, Bedeutsamkeit hygienischen Handelns, Säkularisierung, rational-aufgeklärtes Bewusstsein, Aufbau wissenschaftlichen Denkens, der technische Fortschritt –, welche die (Wieder)Entdeckung dieser Bestattungsform[112] begünstigten. (Vgl. Fischer 2001, S. 51, 53 f.) Erstmalig kam es in den Krematorien zur örtlichen Zentrierung abschiedskultureller Elemente: Aufbahrung, Trauerfeier, Einäscherung und Urnenbeisetzung in den Kolumbarien. (Vgl. ebd., S. 53) Zugleich entstand eine Diskrepanz zwischen fortschrittlicher Technik und dem geradezu „unsichtbar" durchgeführten Verbrennungsakt.[113] In den 1920er Jahren stieg die Akzeptanz der Feuerbestattung in der Bevölkerung[114] und sollte bis Ende des 20. Jahrhunderts ca. 40 % aller Bestattungen

---

112 Die Leichenverbrennung ist keine Erfindung des 19. Jahrhunderts. In vorchristlicher Zeit gehörte diese im (außer)europäischen Raum zu den gebräuchlichen Bestattungsarten. (Vgl. Fischer 2001, S. 53) Widerstand kam insbesondere von der katholischen Kirche. Die Feuerbestattung assoziierte sie mit einem materialistischen Menschenbild; darüber hinaus widersprach diese Versorgungsweise der Vorstellung leiblicher Auferstehung, dem zentralen Gedanken der christlichen Glaubensausrichtung. (Vgl. Ohler 1990, S. 15, 175; Dannheimer 1984, S. 136 f.; Graf 2010, S. 23) 1886 erließ die römisch-katholische Kirche ein Verbot der Feuerbestattung, 1963 erfolgte im Rahmen des Zweiten Vatikanischen Konzils dessen Aufhebung. (Vgl. Fischer 2001, S. 56; Thomas, C. 1999, S. 77, 146 f.; Deutsche Bischofskonferenz 2005, S. 23) Dennoch favorisiert(e) die katholische Kirche – bis in die Gegenwart hinein – das Erdbegräbnis. (Vgl. ebd., S. 20) Die evangelische Kirche tolerierte Feuerbestattungen, verbot allerdings Pfarrern an einer solchen teilzunehmen. Seit den 1920er Jahren erfolgte die Akzeptanz dieser Bestattungsform. (Vgl. Thomas, C. 1999, S. 147; Alsheimer/Augustyn 2006, S. 1; EKD 2004, S. 8) Trotz des Widerstandes nahm – im Zuge voranschreitender Säkularisierung und zunehmender Übernahme des Bestattungswesens durch die Kommunen – 1878 das erste Krematorium seinen Betrieb auf. (Vgl. Fischer 2001, S. 56)
In der ehemaligen DDR lagen die Kremierungsquoten zwischen 67 % und 85 %. (Vgl. Deutsche Bischofskonferenz 2005, S. 22; EKD 2004, S. 9) Dies war auf die staatssozialistische Förderung dieser gleichmachenden Bestattungsform sowie des geringeren Einflusses der katholischen Kirche zurückzuführen. (Vgl. Fischer 2001, S. 86)

113 Aus Gründen der Pietät war es in den Anfangsjahren ausgeschlossen, bei der Einäscherung anwesend zu sein. Das führte zur Misstrauens- und Gerüchtebildung in der Bevölkerung. Um dem entgegenzuwirken, durften jeweils zwei Angehörige (gegen eine Gebühr) dem Verbrennungsakt beiwohnen. (Vgl. Thomas, C. 1999, S. 149)

114 Begünstigt wurde dieser Durchbruch durch die sog. Feuerbestattungskassen der Arbeiterbewegung, mit deren Hilfe kostengünstige Beerdigungen in Zeiten der Wirtschaftskrise und Inflation ermöglicht wurden. (Vgl. Fischer 2001, S. 62) In Berlin gründete sich 1913 der „Volks-Feuerbestattungsverein", der sich 1925 über das gesamte Reichsgebiet verbreitete. Der Verein kaufte ein eigenes Sägewerk zur Sargproduktion, legte eigene Anlagen für die Urnen auf den Friedhöfen an und bot eine Versicherung als Hinterbliebenenschutz an. Im Nationalsozialismus erfolgte seine Gleichschaltung und Umbenennung in „Deutsche Feuerbestattung", nach dem Krieg wurde der Ursprungstitel übernommen und ging in den 1960er Jahren in die „Ideal-Lebensversicherung" über. (Vgl. Thomas, C. 1999, S. 148 f.)

ausmachen.[115] (Vgl. ebd., S. 61, 65 f.) Dass Krematorien bis heute als ein gesellschaftlich tabuisierter Raum zu bewerten sind,[116] ist u.a. auf den Nationalsozialismus und seine menschenverachtende, technisch perfektionierte, perfide Massenvernichtung – unter systematischer Nutzung von Verbrennungsöfen – zurückzuführen. (Vgl. ebd., S. 59, 64) Das mit diesem dunkelsten Kapitel der deutschen Geschichte in Verbindung zu bringende technisierte Töten (vgl. Metken 1984, S. 179 f.; Gehring 2010, S. 157) steht auch im Zusammenhang mit der Fortschreibung des sog. Hygienediskurses. Darauf macht die Kulturwissenschaftlerin Bergmann aufmerksam: „Während in der Pestbekämpfung *de facto* gereinigt, verbrannt und desinfiziert wurde, verdichtete sich im Laufe des 19. Jahrhunderts die Hygiene zu einem medizinischen Aufgabenfeld. Ärzte wurden zunehmend zu Spezialisten für eine ihnen zugesprochene Säuberungsfunktion: die ‚Reinigung' des ‚Volkskörpers' von medizinisch klassifizierten ‚Entarteten'. Als Prävention gegen den ‚Volkstod' war seit Ende des 19. Jahrhunderts in westeuropäischen Ländern die ‚Rasse der Degenerierten' mittels Sterilisation, Abtreibung und Kastration zu vernichten. […] Auch die von der rassenhygienischen und eugenischen Bewegung instruierte Vernichtungspolitik im Nationalsozialismus führte die Patiententötungen in Krankenhäusern unter dem Leitwort der ‚Desinfektion' durch. Ebenso stand der Genozid der jüdischen Bevölkerung sowie der Massenmord an den Sinti und Roma nicht nur rhetorisch im Zeichen einer als ‚Hygiene' verstandenen Politik. Ein Wesensmerkmal der Massenvernichtung in Konzentrationslagern, aber auch der zuvor begonnenen ‚Euthanasie-Aktionen' war die Inszenierung einer medizinischen Aura, in der verbrannt, ‚desinfiziert' und ‚gereinigt' wurde." (Bergmann 2004, S. 81 f., Hervorhebung im Original) Der Tod in Auschwitz ist nicht als Tod zu bezeichnen, sondern als Vernichtung. (Vgl. Adorno, in: Gehring 2010, S. 154) Die Lagerinsassen wurden systematisch ihres Menschseins, ihrer Individualität enthoben. (Vgl. Adorno, in: Gehring 2010, S. 155) Das Sterben der Insassen erfolgte namenlos. „So wird das Opfer selbst noch des Status beraubt, ein Opfer zu sein. Lyotard spricht in diesem Zusammenhang von einer Vernichtung des Todes – ‚deshalb, weil es nichts gibt, das man zu Tode bringen könnte'." (Lyotard, in: Gehring 2010, S. 156) Damit ging das 20. Jahrhundert als Zeitalter des Massensterbens, des jüdischen

---

115 Eine ausgeprägtere Akzeptanz zur Einäscherung ist in Städten und nicht-katholischen Bezirken wahrzunehmen. (Vgl. Fischer 2001, S. 65 f.; Schreibmayr 1984, S. 222 f.)

116 Nach der NS-Diktatur wurde der Krematoriumsbau keinem kritischen Diskurs unterzogen. (Vgl. Fischer 2001, S. 66) Seit Ende des 20. Jahrhunderts erfolgt eine öffentliche Auseinandersetzung wie beispielsweise im Kontext des 1999 in Berlin-Baumschulenweg eröffneten – modernsten europäischen – Krematoriums mit seiner monumentalen, elf Meter hohen Säulenhalle als Zentralraum, den computergesteuerten Abläufen, einer Kapazität von über 600 – von Robotern bewegten – Särgen. (Vgl. ebd., S. 67) Seit den 1990er Jahren wird die Betriebsführung von Krematorien zunehmend privatisiert. (Vgl. ebd.)

Genozids, der Spurenvernichtung, die eine individualisierende Trauer- und Erinnerungsarbeit beinah unmöglich werden ließ, in die Annalen der Geschichtsschreibung ein. (Vgl. Fischer 2001, S. 69)[117]

Im „Dritten Reich" wurde das Sterben der Soldaten für das „Vaterland" durch die Pflege des „Heldentums" aufgewertet. An diesem Mythos wurde bis zum Zusammenbruch des diktatorischen Regimes festgehalten bzw. wurden Korrekturen vorgenommen, indem Anfang der 1940er Jahre die „Heldenehrungsfeiern" in „Gefallenenehrungsfeiern" umbenannt wurden. (Vgl. ebd., S. 77) Das soldatische Element als abschiedskultureller Code entstand bereits im Kontext des Ersten Weltkrieges; auch hier wurde der Tod auf den Schlachtfeldern als Heldentod mystisch verklärt und im sichtbaren Ausdruck von Kriegerdenkmälern („Opfer für das Vaterland") stilisiert. (Vgl. ebd., S. 69 f., 76) Zum Wiederaufbau einer nationalen Identität diente in den 1920er Jahren u.a. die Pflege eines Gefallenenkults, der vom Volksbund Deutscher Kriegsgräberfürsorge[118] besorgt wurde, wobei auch die Einrichtung der Soldatenfriedhöfe zu nennen ist. (Vgl. Förster 1984, S. 367 ff.; Fischer 2001, S. 70 ff., 74) Dabei trat der Soldat nicht als Individuum in Erscheinung, vielmehr als Ensemblemitglied des „deutschen Vaterlandes". Die Gräberanordnung unterlag einer Normierung, die lediglich Symbole „echter deutscher Natur" zuließ, wie beispielsweise Eichen und Findlinge, Versinnbildlichung elementarer Kräfte, die gleichsam den begrabenen Soldaten zugeordnet wurden.[119] (Vgl. Fischer 2001, S. 73, 75) Ende der 1920er Jahre wurde zum Gedenken gefallener Soldaten ein Volkstrauertag eingerichtet, der wenige Jahre später im Nationalsozialismus zum „Heldengedenktag" avancierte. (Vgl. ebd., S. 76 f.)

e. Die Zeit nach 1945

Nach 1945 verlöschten konsequenterweise die national ausgerichteten Verehrungen, ebenso das national anmutende Pathos auf den Grabflächen verstorbener

---

117 Adorno richtet einen Appell an die Pädagogik: „Die Forderung, daß Auschwitz nicht noch einmal sei, ist die allererste an Erziehung." (Adorno, in: Gehring 2010, S. 156)

118 Der Volksbund Deutscher Kriegsgräberfürsorge betreute Anfang der 1930er Jahre u.a. 70 Friedhöfe in Frankreich, in denen 324.000 deutsche Soldaten ihre letzte Ruhestätte fanden. (Vgl. Fischer 2001, S. 74)

119 Dazu aus der Zeitschrift „Kriegsgräberfürsorge" des Jahres 1929: „Das ist kein [...] herzloses Gleichmachen [...]. Das Persönliche geht auf in der großen Schicksals- und Grabesgemeinschaft der Gefallenen. Da sind zusammengeballt Einzeltat und Heeresleistung, Einzelopfer und Volksopfer; das Ich wird zum Wir! Ein Herzschlag, ein Geist, ein Wille, im Verband der Waffenbrüder jeder, ein Stück von mir. Was das Leben und das Sterben vereinte, kann auch das Grab nicht scheiden." (Kriegsgräberfürsorge 1929, Heft 10, zit. nach Fischer 2001, S. 73)

Soldaten, wenngleich der Volksbund Deutscher Kriegsgräberfürsorge – bis heute – bestehen blieb. (Vgl. Fischer 2001, S. 77)[120] Neu errichtete Gefallenendenkmäler signalisierten nun Sprachlosigkeit und einen verhalten anmutenden Rückgriff auf Zitate aus der Bibel. (Vgl. Fischer 2001, S. 78 f.) Dass die Aufklärungs- und Erinnerungsarbeit sich in den Folgejahren nur mühsam entwickeln konnte und letztlich dem Engagement kritisch denkender Bürger und Wissenschaftler – bis heute – zu verdanken ist, zeigt, wie schwierig es ist, einen verantwortlichen Umgang mit dieser Zeit der Diktatur, des Genozids, der Spurenvernichtung und der gegenwärtigen Positionierung zur historischen Verantwortung zu finden. Das verdeutlichen immer wieder kontrovers geführte Debatten – wie beispielsweise zum „Holocaust"–Mahnmal in Berlin (Ende der 1980er Jahre beginnend) oder die deutsch-polnische (auch innerhalb der CDU/CSU/FDP-Regierungskoalition festzustellende) Kontroverse bzgl. des Vorsitzes der Vertriebenenpräsidentin Steinbach im Stiftungsbeirat „Flucht, Vertreibung, Versöhnung". (Vgl. Fischer 2001, S. 80 ff.; Neue Westfälische Paderborn vom 23.11.09, S. 1, 3) Auseinandersetzungen, die den friedfertigen Dialog fokussieren, sind ein entscheidender Beitrag der Reflexion und der Trauerarbeit, um Verantwortlichkeiten für und aus dieser Epoche in das kollektive Bewusstsein (weiterhin) zu überführen und zu stabilisieren. Damit kann einer Bewältigung bzw. „Wiedergutmachung" im Sinne einer Schlussstrichmentalität entgegengewirkt werden.

Auch wenn infolge der Säkularisierung und Pluralisierung der Lebenswelten die beiden großen Kirchen ihre Monopolstellung als Sterbe- und Bestattungsinstitution in der postindustriellen Gesellschaft eingebüßt haben (vgl. von Brück 2007, S. 23; EKD 2004, S. 7), finden nach wie vor traditionell-kirchlich ausgerichtete Beerdigungen statt, in denen die Trauernden zunehmend Gestaltungsräume einfordern und erhalten, um individuelle Befindlichkeiten einbringen zu können. Das trifft auch auf die Grabgestaltung zu, wenngleich diese (immer noch) einer Friedhofs- und Grabmalverordnung zu entsprechen hat. (Vgl. Fischer 2001, S. 97 f.; Thomas, C. 1999, S. 156 f.; Alsheimer/Augustyn 2006b) Die Bestattungspflicht wurde 2003 in NRW erstmalig auch auf Tod- und Fehlgeburten (Geburtsgewicht unter 500 Gramm) ausgeweitet,[121] die bis zu diesem Zeitpunkt

---

120 Der Volksbund Deutsche Kriegsgräberfürsorge e. V. erfüllt seit 1954 im Auftrag der BRD die Aufgabe, Gräber deutscher Kriegstoter zu erfassen, zu sichern und zu pflegen. In Zahlen: Gegenwärtig werden in 45 Staaten 827 Kriegsgräberstätten mit ca. 2 Millionen Kriegsopfer betreut. Auf diese (Friedens)Arbeit (im Verständnis der Organisation) wird jährlich am Volkstrauertag im Plenarsaal des Deutschen Bundestages unter Schirmherrschaft des Bundespräsidenten im öffentlich-rechtlichen Fernsehen hingewiesen. (Vgl. www.volksbund.de, abgerufen am 18.11.09; Fernsehprogramm der ARD am 15.11.09)

121 Mit der Bestattungsordnung des Jahres 2003 in NRW erhalten Eltern die Möglichkeit, ihr verstorbenes Kind, unabhängig vom Gewicht, auf einem Friedhof beerdigen zu lassen. Falls diese keine Erklärung zur Bestattung abgegeben haben, ist das betroffene Krankenhaus dazu

wie Abfall (sic!) entsorgt bzw. medizinischen Zwecken (sic!) – ohne Kenntnis der Eltern – zugeführt wurden. (Vgl. ebd.; Fischer 2001, S. 95, EDK 2004, S. 5 f.; Deutsche Bischofskonferenz 2005, S. 30 f.; Graf 2010, S. 25) Friedhöfe sind nach wie vor auch der Ort kommunaler Leichenhallen, die – stellenweise unter Einhaltung bürokratischer Regeln –, den Angehörigen nur zu bestimmten Öffnungszeiten die Gelegenheit einräumen, ihre Verstorbenen aufzusuchen. Dass es immer noch Leichenhallen gibt, in denen die Lebenden per Glasscheibe von den Toten getrennt werden und damit ein (somatisches) Berühren verhindern, nimmt wunder. (Vgl. Thomas, C. 1999, S. 7, 142; vgl. www.bestattungshof.de[122] und www.hoefer-bestattungen, beide Internetpräsenzen abgerufen am 18.11.09) Es wäre interessant zu eruieren, ob diese „Schaufensteratmosphäre", die zugleich einen „Sicherheitsabstand" gewährleistet, den Bedürfnissen bestimmter Angehöriger entspricht, um sich ihren möglichen Berührungsängsten nicht stellen zu müssen. Diametral zu diesem Vorgehen bieten unterdessen Beerdigungsinstitute individualisiert anmutende Verabschiedungsräume an, damit Zugehörige – unter Wegfall von Öffnungszeiten – mit dem Verstorbenen direkt in Kontakt treten können, um im Rahmen zu leistender Trauerarbeit das Unfassbare fassen bzw. begreifen zu können. Engagierte Bestatter ermuntern die Verwandten, beispielsweise bei jedem Besuch eine Grabbeilage mitzubringen, um das letzte Ruhebett zu schmücken. Infolgedessen avanciert der Bestattungsunternehmer zum „Schönfärber des Todes". (Thomas, C. 1999, S. 95, 10; vgl. Fischer 2001, S. 95; Graf 2010, S. 31 f.) Bestattungsunternehmen haben ihrem neuen Selbstverständnis[123] nach – was sich bei genauerer Betrachtung auch als betriebswirtschaftliches

---

verpflichtet, eine ebensolche durchzuführen. (Vgl. www.ekir.de/krankenhausseelsorge/Bestattungspflicht.pdf; abgerufen am 13.11.09) Die Paderborner Frauen- und Kinderklinik des St. Vincenz-Krankenhauses hat eine eigene Grabstätte, in der vierteljährlich im Rahmen einer Segensfeier die (gesammelten) Fehl- und Todgeburten (in einem kleinen Sarg) bestattet werden. Diese abschiedskulturelle Handlung erhielt den Namen der „Stillen Geburt" und gibt den Eltern die Möglichkeit, zukünftig einen Ort der Trauer aufsuchen zu können. Darüber hinaus wird zur Erinnerung eine Mappe mit Foto, Namensbändchen, Fuß- und Händeabdruck sowie einer Erinnerungskarte bereitgehalten. Weitere Informationen sind über das Perinatalzentrum unter www.info@vincenz.de zu beziehen.

122 Zu nennen sind beispielhaft für den Norden dieses Landes www.bestattungshof.de/sinnundnutzenaufbahrung und für den Süden www.hoefer-bestattungen.de/pdf/stadtrat-friedhofssatzung.pdf.

123 Seit Ende des Zweiten Weltkrieges bis Mitte der 1990er Jahre waren Beerdigungsinstitute mehr oder weniger unsichtbar. Ihre Selbstdarstellung folgte einer „Verschleierungsstrategie" (Hänel 2003, in: Kahl 2007, S. 155) und wurde begründet mit der Annahme, dass die Bevölkerung nicht an den Tod erinnert werden möchte. (Vgl. Kahl 2007, S. 155) Kahl stellt fest, dass in den letzten Jahren eine Modifikation in der Außendarstellung erfolgte. Neben den traditionellen Bestattungsunternehmen in ihrer scheinbaren Unauffälligkeit (bei näherer Betrachtung assoziieren sie Dunkelheit, Düsternis und Enge) treten jetzt dynamischere Bestatter mit ihren Unternehmen auf den Plan, die das genannte Bild konterkarieren: Die Räumlichkeiten zeich-

Kalkül entlarven lässt[124] – dem Tod eine gewisse Individualität zurückgegeben. Nicht die Angehörigen, sondern der Betreffende selbst – als prospektiv Sterbender – gestaltet seine eigene Beerdigung und den Verbleib der sterblichen Überreste, z.b. durch den Erwerb eines Platzes auf einem Waldfriedhof.[125] Diese Autorenschaft mutet stellenweise wie eine regelrechte Inszenierung an. Es werden Unterschriften oder Fotografien in die Grabsteine eingelassen oder audiovisuelle Medien eingesetzt; hier sei der sog. Video-Grabstein[126] erwähnt, der auch nach dem Tod Interaktionen ermöglichen soll. (Vgl. Macho/Marek 2007, S. 14; Macho 2007, S. 255) Das bewertet Graf folgendermaßen: „Eine Kultur, die keine selbst-

---

nen sich durch Großzügigkeit, Weite und Helle aus, das Dienstleistungsangebot ist vielfältiger (Urnen und Särge in unterschiedlicher – auch moderner – Ausstattung, Übernahme sämtlicher Formalitäten, Hinterbliebenenbegleitung, Kostentransparenz, Internetpräsenz), freundlich wirkende und mit unterschiedlichen Gestaltungselementen ausgestattete Aufbahrungsräume, die von den Angehörigen zu jeder Tages- und Nachtzeit aufgesucht werden können. Damit soll eine individualisierende Aufbahrung und Bestattung ermöglicht werden. Zunehmend werden Beerdigungsinstitute auch zu einem Ort von Ausstellungen, Informationsveranstaltungen und wissenschaftlichen Symposien und begünstigen eine institutionelle Enttabuisierung. (Vgl. ebd., S. 157, 159 ff.; Macho/Marek 2007, S. 20 f.) Dazu resümiert Kahl: „Bemerkenswert ist hierbei, wie die Schwelle zwischen Leben und Tod jeweils inszeniert wird. [...] [Diese soll] „nahezu zum Verschwinden gebracht werden – und der Tod integraler Bestandteil des Lebens sein." (Kahl 2007, S. 157) Dabei ist jedoch zu bedenken, dass das scheinbar Positive ins Negative umschlagen kann, wenn die Institutionalisierung der Verstorbenen einer „Entsorgungsmentalität" (ebd., S. 162) gleichkommt: Die Angehörigen treten ihre Verantwortung ab („Der Bestatter wird es schon richten") und verhindern bzw. vermeiden wertvolle Auseinandersetzungsprozesse für sich selbst, die beispielsweise im Zusammenhang mit einer Aufbahrung des Verstorbenen in den eigenen Räumlichkeiten – bis zu 36 Stunden dürfen Verstorbene in ihrem (Sterbe)Haus verbleiben, um eine private Aufbahrung und Verabschiedung zu ermöglichen (Vgl. § 11 Bestattungsgesetz Nordrhein-Westfalen 2003, in: Graf 2010, S. 25) – oder der aktiven Gestaltung der Beerdigungszeremonie einhergehen könnten.

124 Graf gibt für das Jahr 2004 an, dass auf dem Bestattungsmarkt der BRD ca. 8 Milliarden Euro umgesetzt wurden. (Vgl. Graf 2010, S. 21)

125 Hier wird die Asche eines Verstorbenen in einer Urne aus biologischem (schnell abbauendem) Material an den Wurzeln eines Baumes in einem natürlich gewachsenen Wald, der eigens als Waldfriedhof ausgerufen sein muss, beigesetzt. Die zur Natur des Waldfriedhofs gehörenden Bäume sind 99 Jahre vor Abholzung geschützt. Es besteht die Möglichkeit, eine Plakette mit dem Namen des Verstorbenen am Ort anbringen zu lassen oder einen Familienbaum zu erwerben. Waldfriedhöfe wurden im Kontext der Lebensreformbewegung im ausgehenden 19. Jahrhundert konzipiert. Hier tritt die Vorstellung auf den Plan, Verstorbene in der Natur Gottes (Beibehaltung der christlichen Hoffnung auf Auferstehung) jenseits dicht besiedelter Städte zu beerdigen. (Vgl. Macho/Marek 2007, S. 14; Graf 2010, S. 30 f.)

126 Der Grabstein hat auf der Vorderseite einen wasserdichten Flach-Bildschirm, im Grabstein selbst befindet sich ein Computer oder DVD-Gerät, um Inhalte des „Verstorbenen" zu übertragen. Der Kalifornier Robert Burrow hat seine Erfindung weiterentwickelt: eine Kamera und ein Mikrofon ermöglichen, dass Besucher Kommentare aufnehmen können, um sie anderen Besuchern zur Verfügung zu stellen. (Vgl. Macho/Marek 2007, S. 14)

verständlich geltenden, festen religiösen Formen der Trauer mehr kennt, hat den Friedhof zum Experimentierfeld der Sinnbastler und Riteningenieure gemacht." (Graf 2010, S. 32) Das Bedürfnis, Verstorbene als Individuen zu erinnern, ihnen einen „Über"Lebensraum bewahren zu wollen, ist nach wie vor gegeben. (Vgl. ebd., S. 100, 33) Hier sei auch auf die zunehmend persönlich gestalteten und formulierten Todesanzeigen hingewiesen (vgl. Nöllke/Sprang 2009[127]) oder das Aufstellen von Straßenkreuzen an Stellen des Unfalltodes, die als Memento mori täglich ermahnen und personifiziert erinnern sollen. (Vgl. Fischer 2001, S. 96 f.) Die evangelische Kirche Deutschlands sieht darin „die Sehnsucht nach persönlichen Abschiedsformen" (EDK 2004, S. 2) und bewertet sie als „Ausdruck eines Widerstandes gegenüber die Anonymisierung des Sterbens und der Bestattung." (Ebd., S. 3) Dieser Eindruck manifestiert sich insbesondere bei Durchsicht der Gedenkseiten virtueller „Internetfriedhöfe",[128] deren Akzeptanz vermutlich steigen wird, ausgehend davon, dass Lebensalltagsbewältigung zunehmend im World Wide Web[129] stattfindet.[130] Dabei wird die „zeitliche Ewigkeit [...] durch virtuelle Räumlichkeit ersetzt." (Macho/Marek 2007, S. 15) Deren Gestaltung erinnert an das Aussehen realer Grab(stein)gestaltung, Fotografien und biografische Notizen stellen die Einzigartigkeit des Verstorbenen dar und lassen an die Individualitätszentrierung des erstarkten Bürgertums im 18. Jahrhundert denken. (Vgl. Fischer 2001, S. 88ff.; Graf 2010, S. 19 f.) Der Trauer kann beispielsweise Ausdruck gegeben werden, indem Einträge in eigens eingerichtete Seiten vorge-

---

127 2009 publizierten Nöllke und Sprang 300 skurril bis makaber anmutende Todesanzeigen, die sich zwischen Selbstanzeige, Rätselhaftem, Hassanzeigen, retrospektiven Klarstellungen und letzten Grüßen bewegen. (Vgl. Nöllke/Sprang 2009) Aufgrund der Umsatzzahlen wurde 2010 ein Nachfolgeband veröffentlicht. (Vgl. Nöllke/Sprang 2010)

128 Virtuelle „Friedhöfe" in beispielhafter Nennung: „Hall of Memory", „Word Wide Cemetery", „Garden of Remembrance" oder „Virtual Memorial Garden". Die Bezeichnung Friedhof ist irreführend, da keine Beerdigung stattgefunden hat. Das Totengedenken entspricht eher mittelalterlichen Epitaphien. (Vgl. Fischer 2001, S. 88; Graf 2010, S. 19 f.) Ebenso können die Grabstätten prominenter Zeitgenossen wie Prinzessin Diana Spencer, Marylin Monroe oder Jimmy Hendrix virtuell aufgesucht werden: www.gedenken.ch, abgerufen am 24.11.2009.

129 Neben den virtuellen Erinnerungsgemeinschaften wird diese Plattform genutzt für die Klärung pragmatischer Aspekte bzgl. der Kremation, wie beispielsweise Fragen nach der Größe der Aschenbröckchen oder des Verbrennungsgrades von Zähnen und Knochen. (Vgl. www. cremation.org, abgerufen am 24.11.09) Des Weiteren offerieren Bestattungsunternehmer im Internet ihre kostengünstigen Angebote: Der Grundtarif beträgt 544,– Euro für eine anonyme Bestattung ohne Trauerfeier. Die telefonische Bestellung wird von einem Callcenter entgegengenommen. Es wird zu beobachten sein, ob diese kostengünstige Vorgehensweise auf Akzeptanz stoßen wird. (Vgl.www.stern.de/wirtschaft/news/bestattungen-billig-per-internet-537847.html, abgerufen am 24.11.09)

130 Die vielfältigen Angebote und Auseinandersetzungen im Internet zum Umgang mit Sterben, Tod und Trauer werden von Friedrich Wilhelm Graf in seinem Aufsatz ‚Todesgegenwart' aufgezeigt. (Vgl. Graf 2010, S. 15 ff., 21)

nommen oder elektronische Blumen abgelegt werden. (Vgl. Peter, S. 1, abgerufen am 24.11.2009) Auch wenn an allen Orten der Welt die entsprechende Internetseite aufgerufen werden kann, um Erinnerungen nachzugehen – im Gegensatz zur deutlich teureren und begrenzt einzusehenden Traueranzeige in der Tageszeitung –, handelt es sich hier um einen „entkörperlichten" und „entsinnlichten" Raum, der eine Identifikation des Trauernden verhindert und Hoffnung zu spenden vermag, auch wenn „die Auflösung von Informationen in Elektronen", „kleinste Partikel mit Erinnerungen" „wie Asche im Wind" (ebd.) anmuten. (Vgl. Fischer 2001, S. 90; Kuhle 2004, S. 1 f.; Deutsche Bischofskonferenz 2005, S. 52) Es „liegt nahe" – so die Evangelische Kirche Deutschland –, „dass angesichts solcher Digitalisierungstendenzen[131] der tatsächliche Verbleib des Leichnams immer unwichtiger wird. Die Entwicklung läuft zu auf einen Abschied vom konkreten Grabmal bei gleichzeitiger ‚Verewigung' der individuellen Biographien in medialer Form." (EKD 2004, S. 9; vgl. Macho/Marek 2007, S. 15) Damit ist wohl die nachhaltigste Veränderung abschiedskultureller Codes angedeutet, die neben der Reduktion bzw. dem Wegfall zeremonieller Bestattungen sich insbesondere an der Zunahme sog. „anonymer"[132] Rasen(Urnen)beisetzungen[133] manifestiert. (Vgl. EKD 2004, S. 11; Graf 2010, S. 29 f.) Infolgedessen wird sich perspektivistisch der kulturelle Friedhofsraum verändern. Die christlichen Kirchen problematisieren die Anonymität, da diese letztlich das Unsichtbarmachen des Todes im Allgemeinen und des Verstorbenen im Konkreten stabilisiert. Ebenso erhält die Trauer keinen aufsuchbaren Ort, der geografische Ort des Begreifens, der Pflege und des Besuches an bestimmten Gedenktagen entfällt. (Vgl. Deutsche Bischofskonferenz 2005, S. 26 f.; EKD 2004, S. 11; Fischer 2001, S. 84 f., 88) Die katholische Kirche „will nachdrücklich verdeutlichen, dass Symbole, Riten und Bestattungsorte die Achtung der Christen gegenüber den Toten zum Ausdruck bringen." (Lehmann/Deutsche Bischofskonferenz 2005, S. 5) Entsprechend beschreiten Kirchen neue, anregende Wege, wie an einem Beispiel aus dem Erzbistum Paderborn verdeutlicht werden kann. An Allerseelen 2010 wurde die

---

131 Die Evangelische Kirche Deutschland sieht eine Anleihe zu der Digitalisierung jüdischer (Über)Lebensgeschichten im Rahmen des von Steven Spielberg initiierten Shoahprojektes. (Vgl. EKD 2004, S. 9; Graf 2010, S. 18 f.; www.shoaproject.org, abgerufen am 19.11.2009)

132 Anonymität ist nur bedingt gegeben: Der Friedhofsverwaltung ist die Beisetzungsstelle auch in einem Rasenfeld bekannt. Darüber hinaus ist zu beobachten, dass es Angehörigen ein Anliegen sein kann, den Namenszug auf einer Gemeinschaftstafel eintragen zu lassen. (Vgl. Fischer 2001, S. 84)

133 Die „anonyme" Rasenbeerdigung trifft – ähnlich wie die Feuerbestattung – in protestantischen Gebieten auf zunehmende Akzeptanz. (Vgl. Fischer 2001, S. 84 f.) Beweggründe sind u.a. in der finanziellen Ersparnis, der wegfallenden Grabpflege und dem Bedürfnis, als Verstorbener niemandem zur Last fallen zu wollen oder zu können (fehlende familiäre Strukturen), zu suchen. (Vgl. EKD 2004, S. 11; Deutsche Bischofskonferenz 2005, S. 22)

Dortmunder Liebfrauenkirche zur ersten Grabeskirche, die in einem integrierten Kolumbarium mehr als 3000 Urnen Ruhestätte bietet.[134] Damit wird eine im Mittelalter beheimatete Bestattung der Gemeindemitglieder in der Kirche bzw. auf dem Kirchhof wieder aufgegriffen. Dazu äußert sich Propst Coersmeier: „Dort, wo für die Auferstehung der Toten gebetet wird, sollten die Toten auch ihre letzte Ruhestätte finden." (Coersmeier 2009, S. 5) Damit wird der Gemeinschaftsgedanke versinnbildlicht, auch bezüglich des (Trost)Beistandes. (Vgl. Gemeindeverband Katholischer Kirchengemeinden Östliches Ruhrgebiet 2009, S. 5) Der Tod erfährt – neben aller Privatheit – wieder eine öffentliche Bedeutung (vgl. von Brück 2007, S. 18); ebenso wird mit dem Totengedenken ein Bestandteil der Erinnerungskultur fortgeführt bzw. wieder neu entdeckt und damit die eigene Sterblichkeit vergegenwärtigt. (Vgl. ebd., S. 131; Graf 2010, S. 46) War historisch der Todesfall und die damit einhergehende Trauerarbeit ein gemeinschaftlich zu bewerkstelligendes öffentliches (Gemeinde) Ereignis, wurde dieses zunehmend zur ureigensten privaten Angelegenheit.[135] Trotz Sterbefall fordert die zunehmende Beschleunigung des Lebens(alltags) in der postindustriellen Epoche ihren Tribut: „Das Leben der Gesellschaft wirkt so, als ob niemand mehr stürbe." (Ariès 1980, S. 716) Trauer hat kontrolliert bzw. unsichtbar zu erfolgen: „Wer sie zeigt, legt eine Charakterschwäche an den Tag." (Ebd., S. 742; ebd., S. 736, 740 ff., 745) Damit wird deutlich, dass nicht nur Sterben und Tod, sondern auch die Trauer einer zunehmenden Ausbürgerung anheimfielen. Folgerichtig pointiert die Journalistin Carmen Thomas: „Wem – außer bezahltem Pflegepersonal – kann man sich heute denn noch sterbend zumuten?" (Thomas, C. 1999, S. 7)

---

134 In einem eigens ausgerufenen Wettbewerb zur Umnutzung der Liebfrauenkirche Dortmund zum Kolumbarium entschied sich eine Fachjury – unter Hinzuziehung der Gemeindemitglieder – für einen Entwurf des Architekten Volker Staab. Sein Entwurf besticht durch die bodenbezogene Positionierung des Urnenfeldes, die an die traditionelle Erdbestattung erinnert. Das Besondere daran ist, dass freigehaltene Stellen auf der Sockelebene Sitzmöglichkeiten ergeben. (Vgl. Gemeindeverband Katholischer Kirchengemeinden 2009, S. 15 ff.) Die jeweilige Urne erhält eine Liegezeit von 20 Jahren; Ideenentwicklungen für die sich anschließende Ruhezeit sind ausgerufen. (Vgl. ebd., S. 7)

135 Unberührt davon sind immer noch – i.d.R. ländliche – Regionen aufzufinden, die den Gemeinschaftsgeist in der Umsorgung eines Sterbenden, Verstorbenen und Angehörigen erkennen lassen. (Vgl. Ariès 1980, S. 716)

2. „Ulli, jedes Tier darf sterben, warum nicht ich ...“[136] Das Instrument der Patientenverfügung als Bürge selbstbestimmten Sterbens?

Ausgangssituation: Wir befinden uns im Jahr 1984. Eine 57jährige Patientin wird mit der Diagnose „relativ fixierte, chronisch obstruktive Bronchitis und rezidivierendes Asthma bronchiale, Emphysem, Cor Pulmonale, respiratorische Partialinsuffizienz" (Griegoleit 1984, S. 1 unter Bezugnahme der fachärztlichen Befunderhebung) auf die Intensivstation des Krankenhauses X eingewiesen. Die Blutgasanalyse nach Astrup ließ eine sofortige vollkontrollierte Beatmung notwendig werden; dabei übernahm eine entsprechende Gerätschaft den vollständigen Ersatz der Atemarbeit. Darüber hinaus wurden zahlreiche Infusionen und Zusatzmedikationen über einen sog. Zentralen Venenkatheter verabreicht, um die Vitalfunktionen zu stabilisieren. Ohne diese medikamentös-technische Substitution wäre die Patientin in eine physiologische Narkotisierung gefallen und infolgedessen verstorben. (Vgl. ebd., S. 3 ff.) Da die Betreffende aufgrund eines Tubus', der in der Trachea positioniert war, keine Möglichkeit zur verbalen Artikulation hatte – stellenweise befand sie sich zudem in einem schläfrigen Dämmerzustand – konnte eine Verständigung ihrerseits nur per Mimik und Gestik erfolgen. Dem Verfasser war es jedoch ein Anliegen, die ihm anvertraute Patientin auch in ihrem Menschsein zu begreifen, sodass er zu Papier und Stift griff und Frau D. motivierte, ihre Fragen oder Gedanken aufzuschreiben. Im Laufe des Pflegeprozesses signalisierte sie immer wieder, sich schriftlich mitteilen zu wollen. Mit welchen Empfindungen beschäftigt sich ein Mensch, dessen Leben ohne medizinapparative Unterstützung zu Ende gehen würde, dem diese Wahrheit jedoch nicht mitgeteilt bzw. lediglich angedeutet wird? Das verdeutlichen die ausgewiesenen Schriftzüge der Sterbenden (Ausschnitte), die auf der nachfolgenden Seite zu entnehmen sind.

Die Patientin lag vier Wochen auf der Intensivstation. Dazu schrieb der junge Krankenpflegeschüler: „Frau D. lag allein in einem Zimmer, das während der gesamten Zeit hell beleuchtet war, um die Patientin und das Beatmungsgerät genaustens überwachen zu können. Das Bett stand frei im Raum, um einen schnellen Zugang von allen Seiten bei dringlichen Hilfeleistungen zu ermöglichen. [...] Nicht zu vergessen sind die religiösen Abbildungen an den Wänden, die den schwerkranken Patienten Trost und Hoffnung geben, denn Körper und Seele sind eine Einheit." (Ebd., S. 5 f.) In dieser Zeit wurde Frau D. schrittweise – nach Konsolidierung der somatischen Homöostase – vom Beatmungsgerät entwöhnt. Sauer-

---

136 Zitat einer sterbenden Patientin, die vom Autor dieser Arbeit – im Rahmen seiner praktischen Krankenpflegeabschlussprüfung im Februar 1984 – betreut wurde.

Ich weiß gar nicht wie ich dahin
gekommen bin?

Schmeissen nicht, nur Angst.

Was wissen Sie von Olympia?
Torvill & Dean?/ (Engl. Eistanz Gold)
Jochen Behle ?

Das fehlt noch gerade jetzt
haben Sie keine ruhigen 5 Minuten
mehr.

I love you ♥➤
Lots !!

Ulli, jeder Tier darf sterben,
Warum nicht ich. Ich will
nicht mehr.

LUFT

stoffinsufflationen waren dennoch erforderlich (Nasensonde), ebenso die Fortsetzung der medikamentösen Therapie; der Zustand blieb jedoch kritisch. Nachdem sie auf eine internistische Station verlegt wurde, veränderte sich ihr Verhalten. War anfangs eine gewisse Zuversicht zu beobachten, zog sich die Betreffende ab dem Zeitpunkt in sich selbst zurück, als ihre Familie die Verlegung in ein Pflegeheim – anstatt ins eigene Zuhause – als unumstößliche Entscheidung bekundete. Da Frau D. – wie sie selbst im Pflegeprozess zum Ausdruck brachte – ihre Kraft aus dem familiären Zusammenhalt bezog, schien sie von dieser Entscheidung nicht nur enttäuscht, sondern auch ihrer Überlebensressource beraubt. (Vgl. ebd., S. 27) Nach der Verlegung ins Pflegeheim erfolgten in den darauf folgenden Wochen immer wieder Einweisungen ins Krankenhaus, bis sie schließlich verstarb.

In dieser Situationsbeschreibung fällt als erstes das Ausmaß der technischen Subsituierung auf, die von der Patientin abverlangte, sich dem Atemrhythmus der Maschine anzupassen. Versuchte sie gegen das Gerät anzuatmen, wurden Störsignale ausgelöst; verbesserte sich das Verhalten der Patientin nicht, erhielt sie Sedativa. (Vgl. ebd., S. 5) Dass sie dennoch temporär Atemnot verspürte, ist den handschriftlichen Notizen zu entnehmen. Frau D. trat in einen medikalisierten Raum ein; in diesem wird einerseits der Körper zum therapeutischen „Schlachtfeld"[137] erklärt, andererseits gelten Sterben und Tod – insbesondere in der intensivmedizinischen Disziplin – als „physiologische Katastrophe" (Ziegler, in: Bergmann 2004, S. 12), die es unter allen Umständen zu verhindern gilt. Infolgedessen erlebte Frau D. eine technische Verschmelzung ihres Körpers. Sie wurde – unter Ausklammerung ihrer Sozialität – zu einer „Mensch-Maschine-Hybrideinheit" (Schiefer 2007, S. 277) objektiviert. (Vgl. Gronemeyer 2007, S. 79; Richard 2007, S. 580) Das Ausgeliefertsein bzw. die apparative Abhängigkeit bewertet Gronemeyer kulturkritisch: „Gerade jener moderne Mensch, der seine Unabhängigkeit feiert, bekommt nun von Instrumenten vorgeführt, was radikale Abhängigkeit ist. Er wird abgelegt in einem neuen Limbus, den die Industriezivilisation konstruiert hat." (Ebd., S. 74)

Und die Folgen für die Patientin? Somatisch wurden ihre Lebensfunktionen von Fachexperten aufrecht erhalten und das Leben scheinbar hinausgeschoben, obwohl davon auszugehen war, dass sie – wenn hier Überlegungen Feldmanns

---

137 In diesem Kontext ist eine Anmerkung Gronemeyers bedeutsam, der – unter Berufung auf das Deutsche Ärzteblatt – konstatiert, „dass 90 Prozent der Krebsärzte für sich und ihre Familie eine Chemotherapie oder eine Strahlentherapie ablehnen würden." (Gronemeyer 2007, S. 90) Genannter Wissenschaftler ist es auch, der – jetzt unter Rückgriff der Enquete-Kommission zur Palliativmedizin – darauf verweist, dass ein Viertel der an Krebs erkrankten und behandelten Patienten im Finalstadium auf spezielle Schmerztherapien angewiesen sind. (Vgl. ebd., S. 140) Hier gilt es zu eruieren, ob diese als Nebenwirksamkeitseffekte therapeutischer Verfahren (bewusst) erzeugt werden, um den medikalisierten Raum (okkupierten Körper) zu verteidigen bzw. auszudehnen (Entstehung von Palliativstationen). (Vgl. ebd., S. 20 f.)

hinzugezogen werden – längst eine Sterbende war. Der Sozialwissenschaftler erklärt das Menschsein anhand der ihm innewohnenden Identität. Diese beschreibt er als „Homo triplex" (Feldmann 2004, S. 21) mit den sich interdependent verhaltenden Aspekten des physischen Systems, des psychischen Systems und der sozialen Identität, die als Grundfesten menschlicher Existenz auszumachen sind. (Vgl. ebd., S. 21 ff.) Auch wenn das „eigentliche" Sterben und der „wahre" Tod an vermeintlich „objektiven Fakten" – juristisch legitimiert am Körpertod im Ausdruck des Zell- und Hirntodes – festgemacht werden (vgl. ebd., S. 20),[138] darf nicht unberücksichtigt bleiben, dass ein Mensch auch ein psychisches Sterben (Bewusstseinsverlust, Erosion der personalen Identität) und ein soziales Sterben (Ausschluss aus der – familiären – Gemeinschaft) erleben kann. Gerade diese Aspekte sind in der oben dargestellten Situationsbeschreibung evident. Die Patientin wurde weder über die Begrenztheit ihres Lebens von Seiten des Klinikstabs aufgeklärt, noch thematisierte die Familie diese krisenhafte Situation. Nach Glaser und Strauss liegt hier ein Bewusstheitskontext der wechselseitigen Täuschung vor, denn alle Beteiligten wussten bzw. erahnten das Ausmaß, ohne es de facto zum Thema zu machen. (Vgl. Glaser/Strauss 1974, S. 63 f.) Nur der Krankenpflegeschüler war es, der in seiner Hilf- und Ratlosigkeit wahrscheinlich das einzig Richtige tat (werden die Beziehungsbekundungen seitens der Patientin hinzugezogen): Anfragender zu sein. Darüber hinaus wurde für Frau D. entschieden, obwohl es sich um ihren weiteren (begrenzten) Lebensentwurf handelte. Abgesehen davon, dass sie infolge der Medikamentensubstitution schläfrige Phasen hatte, gab es Zeiten, in denen sie gut orientiert war und Willensbekundungen signalisieren konnte, die jedoch nicht eingefordert wurden. Damit wird das Ausmaß der

---

138 Entsprechend wird die Todesbescheinigung an sichtbaren Todeszeichen des Körpers in Form einer vom Arzt durchzuführenden Leichenschau festgemacht. (Vgl. Anleitung zum Ausfüllen der Todesbescheinigung NRW 05/515/0111/50, 2009) Aus ebendieser ist die nachfolgende Handlungsanweisung für den zuständigen Mediziner zu entnehmen: „Unter der Rubrik ‚Todesursache' [...] ist der Krankheitsverlauf gemäß den Regeln der WHO in einer Kausalkette leichenschauärztlich zu dokumentieren. Dabei sind in Zeile I a) die unmittelbar zum Tode führende Krankheit, in Zeilen I b) und I c) die vorangegangenen Ursachen – Krankheiten, die die unmittelbare Todesursache unter I a) herbeigeführt haben (falls möglich, weitere Detaillierung der Verursachungskette in den Zeilen I b 1) und I b 2)), mit der ursprünglichen Ursache (Grundleiden) an letzter Stelle –, in Zeile II andere wesentliche Krankheiten – Krankheiten, die zum Tode beigetragen haben, ohne mit der unmittelbaren Todesursache oder dem Grundleiden in Zusammenhang stehen – anzugeben." (Todesbescheinigung NRW 05/515/0111/50. Rückseite des Anleitungsbogens) Des Weiteren ist ein Exemplar der Todesbescheinigung an das Krebsregister weiterzuleiten. (Vgl. ebd., Vorderseite des Anleitungsbogens)
Mit den Todesursachen wird dieser immer medizinisch erklärt, sodass die Gleichsetzung Tod und Krankheit erfolgt. Gronemeyer fragt zurecht: „Inwieweit ist ein sterbender Mensch ein kranker Mensch?" (Gronemeyer 2007, S. 120) Um dann weiter zu resümieren: „Er ist gestorben, weil er geboren wurde." (Ebd., S. 59)

(Ver)Objektivierung von Frau D. deutlich, diese fand in den Identitätsanteilen des Somas, der Psyche und der Sozialität statt. Folglich ist die Sterbebegleitung nicht losgelöst von einem Menschenbild zu betrachten, dabei ist die reduktionistische Sichtweise ausschließlich auf das Körperliche zu problematisieren.[139] Begünstigt wurde diese Situation durch ein gesellschaftlich geprägtes und institutionell erwartetes paternalistisches Arzt-Patienten-Verhältnis, d.h., dass der Mediziner als alleiniger Entscheidungsträger auf den Plan trat.[140] (Vgl. Schnell 2009, S. 27)

Zu dieser Zeit waren Patientenverfügungen[141] unüblich, auch wenn bereits erste Initiativen das Selbstbestimmungsrecht von Patienten gegenüber medizinischen Entscheidungen insbesondere für die Situationen einforderten, in denen die betreffende Person keine Willensbekundung mehr vornehmen kann. Damit sollte menschenwürdiges Sterben erleichtert werden. (Vgl. Enquete-Kommission Ethik und Recht der modernen Medizin 2004, S. 7; Dehmel 2006, S. 50)[142] Dabei wird ausgeblendet, dass aus dem Grundgesetz immer schon Patientenrechte abzuleiten waren, wenn das Grundrecht der Selbstbestimmung und Menschenwürde hinzugezogen wird. (Vgl. Grundgesetz Artikel 2, Absatz 1 und 2 (erster Satz) sowie Artikel 1, Absatz 1)[143]

---

139 Die biologische Reduzierung des Menschen, des Verstorbenen als Leiche zeigen die ethisch bedenkenswerten Plastinat-Ausstellungen eines Gunter von Hagen in erschreckender Art und Weise. (Vgl. von Brück 2007, S. 15, 20)

140 Als weitere Grundmodelle der Arzt-Patient-Interaktion sind die nachfolgenden auszumachen: Im informativen Modell wird der Patient in seiner Mündigkeit gesehen, der Arzt nimmt sich zurück, hat aber beratende Funktion. Im deliberativen Modell überlegen Arzt und Patient gemeinsam, welche Behandlung umgesetzt werden soll. Im interpretativen Modell ist die Intention der Behandlung noch uneindeutig, sodass eine spezifizierende Interpretation zu erfolgen hat. (Vgl. Schnell 2009, S. 27 f.)

141 Der Begriff Patientenverfügung ist in die gegenwärtige Gesetzgebung des Betreuungsrechts aufgenommen. (Vgl. § 1901a des Artikels 1 des Dritten Gesetzes zur Änderung des Betreuungsrechts, BGBl I Nr. 48 vom 31.07.2009) Bis dahin existierten zahlreiche Synonyme; in beispielhafter Nennung: Patiententestament, Euthanasietestament, Verfügung an Ärzte, Patientenbrief, Arztbrief, Patientenschutzbrief. (Vgl. Dehmel 2006, S. 50)

142 Zu den Anfängen der sog. Patientenverfügung in der BRD: Die „Initiative für humanes Sterben nach Wunsch der Sterbenden" startete Ende 1976 einen Zeitungsaufruf, um für ihr Anliegen – das gesetzlich verankerte Recht auf einen menschenwürdigen Tod angesichts ausufernder Medizintechnik – zu werben. Mit unzähligen Unterschriften, insbesondere älterer Bürger, wurde dieser Bedarf bestätigt. Zwei Jahre später veröffentlichte die Initiative – in Anlehnung u.a. an amerikanische „Living-Will" – Bekundungen, Vorsorgeformulare. Diese „Verfügung an Ärzte" enthielt eine Willenserklärung, um künstliche Verlängerungen des Lebens unter bestimmten Umständen zu unterbinden. Die Initiatorengruppierung mündete 1980 in die „Deutsche Gesellschaft für Humanes Sterben", die zunächst sog. Patiententestamente zur Verfügung stellte und im weiteren Verlauf den sog. „Patientenschutzbrief". (Vgl. Dehmel 2006, S. 51 f.)

143 Artikel 1, Absatz 1: „Die Würde des Menschen ist unantastbar. Sie zu achten und zu schützen ist Verpflichtung aller staatlichen Gewalt." Artikel 2, Absatz 1: „Jeder hat das Recht auf die

Kommen wir zu den Angehörigen: Sie wurden mit einer potenziellen Pflege-
begleitung im häuslichen Umfeld konfrontiert. Hier ist eine Verbindung zu den
Auswirkungen der Medikalisierung herzustellen: Räume im häuslichen Milieu
avancieren zu Kranken(intensiv)zimmern (vgl. Gronemeyer 2007, S. 15, 107 f.)
und konfrontieren Zugehörige mit Behandlungsmaßnahmen, die Angst machend
und überfordernd wirken können und es de facto auch sind (z.B. Absaugen einer
Trachealkanüle, Umgang mit Panikattacken infolge von Luftnot). Damit bleibt
die Abhängigkeit zur Medizin auch im häuslich verlagerten Sterbeprozess erhalten. Dieser private Raum wird letztlich zu einem medizinischen Raum der Kontrolle und Machtausübung (vgl. Feldmann 2004, S. 7), festgemacht auch an der
Mobilität, die Sterbenden in der letzten Lebensphase (zunehmend) aufgebürdet
wird. (Vgl. Gronemeyer 2007, S. 16, 31)

Verlagern wir die oben dargestellte Berichterstattung in das Jahr 2011. Das
Selbstbestimmungsrecht des Patienten ist seit dem 01.09.2009 insbesondere in den
Situationen juristisch untermauert worden, in denen dieser infolge von Bewusst-
seinsveränderungen den eigenen Willen nicht mehr zum Ausdruck bringen kann.
(Vgl. § 1901a BGBl I Nr. 48 vom 31.07.2009) Erforderlich ist eine schriftlich ver-
fasste Patientenverfügung, in der Situationsbeschreibungen antizipiert werden,
die sich einer individuellen Willensbekundung entziehen. (Vgl. ebd.) Damit tritt
allerdings eine Problematik auf den Plan, auf die der Jurist Prof. Uhlenbruck bereits in den anfänglichen Diskussionen um die Rechtssicherheit des Patientenwillens aufmerksam machte: Antizipierte Willensbekundungen bedürfen in der konkreten Umsetzung immer der Interpretation (sic!) des behandelnden Arztes. (Vgl.
Uhlenbruch, in: Dehmel 2006, S. 52) Da der Gesetzgeber den Nachweis eines
ärztlichen Beratungsgespräches im Kontext der Patientenverfügungserstellung
nicht einfordert, könnten Konfliktsituationen entstehen, da davon auszugehen ist,
dass die Mehrzahl der Dokumente durch allgemein gehaltene Formulierungen
wie „keine unnötigen lebensverlängernden Maßnahmen" sich auszeichnen werden und folglich nicht die Wirksamkeit entfalten, die der Verfasser beabsichtigte.
(Vgl. Deutscher Hospiz- und Palliativverband e. V. 28.08.2009, S. 4, 7)

In solchen Sachlagen ist der mutmaßliche Wille[144] des Patienten zu eruieren.
Dazu wird neben dem behandelnden Mediziner ein Patientenfürsprecher benötigt, der idealiter im Vorfeld in Form einer erstellten Vorsorgevollmacht benannt
wurde bzw. situativ über eine richterliche Betreuungsverfügung zu autorisieren

---

freie Entfaltung seiner Persönlichkeit, soweit er nicht die Rechte anderer verletzt und nicht ge-
gen die verfassungsmäßige Ordnung oder das Sittengesetz verstößt." Absatz 2: „Jeder hat das
Recht auf Leben und körperliche Unversehrtheit [...]." (Bundeszentrale für politische Bildung:
Grundgesetz für die Bundesrepublik Deutschland 2010, S. 13)

144 „Der Wille des Menschen ist eine entscheidende Anzeige wertbesetzter Wünsche des Menschen gegenüber sich selbst und gegenüber anderen Menschen." (Schnell et al. 2009, S. 208)

ist. (Vgl. § 1901a und b BGBl I Nr. 48 vom 31.07.2009; Bundesministerium der Justiz 2010, S. 27 ff.) Interessant ist, dass der Gesetzgeber erst in diesem Kontext einen Dialog verbindlich vorschreibt, der allerdings nicht mit dem Patienten, sondern über ihn erfolgt. (Vgl. § 1901b BGBl I Nr. 48 vom 31.07.2009) Um den Entscheidungsprozess der mutmaßlichen Willensbekundung verantwortungsbewusst und nachvollziehbar (auch) im Behandlungsteam zu gestalten, ist es sinnvoll auf Instrumente wie beispielsweise den sog. „Witten Will Pathway" (Schnell et al. 2009, S. 203 ff.)[145] oder die Nimwegener Methode der ethischen Fallbesprechung (vgl. Steinkamp/Gordijn 2005, S. 220 ff.)[146] zurückzugreifen.

Unterdessen hat der Bundesgerichtshof in seinem Urteil vom 25.06.2010[147] das 2009 in Kraft getretene Patientenverfügungsgesetz juristisch stabilisiert. Demnach ist ein Behandlungsabbruch – auch als aktive Handlung, wie das Abstellen eines Beatmungsgerätes – straffrei, wenn dieser Tatbestand mit einer eindeutigen Willensbekundung des betreffenden Patienten zu legitimieren ist. Dabei bleibt die Reichweite des Sterbeprozesses unwirksam. Demgegenüber ist eine Tötung auf Verlangen – als aktive Sterbehilfe – nach wie vor strafbar. (Vgl. Janisch 2010, S. 1a, 2b) Vertreter der Evangelischen Kirche, des Bundesjustizministeriums und der Bundesärztekammer begrüßen das BGH-Grundsatzurteil zur Untermauerung der Patientenautonomie und zum Abbau der jahrelangen juristischen Un-

---

145 Mit dem „Witten Will Pathway" wird ein strukturiertes Hilfsinstrument zur Verfügung gestellt, um in den nachfolgenden Situationen den Patientenwillen verantwortungsbewusst zu eruieren: 1.: Der Patientenwille ist uneindeutig. 2.: Ein Verfügungsinstrument ist vorhanden, passt aber nicht zur gegenwärtigen Situation. 3.: Eine Patientenverfügung und eine Vorsorgevollmacht bzw. eine rechtliche Betreuungsverfügung liegen vor. Aber auch, wenn eine Vorsorgevollmacht und rechtliche Betreuungsverfügung vorhanden sind und eine Patientenverfügung fehlt. 4.: Ein Verfügungsinstrument ist nicht vorhanden, sodass der mutmaßliche Wille zu ergründen ist. Je nach Situation stehen Leitfragen zur Verfügung und umfassen die Aspekte Situationsklärung, Informierung und aktives Zuhören, Analyse des Willens und der Werte sowie die Handlungsplanung. (Vgl. Schnell et. al., S. 210 ff., 232 ff.)

146 Mit der Nimwegener Methode steht ein Entscheidungsinstrument insbesondere in ethischen Konfliktsituationen (Uneindeutigkeit des Patientenwillens) zur Verfügung. Im therapeutischen Team werden die nachfolgenden Schritte umgesetzt: Definition des ethischen Problems, Analyse nach unterschiedlichen Bezugssystemen (Medizin, Pflege, Sozialität, Weltanschauung, Organisation), Bewertung der Argumentationen unter Hinzuziehung ethischer Normen sowie die Beschlussfassung. (Vgl. Steinkamp/Gordijn 2005, S. 220 ff.)

147 Diesem Urteil lag nachfolgender Sachverhalt zugrunde. Die Tochter einer sich im Wachkoma befindenden 77-jährigen Mutter hatte auf Rat ihres Anwaltes die Magensonde zur künstlichen Ernährung durchtrennt. Dem war vorausgegangen, dass das Pflegeheim den bekundeten Wunsch der Patientin und ihrer Fürsprecher negierte. Der Jurist wurde nach dem BGH Urteil vom Vorwurf der aktiven Sterbehilfe sowie des versuchten Totschlags freigesprochen, nachdem ein Jahr zuvor das Landgericht Fulda eine neunmonatige Bewährungsstrafe und 20 000 Euro Geldstrafe veranlasste. Die Tochter hingegen wurde – trotz rechtswidriger Handlung – freigesprochen, da sie sich auf die Empfehlung ihres Rechtsanwaltes habe verlassen können. (Vgl. Frank 2010, S. 4)

sicherheit. (Ebd., S. 1) Die Deutsche Bischhofskonferenz hingegen äußert Bedenken, da die Differenzierung zwischen aktiver und passiver Sterbehilfe – auch mit der übergeordneten Begrifflichkeit des Behandlungsabbruchs – als unzureichend bewertet wird. (Vgl. Deutsche Bischofskonferenz, Pressemitteilung Nr. 101 vom 25.6.10)

Zum gegenwärtigen Zeitpunkt kann davon ausgegangen werden, dass ca. 10 Prozent der deutschen Bundesbürger eine Patientenverfügung besitzen. (Vgl. Deutscher Hospiz- und Palliativverband e. V. 2009, S. 5) Es zeigt sich die Tendenz, dass die Akzeptanz der prospektiven Willensbekundung mit zunehmendem Alter ansteigt. (Vgl. ebd.; Enquete-Kommission Ethik und Recht der modernen Medizin 2004, S. 6) Darüber hinaus werden Bedarfe erzeugt, wenn Krankenhäuser zur Eruierung des Patientenwillens in Aufnahmegesprächen nach dem Vorhandensein einer Verfügung fragen. Dabei ist zu problematisieren, dass ein standardisiertes Abhakverfahren ‚vorhanden/nicht vorhanden' und das ggf. Abheften einer Kopie in der Patientenakte als unzureichend zu bezeichnen sind. Da der Gesetzgeber keinen Beratungsanspruch seitens der Patienten verankert hat, hängt es (wieder einmal) vom Engagement des betreffenden Arztes und / oder der Pflegeperson ab, Zeit für eine anspruchsvolle Auseinandersetzung zur Verfügung zu stellen. Dabei ist dem Kapitel VI.4. vorzugreifen, in dem herausgearbeitet wird, dass die kommunikativen Anteile des Pflegepersonals im Kontext der Gesamtpflegetätigkeiten auf mittlerweile unter 3 Prozentpunkte abgesunken sind. (Vgl. Kaltenborn 2006, S. 1) Der pflegerische Stab wiederum hat im Vergleich zu den behandelnden Ärzten den häufigeren Patientenkontakt und wird mit Fragen zur Sinnhaftigkeit einer solchen Verfügung – auch von Mitpatienten, die sich bisher noch nicht damit befasst haben – konfrontiert werden. Wieder einmal zeigt sich, dass der Umgang mit der Endlichkeit in erster Linie ein dialogischer sein sollte. (Vgl. Borasio 2007, S. 224) Leider hat die Legislative versäumt, den Prozess der Strukturqualität in den Blick zu nehmen.

Darüber hinaus ist eine Auseinandersetzung der Patientenverfügung im Kontext gesellschaftlicher Konnotierungen zur Demenz, Pflegebedürftigkeit und Apparatemedizin erforderlich, da mit großer Wahrscheinlichkeit diese Bereiche in den Verfügungen Eingang finden werden. Hier gilt es zu eruieren, ob eine antizipierte Pflegebedürftigkeit oder demenzielle Veränderung per se als Unwerte auszumachen sind (vgl. Resolution zum Welthospiztag 2006, in: Gronemeyer 2007, S. 192); wenn dem so sein sollte, gilt es zu analysieren, welches Bezugssystem die betreffenden Personen als Legitimation zugrunde legen. Ist es beispielsweise die Angst vor der Apparatemedizin und / oder die Sorge vor unzureichender psychosozialer Begleitung, wie die oben dargestellte Situationsbeschreibung anschaulich verdeutlichen konnte? Mit den Erkenntnissen könnten gezieltere Interventionen im Rahmen des Sterbebeistandes geplant werden.

Das Instrument der Patientenverfügung ist aber auch vor dem Hintergrund einer älter werdenden und damit potenziell pflegebedürftigeren Gesellschaft zu thematisieren. Wenn beispielsweise die Modifikation der Bevölkerungspyramide nolens volens als zusätzliche Belastung eines ohnehin finanziell geschwächten Sozialstaates bewertet wird (vgl. Gersemann/Grabitz 2008[148]), gilt es wachsam zu beobachten, ob die Patientenverfügung einer Instrumentalisierung anheimfällt. Denkbar ist, dass unter dem Deckmantel der Subjektorientierung und Patientenautonomie sich gesellschaftlich (un)ausgesprochene Erwartungshaltungen verbergen, die sich an pflegebedürftige, alte Menschen richten, monetäre und personelle Ressourcen nicht (übermäßig) in Anspruch zu nehmen und „freiwillig" Vorsorge betreiben, indem Willensbekundungen zum Therapieabbruch getätigt werden. (Vgl. Schneider 2005, S. 72 f.; Gronemeyer 2007, S. 190 ff.; Precht 2007, S. 208; Feldmann 2004, S. 182) Dies gilt es wachsam zu beobachten, da mit der gegenwärtigen Rechtsprechung keine Reichweitenbeschränkung der Patientenverfügung auf tödlich verlaufende Erkrankungen gegeben ist. (Vgl. § 1901a /3/ Drittes Gesetz zur Änderung des Betreuungsgesetzes BGBl I Nr. 48, 31.07.2009; Schnell 2010, S. 44) Das wiederum ruft Vertreter der Kirchen auf den Plan, die darin ein Missverhältnis zwischen Stärkung des Selbstbestimmungsrechtes und der ärztlichen Fürsorgepflicht befürchten (vgl. EKD vom 19.06.2009; Deutsche Bischhofskonferenz vom 18.06.2009), wahrscheinlich aber in erster Linie den Gedanken der Schöpfungsideologie unterwandert sehen.

Eine Patientenverfügung kann nur dann eine Sinnhaftigkeit erfahren, wenn diese in einen verantwortlich geführten Dialog eingebunden ist, der auf unterschiedlichen Ebenen (gesellschaftlich, institutionell, personell[149]) zu führen ist, da diese sich interdependent zueinander verhalten. Selbstbestimmtes Sterben heißt, sich mit seiner Endlichkeit bewusst auseinanderzusetzen und zu lernen, Sterben als Lebensherausforderung anzunehmen. Dieser Prozess könnte durch die (Wieder)Entdeckung abschiedskultureller Elemente flankierend unterstützt werden. Wenn eine Patientenverfügung eine solche Auseinandersetzung initiiert und fördert, ist sie als Bürge selbstbestimmten Sterbens zu bezeichnen.

---

148 Entnommen dem Artikel „Das Zeitfenster für Rentenreformen schließt sich.", in: Welt am Sonntag Nr. 15, Wirtschaft, S. 30 f., 2008.; vgl. ebd., Politik, S. 6.
149 Thanatologen und Palliativmediziner vertreten die These, dass ein Mensch letztlich so stirbt, wie er gelebt und Herausforderungen angenommen und bewältigt hat. (Vgl. Borasio 2009, S. 1; Kübler-Ross 1998, S. 12; Kübler-Ross 1977, S. 36, 220)

3. Zusammenfassung

Mit den vorangegangenen Ausführungen wurde deutlich, dass insbesondere religiöse und medizinische Zugriffsweisen auf den Menschen den Umgang mit der Endlichkeit beeinflussen. Die christliche Religion untermauerte die Unsterblichkeit der Seele[150] in der Bezugnahme auf das Neue Testament und erwartete von ihrer Gefolgschaft die Umsetzung ritueller Handlungen, die Sicherheit und Sinnstiftung versprachen. (Vgl. von Brück 2007, S. 27) Zugleich ließ sie aber einen religiös-kontrollierten Raum entstehen, der aus der Frohen Botschaft eine Verbotsmoral machte, die sich insbesondere im Bereich der Geschlechtlichkeit und Fortpflanzung manifestierte. (Vgl. Gehring 2006, S. 223 f.) Der Christ wird der souveränen göttlichen Macht unterstellt, die über die (Un)Endlichkeit der Seele befindet. In der Rückblende wurde deutlich, dass die christlichen Kirchen – insbesondere in der postindustriellen Zeit – zunehmend größere Anstrengungen aufbringen müssen, ihren Machtanspruch zu behaupten bzw. zurückzuerobern. Ihr größter Widersacher ist die Medizin, die den (Überlebens)Raum medikalisierte und infolge ihrer „hohe[n] kulturelle[n] Autorität" (Bergmann 2002, S. 12) – auf der Grundlage wissenschaftlich ausgerichteter „Objektivität" des Biologischen – weiter ausbauen konnte und unterdessen den Status einer „säkularisierten Theologie" (ebd., S. 13), gar „Vergottung" (ebd., S. 12)[151] für sich in Anspruch nehmen kann.[152] (Vgl. Illich 1979, S. 200)

Mit Foucault konnte, auch unter Bezugnahme auf Kapitel I., herausgearbeitet werden, dass dieser Prozess mit der wissenschaftlichen Entdeckung des Menschen – Ende des 17. Jahrhunderts beginnend – einsetzte. Historisch trat erstmalig die Lebensressource als produktiver Faktor auf den Plan. Dabei wird der Mensch als „Körper-Mensch" Technologien der Disziplinierung und als „Gattungs-Mensch" (Bestandteil der globalen Masse) Technologien der Regulierung unterworfen, und es wird die Intention verfolgt, den Lebens-Mehr-Wert des (Gesellschafts)Körpers zu steigern. (Vgl. Foucault 1999, S. 279 ff., 287 ff.; Gehring 2006, S. 176) Der Tod wird – auch infolge des erweiterten klinischen Blickes in

---

150 Der Glaube seelischer Unsterblichkeit lässt sich in allen Religionen wiederfinden. (Vgl. Bergmann 2002, S. 14)

151 Dass Medizinern das Synonym „Halbgötter in Weiß" zugeordnet wurde, ist auf ein paternalistisches Verhältnis zwischen (Haus)Arzt und Patient zurückzuführen; aber auch auf das Bedürfnis von Patienten, die Verantwortung für den Genesungserfolg abgeben zu wollen. (Vgl. Wienau, Kulturinterview vom 30.11.2005, abgerufen am 14.01.10)

152 Die Zeitschrift „Hörzu" titelt in ihrer 49. Ausgabe vom 27.11.2009: „Die Medizin der Zukunft. Was in Geheimlabors entwickelt wird." Und weiter – jetzt im Reportageteil – heißt es: „Eines Tages soll jedes Körperteil ersetzbar sein." (Simon unter Hinzuziehung des Nuklearmediziners Schwaiger 2009, S. 19)

den bisher unsichtbaren Körperinnenraum[153] (Gewebelehre Bichats) – „dekomponiert" und zunehmend in den Bereich der Krankheit verrückt. (Vgl. Foucault 1973, S. 156 ff.; Ruoff 2007, S. 25 ff.; Gehring 2008, S. 230) Der Tod erscheint „nur noch" als Lebensende, das technisch manipulierbar und hinausschiebbar „ökonomischen Nutzenkalkülen" (Gehring 2010, S. 166) unterzogen wird. Die (noch) funktionierenden Organe eines Sterbenden bzw. unmittelbar Verstorbenen gelten als ein begehenswerter Lebensstoff, als potenzielles Konsumgut. (Vgl. Gehring 2006, S. 222, 226)

Gehring vertritt die These, dass sich die Bio-Macht prospektiv als zusätzliche Lebenszeit auszuzahlen scheint: „[...] Erwirtschaftung und Verteilbarmachung von *biologisch gewonnener Zeit*. Indem man die sterblichen Substanzen und die bisher in der Generationenfolge einfach mit dem Individuum versunkenen Biodaten nicht nur technisch erschließt und produktiv macht, sondern eben auch lagerbar, übertragbar, verkehrsfähig, macht man perspektivistisch Lebenszeit käuflich." (Gehring 2006, S. 34, Hervorhebung im Original)[154] Sie schlussfolgert:

---

153 Das medizinische Erkenntnisinteresse fokussierte den toten, verobjektivierten menschlichen Körper, um Rückschlüsse auf anatomisch-physiologische Strukturen des lebendigen Körpers ziehen zu können. Zur Umgehung delinquenten Handelns entwickelte sich eine Allianz der Wissensergründung zwischen Religion, Medizin und Politik (vgl. Bergmann 2002, S. 15): „Seit ihren Anfängen im 14. Jahrhundert bis Ende des 18. Jahrhunderts wurde die empirische Erkenntnisweise der modernen Medizin im Sinne eines christlichen Gottesdienstes sakral gefeiert. Die Kirche übernahm dabei die Rolle einer Legitimationsinstanz für die Durchführung der als Tötungsakt aufgefaßten Zergliederung im Anatomischen Theater. In Gegenwart höchster klerikaler Autoritäten und Repräsentanten der Obrigkeit, wie Bischöfe, Könige oder Fürsten, wurde die öffentlich inszenierte Sektion von ausschließlich Hingerichteten mit christlichen Ritualen zelebriert. Kirche und Obrigkeit sorgten dabei nicht nur für die Lieferung der Leichen, sondern waren aktiv an der Aufführung des Zergliederungsspektakels beteiligt." (Ebd., S. 16) Damit wird evident, dass die einsetzende Entzauberung des Todes infolge zunehmend rationaler Erklärungsmuster nicht als Gegenpol zur religiös konnotierten Sichtweise (Krankheit, Sterben, Tod als Folge einer göttlichen Strafe) anzuführen ist. Vielmehr ist die Stabilisierung der Vorstellung von Unsterblichkeit auf naturwissenschaftlich-religiöse Synergien zurückzuführen. (Vgl. ebd., S. 14) Das änderte sich erst zu dem Zeitpunkt, als die Medizin sich nicht mehr auf den toten Körper beschränken wollte und das naturwissenschaftliche Experiment am lebendigen Körper (beginnend Mitte des 18. Jahrhunderts in Krankenhäusern) durchzuführen begann. Infolgedessen konnte sich der medizinische Rassismus im Topos der Zweckrationalität mit seinen naturwissenschaftlich legitimierten Menschenopfern begründen. (Vgl. ebd., S.18 f.) „Nun begann eine erbarmungslose Verdinglichung von Menschen aus gesellschaftlichen Randgruppen den Erkenntnisstil der experimentellen Medizin zu beherrschen." (Ebd., S. 24)

154 Die Philosophin Gehring ermuntert, den Lebens-Mehr-Wert – insbesondere in Versuchsreihen der Transplantationschirurgie, Hirnmanipulationen, Laborbefruchtungen und der Sterbehilfebilanzierungen – kritisch zu hinterfragen und anzuzweifeln. (Vgl. Gehring 2006, S. 226) Prospektiv scheint sich ein Paradigmenwechsel in der Krankenbehandlung anzukündigen: Ersatz anstelle von Heilung. (Vgl. ebd., S. 91)

„Und es zeichnet sich die Hoffnung ab, dieser Bio-Körper könnte letztlich ein todloser Körper sein." (Ebd.) Dabei erscheint der ewige Körper als ein visionäres Produkt. (Vgl. ebd., S. 91)

Das Streben nach dieser Unsterblichkeit wirkt sich auch auf die körperlichen Alterungsprozesse aus und zeigt sich in einer gewissen Paradoxie. Zum einen besteht die Annahme, dass sich Vorgänge des Älterwerdens sichtbar in die Körperlichkeit einschreiben (dürfen); zum anderen wird jedoch von jedem Gesellschaftsmitglied erwartet, diesen physiologischen Verfallsprozess zu unterlaufen. (Vgl. Mehlmann/Ruby 2010, S. 10 f.) Diese Normierungsprozesse verdeutlicht Bublitz, indem sie auf die Hinfälligkeit des natürlichkünstlichen Körpers[155] verweist, die auf zwei Ebenen zum Ausdruck kommt: zum einen als Körper, der einer physiologischen Vergänglichkeit und Sterblichkeit unterliegt; zum anderen in seinem Bestreben, ein Körper nach Maß – einem medial inszenierten (ästhetisch geformten und durchgestylten) Vorbild folgend – zu werden. Dieser Körper wird jedoch einer permanenten Umformung unterworfen und hat „Verfallsdaten" zu überwinden, die immer wieder seine Sterblichkeit in das Blickfeld führen. Dabei treten neben den sich verantwortungsbewusst und selbst kontrollierenden Subjekten – auf scheinbar „freiwilliger" Basis – institutionelle Praktiken der Überwachung auf den Plan. (Vgl. ebd., S.40) Denn Körper, die sich diesem gesellschaftlichen Imperativ widersetzen, werden gouvernementalen Strategien unterzogen (Stereotypisierung, Pathologisierung, Marginalisierung oder ökonomische Diskriminierung). (Vgl. Morgan 2008, in: Bublitz 2010, S. 38) Die Allianz zwischen Körper-, Selbst- und Sozialtechnologien stellt die Maximierung der Lebens(erfolgs)chancen (Reduzierung des Gesundheitsrisikos, Steigerung der sexuellen Ausstrahlung ...) und die Stabilisierung des Subjektstatus' in Aussicht. (Vgl. Bublitz 2010, S. 34 ff., 40, 42 f., 46) Das eröffnet die Möglichkeit, den hinfälligen Körper – in seiner lebendig-organischen und somit sterblichen Ausstattung – abzustreifen und seine Unsterblichkeit selbst verantworten zu können. Dabei nimmt dieser übernatürliche Körper quasi-religiöse Züge an. (Ebd., S. 39 ff.)

Letztendlich bleibt aber der faktische Tod bestehen und „wird zum Ich-Problem" (Gehring 2010, S. 167). Die „ ,vitale' Ökonomie der Macht" (ebd.) hat diesen ins Private verschoben und den Menschen – bildlich gesprochen – darauf sitzen lassen. (Vgl. Foucault 1999, S. 286 f.) Dass die Bewusstwerdung der Sterblichkeit und die Unbegreiflichkeit des Todes trotz der Herausbildung von (Todes)Metaphern nach wie vor als „größte Angstquellen" (Bergmann 2004, S. 14) mensch-

---

155 „Fraglos ist der Körper lediglich in der Doppelung als natürlichkünstlicher Körper. [...] Denn was als Natur erscheint, ist immer schon soziohistorisch bezeichnet, kategorisiert und damit kulturell-künstlich. Das setzt allerdings voraus, dass sich Bezeichnungspraxen körperlich materialisieren." (Bublitz 2010, S. 46)

lichen Daseins auszumachen sind, lässt vermuten, dass die Artefakte und Praktiken des kulturellen Gedächtnisses nicht bzw. nur bedingt einen Beitrag leisten konnten, eine bewusste Haltung zur Sterblichkeit zu erarbeiten.[156] (Vgl. Macho 1987, S. 182, 187)

In den Jahren 2009 und 2010 erfolgte die juristische Untermauerung der Autonomie des Menschen in der Gestaltung seines Lebensendes. (Vgl. § 1901a BGBl I Nr. 48 vom 31.07.2009; Bundesgerichtsurteil vom 25.06.2010, in: Janisch 2010, S. 1a, 2b) Damit soll der Sorge entgegengewirkt werden, dass ein technisch manipuliertes Lebensende als künstlicher Tod den „natürlichen" Tod verhindern könne. (Vgl. Schumacher 2004, in: Gehring 2010, S. 158)[157] Prospektiv gilt es wachsam zu reflektieren, ob die Willensbekundungen im Kontext der Patientenverfügungen realiter dem subjektiven Wunsch entsprechen oder einer Funktionalisierung anheimfallen: Unter dem Deckmantel der Autonomie wird gesellschaftlichen Erwartungshaltungen entsprochen, spätestens dann, wenn aus einem Körper kein Lebens-Mehr-Wert mehr „herauszuholen" ist, dieser gar gesellschaftliche Ressourcen (Betreuungsleistung) an sich bindet. (Vgl. Schneider 2005, S. 72 f.; Gronemeyer 2007, S. 190 ff.; Precht 2007, S. 208; Feldmann 2004, S. 182) Dass diese Befürchtung nicht unberechtigt ist, verdeutlicht Deterich, der darauf verweist, dass insbesondere der vierte Lebensabschnitt, die Hochbetagtheit, einer medial repräsentierten Pathologisierung und Institutionalisierung unterzogen wird. (Vgl. Dederich 2010, S. 107 ff.)

---

156 Brigitte Reimann lässt in dem autobiografisch gefärbten Roman „Franziska Linkerhand" ihre Protagonistin fragen: „Kannst du dir deinen Tod vorstellen, Ben, kannst du, meine ich, unbewegt über die Tatsache nachdenken, daß du sterben wirst – nicht die biologische Kategorie Mensch, die natürlichen Grenzen folgt wie Tier und Pflanze, sondern du selbst, du Benjamin – und daß du ausgelöscht sein wirst, zurückverwandelt in Erde, ungetröstet ..." (Reimann 1974, in: Gottlieb 1999, S. 228) Reimann selbst war unheilbar an Krebs erkrankt und starb im Alter von 39 Jahren.

157 „Die Medikalisierung der Gesellschaft beendet die Epoche des natürlichen Todes. [...] Gesundheit, die autonome Kraft der Lebensbewältigung, ist bis zum letzten Atemzug enteignet. Der technische Tod hat den Sieg über das Sterben davongetragen. Der mechanisierte Tod hat alle anderen Todesarten besiegt und vernichtet." (Illich 1979, S. 209)

III. Sterben und Tod im wissenschaftlichen Kontext

1. Eine thanatologische Bestandsaufnahme

In der griechischen Mythologie wird Thanatos[158] als göttliche Verkörperung des Todes verehrt und fungiert als Namensgeber der Thanatologie,[159] die sich mit dem „Studium aller todbezogenen Gedanken, Gefühle, Verhaltensweisen und Phänomene" (Ochsmann 2003, S. 5) befasst. Weisman beschreibt den Gegenstandsbereich als „Untersuchung von Tod, Sterben, Trauer, lebensbedrohlichem Verhalten und Selbstmord". (Weisman 1974, S. 6) Differenzierter ist die Erklärung Wittkowskis mit seinem Transfer zur Psychologie: „Die Thanatopsychologie hat jenes Verhalten und Erleben des Menschen zum Gegenstand, das einerseits durch das Wissen um die eigene Endlichkeit und die Begegnung mit Tod und Sterben ausgelöst wird und das andererseits durch somatische Veränderungen in der Endphase des Lebens bestimmt ist. Die Thanatopsychologie befaßt sich sowohl mit dem Menschen in der Endphase des Lebens (mit dem Hochbetagten, dem unheilbar Kranken, dem Sterbenden) als auch mit dem von seinem Tod noch weit entfernten Menschen (z.B. bei der Untersuchung der Entwicklung des Todeskonzepts beim gesunden Kind). Sie beschäftigt sich darüber hinaus auch mit dem nur mittelbar von Tod und Sterben betroffenen Menschen, etwa wenn er Angehöriger eines unheilbar Kranken ist." (Wittkowski 1990, S. 6)[160] Daraus sind Aspekte thana-

---

158 Thanatos war Sohn der Nyx, der Göttin der Nacht. Hypnos, sein Zwillingsbruder, erfuhr Verehrung als Gott des Schlafes und als Sohn der Nacht. (Vgl. Brockhaus multimedial 2007)

159 Die Bezeichnung Thanatologie geht auf den Nobelpreisträger Metschnikow zurück, der bereits 1903 forderte, die Ergründung des Todes als einen interdisziplinär zusammengesetzten Forschungsprozess auszurichten. (Vgl. Ochsmann 1993, S. 5)

160 Die Grundlagenforschung der Thanatologie befasst sich mit der Entwicklung von Untersuchungsverfahren zur Eruierung der Einstellungen zu Sterben und Tod, um beispielsweise Angst vor dem Tod bzw. die Akzeptanz der Endlichkeit zu anderen Merkmalen des Erlebens und Verhaltens in Beziehung zu setzen. Vor diesem Hintergrund werden Theorien gebildet, die die unterschiedlichen Erlebens- und Verhaltensformen in der Auseinandersetzung mit Sterben, Tod und Trauer erklären. Des Weiteren befasst sich die Grundlagenforschung mit der Todeskonzeptentwicklung, kulturellen Einflussfaktoren, Erlebens- und Verhaltensweisen in der konkreten Konfrontation bei Kindern. Darüber hinaus werden die Prozesse des Sterbens und der Trauer beschrieben und erklärt. Ein weiterer Aufgabenbereich ist die psychische (Belastungs)Situation der (professionellen) Begleitpersonen Sterbender und deren Bewältigungsverhalten. (Vgl. Wittkowski 2003, S. 269) Diese Wissenselemente wiederum sind die Grundlage für verantwortungsbewusstes, zu begründendes Handeln in konkreten Situationen, von

tologischer Auseinandersetzungen abzuleiten: Die Thematisierung des Sterbens und Todes als (Abschluss)Bestandteil des Lebenszyklus', die Analyse der Interaktionen (ritualisierte Handlungsweisen) in den jeweiligen institutionalisierten Sterbeorten, die Eruierung des gesellschaftlich-individualisierten Umgangs des Menschen in Korrelation zur Schicht, Religiosität und seinen Vorstellungen und Verhaltensweisen in Konfrontation des erlebten Todes (Sterben eines Lebenspartners und der damit einhergehenden Trauer), des antizipierten Todes (Einstellungen zum Tod und die damit in Verbindung zu bringenden Todesbilder)[161] sowie des hergestellten Todes (Gewalt, Suizid, Krieg) und entsprechender Trauerarbeit. (Vgl. Spiegel-Rösing 1984, S. 10) Ein letzter Aspekt bezieht sich auf die Sozialisationsinstanzen – einschließlich der beruflichen –, und die an sie gestellten Herausforderungen, im Lebenskontinuum auf das Sterben im Leben, das Leben im Sterben vorzubereiten und adäquate ‚agogische Bemühungen'[162] zu entwickeln. (Vgl. Plieth 2007, S. XIV)

Die Auseinandersetzung mit der Endlichkeit ist vielfältig, zeichnet sich durch einen Eklektizismus aus, da Sterben und Tod von unterschiedlichen gesellschaftlichen Subsystemen besetzt und entsprechend codiert werden. Zu nennen sind: Politik (Kriegseinsatz, Antiterrormaßnahmen), Wirtschaft (Risikolebensversicherung, Rüstungsindustrie, Finanzwirtschaftskrise), Medien (fiktive und reale Bilder unterschiedlicher Todesarten), Kunst (Sterben als öffentlicher Raum[163]), Wissenschaften, hier vor allem die Ethnologie (Todesrituale in kultureller Vielfalt), Psychologie (Erleben und Verhalten infolge der (Todesangst)Einstellung der Endlichkeit gegenüber), Soziologie (Mortalität und Korrelation infolge

---

der Begleitung Sterbender bis zur sog. Death Education für (semi)professionelle Helfer (Ehrenamtliche in der Hospizarbeit, Professionelle in der institutionalisierten Pflege). (Vgl. ebd., S. 269 f.)

161 Diesen Prozess publizierte in jüngster Zeit der 1960 geborene deutsche Theater-, Opern- und Filmregisseur Christoph Schlingensief in seinem bewegenden „Krebstagebuch" als Reaktion darauf, sich mit (s)einer unheilbaren Erkrankung auseinandersetzen. (Vgl. Schlingensief 2009) Schlingensief starb am 21. August 2010. Dazu bemerken die Journalisten Georg Etscheit und Nadine Emmerich: „Mit immer neuen Aufgaben und Projekten schien Schlingensief seiner schweren Krankheit verzweifelt Paroli bieten zu wollen. Immer wieder verlautete auch, die Ärzte könnten die Metastasen in Schach halten." (Etscheit/Emmerich, Nachrichtenagentur ddp in www.nmz.de, abgerufen am 24.08.2010) Hier tritt der Tod als Gegner bzw. Feind des Lebens auf den Plan, der in diesem konkreten Fall als Sieger hervorging.

162 Darunter werden „alle Maßnahmen der ‚Menschenbegleitung', die von der Bereitschaft, eine Persönlichkeit auf dem Weg der Selbst- und Welterkenntnis sowie der Gestaltung des eigenen Lebens zu unterstützen" (Plieth 2007, S. XIV), subsumiert.

163 So hat der Künstler Gregor Schneider im Frühjahr 2008 Diskussionen entfacht, als er einen Ausstellungsraum für das öffentliche Sterben eines Menschen zur Verfügung stellen wollte. Ein Jahr später erfolgte das öffentliche Sterben einer an Krebs erkrankten („Big Brother") Frau in Begleitung der englischen Medien. (Vgl. www.welt.de „Der öffentliche Tod darf auch ein Kunstwerk sein", abgerufen am 24.03.2009)

unterschiedlicher Gesellschaftsschichten), Ethik (Austherapierung, Patienten-autonomie, ärztliches Berufsethos), Pflegewissenschaften[164] (Palliative Care), Theologie (Memento mori, Ars Moriendi), Philosophie (z.B. in der Auffassung Jankélévitchs, 2005[165]: ,Der Tod – die große geheimnisvolle Unbekannte'), Justiz (Sterbehilfe, ärztlich-assistierter Selbstmord, Patientenverfügung), Medizin (Le-bensverlängerung, Reproduktion), Bürgerinitiativen (Hospizbewegung). (Vgl. Feldmann 2004, S. 8; Gehring 2010, S. 11) Die Pädagogik erscheint im Kontext einer in der Kapitelfolge IV. zu thematisierenden Thanatagogik, Death Education und „Sterbepädagogik" (Schivelbusch 2003, S. 13). Jede der genannten Diszipli-nen zeichnet sich durch spezifische Herangehensweisen aus, den Umgang mit Sterben, Tod und Trauer begreifbar(er) zu machen und Handlungsoptionen be-reitzustellen bzw. Handlungsanweisungen anzuordnen. Hier stellt sich allerdings auch die Frage, wann „die Grenze des Sagbaren" (Gehring 2010, S. 10) erreicht ist, da Sterben und Tod als ein höchstpersönlicher Vorgang zu bezeichnen sind. Dennoch resümiert Wittkowski: „Im Kontext von Sterben, Tod und Trauer gibt es [...] unbestreitbar vielfältige Fragen von eminenter praktischer Bedeutung. Dennoch ist eine systematische und auf Dauer angelegte wissenschaftliche Be-schäftigung mit der Todesthematik, welche die Grundlagen für fachlich verant-wortbares Handeln in der Praxis liefern könnte, in Deutschland kaum erkennbar." (Wittkowski 2003, S. XIII) Bezogen auf die wissenschaftliche Infrastruktur heißt

---

164 Die Pflegewissenschaft begann sich in den 1990er Jahren in Deutschland zu etablieren und hat gegenwärtig die Phase der Konsolidierung erreicht. Dennoch ist zu konstatieren, dass nach wie vor kein pflegewissenschaftliches Paradigma ausgebildet ist. Dies ist auf das dialektische Verhältnis zu zahlreichen Bezugswissenschaften zurückzuführen, sodass es für den (breit gefächerten) Gegenstandsbereich Pflege eine große Herausforderung darstellt, eine Ein- und Abgrenzung vorzunehmen. (Vgl. Görres/Friesacher 2005, S. 33 f.) Das erklärt, warum die Pflegedisziplin ihr gesellschaftlich-politisches Mandat nur zögerlich in Anspruch nimmt. Ob die Pflegewissenschaft zu einer politischen Größe avancieren wird, die infolge von Ex-pertisen gesellschaftlich-institutionelle Bedingungen mitzugestalten vermag, gilt es kritisch zu beobachten. Weidner konstatiert die „Anwendung von Weiblichkeitsideologien" und die „ethisch begründete Einforderung von Opferbereitschaft" als Behinderung der Pflegeprofes-sionalisierung. (Weidner 1995, S. 119; vgl. Feldmann 2004, S. 14) Diese ist auf die historische Entwicklung des Pflegeberufs und die entsprechenden Rollenerwartungen zurückzuführen. Die Reflexion dieser Traditionen und die (Neu)Gestaltung des Berufsbildes zählen u.a. zu den Aufgabenbereichen der Pflegewissenschaft. (Vgl. Rabe 2009, S. 41 f., 47 f.)

165 In seinem Hauptwerk ,Der Tod' zeigt Vladimir Jankélévitch die Grenzsituation auf, der der Mensch mit der äußersten Todeserfahrung als unaussprechliches und ungewisses Geheimnis, dem Übergang vom Sein ins Nichts oder vom Wesen in das Absolut-Andere ausgesetzt ist. (Vgl. Jankélévitsch 2005) Für die Umwelt erscheint der Tod als Abwesenheitserfahrung: ein vertrauter Mensch ist nicht mehr da. Fakten, die dennoch unbegreifbar erscheinen. (Vgl. Geh-ring 2010, S. 9) Die Undenkbarkeit des Todes findet sich – trotz einer anschaulich beschriebe-nen Unterwelt und ihrer Göttermythen – als philosophischer Gedanke bereits in der Antike in den Überlegungen Herakleitos, ca. 500 v. Chr. (Vgl. ebd., S. 14 f.)

es weiter: „Es gibt keine einzige universitäre oder außeruniversitäre Forschungs-
einrichtung, kein Graduiertenkolleg, keine Fachzeitschrift und wenig fachwissenschaftliche Literatur im engeren Sinne. Dies steht in deutlichem Kontrast zu
den Verhältnissen auf der internationalen Ebene." (Ebd.) So konnte die amerikanische ‚Work Group on Death, Dying and Bereavement' (Zentrierung der Grundlagenforschung und Transfer in Anwendungsfeldern) mittlerweile ihre 30jährige
Existenz kundtun. Zu recht kritisiert Wittkowski, dass Grundlagenforschung und
praktische Anwendungsfelder hierzulande unzureichend ineinandergreifen: „Es
dominieren Meinungen über Fakten, weltanschauliche Positionsbestimmungen
werden höher geschätzt als die Suche nach gesicherten Erkenntnissen." (Wittkowski 2009, S. 1)

Für das weitere Verständnis thanatologischen Denkens ist es erforderlich, auf
seine Entstehungsgeschichte zu schauen. Diese führt in die Vereinigten Staaten
von Amerika der 1950er Jahre. Auch wenn es im Vorfeld wissenschaftliche Auseinandersetzungen zu Sterben und zum Tod gab, fanden diese wenig Resonanzen
im wissenschaftlichen Kontext, geschweige denn im öffentlichen Bewusstsein.
Das änderte sich mit der Publikation „The meaning of death", die Feifel 1959
infolge eines von ihm verantworteten Kongresses „The concept of death and its
relation to behavior" herausgab und damit unterschiedliche Beiträge von beispielsweise Carl G. Jung und Herbert Marcuse zusammenführte. Feifel selbst
analysierte in seinem Rapport den gesellschaftlichen Umgang mit dem Tod, den
er als tabuisiertes Verhalten enthüllte. (Vgl. Feifel 1965,[166] S. XII) Diese Aktivitäten werden als Geburtsstunde der Thanato(psycho)logie bezeichnet, zumal
das „Time Magazin" durch eine positive Rezension landesweites Interesse an der
Thematik auslöste, im Gegensatz zur akademisch ausgerichteten Psychologie,
die das Sujet Tod als nicht zugänglich für wissenschaftliche Expertisen ansah.[167]
(Vgl. Ochsmann 1993, S. 7; Wittkowski 1990, S. 11 f.) Dass die Notwendigkeit
einer Auseinandersetzung mit Sterben, Tod und Trauer – bildlich gesprochen – in
der Luft lag, hat mit den Erfahrungen der „Veterans Administration" zu tun, einer
(sozial-medizinisch ausgerichteten) Organisation, die sich dem Wohle ehemali-

---

166   The Meaning of Death, Herman Feifel, Editor. McGraw-Hill Bock Company United States of
      Amerika 1959. First McGraw-Hill Paperback Edition, 1965. Darin Carl G. Jung: The Soul and
      Death, S. 3–15; Herbert Marcuse: The Ideology of Death, S. 64–76. Die Beiträge insgesamt
      können den Perspektiven theoretischer und philosophischer Fragehaltungen, entwicklungs-
      psychologischer Elemente und medizinischer Provenienz zugeordnet werden. (Vgl. Wittkow-
      ski 1990, S. 11)
167   Zu dieser Zeit erlebte der Behaviorismus eine hohe Akzeptanz. Die psychologische Forschung
      interessierte sich infolgedessen für offenes, also zugängliches, unmittelbares Verhalten. Im
      Sterbeprozess können kognitive Prozesse jedoch nicht unmittelbar erfasst werden, sondern
      sind nur durch Rückschluss ergründbar, was zu deren wissenschaftlichem Ausschluss führte.
      (Vgl. Wittkowski 1990, S. 9)

ger amerikanischer Kriegsteilnehmer verpflichtet fühlte. Die dort tätigen Psychologen wurden mit Männern konfrontiert, die auf den Kriegsschauplätzen ihre Kameraden haben sterben sehen. Neben sichtbaren physischen hatten diese auch mit unsichtbaren psychischen Verletzungen zu kämpfen.[168] Die Wiedereingliederung in das Zivilleben war äußert schwierig bzw. misslang. Die Anzahl der (versucht) suizidalen Handlungen stieg sprunghaft an. (Vgl. ebd., S. 11; Ochsmann 1993, S. 7[169]) Das motivierte die Psychologie, dieses Phänomen wissenschaftlich zu ergründen, um daran anknüpfend präventive und interventive Maßnahmen entwickeln zu können. Retrospektiv betrachtet ist der Suizid als erstes thanatologisch bearbeitetes Thema zu bezeichnen. (Vgl. ebd.) Die breite Öffentlichkeit nahm diese Forschungsarbeiten kaum zur Kenntnis. Das sollte sich jedoch in den ausgehenden 1960er Jahren ändern, als eine Wissenschaftlerin auf den Plan trat, die bis heute in der Allgemeinheit untrennbar mit der Thematik Sterben, Tod und Trauer in zahlreichen Ländern[170] in Verbindung gebracht wird: Elisabeth Kübler-Ross. Im populären ,Life Magazin'[171] wurde von einem ihrer – u.a. an medizinischen Fakultäten abgehaltenen – Workshops berichtet, in dem sie vor Medizinstudenten nicht über Sterbende, sondern mit ihnen (sic!) zusammen diskutierte.[172] Diese Reportage löste lebhaftes Interesse aus und mündete in der „death-awareness" Bewegung, die das Ziel verfolgte, Sterbende weder auszugrenzen, noch den Tod zu tabuisieren, vielmehr den Tod zu subjektivieren und zu psychologisieren. (Vgl. Knoblauch/Zingerle 2005, S. 18) Das, was Kübler-Ross auszeichnete, war ihre Unbefangenheit, mit der sie Sterbenden unterschiedlichster Altersgruppen (auch Kindern) und Krankheitsbildern (Tabuerkrankung Krebs, später Aids) bedingungsfrei und einfühlend gegenübertrat. Dieses vorbildliche Verhalten führte

---

168 Diese Erfahrung greift der amerikanische Schriftsteller Philip Roth in seinem 2009 erschienen Roman ,Empörung' auf: „Allein in der Kompanie des Gefreiten Messner überlebten nur zwölf von zweihundert, und nicht ein einziger dieser verschont Gebliebenen schrie und heulte nicht und war nicht wahnsinnig geworden, unter ihnen der vierundzwanzigjährige Kommandant, dessen Gesicht von einem Gewehrkolben zerschmettert worden war wie von einem Baseballschläger." (Roth 2009, S. 196)

169 Ochsmann greift auf die Erzählungen eines Beteiligten zurück: Robert Kastenbaum, selbst Psychologe, der mit seinen unzähligen Publikationen die thanato(psycho)logische Forschung maßgeblich mitgestaltete. Zu nennen ist sein Klassiker „Psychology of Death" aus dem Jahr 1972, unter Mitwirkung von Ruth Aisenberg.

170 Die Publikationen von Kübler-Ross sind mittlerweile in 25 Sprachen übersetzt, ihre Auflagen haben die Millionengrenze längst überschritten. (Vgl. www.elisabethkublerross.com, Rundbrief Winter/Spring 1999)

171 Das ,Life Magazin' war zu diesem Zeitpunkt die erfolgreichste Illustrierte Amerikas. (Vgl. Wittkowski 1990, S. 12)

172 In ihrer Biografie berichtet Kübler-Ross, auf welche Schwierigkeiten sie in der ärztlichen Kollegenschaft traf, überhaupt Sterbende aufzufinden. Die unausgesprochene Regel, die es von ihr zu durchbrechen galt, lautete: ,Wir haben keine sterbenden Patienten'. (Vgl. Kübler-Ross 1997, S. 168, 171)

dazu, dass in den von ihr angebotenen Seminarveranstaltungen auch Kranken-schwestern persönliche Erfahrungen, Schwierigkeiten und Ängste im Umgang mit Sterbenden und ihren Angehörigen aussprachen. (Vgl. Kübler-Ross 1997, S. 156 ff., 182 ff.; Kübler-Ross 1983) Ihre Erkenntnisse werden im späteren Verlauf dieser Arbeit aufgegriffen und vertieft.

Der weitere thanatologische Verlauf ist durch zahlreiche Forschungsaktivi-täten unterschiedlichster Wissenschaftler[173] gekennzeichnet, der Gründung von Organisationen und Selbsthilfegruppen, wie beispielsweise „Association for Death Education and Counseling", „Hospice Association of Amerika", mit dem Resultat, dass unterdessen in den Vereinigten Staaten an unzähligen Schulen und Universitäten regelmäßig Seminare zum Umgang mit Sterben, Tod und Trauer angeboten werden. Die thanatologische Literatur ist in öffentlichen Bibliotheken gut vertreten. (Vgl. Ochsmann 1993, S. 7 ff.)

In der Bundesrepublik Deutschland begann die wissenschaftliche Ausein-andersetzung mit der Endlichkeit erst in den 1970er Jahren. Entscheidend für diese Zeitverzögerung – im Vergleich zu den USA – war die Tatsache, dass im nationalsozialistischen Deutschland Sterben und Tod mit menschenverachten-den Straftaten verband: „Vernichtung lebensunwerten Lebens", „Endlösung der Judenfrage" und einer perfiden (bürokratisch genauen) „Entsorgung" von Men-schen in „Todesfabriken". Die allgemeine Beschäftigung mit Sterben und Tod in der Nachkriegszeit setzte die spezifische Auseinandersetzung mit dem Holocaust – nicht nur auf wissenschaftlicher Ebene – voraus, die bis in den 1970er Jah-ren nur zögerlich zu beobachten war. Mitscherlich und Mitscherlich beschrieben dieses Phänomen der fehlenden, (selbst)kritischen Bearbeitung nationalsozialis-tischen Unrechts als ‚Unfähigkeit zu Trauern'.[174] (Vgl. Mitscherlich/Mitscherlich,

---

173 Ochsmann weist darauf hin, dass neben Kübler-Ross weitere Wissenschaftler für den Be-reich der Thanatopsychologie relevante Forschungsergebnisse hervorgebracht haben. Zu nen-nen sind exemplarisch Larry LeShan, der als erster Psychologe unheilbar an Krebs erkrankte Menschen mit psychotherapeutischen Verfahren behandelte. (Vgl. LeShan, L.L. und LeShan, E.: Psychotherapy and the patient with a limited life span. Psychiatry, 24, S. 318–323, 1961) Richard Kalish arbeitete über die soziale Distanz zwischen Sterbenden und ihren Begleitern. (Vgl. Kalish, R. A.: Social distance and the dying. In: Community Mental Health Journal, 2, S. 152–155, 1966) Dass Pflegepersonal und Mediziner mit einer größeren Sensibilität den Umgang mit Sterbenden gestalten müssen, ist den psychoanalytischen Konzepten von Weis-man (On dying and denying – a psychiatric study of terminality. Behavioral Publikations Inc. New York, 1972) zu verdanken. Robert Kastenbaum gab ab 1973 das Fach-Journal of Death an Dying ‚OMEGA' heraus, durch das empirische Arbeiten gefördert werden konnten. Aktuellere Forschungsaktivitäten sind der 2003 erschienenen Monografie von Wittkowski zu entnehmen, aus denen im weiteren Verlauf rezipiert wird.

174 Die Wissenschaftler beschreiben die Stimmung der 1960er Jahre in der BRD als kollektiv-offensichtliche Verweigerung, die Gräueltaten des NS-Regimes kognitiv und affektiv in ad-äquater Weise zu bewältigen. ‚Die Unfähigkeit zu trauern' als Phänomen (Eliminierung der

Erstausgabe 1967 / 2007) Eklatant ist, dass sich die ‚Unfähigkeit zu trauern' bis zum gegenwärtigen Zeitpunkt fortzusetzen scheint: Im Vergleich zum amerikanischen, aber auch zum israelischen Forschungsstand der Trauerarbeit kommt eine solche in der deutschen Forschung nicht vor. Die Frage nach einem Warum drängt sich auf, da (auch) die Deutschen nach zwei Weltkriegen Menschenleben, Heimat und kulturelle Güter zu beklagen hatten. Wittkowski vermutet, dass „der Grund für ein kaum wahrnehmbares öffentliches Trauern hierzulande speziell um die gefallenen deutschen Soldaten möglicherweise darin [liegt], dass es sich um Tod im Kontext von Unrecht handelt. Die von Deutschland begonnenen Weltkriege werden besonders von den Deutschen selbst als unrechtmäßige, als verbrecherische Kriege wahrgenommen. Die Trauer um Verbrecher aber ist sozial unerwünscht. [...] Man könnte hier das Konzept der sozial geächteten Trauer [...], das sich ursprünglich auf Individuen bezieht, auf einen Volkskörper übertragen. Hier wie dort wird der Verlust negiert, und das Recht der Hinterbliebenen auf ein Trauern wird nicht unterstützt. Die Folge ist die unvollkommene psychische Bewältigung eines bedeutenden Abschnitts in der Geschichte unseres Volkes." (Wittkowski 2003, S. 275 f.)[175] Hier wird ein thanatologisches Forschungsdesiderat deutlich. Es wird sicherlich Erstaunen auslösen, die verantwortungsbewusste Auseinandersetzung mit der Vergangenheit unter die Perspektive der Trauerarbeit (-therapie) zu stellen.

Die ersten Ansätze thanatologischen Denkens entstanden im Kontext der Altersforschung und der institutionellen Sterbebegleitung älterer Menschen. (Vgl. Lehr 1992; Thomae 1976, Falck 1980) Da die Altenhilfe immer mehr ins Bewusstsein rückte, initiierte der Sozialwissenschaftler Rest ein Forschungsprojekt, das die praktische Orthothanasie fokussierte, die Lehre vom individuell ausgerichteten Sterbebeistand in der Interaktion Pflegeperson und sterbender (alter)

Verbrechen aus dem kollektiven Bewusstsein), weil es den Bundesbürgern immer noch unmöglich erschien, Konsequenzen für das (Nicht)Handeln während des Nationalsozialismus' und den Aus- und Nachwirkungen anzunehmen. Verstärkend wirkte die Zeit des Wiederaufbaus, der die ganze Kraft einzufordern schien und das Wirtschaftswunder hervorbrachte, das wiederum einen Überlegenheitshabitus auslöste. Das Forscherehepaar trat für die kollektive Aufarbeitung des Dritten Reiches ein, in dem die Vergangenheit analytisch-reflektierend bewältigt wird. (Vgl. Mitscherlich/Mitscherlich 2007) Dieser Ansatz wurde von Wegbegleitern der sog. 1968er Protestbewegung aufgegriffen. (Vgl. Freimüller 2008)

175 Trauerarbeit äußert sich u.a. in der Pflege der Trauerstätten. Auf dem Friedhof der Nordseeinsel Norderney ist in eindrucksvoller Weise zu beobachten, dass die Gräber im Allgemeinen ordentlich gepflegt sind, mit Ausnahme der sichtbaren, eingezäunten (aber zugänglichen) Grabfläche für die im Zweiten Weltkrieg gefallenen (i.d.R. sehr jungen) Soldaten. Deren Grabsteine (ca. 100) sind seit Jahrzehnten nicht gesäubert worden, Gedenklichter und Blumenschmuck fehlen. Diese Beobachtung (Ostern 2009) ist insofern interessant, da auf dieser Insel bis zum gegenwärtigen Zeitpunkt seit Generationen Familien leben und davon auszugehen ist, dass in vielen verwandtschaftlichen Verbünden Kriegsopfer zu beklagen sind.

Mensch. Seine Bemühungen mündeten in einem „Internationalen Symposium für Thanatologie und Thanatagogik". Diskutiert wurde neben der Sterbeforschung auch der Sterbebeistand sowie die Möglichkeit einer „Sterbeerziehung" für Berufsgruppen, die mit Sterbenden konfrontiert werden wie das medizinische Personal. (Vgl. Rest 1977/78) In den Folgejahren vermehrten sich thanatologische Aktivitäten. Hervorzuheben sind die von Ochsmann und Howe verantworteten Symposien Anfang und Ende der 1980er Jahre mit den Schwerpunkten Darstellung thanatopsychologischer Forschung (Fragen zur Ethik, Sterbebegleitung, Kommunikation mit Sterbenden, Angst vor Sterben und Tod sowie Workshops zu Themen wie Wahrheit am Krankenbett, persönliche Erfahrungen im Umgang mit der Endlichkeit), Konsequenzen aus der ontologischen Konfrontation sowie Trauerreaktionen infolge unterschiedlicher Todesereignisse, einschließlich der Trauerberatung. (Vgl. Howe/Ochsmann 1984; Ochsmann/Howe 1991; Ochsmann 1993, S. 11 f.)[176] Die erste deutschsprachige Monografie zu ausgewählten Perspektiven der Thanatopsychologie legte Wittkowski 1978 (Tod und Sterben, Ergebnisse der Thanatopsychologie), in Erweiterung 1990 (Psychologie des Todes), vor. 2003 gab der engagierte Psychologieprofessor einen weiteren Überblick über die thanatologische Forschung heraus und konzentrierte sich auf die Darstellung der Arbeitsergebnisse ausländischer Koryphäen zur Grundlagenforschung bzw. zu praktischen Anwendungsfeldern (Sterben, Tod und Trauer – Grundlagen, Methoden, Anwendungsfelder).[177] Feldmann bewertet die deutschsprachige thana-

---

176 Ochsmann berichtet, dass 1982 mehr als 300 Psychologen, Sozialpädagogen, Pflegepersonen, Mediziner und interessierte Laien teilgenommen haben. Das wissenschaftliche Programm setzte sich immerhin aus 50 Vorträgen zusammen. (Vgl. Ochsmann 1993, S. 11)

177 Aus den Forschungserkenntnissen bilanziert Wittkowski:
– Quantitative Messinstrumente zur Ermittlung des Erlebens von Sterben und Tod liegen vor. Für die Zukunft ist der Fokus auf die Entwicklung qualitativer Erhebungsverfahren zu richten sowie deren Verbindung zur quantitativen Datenerhebung. Systematische Verhaltensbeobachtungen sollten zunehmend in Forschungsvorhaben integriert werden, da diese bei Untersuchungen des Sterbeprozesses bedeutsam sind, wie an der Studie von Glaser und Strauß deutlich wurde, auf die in dieser Arbeit eingegangen wird. (Vgl. Wittkowski 2003, S. 272)
– Infolge reliabler mehrdimensionaler Fragebogenverfahren konnte der Wissensstand über Einstellungen zu Sterben und Tod deutlich zunehmen. Korrelate der Angst vor Sterben und Tod wie Religiosität, Geschlecht, Alter, seelische Gesundheit liegen vor. (Vgl. Tomer/Eliason, S. 33–47 und Neimeyer/Moser/Wittkowski, S. 108–125, in: Wittkowski 2003) Korrelate des Akzeptierens von Sterben und Tod sind vergleichsweise dazu nur in geringem Ausmaß vorhanden. Darüber hinaus wird die Notwendigkeit von Längsschnittstudien evident, um Aussagen zur Entwicklung des Erlebens der Endlichkeit unter Fokussierung unterschiedlicher Lebensabschnitte zu erfassen. (Vgl. ebd., S. 272 f.)
– In der (internationalen) Trauerforschung liegen infolge inter- und multidisziplinären Vorgehens Erkenntnisse vor. Zukünftige Forschungsvorhaben sollten eine differenziertere Perspektive einnehmen, um Korrelate der zahlreichen beeinflussenden Faktoren von Kummer

to(sozio)logische Auseinandersetzung als disparat und schütter; zudem werden gesellschaftliche Problematiken nur unzureichend aufgegriffen, wie am Beispiel der aktiven Sterbehilfe[178] – im Gegensatz zur Debatte um den Hirntod[179] – festzumachen ist. (Vgl. Feldmann 2004, S. 18; Knoblauch/Zingerle 2005, S. 14)[180]

Des Weiteren ist darauf zu verweisen, dass soziologisch-psychologisch-pädagogische Auseinandersetzungen auf dem Weg ihrer Profilierung innerhalb der thanatologischen Forschung mit dem Vorwurf einer Manifestierung der (Todes) Verdrängung konfrontiert wurden. Müller und Lehmkühler konstatierten 1984: „Die Thanato-Psychologie erfüllt für die Gesellschaft Alibi-Funktionen in dem Sinne, daß sie sich als Expertenwissenschaft die Aufgabe zuweisen läßt und übernimmt, die Befassung mit Sterben, Sterbenden und Tod zu übernehmen. Damit aber leistet sie der Ausgliederung des Todes aus dem gesamtgesellschaftlichen Reflexionsprozeß Vorschub, sie dient als Alibi." (Müller/Lehmkühler 1984, S. 249) Und Godzik fragte sich, ob angesichts einer (bis heute unüberschaubaren) Publikationsflut nicht eine „neue Form der Abwehr und des Verdrängens"

---

und Trauer herauszuarbeiten. (Vgl. Rando, S. 173–192, in: Wittkowski 2003) Ebenso ist der Umgang von Kindern mit Sterben, Tod (auch ihrer Haustiere) und Trauer weiter zu ergründen, da unterschiedliche Entwicklungsphasen verschiedenartige Einstellungen zur Endlichkeit einschließlich entsprechender Reaktionsweisen wahrscheinlich mit sich bringen. Dieses Wissen wiederum dient dazu, Kinder – ähnlich wie Erwachsene – gezielter emotional unterstützen zu können. Im deutschsprachigen Raum erfolgt keine Differenzierung zwischen Trauerberatung und Trauertherapie. Diese Bezeichnungen werden synonym verwendet bzw. unter Trauerbegleitung gefasst. Auch hier ist differenzierter zu untersuchen, welche Form der Intervention bei welchen Trauernden Wirkungen zeigt. (Vgl. ebd., S. 280)

– Die thanatologische Forschung zeichnet sich zum gegenwärtigen Zeitpunkt durch eine Vielzahl von Konzeptionen und Theorien aus. Die wissenschaftlich zu leistende Arbeit ist deren Zusammenführung, wie es am Beispiel der Einstellung dem Sterben, Tod und der Trauer gegenüber zu beobachten ist: Hier greifen zunehmend Konzepte der Bindung und Sinngebung, mit denen letztlich zu verdeutlichen ist, dass Sterben und Trauern als „hochgradig individuelle Vorgänge" (Wittkowski 2003, S. 282) zu bewerten sind.

– Für die praktischen Anwendungsfelder (Begleitung unheilbar Erkrankter und Sterbender; Trauerberatung und -therapie; Betreuung von Opfern aus Naturkatastrophen, terroristische und andere gewalttätige Übergriffe; „Death Education") fordert Wittkowski die Integration der Grundlagenforschung und fokussiert die Frage: „Auf welche gesicherten Erkenntnisse können wir unser Handeln gründen?" (Wittkowski 2003, S. 276) Empirisch gesicherte Daten werden – so seine These – perspektivisch eine größere Wirkung entfalten als ein Handeln, das auf intuitiven, subjektiven Vorstellungen und Überzeugungen fußt. (Vgl. ebd.)

178 In die Auseinandersetzung über die Sterbehilfe fließen implizit weltanschauliche und / oder religiöse Überzeugungen ein, die infolge unzureichender Offenlegung den Diskurs verunsachlichen. (Vgl. Wittkowski 2003, S. 281)

179 Ist ein Hirntoter tot? Dazu wird auf den Beitrag von Werner Schneider 2005, S. 55–79 verwiesen.

180 Ebenso bewerten Knoblauch und Zingerle die Thanatosoziologie als eine sich im Entstehen befindende Wissenschaft. (Vgl. Knoblauch/Zingerle 2005, S. 11)

entstehe, „die ins Schreiben und Lesen verschiebt, was doch in der konkreten Situation gelebt und ausgehalten werden will." (Godzik 1988, S. 445). Eine andere Form gegenwärtiger Verdrängung befürchtet Gronemeyer: Im Zuge der professionellen Versorgung Sterbender (Institutionalisierung und professionelle Verwaltung) wird letztlich ein Beitrag geleistet, „funktionierende Freundschafts- und Selbsthilfenetze" (Gronemeyer 2007, S. 143) zu zerstören und infolgedessen „eine radikale Abhängigkeit" (ebd.) zu inszenieren.[181] Ob Palliativstationen und Hospizeinrichtungen – als vermeintlich ganzheitlich ausgerichtete Fürsprecher Sterbender – nicht realiter als neue Form der institutionalisierten „Verwaltungs- macht" zu entlarven sind (vgl. Gronemeyer 2007, S. 81 ff., 119 ff., 138 ff.; Feld- mann 2004, S. 7), gilt es – vor dem Hintergrund der Aufrechterhaltung bestehen- der Machtansprüche – kritisch zu beobachten: Die Disziplinarmacht der Medizin und Rechtskunde (Rechtsmedizin) erobert(e), normiert(e) und diszipliniert(e) mit ihren Diskursen – als Wissens-Macht-Komplexe – den Körper, so dass mensch- liches Leben von der Geburt bis zum Tod medizinisch kontrolliert und staatlich- juristisch überwacht wird. Die Disziplin ist eine Technik der Machtausübung, die als Disziplinarmacht den individuellen Körper im Rahmen von Körpertechnolo- gien seiner Einflussnahme unterstellt. (Vgl. Foucault nach Ruoff 2007, S. 80, 84, 102; Feldmann 2004, S. 7; Gronemeyer 2007, S. 22) Im Zuge dessen wird dem In- dividuum (s)ein definierter Platz im Disziplinarraum zugewiesen. (Vgl. Foucault nach Ruoff 2007, S. 102 f.) Übertragen auf das Krankenhaus: „Das Spital stellt die Identität des Patienten fest, reglementiert die Besuchszeit und fixiert den einzel- nen Kranken zuletzt auf ein Bett mit Namensschild. Diese selbstverständlichen Maßnahmen erscheinen banal, aber sie bilden eine unverzichtbare Bedingung des analytischen Raumes. Seine Funktion besteht aus Beobachtbarkeit, Lenkung der medikamentösen Behandlung und Unterbindung der Ansteckungsgefahr. Die ehemals flüchtige Inspektion weicht einer geregelten Beobachtung, die den Kran- ken einer ständigen Kontrolle unterstellt. Letztlich objektiviert die Disziplin den Patienten zu einer analysierbaren Einheit." (Ruoff 2007, S. 103)

Da gegenwärtig die meisten Menschen in Institutionen versterben (Institu- tionalisierung des Sterbens), ist es erforderlich auf thanatologische Forschungs- erkenntnisse zurückzugreifen, die den Umgang mit Sterbenden in Krankenhäu- sern thematisieren. (Vgl. Statistisches Bundesamt 2008, Fachserie 12 Reihe 6.1.1; Statistisches Bundesamt 2007, Fachserie 12 Reihe 4; Gronemeyer 2007, S. 159)

---

181 Das ruft Dörner auf den Plan, der sich unermüdlich für den Prozess der Deinstitutionalisie- rung einsetzt und vor der gesellschaftlichen Herausforderung der Gruppe, der (zunehmend demenziell veränderten) Hochaltrigen einen dritten Sozialraum entstehen sieht, unter syner- getischer Nutzung des Bürgerengagements und der nach dem Subsidiaritätsprinzip fungieren- den professionellen Helfersysteme. Damit können Leben und Sterben wieder dorthin verlagert werden, wo Betreffende es für sich in Anspruch nehmen möchten: ins eigene Zuhause. (Vgl. Dörner 2007, S. 12 ff., 20, 23 ff., 35 ff., 80 ff.)

Diese Erkenntnisse können in pädagogische Prozesse integriert werden, um eine abschiedskulturelle Haltung bei Auszubildenden der Pflege zu fördern.

2. Forschungsstand zum Umgang mit Sterben und Tod in der Institution Krankenhaus

In der klassischen Medizinsoziologie werden Krankenhäuser als ‚totale Institutionen' verortet. (Vgl. Schiefer 2007, S. 275)[182] In der Erklärung Goffmans: „Eine totale Institution läßt sich als Wohn- und Arbeitsstätte einer Vielzahl ähnlich gestellter Individuen definieren, die für längere Zeit von der übrigen Gesellschaft abgeschnitten sind und miteinander ein abgeschlossenes, formal reglementiertes Leben führen." (Goffman 1972, S. 11) Die Reglementierung des Patienten in einem Krankenhaus wird aus der – medizinisch angeordneten und bürokratisch ablauforganisierten und überwachten – Systemrationalität abgeleitet, mit der die effiziente Anwendung kurativer Maßnahmen, zunehmend unter monetärer Perspektive, einschließlich Reduzierung der Verweildauer sichergestellt werden soll. Damit der Patient die an ihn gerichtete Erwartungshaltung erfüllt, wird ein „Totalanspruch auf [...] [seine] gesamte Persönlichkeitsstruktur" (Schiefer 2007, S. 275) erhoben, dem sich dieser (freiwillig[183]) zu unterwerfen hat. In totalen Institutionen ist die „Sachgerichtetheit" der „Sozialgerichtetheit" (Streckeisen 1993, S. 1404) übergeordnet, festzumachen an der Minimierung der Privatsphäre,[184] Einschränkung des (kommunikativen) Aktionsradius', der emotional distanzierteren Beziehungsgestaltung zwischen Personal und Patienten und der Anpassung individueller Bedarfe an die Krankenhausablaufprozesse. Letztlich ist es nicht ausschließlich die Krankheit, welche die Verhaltensweisen eines Patienten beeinflusst, sondern zum großen Teil auch die unveränderbaren institutionellen Bedingungen, mit denen er konfrontiert wird. (Vgl. Goffman 1972, S. 20 f.; Rhode 1974, S. 299) Vor diesem

---

182 In der Kapitelfolge VI. werden Krankenhäuser im betriebswirtschaftlichen Kontext begutachtet.

183 Jede Krankenhausbehandlung setzt einen auf zwei Willenserklärungen (Krankenhausträger / Mediziner und Patient) beruhenden Behandlungsvertrag (zivilrechtlicher Vertrag, § 611 BGB; Geschäftsfähigkeit, § 104 BGB) voraus. Davon sind Notfallsituationen ausgenommen, in denen ein Arzt gemäß § 323c StGB verpflichtet wird, situativ zu handeln. (Vgl. Pschyrembel Wörterbuch Pflege 2003, S. 87 f.)

184 Die Privatsphäre reduziert sich auf die kleine Fläche eines Beistelltisches (Nachtschrank) und des Patientenkleiderschranks im Ausmaß eines Spindes. Sichtschutzmöglichkeiten sind in Mehrbettzimmern i.d.R. nicht vorhanden, wie beispielsweise Trennvorhänge zwischen den Patientenbetten. In Akutkrankenhäusern kommt es nicht selten vor, dass in regulär ausgewiesenen Zwei- oder Dreibettzimmern weitere Patienten „eingeschoben" werden.

Hintergrund erfolgt die (un)ausgesprochene Kategorisierung der Patientenverhaltensweisen in kooperative bzw. unkooperative. (Vgl. Rhode 1974, S. 399)[185] Deindividualisierung, Autonomiebeschränkung und Deprivatisierung sind die Parameter einer zu konstatierenden Normierung der Rolle Patient.[186] Die funktionalisierte Entschädigung[187] wird als Wiedererlangung der Gesundheit bzw. Fortsetzung der Lebenszeit trotz chronischen Krankheitsverlaufs angestrebt. (Vgl. Schiefer 2007, S. 276; Glaser/Strauss 1974, S. 14) Was aber passiert mit Menschen, die sich in der Institution Krankenhaus unwiderruflich mit dem eigenen Sterben auseinanderzusetzen haben bzw. die Institution mit Sterben und (potenziellem) Tod konfrontieren? Zur Beantwortung dieser Frage ist auf die Untersuchung von Glaser und Strauss zurückzugreifen, die – nach dem Verfahren des Theoretical Sampling[188] – eine Theorie der (Sterbe)Bewusstheitskontexte entwickelt haben.

---

185 Auf die Frage, wie sich Auszubildende der Gesundheits- und Krankenpflege einen idealen Patienten vorstellen, antwortete eine Klasse (26 Teilnehmer) im ersten Ausbildungsjahr mit den folgenden Verhaltenseigenschaften: „selbstständig, mobil, freundlich, unkompliziert, hält das Pflegepersonal nicht von der Arbeit ab, Genesungsprozess sollte komplikationslos verlaufen, ordentlich, gepflegt, kommunikationsfähig, dankbar." (Griegoleit, Erhebung am 30.06.2008, unveröffentlicht) Die an die Tafel geschriebenen Antworten konnten einer Modifikation unterzogen werden; diese Möglichkeit wurde nicht genutzt. Besonders interessant ist die Antwort „hält das Pflegepersonal nicht von der Arbeit ab". Damit liegt die Vermutung nahe, dass all die Tätigkeiten, die die Systemrationalität seitens des Patienten gefährden, von den Pflegenden als störend wahrgenommen werden. Dass das eine Wirkung auf die Interaktionsformen in der Pflegesituation haben kann, ist unter Bezugnahme der Studie Kerstings – Gefahr der moralischen Desensibilisierung infolge unvereinbarer Pflegehandlungserwartungen zwischen Praxis (Systemrationalität) und Theorie (Patientenorientierung) – zu befürchten, auf die in dieser Arbeit im Kapitel VII.2.b. eingegangen wird. (Vgl. Kersting 2002, S. 24 ff., 34 ff., 131 ff.)

186 Die Bezeichnung Patient wird in ihrer ursprünglichen Auslegung ‚Patient als der Geduldige und Pflegeempfänger' von den Pflegewissenschaften abgelehnt, die stärker die autonome Seite betonen und auf die Bezeichnung Klienten verweisen. Patientenverbände hingegen stellen die Rollenbezeichnung Patient nicht infrage. Die ökonomische Ausrichtung des Pflegemanagements verwendet die Begrifflichkeit Kunde. (Vgl. Pschyrembel Wörterbuch Pflege 2003, S. 481 f.) Die Mitbestimmungsmöglichkeit des Patienten ist stärker einzufordern und semantisch zum Ausdruck zu bringen; vor diesem Hintergrund favorisiert der Verfasser dieser Arbeit die Bezeichnung Pflege- und Medizinpartner. Das setzt allerdings die aktive Mündigkeit des Patienten voraus, beispielsweise sich mit dem eigenen Krankheitsbild und der eigenen Endlichkeit auseinanderzusetzen.

187 Krankheit wird im ‚natur'(Medizin)wissenschaftlichen Verständnis als Devianz interpretiert; Behandlungsmaßnahmen dienen der Wiedererlangung des sozial gewünschten (normierten / gesunden) Verhaltens. (Vgl. Feldmann 2004, S. 28 ff.)

188 „Der Grundgedanke dabei ist, dass ein Sample nicht – wie es häufig der Fall ist – gleich zu Beginn der Untersuchung festgelegt wird, sondern nach den theoretischen Gesichtspunkten, die sich im Verlauf der empirischen Analyse herauskristallisieren, erst nach und nach zusammengestellt wird." (Przyborski/Wohlrab-Sahr 2008, S. 177) Mit der Bezeichnung Sampling wird eine Untergruppe von Fällen bestimmt, d.h. beispielsweise Personen und Interaktionsstrukturen, die in einem bestimmten Ort und zu einer bestimmten Zeit untersucht werden und für eine Population bzw. ein Ereignis stehen (Grounded Theory). (Vgl. ebd., S. 174)

a. Theorie der (Sterbe)Bewusstheitskontexte nach Barney G. Glaser und Anselm L. Strauss

Die Wissenschaftler führten in den 1960er Jahren in amerikanischen Krankenhäusern Feldstudien durch, um die Interaktionen zwischen professionellen Helfern (Ärzte und Pflegepersonal) und den ihnen anvertrauten, sterbenden Patienten zu untersuchen. Dabei wurden die Anwendung von Taktiken zur Aufrechterhaltung einer Sozialordnung sowie die von der Krankenhausorganisation ausgehenden beeinflussenden Elemente mit einbezogen. Des Weiteren sollte in Erfahrung gebracht werden, ob und in welchem Ausmaß die Konfrontation mit Sterben und Tod bei den Begleitern Betroffenheit auslöst und welche Auswirkungen infolgedessen auf die Beziehungsgestaltung auszumachen sind. (Vgl. Glaser/Strauss 1974, S. 15, 21) In der Analyse ihrer Beobachtungen und Interviews konnte ein bedeutsamer Faktor identifiziert werden, der das Interaktionsgeschehen maßgeblich beeinflusst: der Bewusstheitskontext. In der Erklärung der Wissenschaftler: „Was jeder Interagierende über einen bestimmten Zustand des Patienten weiß, sowie sein Wissen darum, daß die anderen sich dessen bewußt sind, was er weiß [...], werden wir Bewußtheitskontext nennen. Es ist der Bereich, in dem diese Menschen interagieren, während sie ihn ständig beobachten." (Ebd., S. 16 f.) Und weiter heißt es: „Der Kontext ist komplex und kann sich im Lauf der Zeit verändern, vor allem, wenn der Zustand des Patienten sich verschlechtert und wenn der Todkranke mehr oder minder deutliche Hinweise versteht." (Ebd.) Zu unterscheiden sind die Bewusstheitskontexte in Geschlossenheit, Argwohn, wechselseitiger Täuschung und Offenheit. Entscheidend ist, dass jeder dieser Bewusstheitskontexte die Interaktion zwischen einem sterbenden Patienten und seinen professionellen Bezugspersonen beeinflusst.[189] So überlegt der Kommunikationspartner, welche Informationen das Gegenüber haben könnte, entsprechend richtet dieser seine Aktionen bzw. die Interpretation des wahrgenommenen Handelns (Interpunktion) danach aus. Da Interaktionsprozesse einer Dynamik unterliegen, entwickeln sich diese weiter und führen ggf. zu einer Inbesitznahme eines anderen Bewusstheitskontextes, auf den nachfolgend einzugehen ist. (Vgl. ebd., S. 18) Dies erfolgt in einer gewissen Ausführlichkeit, zum einen in Anbetracht der Erkenntnis, dass diese Verhaltensbeobachtung als „bahnbrechende Arbeit" (Knoblauch/Zingerle 2005, S. 272) einzustufen ist, zum anderen als zu nutzender Interpretationsrahmen der in der Kapitelfolge VII. vorgelegten Studie zum Umgang mit Sterbenden in Krankenhäusern aus Situationsbeschreibungen Aus-

---

189 In ihrer Theorie der Bewusstheitskontexte gehen die Autoren von der Vereinfachung aus, „daß nur jeweils zwei Parteien in einem gegebenen Bewußtheits-Kontext interagieren – der Patient und das Krankenhauspersonal (von dem angenommen wurde, daß alle die gleiche Bewußtheit teilten)." (Glaser/Strauss 1974, S. 252)

zubildender. Darüber hinaus gehend ist anzumerken, dass diese Theorie in der Ausbildungsrichtlinie NRW zur Begleitung Sterbender explizit keine Erwähnung findet, obwohl der Aspekt „Wahrheit und Trost am Sterbebett": Gespräche zwischen Sterbenden, ihren Angehörigen und Pflegenden" (Ausbildungsrichtlinie [...] NRW 2003, S. 52) zu thematisieren ist.

Geschlossene Bewusstheit

Der Patient ist über seinen bevorstehenden Tod – im Gegensatz zu den professionellen Helfern – nicht informiert, er wiegt sich in Ahnungslosigkeit. Zu den strukturellen Voraussetzungen für das Vorhandensein und die Fortsetzung eines solchen geschlossenen Bewusstheitskontextes zählen zum einen die Unerfahrenheit des Patienten gegenüber seiner (tödlich) verlaufenden Krankheit und zum anderen das praktische Erfahrungswissen der Mediziner, demzufolge Todkranke die Wahrheit nicht explizit erfahren wollen und in Aufklärungsgesprächen mit hoher Wahrscheinlichkeit psychisch zusammenbrechen.[190] Gleichsam wird die Vorstellung tradiert, dass ein Patient im Unterbewusstsein bereits selbst weiß, dass seine Situation als todernst einzustufen ist. Darüber hinaus werden ärztliche Informationen vorenthalten, in dem die Krankenakten für den Patienten nicht einsehbar sind, Gespräche über die weitere Behandlung unter Ausschluss des Patienten stattfinden und die Aufklärung auf der Visite unter Nutzung unverständlichen Fachjargons erfolgt. Glaser und Strauss bestätigen, dass 69–90 % der Mediziner sich dafür aussprechen, einem Patienten den tödlichen Verlauf seiner Erkrankung nicht mitzuteilen. (Vgl. ebd., S. 108) Entscheidet sich ein behandelnder Arzt für dieses Vorgehen, wird er im Allgemeinen von seinen Berufskollegen gestützt. Gründe für dieses Verhalten sind vielfältig: Die Mediziner kennen ihre Patienten nur als einen somatischen Krankheitsfall und können nicht abschätzen, wie der Betroffene die Krise verarbeiten wird. Die erforderliche Zeit, einen Patienten ganzheitlicher kennenzulernen, steht nicht zur Verfügung. Folglich ist mit einem Paradoxon zu rechnen: „je mehr Patienten im Krankenhaus sterben, um so weniger werden erfahren, daß sie sterben müssen." (Ebd.) Dieser Zustand wird durch weitere Faktoren begünstigt: zum einen in der Erkenntnis, individualisierende Aufklärungsgespräche infolge unzureichenden psychologisch-pädagogischen Wissens nicht führen zu können, zum anderen aus der Sorge, Fehldiagnosen mitzuteilen, auf die ggf. mit juristischen Sanktionen reagiert werden könnte. Konsequenterweise wird ein eindeutig pathologischer Befund abgewartet. Des Weiteren werden krisenhafte Situationen befürchtet, die sich infolge einer gefühlsmäßigen Bindung zwischen Patient und Arzt ergeben könnte und letztlich

---

190 Glaser/Strauss führen Okens an, der diese Auffassung als einen Mythos bewertet. (Vgl. Glaser/Strauss 1974, S. 33)

den Stationsablauf gefährdet. (Vgl. ebd., S. 108 f.) Und schließlich ist darauf zu verweisen, dass Sterbende i.d.R. keine Verbündeten haben. Angehörige und Mitpatienten vermeiden aufklärende Gesprächssituationen über das Sterben und den bevorstehenden Tod i.d.R. aus einem Taktgefühl, das sie gegenüber dem Betroffenen bewahren wollen. (Vgl. ebd., S. 32 ff., 50)

Wenn der Patient seinen Zustand nicht erfahren soll, kann es dazu kommen, dass der klinische Versorgungsstab eine fiktive Krankengeschichte konstruiert, die – in Abhängigkeit zur Vertrauensbasis – de facto Wirkung zeigt. (Vgl. ebd., S. 35 f.) „Im allgemeinen dürfen Ärzte wie auch andere nicht durch Bemerkungen oder ihr Verhalten den Verdacht erwecken, daß sie ihr Wissen um das nahe Ende verbergen. Sie müssen sogar den Anschein vermeiden, auf Fragen nach dem Tod nicht ehrlich zu antworten." (Ebd., S. 36) Letztlich wird eine Verschwörung vorgenommen, in der dem Patienten suggeriert wird, dass alles zu seiner Genesung getan wird. (Vgl. ebd.) Um dieses „Spiel" nicht zu gefährden, „zielen viele Informationen darauf ab, den Patienten irrezuleiten." (Ebd., S. 37) Insbesondere das Pflegepersonal versucht durch Taktiken (Vergleiche zu anderen Patienten oder zum Krankheitsverlauf) Optimismus zu erzeugen („Das wird schon wieder."; „Es wird alles wieder in Ordnung kommen."). (Vgl. ebd.)[191] Vor diesem Hintergrund ist es nachvollziehbar, dass das klinische Personal Handlungen am Patienten rascher erledigt und die Kommunikation auf ein Minimum zu beschränken versucht, um keine verräterischen Fragen beantworten zu müssen. In scheinbar ausweglosen Situationen retten sie sich mit der allgemeingültigen Formel: „Haben Sie den Stationsarzt gefragt?" (Vgl. ebd., S. 39) Sind die Taktiken zur Aufrechterhaltung des geschlossenen Bewusstheitskontextes gefährdet, „kommt es nicht selten vor, daß der Stab einen Sterbenden ‚mit Drogen eindeckt', teils um sein (aber vielleicht auch das eigene) Leiden zu mindern, teils aber auch um zu verhüten, daß er schließlich doch noch zu einer richtigen Auffassung der fatalen Symptome gelangt." (Ebd., S. 41) Diese Vorgehensweisen bleiben nicht ohne Wirkung: Angehörige müssen ihren Schmerz vor dem Sterbenden verbergen, obwohl sie vielleicht sonst alles miteinander geteilt haben. (Vgl. ebd., S. 45) Pflegepersonen unterwandern ihren Wahrheitsgrundsatz gegenüber dem Patienten und sich selbst. (Vgl. ebd., S. 42) Der Patient kann sein Leben nicht abschließen, im Gegenteil, er wird in dem Glauben gelassen, dass es sich bei dieser Krankheit um einen temporären Zustand handelt. (Vgl., ebd., S. 44) Für die Krankenhausordnung sind Patienten, die in Unkenntnis gesetzt werden und in diesem Zustand verharren (um nicht zu sagen: gehalten werden), geringere Störquellen für einen auf Effizienz ausgerichteten Ablauf als aufgeklärte Patienten. (Vgl. ebd., S. 46)

---

191 Hier wird deutlich, dass der vorliegende Bewusstheitskontext die Auswahl der Taktiken beeinflusst, die eine Pflegeperson in der Interaktion mit Sterbenden zur Anwendung bringt, um ihre Haltung wahren zu können. (Vgl. Glaser/Strauss 1974, S. 225)

Da es sich im Interaktionsgeschehen um dynamische Prozesse handelt, kann die Veränderung eines der oben angeführten Elemente bereits dazu beitragen, dass der Patient den Bewusstheitskontext wechselt, beispielsweise in den des Argwohns.

Argwöhnische Bewusstheit

Argwohn entsteht, wenn dem Patienten die Vermutung anheimfällt, dass das klinische Personal nicht mehr an seine Gesundung glaubt. Der Patient hegt einen Verdacht, sterben zu müssen und versucht, diesen zu bestätigen bzw. zu entkräften. Die klinischen Bezugspersonen wissen um seine begrenzte Endlichkeit und versuchen den Betroffenen zu beruhigen. Verdachtsmomente ergeben sich aus Informationen, in denen erstmalig von einem Tumor gesprochen wird, „der etwas gestreut hat" oder der Durchführung zusätzlicher Untersuchungen zur Diagnoseklärung bzw. aus der Verlegung in ein Einzelzimmer/Intensivstation und durch intensivere Bemühungen des Pflegepersonals bei der Verrichtung seiner Tätigkeiten. (Vgl. ebd., S. 49 f.) Welche Taktiken wendet der Patient an, um seine Verdachtsmomente zu bestätigen? Indem er beispielsweise Einsicht in seine Krankenakte einfordert, das Personal mit direkten Fragen nach seinem Zustand konfrontiert oder „Testfragen" an die Auszubildenden richtet, versucht er die Lage zu sondieren. (Vgl. ebd., S. 53, 58) Das Personal wiederum versucht den geschlossenen Bewusstheitskontext aufrechtzuerhalten, in dem es eruiert, was der Patient bereits über seinen Zustand in Erfahrung gebracht hat. Das Auftreten der Pflegenden ist freundlich und heiter, der nonverbale Ausdruck wird stärker kontrolliert, um eine verräterische Inkongruenz zu vermeiden. Die Pflegeteammitglieder können ihr Verhalten untereinander verstärken, um den Patienten eine Geschlossenheit und damit (s)eine „Wahrheit" zu demonstrieren. (Vgl. ebd., S. 56 f.) Dennoch ist die Interaktion zwischen Pflegestab und Sterbenden als ein ständiger Wettbewerb zu beschreiben, die Zunahme des Patienten-Argwohns führt zu einer Zunahme der Pflege-Abwehrmaßnahmen.[192] (Vgl. ebd., S. 48, 59) Anders ist es, wenn der Patient seinen Argwohn entkräften möchte. Dann ist ihm die Unterstützung der professionellen Helfer gewiss. (Vgl. ebd., S. 59) Kommt das Personal zu der Erkenntnis, dass sich der Patient seines Zustandes bewusst werden sollte, werden häufiger doppeldeutige Botschaften gesendet, die der Betroffene zu decodieren hat. (Vgl. ebd., S. 60) Auch hier wird das Verhalten der klinischen Mitarbeiter von der alltagspsychologischen Auffassung beeinflusst, dass der Todkranke in seinem Innersten längst weiß, todkrank zu sein. (Vgl. ebd., S. 50)

---

192 Fordert der Patient beispielsweise Aufklärung ein, verweist die Pflegeperson an den Arzt oder lenkt das Gespräch in eine andere thematische Richtung.

Mit welchen Auswirkungen ist dieser Bewusstheitskontext verbunden? Zu nennen sind: Der Patient fühlt sich nicht ernst genommen, Stimmungsschwankungen treten in Abhängigkeit seiner Verdachtsbekräftigung auf. Angehörige und Pflegepersonen geben Belastungswerte an, da sie ihr Verhalten ständig überprüfen müssen, um sich nicht zu verraten.[193] Erfährt der Patient unmittelbar vor seinem Tod die Wahrheit, ist er pflegerisch schwieriger zu betreuen. Dass die Abhängigkeit des Pflegepersonals von der ärztlichen Patientenaufklärung Auswirkungen hat, bestätigen die Autoren: „Dem Arzt (…) erwächst ein großer Vorteil aus der Hinhaltetaktik der Schwestern, denn sie entlastet ihn weitgehend in seinen interaktionellen Beziehungen zu dem argwöhnischen Patienten." (Ebd., S. 62) Der offene Argwohn geht i.d.R. in eine offene Bewusstheit über, die wiederum in Täuschungsverhalten oder in einem offenen Austausch münden kann. (Vgl. ebd., S. 60)

Bewusstheit der wechselseitigen Täuschung

Sowohl der Patient als auch das Helferteam wissen um den bevorstehenden Tod, richten ihr Verhalten jedoch darauf aus, als sei dieses Faktum nicht existent.[194] Die Interaktionen folgen einem ‚So-tun-als-ob-Spiel'. (Vgl. ebd., S. 63 f.) Eine solche Täuschung kann beginnen, wenn einer der Interagierenden die Negierung des Sterbens signalisiert, das Gegenüber dieser Haltung zustimmt und sich entsprechend verhält. (Vgl. ebd., S. 65) Strukturelle Voraussetzungen begünstigen diesen Bewusstheitskontext. Zu nennen sind zum einen die generelle Nichtthematisierung des Sterbens und des Todes im Krankenhaus und zum anderen ausweichendes Verhalten des Klinikstabs in Situationen, in denen ein Patient über seine Endlichkeit zu sprechen versucht. Dem Betroffenen wird suggeriert, zu schweigen, nicht zuletzt aus Taktgefühl den Helfern gegenüber. (Vgl. ebd., S. 65 ff.)

Zu den Taktiken des Pflegepersonals gehört es, an der Stationsablauforganisation festzuhalten, die in erster Linie auf Genesung ausgerichtet ist. Der Sterbende

---

193 Glaser und Strauss betonen, dass insbesondere die professionellen Helfer von dem Argwohn des Patienten betroffen sind. Erfährt der Sterbende eine Bestätigung seiner Verdachtsmomente, trägt das zur Entlastung des Pflegepersonals bei. (Vgl. Glaser/Strauss 1974, S. 61 f.)

194 Die ostdeutsche Lyrikerin Eva Strittmatter berichtet über diesen Bewusstheitskontext in der Interaktion mit ihrem sterbenskranken Mann, dem Schriftsteller Erwin Strittmatter: „Wir haben doch die ganze Zeit mit Vehemenz dagegengeredet, dass er todkrank ist." (Strittmatter, Eva 2010, S. 185) „Wir haben ihn ja nicht ins Krankenhaus gebracht, er wollte keinesfalls eine Krebstherapie haben. Ich erwähnte schon: Es wurde überhaupt nicht ausgesprochen, dass es Krebs ist, Lungenkrebs." (Ebd., S. 186) „Es lagen ja nur drei Wochen dazwischen [zwischen dem Tod des Sohnes Matthes und dem Tod Erwin Strittmatters]. In denen ich mich aber ganz auf Erwin konzentrieren musste, um ihn zu stützen und zu stärken, ihm auszureden, dass er wirklich todkrank ist." (Ebd., S. 194) In dieser Zeit bemerkte Strittmatter längst die Insuffizienz seines Körpers, worunter er litt. (Vgl. ebd., S. 186 f.)

wird – wie alle anderen Patienten – zu bestimmten Zeiten routinemäßig grund- und behandlungspflegerisch versorgt. Der Sterbende kann ebenfalls Hilfsmittel nutzen, beispielsweise im Ausdruck dekorativer Kosmetik, auf dessen Nutzung das Personal mit Aussagen wie „Heute sehen sie aber richtig gut aus!" reagiert. (Vgl. ebd., S. 69 f.) Gesprächsinhalte – in einer heiter gehaltenen Atmosphäre – sind vornehmlich Alltäglichkeiten wie das Essen, Wetter, Politik oder Harmlosigkeiten des Stationsalltags. Über den Tod kann gesprochen werden, so lange sichergestellt ist, dass keiner der Interaktionspartner die Rolle der Täuschung verlässt. (Vgl. ebd., S. 70, 75) Generell zeichnen sich die Interaktionen durch kurze Dauer und ausweichenden Charakter aus. (Vgl. ebd., S. 64)

Dieser Bewusstheitskontext bleibt nicht folgenlos: Gesprächssituationen können den Charakter des Banalen erhalten, da das wirklich Wichtige nicht an- und ausgesprochen wird. Das kann zwar einerseits den alltäglichen Umgang erleichtern, zum anderen verhindert es eine intensive Auseinandersetzung und Begleitung. Initiiert der Patient selbst diese Bewusstheit, fühlt sich der Pflegestab zunächst erleichtert, im weiteren Verlauf jedoch belastet, da nicht nur eine Illusion zu konstruieren, sondern auch aufrecht zu halten ist. Ebenso schließt es die Möglichkeit aus, sich mit dem Sterbenden gemeinsam auf psychologischer Ebene auseinanderzusetzen. (Vgl. ebd., S. 74 f.) Kann bzw. will eine der Parteien die Täuschung nicht aufrechterhalten und signalisiert dieses, geht der Bewusstheitskontext in den der Offenheit über.[195] Diese Modifikation kann durch unausweichliche Fakten ausgelöst werden wie Zunahme der Atemnot und des körperlichen Verfalls, nachlassende Wirkung des Analgetikums bei Intensivierung der Schmerzintervalle oder wenn das Bedürfnis kundgetan wird, sich bewusst auf den Tod vorbereiten zu wollen. (Vgl. ebd., S. 72 f.)

Offene Bewusstheit

Die Beteiligten wissen um den nicht mehr abzuwendenden Sterbeprozess und gehen relativ offen miteinander um. (Vgl. ebd., S. 17 f.) Eine genauere Betrachtung offenbart jedoch eine Wissensdivergenz innerhalb der nachfolgenden Aspekte: Zum einen besteht diese bezüglich des Todeszeitpunktes und der Todesart. „Es kommt nur selten vor, daß der Stab einem Patienten Zeit und Art seines Todes ganz bewußt zu machen versucht, vor allem nicht, wenn sein Tod schneller und quälender sein wird als er erwartet." (Ebd., S. 76)[196] Obwohl strukturelle Möglichkeiten für den Sterbenden bestehen – Aufklärungseinforderung gegenüber den behandelnden Medizinern oder Krankheitsverlaufsbeobachtungen bei

---

195 Problematisch kann es werden, wenn eine Seite dennoch an der Täuschung festzuhalten versucht.

196 Kein Patient kann und sollte sich vorstellen, dass die Wahrscheinlichkeit groß sein wird, infolge eines bösartigen Bronchialtumors qualvoll ersticken zu müssen.

Mitpatienten[197] – gehen diese von einer (nach wie vor) zur Verfügung stehenden (mehrmonatigen) Lebenszeit aus. Das führt dazu, dass Interaktionsprozesse sowohl durch einen offenen Bewusstheitskontext als auch – Todeszeitpunkt und Todesart integrierend – von einer geschlossenen oder argwöhnischen Bewusstheit beeinflusst werden. (Vgl. ebd.) Zum anderen aber auch aus einer Erwartungshaltung heraus, das der Patient „richtiges" Sterbeverhalten zeigt. Dabei ist bemerkenswert, dass das Gebaren, die Handlungsweisen Sterbender nach (un)ausgesprochenen Regeln / Gesetzen bewertet werden, die diesem nicht bekannt sind bzw. nur intuitiv erahnt werden können. (Vgl. ebd., S. 82) Zu nennen sind: „der Patient sollte weitgehend seine Fassung und Ausgeglichenheit bewahren. Ganz am Ende sollte er mit Würde den Tod erwarten. Er sollte sich nicht vorzeitig von der Welt abwenden und den Lebenden den Rücken kehren; er sollte sich vielmehr bemühen, ein ‚gutes' Mitglied seiner Familie zu bleiben und ‚nett' zu Mitpatienten zu sein. Solange es ihm möglich ist, sollte er an dem sozialen Leben auf der Station teilnehmen. Er sollte dem Stab seine Tätigkeit durch Kooperation erleichtern und alles vermeiden, was einzelne in Verlegenheit bringen könnte." (Ebd.) Daraus ergibt sich: „Ein Patient, der sich weitgehend an diese Normen hält, wird respektiert. Er beweist einen [...] ‚angemessenen Lebensstil während seines Sterbens'." (Ebd.) Beispiele für unangemessenes Sterbeverhalten bewegen sich demzufolge zwischen der Einforderung ergänzender, alternativer Behandlungsformen; unruhigem, unkooperativem Verhalten; der Nicht-Akzeptanz des Sterbens; einer angstmotivierten Hysterie; übertriebener Forderungen an den Klinikstab und apathischem Benehmen. (Vgl. ebd., S. 82 ff.)

Zum fragmentarisch ablaufenden Interaktionsgeschehen ist festzuhalten, dass Sterbende, die eine offene (Todes)Bewusstheit signalisieren, bestimmte Verhaltensweisen nicht mehr mit Unwissenheit rechtfertigen können. (Vgl. ebd., S. 79) Sanktionierungen seitens der professionellen Helfer erfolgen durch die Anwendung von Taktiken: Appelle (Ermahnungen, Befehle, Drohungen[198]), Informationen über (un)angemessene Erwartungshaltungen sowie den Einbezug entlastender Helfer (Angehörige, Geistliche). (Vgl. ebd., S. 86 ff.) Für die Sterbenden bedeutet das, dass diese den Erwartungen des Stabs entsprechen können (Anpassung), sich dem widersetzen bzw. einen Aushandlungsprozess initiieren. Letzteres geschieht insbesondere dann, wenn ein Betroffener konkrete Vorstellungen seines Sterbens umzusetzen versucht (keine unnötige Leidenszeit, Anwesenheit einer Pflegeperson während des Sterbevorganges, Maßnahmen zur Lebens-

---

197 Krebspatienten werden auf einer onkologischen Station konzentriert, um effiziente Behandlungsabläufe zu gewährleisten. Damit besteht die Möglichkeit, dass die Patienten untereinander in Kontakt treten können.

198 „Wenn Sie das nicht tun, wird das böse Folgen haben. Wir werden Sie künstlich ernähren müssen – durch einen Schlauch." (Glaser/Strauss 1974, S. 86)

zeitverlängerung, Gespräche über den Tod und das Leben danach). (Vgl. ebd., S. 89 ff.) „Es ist bemerkenswert, daß ein widerspenstiger Sterbender[199] Schwierigkeiten bei seinen Verhandlungen mit dem Stab hat. Geduld, Verständnis und Mitgefühl des Krankenhauspersonals sind hier bei weitem nicht so groß wie in anderen Fällen." (Vgl. ebd., S. 91)

Kommen wir zu den Konsequenzen des offenen Bewusstheitskontextes. Einerseits erhalten Sterbende die Möglichkeit, ihr Leben nach eigenen Vorstellungen abzuschließen und ggf. ungeklärte Konflikte anzusprechen und zu lösen. Andererseits ist die Frage zu stellen, ob ein Sterbender tatsächlich in der Lage ist, sein Leben friedvoll abzurunden. Verfügt er über die notwendige Kraft und Stärke, sich seinen Ängsten zu stellen, die das Wissen um den unmittelbaren Tod i.d.R. auslösen? Wie verhalten sich Angehörige in dem Bewusstsein, dass ihr Gegenüber die letzte Lebensphase zu bewältigen hat; und das auch weiß? (Vgl. ebd., S. 97 f.) Welche Auswirkungen konstatiert das Pflegepersonal? Eine Gruppe Pflegender bevorzugt die offene Bewusstheit im Umgang mit Sterbenden, da sie daraus eine Sinnhaftigkeit für ihr Tun ableiten können. (Vgl. ebd., S. 98 f.) Im Allgemeinen treten jedoch Belastungsmomente auf, insbesondere in Situationen, in denen sie nicht den Wünschen des Patienten entsprechen können, beispielsweise in Gesprächen über den Tod nachzudenken. Ärzte sehen sich mit dem Gefühl des Unbehagens und Versagens konfrontiert, wenn sie in diagnostischen Untersuchungsverfahren Gesprächsimpulse Sterbender barsch abbrechen. (Vgl. ebd., S. 93) Der klinische Stab wertschätzt die Patienten, die im Sterbeprozess Mut und Haltung zeigen, da sie als weniger belastend empfunden werden. (Vgl. ebd., S. 85)[200] Und das in der Institution Krankenhaus, die sich im Allgemeinen durch eine geringe (Todes)Bewusstheit auszeichnet. (Vgl. ebd., S. 99)

Für gegenwärtige Interaktionsstrukturen vermutet Feldmann, dass in Krankenhäusern unterdessen infolge einer zunehmenden „kommunikativen Öffnung"

---

199 Zu den „unwürdigen Todeskandidaten" zählen – aus der Sicht amerikanisch-professioneller Helfer – Selbstmörder, Alkoholiker, Menschen mit selbst verschuldeten Verkehrsunfällen. Ihnen wird mit einer gewissen Feindseligkeit begegnet. Diese potenziert sich, wenn bestimmte ethnische und soziale Merkmale (Farbiger, Puerto Ricaner, unterste Einkommensschicht) hinzukommen. (Vgl. Glaser/Strauss 1974, S. 80) Regelwidriges Handeln seitens des Patienten wird sanktioniert, wenn dieser einem möglichen Krankheitsverdacht nicht oder zu spät nachgegangen ist; das erfahren auch Patienten, die sich selbst aufgegeben haben. Andererseits werden Erkrankten, die alt sind, dahin siechen, im Koma liegen etc., ein Recht auf Sterben seitens des Klinikstabs eingeräumt. (Vgl. ebd., S. 80 f.)

200 „Gelegentlich gibt ein Patient bei seinem Ableben ein [...] Beispiel an Haltung, Mut und Seelenstärke, daß der Stab noch lange nach seinem Tode bewundert von ihm spricht. In dieser Reaktion liegt nicht nur die Achtung vor einem solchen Menschen, sondern auch Dankbarkeit, daß es ihnen vergönnt war, an seinem nahezu perfekten [sic!] Sterben teilzunehmen." (Glaser/ Strauss 1974, S. 85)

(Feldmann 2004, S. 104) die Bewusstheitskontexte der Geschlossenheit und des Argwohns zugunsten der wechselseitigen Täuschung und Offenheit abgenommen haben. Dieser Prozess wird begünstigt durch eine anwachsende (medizinische) Wissensaspiration der Bevölkerung sowie einer genaueren medizinischen Prognostik. (Vgl. ebd.) Dennoch sind Bewusstheitsproblematiken zu konstatieren: 1988 vertraten in bundesdeutschen Krankenhäusern mehr als die Hälfte der befragten Mediziner und Pflegepersonen die Meinung, „dass fast alle sterbenskranken Patienten über den wahren Krankheitsverlauf nicht informiert werden wollen und dass die Mitteilung der Prognose einen ungünstigen Einfluss auf den Krankheitsverlauf habe". (George et al., in: Feldmann, ebd.) Auch wenn Ärzte tendenziell die Notwendigkeit der Diagnosemitteilung und des Sterbeverlaufs bekunden, erhalten die Bezugspersonen differenziertere Informationen als die Sterbenden. (Vgl. Seale, in: Feldmann, ebd.; Feldmann 2004, S. 104) Damit besteht die Gefahr, dass die An- und Zugehörigen überlastet werden, je nachdem welcher Bewusstheitskontext das interaktionale Geschehen (mit)gestaltet. Ebenso ist die Ausweitung der offenen Bewusstheit zu problematisieren: Die Förderung der subjektiven Anteile des Sterbenden (Aufforderung der Verbalisierung der innersten Gedankenwelt) wird gleichsam durch den Klinikstab fremd kontrolliert, „bearbeitet und schließlich interaktiv gelenkt" (ebd.), so dass ein gleichberechtigter Austausch nicht vorkommen kann, der darüber hinaus durch Technisierungen im Behandlungsverlauf – der Sterbende als „Mensch-Maschine-Hybrideinheit" (Schiefer 2007, S. 277) – erschwert wird. (Vgl. ebd.)

Mit der Theorie der Bewusstheitskontexte steht ein Instrument zur Verfügung, ebensolche Interaktionsstrukturen innerhalb des Stationsablaufs und des Sterbeprozesses zu reflektieren (Verständnis, Kontrolle, Korrektur) und Verhaltensweisen weiterzuentwickeln. (Vgl. Glaser/Strauss 1974, S. 260 f.) Auf diese Theorie wird in der Diskussion der vorgelegten Studie (Situationsbeschreibungen Auszubildender im Lernort Krankenhaus zum Umgang mit Sterben und Tod) im späteren Verlauf zurückgegriffen.

Es zeigt sich, dass Interaktionen mit Sterbenden nicht zufällig verlaufen, sondern maßgeblich von den jeweiligen Bewusstheitskontexten beeinflusst werden. Der Sterbeprozess verläuft komplexer, ggf. konfliktträchtiger, je divergierender die Todeserwartungen[201] sind, die der Arzt, das Pflegepersonal, die Angehörigen

---

201 Die Todeserwartung setzt sich aus den Komponenten Gewissheit und Zeitpunkt zusammen. Die Todesgewissheit ist als Grad der Überzeugung, dass der Tod eintreten wird – aus der Sicht des jeweils Definierenden (Arzt mit seiner Definitionsmacht und Legitimierungsberechtigung, aber auch die Pflegeperson und der Patient) – zu beschreiben. Mit dem Todeszeitpunkt ist die Erwartung, wann ein Tod eintritt bzw. der Zeitpunkt, an dem die Todesungewissheit aufgehoben wird, zu bezeichnen. Vier unterschiedliche Arten der Todeserwartung sind abzuleiten, die wiederum die Kommunikationsprozesse unterschiedlich beeinflussen: a) Das Wissen um den Tod, der zu einem bekannten Zeitpunkt eintreten wird. b) Das Wissen um den Tod,

und der Patient selbst infolge unterschiedlicher Informationen entwickeln bzw. aufgrund verschiedenartiger Interpretation vorhandener Symptomatiken in den Austausch einbringen. (Vgl. ebd., S. 7, 13 f.)

Zu weiteren Erkenntnissen kommen Glaser und Strauss in ihren vorgelegten Studien:

Ärzte und Pflegepersonen erleben den Umgang mit Sterbenden als Belastung (vgl. ebd., S. 12) und reagieren mit tendenzieller Kontaktreduzierung: „Wie Ärzte und Schwestern selbst eingestehen, ziehen sie sich vor allem von jenen zurück, die, nicht ahnend, wie es um sie steht, Fragen stellen; von jenen, die sich mit dem Tod noch nicht ‚abgefunden' haben, und von all jenen, die vor dem Ableben noch sehr leiden müssen." (Vgl. ebd., S. 12 f.) Im Vergleich dazu wird der Kontakt zu Sterbenden, die ihren Zustand nicht erahnen und hinterfragen, aufrechterhalten, da sich diese nicht wie Todeskandidaten verhalten müssen. (Vgl. ebd., S. 122) Pflegende versuchen ihre Haltung zu wahren, in dem sie ihre gefühlsmäßige Anteilnahme für einen sterbenden Patienten nach ihrer Todeserwartung ausrichten. (Vgl. ebd., S. 209) Es kommen Taktiken zum Einsatz, die dazu beitragen, die Anteilnahme – insbesondere vor dem unmittelbar eintretenden Tod – zu reduzieren: „Wenn die Anteilnahme der Schwester nachlässt, während das Leiden des Patienten zunimmt, ist es wahrscheinlicher, dass die Schwestern sich nicht so leicht aus der Fassung bringen lassen." (Ebd., S. 210) In diesem Kontext ist auf die Taktik des Vergessens hinzuweisen, die insbesondere bei den Sterbenden zum Einsatz kommt, deren Sterbeprozess standardisiert nach einem krankheitsorientierten, entlastenden Schema verläuft. Das wiederum wird schwieriger, wenn sich der Betroffene im finalen Stadium dem widersetzt, z.B. infolge Fehlverhaltens bzw. Nachlässigkeit des klinischen Stabs oder durch besondere Merkmale des Betroffenen (qualvolles Sterben, hoher sozialer Verlust). (Vgl. ebd., S. 233)

Erwartungshaltungen der Pflegepersonen an den Patienten haben Auswirkungen auf das Pflegehandeln: „Wenn er durchkommt, werden wir uns weiter um ihn bemühen. Er muß uns nur irgendeine Handhabe geben." (Ebd., S. 28) Aber auch: „ein dahinsiechender Patient beansprucht[t] zuviel Zeit, da doch keine Hoffnung mehr für ihn besteht." (Ebd., S. 29) Generell ist festzustellen, dass das Pflegepersonal die Anteilnahme und ihre Bemühungen in den Situationen reduziert, in denen das originäre Ziel der Pflege und ihrer Berufszufriedenheit unerreichbar bleibt, nämlich die auf Genesung des Erkrankten ausgerichtete Handlungsweise. (Vgl. ebd., S. 189)

Aus Sorge der Mediziner vor den sozialen und psychologischen Problemen Sterbender, ist zu beobachten, dass „die meisten amerikanischen Ärzte eine Aufklärung der Patienten hinaus [schieben]; und von den Schwestern [...] erwarte[n],

---

der zu einem unbekannten Zeitpunkt eintreten wird. c) Das Nichtwissen um den Tod, aber das Wissen um den Zeitpunkt, an dem Gewissheit eintreten wird. d) Das Nichtwissen um den Tod und seinen Zeitpunkt. (Vgl. Glaser/Strauss 1974, S. 24 f.)

daß sie nicht ohne Zustimmung des behandelnden Arztes [mit dem Patienten] reden." (Ebd., S. 13) Das Klinikpersonal vertritt den Standpunkt, dass ein Patient die Wahrheit über seinen bedrohlichen Zustand „auch ohne ausdrückliche Erklärungen" (ebd.) durch einen Mediziner in Erfahrung bringen kann. „Manche Ärzte geben in Gesprächen mit Patienten indirekte Hinweise." (Ebd.) Und ihre Bewertung? „Zieht ein Patient es aber vor, die verhängnisvolle Bedeutung nicht zu verstehen, nehmen Ärzte an, daß er nicht ernstlich mit der Tatsache seines bevorstehenden Todes konfrontiert zu werden wünscht." (Ebd., S. 27) Damit hat die Gruppe der Mediziner sich der ethischen Verantwortung zu stellen, ob eine tatsächliche Legitimation besteht, existenziell bedeutsame Informationen zurückzuhalten und Betroffenen die Chance zu verweigern, ihr Leben – so schwer das im Einzelfall auch sein mag – friedvoll abzuschließen bzw. den Versuch dazu zu unternehmen. (Vgl. ebd.)

Insgesamt ist zu konstatieren, dass Pflegepersonen und Mediziner in der Lage sind, eine angemessene Betreuung Erkrankter umzusetzen. Diese verändert sich allerdings, wenn der unausweichliche Tod eines Patienten auf den Plan tritt. Dann „unterscheidet sich ihr Verhalten kaum von dem der Laien." (Ebd., S. 11) Die Autoren führen diesen Umstand auf unterschiedliche Faktoren zurück, die wiederum zur Planung von Interventionsmaßnahmen hinzugezogen werden können. Da gibt es zum einen das gesellschaftliche Faktum: Krankenhausmitarbeiter, gleichsam Gesellschaftsmitglieder, richten ihr Verhalten nach sozialisierten Werten aus. Zu dem Zeitpunkt der Erhebung zeichnet sich die amerikanische Gesellschaft dadurch aus, dass sie zwar über bestimmte (Einzel)Todesfälle sinniert, das Thema Sterben und Tod auf allgemein-philosophischer Ebene jedoch unzureichend thematisiert. Es ist unüblich, mit Sterbenden über ihr Sterben zu sprechen; selten werden Betroffene über die Unausweichlichkeit ihres Todes in Kenntnis gesetzt. (Vgl. ebd.) Zum anderen spielt das Ausbildungsfaktum eine Rolle: Die Medizinerausbildung ist zum Erhebungszeitraum auf Lebenserhalt und Vermeidung von Komplikationen mit Todesfolge ausgerichtet. Wie unheilbar Erkrankte ihre Diagnose erhalten sollen, wie mit Sterbenden realiter umzugehen ist, sind marginale Studieninhalte. In der Pflegeausbildung werden Schüler auf die pflegerische Betreuung Sterbender sowie der postmortalen Versorgung vorbereitet. Als Bezugsgröße dient die Effektivität der Pflegewirkung. Psychologische Aspekte sind lediglich als unterrichtliche Randbemerkungen auszumachen. (Vgl. ebd., S. 12) Die genannten Ausbildungen fokussieren die Betreuung Sterbender auf rein fachliche Leistungen im Ausdruck einer effizient somatischen (medizinpflegerischen) Versorgung. Dieser Reduktionismus führt stellenweise dazu, dass professionellen Mitarbeitern nicht bewusst ist, einen – de facto – Sterbenden zu behandeln bzw. zu pflegen. (Vgl. ebd., S. 12) Schließlich geht es um das institutionelle Faktum: Krankenhäuser sind in erster Linie auf Genesung und Heilung ausgerichtet. Entsprechende Ablauforganisationen stellen diese Intention sicher und sanktionieren Störfaktoren. So ist die Struktur der Station als immense Einflussgröße der Interaktion klinischer Stab und Sterbender zu benennen. (Vgl. ebd., S. 263, S. 284) Die von Glaser und Strauss beobachtete Systemrationalität,[202] die „Sachgerichtetheit" (Streckeisen 1993, S. 1404) der Endlichkeit gegenüber, bleibt – auch heute noch – unangetastet, wie die weitere Befundlage erkennen lässt.

Soziales Sterben

Nicht der Patient selbst, sondern die Definitionsmacht der behandelnden Mediziner bestimmt den Zeitpunkt, wann ein sterbender Patient zu einem ebensolchen wird (vgl. Schiefer 2007, S. 276); letztlich immer dann, wenn – despektierlich formuliert – der Behandlungsverlauf einer „Austherapierung" anheimfällt, das medizinische Spektrum einer nicht mehr aufzuhaltenden Insuffizienz der somatischen Homöostase gegenüber steht. Dieser scheinbar offenkundige medizinische „Misserfolg" und die Störgröße im (kybernetisch ablaufenden) medizinischen Regelwerk bleiben nicht ohne Konsequenz: Die Rolle des Sterbenden wird zum Stigma und zur Voraussetzung für eine „soziale Toterklärung" (Schiefer 2007, S. 276 in Bezugnahme auf Sudnow; vgl. Goffman 1972, S. 26), die sich im empathischen Vermeidungsverhalten professioneller Begleiter dem Sterbenden gegenüber zur Sicherung der emotionalen Distanz äußert. (Vgl. Schiefer 2007, S. 275 ff.[203])

Auf Ungleichheit beruhende Kommunikationsverläufe

Die Kommunikation zwischen manchen Ärzten und Sterbenden zeichnet sich durch Asymmetrie aus. (Vgl. Köhle/Simons/Urban, in: Schiefer 2007, S. 278; Lau nach ebd.) Mediziner interagieren in ihrer fachspezifischen Sprache, die von den Betroffenen und ihren Angehörigen nur schwer zu decodieren ist. Zum einen kann in der Situation der unausweichlichen Endlichkeit die Kraft der Auseinandersetzung, des Nachfragens, des Nachdenkens fehlen; zum andern sind die Unterschiede zwischen Experten- und Laienwissen (ohne Einbezug einer pflegefachlichen Vermittlungsfunktion) gravierend. Schiefer bewertet diese Interaktionsstruktur – die Sicht der Mediziner einnehmend – als Möglichkeit, problemspezifische Informationen („wir können ‚nichts' mehr tun") zu legitimieren sowie die emotionale Distanz infolge kommunikativer Strategien der Vermeidung zu sichern, indem der Patient stärker als Organträger und weniger als Geist-Seele-Soma-Einheit

---

202 Die aufgezeigten strukturellen Voraussetzungen begünstigen entsprechende Bewusstheitskontexte.

203 Schiefer, in der zusammenführenden Bewertung der Befunde von Graupner 2003, Streckeisen 2001, Schütz 1984, Sudnow 1973.

betrachtet wird.[204] (Vgl. ebd.) Diese Aussage signalisiert, dass einerseits professionelle Helfer über pädagogisch-psychologisches Wissen verfügen müssen, zum anderen selbst sekundäre Sterbebegleitung erfahren sollten.[205] Damit ergeben sich Chancen, die Interaktion Arzt – Sterbender – Angehöriger symmetrisch auszurichten. Ob Mediziner eine partnerschaftliche Gestaltung akzeptieren, ist fraglich, da eine nicht auf gleicher Ebene ablaufende Interaktion Machtverhältnisse über „ihre" Patienten aufrechterhält. (Vgl. Watzlawick, in Hobmair et al. 1999, S. 99 f.; Schiefer 2007, S. 279) Für den Patienten bedeutet dies, dass er in den Entscheidungsprozess – immerhin geht es um sein Leben im Sterben – nicht bzw. nur bedingt einbezogen wird. Damit ist die Gefahr des Autonomieverlustes gegeben.

„Objektive" Befindlichkeit per Monitoring

Sterbende Patienten auf Intensivstationen werden per Monitorring überwacht, das der Vitalzeichenüberwachung dient. Diese technische Zwischenstufe bzw. Kontrollinstanz, die Schiefer als „Mensch-Maschine-Hybrideinheit" (Schiefer 2007, S. 277) bezeichnet, verhindert die unmittelbare Interaktion zwischen Sterbenden und Ärzten, Sterbenden und Pflegenden, Sterbenden und ihren Angehörigen. Damit haben sich Sterbende der „Sachgerichtetheit" (Streckeisen 1993, S. 1404) zu unterwerfen, die – je nach Krankheitszustand – von dem Betroffenen eine weitere medizinisch-technische Unterordnung einfordert: die Anpassung an die Vorgaben der Maschinen. (Vgl. Situationsbeschreibung einer Beatmungspatientin im Kapitel II.2.)

„Künstliche" Nahrungsverabreichung

Im Kontext der Ernährung Sterbender konstatiert Streckeisen eine „[...] sukzessive Dehydratation" (Streckeisen 2001, S. 151), d.h. dass dem Sterbenden nur noch gering(st)e Flüssigkeitsmengen verabreicht werden.[206] Darüber hinaus ist der Er-

---

204 In seinem Roman ‚Ruhm' beschreibt Daniel Kehlmann eine Situation, in der seine Protagonistin die Diagnose „Bauchspeicheldrüsenkrebs" von ihrem Arzt erfährt: „ ‚Sie wollen doch sicher die Wahrheit', hat er gesagt, mit einer Miene, als wäre sie ein Kind und könnte stolz sein, von einem Erwachsenen ins Vertrauen gezogen zu werden. ‚Die gute Nachricht: Der starke Schmerz kommt erst ganz zum Schluss'." (Kehlmann 2009, S. 51)
205 Das Verständnis einer sekundären Sterbebegleitung der professionellen Bezugspersonen wird im weiteren Verlauf der Ausführungen bearbeitet.
206 Liegt jedoch ein Nierenversagen (Urämie) vor, ist die parenterale Verabreichung von Flüssigkeiten mit großer Sorgfalt vorzunehmen, da die Komplikation eines Lungenödems (Flüssigkeitsansammlung in der Lunge) eintreten kann mit der Konsequenz, dass der Patient buchstäblich ertrinkt. (Vgl. Pschyrembel 2007, S. 1135) Das Durstgefühl Sterbender kann mit einer regelmäßig durchzuführenden Mundpflege reduziert werden. In der Lebensendphase verspüren die Betroffenen i.d.R. keinen Appetit bzw. kein Hungergefühl. (Vgl. Augustyn/ Simon-Jödicke, in: Pflege heute 2007, S. 272)

satz der „normalen" Nahrungsmittelverabreichung durch eine „künstliche" (par) enterale Ernährung (Magensondenkost und Infusionstherapien) zu beobachten, ungeachtet der Tatsache, ob Sterbende in der Lage sind, eigenständig Nahrung und Flüssigkeit zu sich zu nehmen. (Vgl. Graupner, in: Schiefer 2007, S. 276 f.)

Deindividualisierung des Verstorbenen

Ist ein Patient verstorben, beginnen standardisierte Verrichtungen, die im Stationsalltag despektierlich als „Fertigmachen" bezeichnet werden: Entfernung beispielsweise eines Harnblasenkatheters, einer Venenverweilkanüle, einer Magensonde sowie die Vorbereitung, um den Leichnam aus dem Stationsumfeld zu entfernen (randständiges Zimmer und / oder Leichenhalle). Zu beobachten ist, dass ein gerade noch lebender Patient unmittelbar nach dem Todeseintritt zum „unreinen" Körper wird. Jegliche Berührung des gestorbenen Patienten durch das Pflegepersonal wird tendenziell mit Handschuhen durchgeführt, auch wenn diese nicht mit Ausscheidungen in Kontakt treten. (Vgl. Pfeffer 1998, S. 123 f., 129 f.) Pfeffer bewertet diese Vorgehensweise als „Rituelle Ent-Individualisierung". (Ebd., S. 127) In der Erklärung Streckeisens: „Die ‚reine' Leiche wird als Nichts erlebt, das auf etwas Fehlendes hinweist, und stellt insofern ein ‚Weniger-als-Nichts' dar." (Streckeisen 1994, S. 235); eine Reduzierung auf das virtuell Anwesende. Und das, obwohl ein postmortal juristisches Recht auf „Rückstand von Persönlichkeit" (vgl. Schild 2001, S. 147) eine solche Vergegenständlichung vermeiden soll. Die Kontrollinstanzen dazu sind in der abschiedskulturellen Haltung einer jeden Pflegeperson zu verorten.

Festzuhalten ist, dass totale Institutionen – nach wie vor – der „Sachgerichtetheit" (Streckeisen 1993, S. 1404) folgen und ihren „Insassen" (Goffman 1972, S. 24) mit Deindividualisierung, Deprivatisierung und Autonomiebeschränkung begegnen. Sterbende werden darüber hinaus mit einem Stigma versehen, da sie als (unausgesprochener) „Störfaktor" in einem auf Gesundheit ausgerichteten Medizinsystem auszumachen sind. Eine emotionale Distanz wird initiiert und aufrechterhalten durch Reduzierung des pflegerischen Engagements (z.B. infolge „künstlicher" Ernährung), Einschränkung des Aktionsradius' (z.B. durch Monitorring), asymmetrische Interaktionsverläufe in medizinischen Entscheidungsprozessen (beispielsweise die unzureichende Operationalisierung der Fachtermini). Damit sind Strukturen geschaffen, die den Sterbeprozess belasten: Zum einen hat der Sterbende sich auf den Körpertod vorzubereiten, zum anderen wird er in diesem Prozess mit dem sozialen Sterben konfrontiert. So befürchtet Schiefer: „Schwere und schwerste Pflegefälle werden [...] mit der Exklusion sozialer Zuwendung und Betreuung in den antizipatorischen Status eins bereits Verstorbenen überführt und als Toter stigmatisiert." (Schiefer 2007, S. 276 f.) Nachdem der Tod eingetreten ist, erfolgt die Verobjektivierung und Entfernung des Verstorben (vgl. Pfeffer 1998, S. 123 f.), um die ökonomische und technische Systemrationalität[207] weiterhin sicherzustellen.

Damit wird deutlich, dass bewusstseinsbildende Prozesse erforderlich sind, um systemimmanente Verhaltensmuster zu identifizieren und zu überwinden. Ein Reflexionsinstrument steht zur Verfügung: die Theorie der Bewusstheitskontexte im Interaktionsprozess Sterbender und klinischer Stab. Vor diesem Hintergrund ist es interessant zu eruieren, ob und in welchem Ausmaß Auszubildende der Gesundheits- und Krankenpflege, deren Hauptlernort das Krankenhaus ist, diese Gegebenheiten, insbesondere in konfessionellen Krankenhäusern, wahrnehmen, da sie das christliche Menschenbild und den christlichen Auftrag der Nächstenliebe in den Fokus ihres Wirkens stellen.[208]

Diskussionen der (Re)Individualisierung sterbender Patienten in Krankenhäusern werden seit einigen Jahren mit der Betonung der Aspekte Lebensqualität,[209] symmetrische Arzt-Patienten-Interaktion[210] und Autonomie im Ausdruck der

---

207 Der Begriff der Systemrationalität geht auf Habermas zurück. In seiner Theorie des kommunikativen Handelns (1981) entwirft bzw. rekonstruiert er u.a. eine Gesellschaftstheorie und verbindet darin die Perspektiven der System- und Lebenswelt. (Vgl. Treibel 1997, S. 154, 162 f.) Handlungen und Orientierungen eines Menschen ergeben sich aus seiner Lebenswelt (soziale Herkunft, Gruppenzugehörigkeiten, Umfeld, Wissen, Ressourcen), sie bilden eine Verständigungsgrundlage, so dass Habermas diese als Komplementärbegriff zum kommunikativen Handeln verortet. (Vgl. ebd., S. 163 f.) Dem werden Systeme gegenübergestellt. Dabei handelt es sich um „diejenigen gesellschaftlichen Bereiche, in denen das zweckrationale Handeln in Reinkultur vorkommt, z.B. in Unternehmen." (Ebd., S. 164) Obwohl sich Lebens- und Systemwelt entkoppeln, dringen systemische Imperative zunehmend in die Lebenswelten ein und kolonialisieren diese. (Vgl. ebd., S. 165) „Uns stellt sich diese Frage in der Form, ob nicht die Rationalisierung der Lebenswelt mit dem Übergang zur modernen Gesellschaft paradox wird: – die rationalisierte Lebenswelt ermöglicht die Entstehung und das Wachstum der Subsysteme, deren verselbständigte Imperative auf sie selbst destruktiv zurückschlagen." (Habermas 1987, S. 277) Rationalität als ökonomisches, moralisches und verhaltensbestimmendes Prinzip fördert Lebensweltpathologien, die sich in einer Verdinglichung des Menschen manifestieren. (Vgl. Treibel 1997, S. 166; Habermas 1987, S. 293, 549)

208 Aus dem Leitbild eines Krankenhauses: „Es geht immer um den ganzen Menschen – ganzheitliche Zuwendung ist unsere größte Herausforderung." (2006, S. 9) Und weiter heißt es: „Wir begleiten Sterbende so gut wie möglich; wir helfen der Krankenhausseelsorge." (Ebd., S. 10)

209 Abgesehen von den methodologischen Schwierigkeiten (Definition der physischen, psychischen, sozialen Perspektive der Lebensqualität, Überführung in überprüfbare Items, Umfang und Zeitpunkt(e) der Erhebung) macht Schiefer auf die nicht unproblematische Wirkung wissenschaftlicher Erkenntnisse aufmerksam: „Verschiedene Untersuchungen ergaben, dass Krebskranke eine höhere Lebensqualität als die Durchschnittsbevölkerung aufwiesen. (Vgl. Schwibbe 1991; Herschbach/Henrich 1991) Ergebnisse dieser Art könnten zum Trugschluss angesichts der Kosteneinsparung im Gesundheitssystem führen, diese terminalen Patienten seien überversorgt und finanzielle und materielle Zuwendungen könnten in diesen Bereichen gekürzt werden." (Schiefer 2007, S. 282) (Vgl. ebd., S. 281 f.)

210 Konzeptionen zur Verbesserung bzw. Demokratisierung der Arzt-Patienten-Interaktion liegen vor, wie beispielsweise die von Dörner favorisierte trialogische Beziehungsmedizin, die neben

Patientenverfügung geführt. (Vgl. Schiefer 2007, S. 281 ff.; Kapitel II.2.) Bleibt dieser Austausch auf der theoretischen Ebene begrenzt oder sind (Aus)Wirkungen im konkreten Krankenhausalltag bemerkbar? Dazu ist es erforderlich zu analysieren, ob das gesundheitspolitische System betriebswirtschaftliche Strukturen eingeleitet hat, die eine individualisierende Sterbebegleitung als eine anerkannte Leistungserbringung einordnen, die Zeitressourcen beanspruchen darf. (Vgl. Kapitel VI.ff.) Des Weiteren ist zu überprüfen, ob thanatologische Inhalte in Aus-, Fort- und Weiterbildungsmaßnahmen für Mitarbeiter des Gesundheitswesens zum (Pflicht)Bestandteil erhoben werden. (Vgl. Kapitel IV.) Insbesondere vor dem Hintergrund begrenzter Zeitressourcen – nicht nur dem Sterbenden gegenüber, sondern auch aus der Sicht eines Sterbenden – soll(t)en professionelle Helfer in die Lage versetzt werden, Bedarfe zügig zu erfassen, Vermeidungsstrategien im eigenen Handeln wahrzunehmen und zu reduzieren, um eine individualisierende Lebensbegleitung Sterbender zu ermöglichen. Dies sind allesamt pädagogische Herausforderungen eines für die Pflegeausbildung zu gestaltenden Lehr- und Lernprozesses. (Vgl. Kapitel VIII.ff.)

---

dem Patienten und dem Arzt auch die Angehörigen einbezieht. Es wird nicht über, sondern mit dem Betroffenen gesprochen. (Vgl. Dörner 2001) Das setzt zum einen die nicht unproblematische Reflexion tradierter Rollenmuster voraus: die symbolisch ritualisierte (nicht zu hinterfragende) Interaktion, in der paternalistisch nur krankheitsspezifische Informationen weiter geben werden. (Vgl. Moser, in: Schiefer 2007, S. 283) Zum anderen die pädagogische Befähigung, medizinische Sprachcodes auf die jeweilige Situation transferieren zu können und die Behandlung holistisch auszurichten, um individuelle Bedarfe des sich im Sterbeprozess befindenden Menschen zu erfassen. (Vgl. Schiefer 2007, S. 283) Die Gleichberechtigung des Patienten als Pflege- und Medizinpartner setzt seine (aktive) Auseinandersetzung mit Krankheit, Behandlung, Endlichkeit voraus. Gleichsam ist in diesem Kontext auf ein von Bartens aufgezeigtes Risiko hinzuweisen. Die angestrebte Symmetrie kann von Medizinern benutzt werden, Verantwortung auf den (jetzt) autonomen Patienten abzutreten und „Entscheidungen abzuwälzen" (Bartens, in: Schiefer 2007, S. 284), das letztlich zu einer „Demokratisierung des Risikos" (ebd.) führt. Damit kann einerseits eine Überforderung des (sterbenden) Patienten initiiert werden. Andererseits könnte es dazu beitragen, die Machtverhältnisse des Arztes über den Patienten erneut zu festigen: Der Mediziner, der aus einem nicht aufholbaren Wissensstand agiert, entscheidet, welche Risiken er zu seiner Entlastung abtreten will. (Vgl. Schiefer 2007, S. 284)

b. Sterbebeistand als Lebensbegleitung – aus dem wissenschaftsorientierten Erfahrungswissen[211] Elisabeth Kübler-Ross'[212]

Im vorangegangenen Kapitel wurde deutlich, dass eine individualisierende Lebensbegleitung Sterbender nur möglich ist, wenn zum einen die Bedarfe Todkranker erfasst und berücksichtigt werden und zum anderen die Bezugspersonen beeinflussende Faktoren auf ihr Interaktionshandeln reflektieren. In diesem Kontext tritt die Wissenschaftlerin Elisabeth Kübler-Ross auf den Plan, die als Medizinerin mit psychiatrischer Zusatzqualifikation in den ausgehenden 1960iger Jahren im Praxisalltag beobachtete, dass das Sterben für Menschen in Krankenhäusern deshalb so schwierig ist, „weil es von Hoffnungslosigkeit, Hilflosigkeit und Einsamkeit umgeben ist." (Kübler-Ross 1997, S. 144f; vgl. Kübler-Ross 1977, S. 222) Kübler-Ross wählte – für das Sujet des Krankenhauses irritierend (vgl. ebd., S. 205 ff.) – einen Ansatz, der nicht den Mediziner als den Wissenden, vielmehr den Sterbenden als den Lehrer des Klinikstabs in den Fokus der Forschung stellte. (Vgl. Kübler-Ross 1997, S. 145) Ihre Ergebnisse beeinflussen bis zum gegenwärtigen Zeitpunkt maßgeblich die Begleitung Sterbender. (Vgl. Student 2006, S. 1)

Die Wissenschaftlerin hat aus circa zweihundert Interviews Reaktionen, Bedürfnisse, Hoffnungen und Enttäuschungen Sterbender eruiert; ebenso die Auswirkungen bestimmter Verhaltensweisen der Umgebung auf die Gestaltung des jeweiligen Sterbeprozesses. (Vgl. Kübler-Ross 1977, S. 26 f., 41, 216) Kübler-Ross, die dem schwerkranken Patienten als Menschenfreundin begegnete,[213] leugnete in den Gesprächen weder das Sterben noch den Tod. Mit ihrer Unbefangenheit

---

211 Kübler-Ross hat zeitlebens ihre aus der Praxis für die Praxis entwickelte Theorie in der Begleitung Tausender Todkranker angewandt und evaluiert. (Vgl. Kübler-Ross 1998, S. 15)

212 Biografische Notizen über Kübler-Ross sind dem Anhang A zu entnehmen. Diese sind als Beitrag zu verstehen, das Anliegen und Wirken der Thanatologin umfassender nachvollziehen zu können.

213 Kübler-Ross blieb auch nach den Interviews mit den Sterbenden in Kontakt, die wiederum in Krisensituationen nach der Krankenhausentlassung von der Thanatologin Interventionen anfragten. (Vgl. Kübler-Ross 1977, S. 217) Damit trat bereits der Gedanke einer übergreifenden Versorgung Sterbender auf den Plan, wie es beispielsweise gegenwärtig vom Zentrum für Palliativmedizin am Münchener Klinikum Großhadern im Rahmen eines Projektes umgesetzt wird. Dort werden Patienten nach ihrem Klinikaufenthalt von Mitarbeitern der Station in ihrem Zuhause regelmäßig aufgesucht. Der Hausarzt wird zum Therapieplan beraten. Zudem können die Betroffenen in für sie unsicheren Situationen oder bei auftretenden Problemen jederzeit telefonisch mit dem Klinikstab in Interaktion treten und erhalten Hilfestellung. Damit wird das Ziel verfolgt, ein tragfähiges Netz für Patient und Familie in der letzten Lebensphase sicherzustellen. (Vgl. Dokumentation ,Sterbezeit ist Lebenszeit' von Max Kronawitter, Bayerischer Rundfunk 2007)

ermutigte sie die Betroffenen, sich mit ihrer Endlichkeit bewusst(er) auseinanderzusetzen. (Vgl. ebd., S. 32, 215, 218) Die Auswertung der Gespräche offenbarte einen psychologischen Mechanismus, der es dem Sterbenden ermöglicht, die Ankündigung des nahen Todes aufzunehmen, diese ggf. zu bewältigen und anzunehmen. (Vgl. ebd., S. 40 ff.) Mit diesem Wissen wiederum können Bezugspersonen einerseits eine (kognitive) Vorstellung entwickeln, welche emotionalen Zustände ein Sterbender in dem Prozess der Auseinandersetzung durchlaufen kann, um sich seiner Endlichkeit zu stellen; andererseits erhalten sie ein Bezugssystem, ihre Unterstützung einfühlend und verstehend auszurichten. (Vgl. ebd., S. 123)

Nachfolgend wird eine ausführlichere Darstellung der einzelnen Sterbephasen beschrieben, um der Kritik Samarels zu begegnen, die der allgemeinen Rezeption der Theorie Kübler-Ross' eine „Übersimplifizierung" (Samarel, 2003, S. 139) attestiert.

Phase des Nichtwahrhabenwollens

Erfährt ein Patient durch einen Mediziner[214] unheilbar erkrankt zu sein, löst diese existenziell bedrohliche Mitteilung tendenziell einen Schockzustand aus, auf den unmittelbar mit Leugnung reagiert wird: „Das kann nicht wahr sein, da stimmt etwas nicht". Hinzu kommen (ausgesprochene) Vermutungen einer potenziellen Verwechselung des Namens, des Befundes sowie das dringende Bedürfnis, weitere Ärzte konsultieren zu wollen, um eine fehlerhafte Interpretation der Diagnose belegen zu können. Diese Situation tritt insbesondere dann ein, wenn das Aufklärungsgespräch unvermittelt für den Patienten erfolgt bzw. sein Aufnahmevermögen nicht adäquat berücksichtigt wird.[215] (Vgl. Kübler-Ross 1977, S. 41) Psychologisch betrachtet hat das Verhalten des Nichtwahrhabenwollens die Funktion eines Puffers, der sich zwischen den Betroffenen und seine Bestürzung, todkrank zu sein, schiebt. Das ermöglicht ihm, Fassung zu bewahren bzw. diese wieder zu erlangen sowie nach Wegen der Auseinandersetzung zu suchen,

---

214 Denkbar ist auch die indirekte Erfassung in Form der Selbstaufdeckung in den Kontexten der geschlossenen bzw. argwöhnischen Bewusstheit. (Vgl. vorangegangenes Kapitel)

215 In Akutkrankenhäusern ist es nicht unüblich, dass ein Arzt die Mitteilung lebensbedrohlicher Erkrankungen „schnell hinter sich haben will". (Kübler-Ross 1977, S. 41) Es ist zu vermuten, dass diese Beobachtung bis zum gegenwärtigen Zeitpunkt in Kliniken tendenziell vorzufinden ist, werden die unzureichenden Zeitressourcen infolge des G-DRG-Systems (vgl. Kapitel VI.1.) und die dargestellten Befunde innerhalb der Kapitel III.2. und VI.4. (Sachgerichtetheit, asymmetrische Kommunikationsverläufe, emotionale Distanz, erhöhte Belastungsfaktoren Sterbenden gegenüber) hinzugezogen. Dazu ist aus den Interviews Kübler-Ross' anzuführen: „ [...] trotzdem entnahmen wir seinem Bericht über die Art, wie ihn der Arzt über die Diagnose aufgeklärt hatte, daß der Verlust an Hoffnung für ihn am schwersten zu ertragen war." (Kübler-Ross, 1977, S. 97)

um seinen Ängsten begegnen zu können. (Vgl. ebd., S. 42) Für den Klinikstab – insbesondere den ärztlichen[216] – ist es erforderlich herauszufinden, auf welcher Vertrauensebene Aufklärungsgespräche erfolgen. Ebenso ist anzufragen, ob der zuständige Mediziner im weiteren Behandlungsverlauf – auch auf menschlicher Ebene – ansprechbar und vor allem erreichbar bleibt.[217] Des Weiteren ist abzuklären, wie eine psychologische Begleitung sichergestellt werden kann. Diesbezüglich ist zu berücksichtigen, dass insbesondere die professionellen Helfer mit den Betroffenen in Kontakt treten sollten, die bereits eine Haltung zur eigenen Endlichkeit entwickelt haben bzw. sich auf den Weg dazu gemacht haben. (Vgl. ebd., S. 48) Dazu bemerkt Kübler-Ross: „Wir haben [...] festgestellt, daß viele unserer Patienten dem Ernst ihrer Erkrankung vor allen dann auswichen, wenn sie mit Menschen zu tun hatten, die für sich selbst auch keinen anderen Weg kannten, mit den Gedanken an Tod und Sterben fertig zu werden. Die Kranken stellen oft sehr rasch fest, mit welcher Schwester oder welchem Angehörigen sie realistisch über ihre Krankheit und das drohende Ende sprechen können; alle anderen, die den Gedanken an ihr eigenes Ende nicht ertragen, verschonen sie mit diesen Themen. Das kann natürlich dazu führen, daß die Umgebung die Fähigkeit eines Kranken, sich mit seinen traurigen Aussichten abzufinden, sehr unterschiedlich beurteilt." (Ebd., S. 44; vgl. ebd., S. 49) Bei den Interaktionen ist zu beachten, dass diese vorrangig nach dem Gesprächsbedarf und -zeitpunkt des Patienten ausrichten. (Vgl. ebd., S. 42) Seine Verhaltensweisen sind zu akzeptieren; dabei werden wahrgenommene Widersprüche weder thematisiert noch durchbrochen. Damit können die Schutzmechanismen des Betroffenen greifen, um mit der bedrohlichen Situation zurechtzukommen. (Vgl. ebd., S. 44, 47) Das stellt den Klinikstab vor Herausforderungen, insbesondere bei Patienten, die erforderliche Behandlungsmaßnahmen unterwandern und damit den weiteren therapeutischen Prozess ungünstig beeinflussen.[218] In einer solchen Situation gilt es, den Erkrankten sensibel zu führen (Vertrauensbasis), um seine Compliance[219] bzgl.

---

216 Aufklärungsgespräche sind originäre medizinische Aufgaben. De jure erhalten Pflegepersonen keine Legitimation, Auskünfte über Diagnose und Behandlungsverläufe kundzutun. (Vgl. Pschyrembel Wörterbuch Pflege 2003, S. 687)

217 Kübler-Ross hat in ihrer aktiven Zeit als Klinikärztin sog. „Fünfminuten-Sitzungen" eingeführt. (Kübler-Ross 1977, S. 25). Vertrauensaufbau kann auch infolge kleiner Gesten erfolgen, wie das ‚einfach mal ins Zimmer schauen'. Der Patient fühlt sich (und wird es de facto) wahrgenommen. (Vgl. ebd., S. 47)

218 So kann als Beispiel die unregelmäßige Einnahme angeordneter Medikamente angeführt werden.

219 Mit Compliance wird die Bereitschaft und Unterstützung des Patienten beschrieben, den verordneten Therapieplan einzuhalten. In den Pflegewissenschaften wird diese Bezeichnung problematisiert, weil der Patient i.d.R. nicht als gleichberechtigter Partner auf den Plan tritt. (Vgl. Pschyrembel Wörterbuch Pflege 2003, S. 140 f.)

der Behandlungsanordnungen zu erhalten. (Vgl. ebd., S. 45, 47)[220] Das Nicht-wahrhabenwollen – als Taktik des Ausweichens – kann während des gesamten Sterbeprozesses intermittierend auftreten. Beobachtbar im Kontext einer nicht aushaltbaren Wahrheit, wie beispielsweise beim Auftreten weiterer Metastasen; aber auch – bildlich gesprochen – aus scheinbar heiterem Himmel, wenn der Patient aus der Rolle des Sterbenskranken auszubrechen versucht,[221] weil Sorgen ihn überwältigen.[222] (Vgl. ebd., S. 41 f., 43 f.) Für die Pflege- und Arztgruppe kann sich infolgedessen ein ambivalentes Bild ergeben: Einerseits signalisiert der Patient – im Laufe des Geschehens – eine realitätsbezogene Einschätzung seiner Lebenssituation, andererseits die Negierung seiner unmittelbaren Endlichkeit. (Vgl. ebd., S. 43 f.) Die Wahrheitsleugnung kann in eine Isolierung übergehen. Dann besteht die Gefahr, dass die tödlich verlaufende Krankheit von anderen Lebensbereichen abgekoppelt wird und der Patient über seine Lebenshoffnung redet wie auch über seinen bevorstehenden Tod, die gleichberechtigt nebeneinander bestehen. (Vgl. ebd., S. 44)

Da Zugehörige selbst in ihrer Verlust- und Trauersituation die Phasen des Sterbeprozesses durchlaufen können, ist es hilfreich, sie darüber zu informieren und Unterstützungsangebote – idealerweise durch institutionelle implementierte Gesprächsangebote – zu offerieren. Thematisiert werden könnte der Zusammenhang unzureichender Auseinandersetzung mit der eigenen Endlichkeit auf die Manifestierung der Phase des Nichtwahrhabenwollens beim Sterbenden. (Vgl. ebd.)

Kübler-Ross empfiehlt – den Wunsch des Sterbenden voraussetzend – Gespräche über sein Sterben rechtzeitig zu führen. Sie machte die Erfahrung, dass es für den Betroffenen weniger bedrohlich ist, wenn der Tod nicht unmittelbar bevorsteht. Dann kann es für ihn und seinen Zugehörigen leichter sein, Angelegenheiten zu klären, nicht zuletzt vor dem Hintergrund, dass dieser noch über Kraftreserven verfügt. (Vgl. ebd., S. 42) Zudem stellt die Thanatologin fest: „Meistens werden die Unterhaltungen nicht im Interesse des Patienten hinausgeschoben, sondern weil wir selbst in unserer eigenen Einstellung unsicher sind." (Ebd.)

---

220 Aus einem Rapport Kübler-Ross' ist zu entnehmen: „Ich meine, daß diese lange und sehr fruchtbare Beziehung nur möglich wurde, weil wir ihr Bedürfnis, das bevorstehende Ende so lange wie möglich zu leugnen, respektierten und ihr auch dann, wenn sie sich als sehr schwierige Patientin zeigte, nie Vorwürfe machten." (Kübler-Ross 1977, S. 47) Wenn das Verhalten des Patienten den Klinikstab in Verwunderung setzt, kann der Versuch unternommen werden, den Patienten über andere, angenehmere Gesprächsinhalte kennenzulernen, um seine Eigenheiten verstehen zu können. (Vgl. ebd., S. 49)

221 In einer bildhaften Erklärung, die Kübler-Ross aufgriff: „Wir können nicht lange in die Sonne blicken, und wir können dem Tod nicht immer ins Auge sehen." (Kübler-Ross 1977, S. 41)

222 Beispielsweise in der Bewusstwerdung, dass (potenziell) Hinterbliebene nur unzureichend finanziell abgesichert sind.

Phase des Zorns

Wenn die Illusion, gesund zu sein, nicht aufrecht gehalten werden kann, der Gedanke „Es betrifft mich doch" zur unausweichlichen Realität wird, entstehen Emotionen im Ausdruck von Zorn, Wut und Neid. (Vgl. Kübler-Ross 1977, S. 50) In dieser Phase wird zum einen das persönliche (Gesundheits)Verhalten mit dem anderer Menschen verglichen, um eine vermeintliche Antwort auf die ‚Warum trifft es gerade mich?'-Frage zu finden.[223] Zum anderen wird die Unausweichlichkeit der Lebensbegrenzung bewusst, einschließlich der sich daraus ergebenen Konsequenzen unerfüllbarer Perspektiven.[224] (Vgl. ebd., S. 50 f.) Der Umgang mit diesen Patienten ist schwierig und wird auch so von den Bezugspersonen erlebt. Die Zornesausbrüche erfolgen unmittelbar, scheinbar grundlos, in alle Richtungen gehend. So kann das freundlich gemeinte Erkunden nach der Befindlichkeit ein potenzieller Auslöser zornigen Verhaltens sein. Auch wenn der Eindruck entsteht, dass dem Patienten nichts recht zu machen ist und dieser immer weitere Ansprüche stellt, hat der Klinikstab sich zu vergegenwärtigen, dass der Sterbende ein Bedürfnis signalisiert, beachtet und nicht vergessen zu werden (vgl. ebd.): „Ich bin noch am Leben, vergeßt das nur nicht! Ihr könnt meine Stimme noch hören, ich bin noch nicht tot." (Ebd., S. 52) Die (Pflege)Personen, die häufiger mit dem Patienten in Kontakt treten, werden mit all dem konfrontiert, sie werden zu seiner psychologischen Projektionsfläche.[225] (Vgl. ebd., S. 50) Dabei sollte vermieden werden, was realiter zu beobachten ist: Die Zornesausbrüche beziehen professionelle Pflegehelfer i.d.R. auf die eigene Person und reagieren verärgert und im weiteren Verlauf zunehmend mit Vermeidungsstrategien.[226] Das wiederum kann beim Sterbenden Groll und Unmut auslösen. (Vgl. ebd., S. 51) Diese Interpunktion der Kommunikationsverläufe führt letztlich in einen Circulus vitiosus, bei dem jeder Interagierende dem anderen die Schuld für die sich festfahrende Situation überträgt.[227] (Vgl. Watzlawick 1995, S. 72 ff.) Dazu bemerkt Küb-

---

223 „Ich habe mich im Gegensatz zu meinem Kollegen immer gesundheitsbewusst verhalten, nie geraucht und jetzt habe ich Lungenkrebs." – „Ich soll mit 42 Jahren sterben? Was ist mit meinem 90 jährigen, pflegebedürftigen Nachbarn und seinem Empfinden, das der liebe Gott ihn vergessen hat?" (Vgl. Kübler-Ross 1977, S. 50) Im Alltagshandeln wird der Tod eines Menschen nicht selten mit einem „Es trifft immer die Falschen" kommentiert. Wer allerdings der Richtige ist, bleibt unbeantwortet.

224 Die ostpreußische Spurensuche der Kindheit, die für die Zeit nach dem Erwerbsleben aufgeschoben wurde oder das Warten auf das erste Enkelkind der im vierten Monat schwangeren Tochter, sind als Wunschvorstellungen denkbar.

225 Das können auch die Zugehörigen erleben, deren Besuche beispielsweise ohne ein Willkommen sein seitens des Sterbenden quittiert werden. (Vgl. Kübler-Ross 1977, S. 51)

226 Um nicht erneut Zielscheibe des Patienten zu werden, wird dieser seltener aufgesucht und erforderliche Pflegehandlungen zügiger als üblich erledigt. (Vgl. Kübler-Ross 1977, S. 52)

227 „Das Interview enthüllte die Bedürfnisse der Patientin. Offenbar stammten Groll und Empörung, von denen sie so erfüllt war, aus der frühen Kindheit, in der sie sich als Außenseiter

ler-Ross: „Dieser Kranke provoziert ständig Ablehnung und Ärger – und doch ist er verzweifelter [und einsamer] als alle anderen." (Kübler-Ross 1977, S. 55)

Für die (professionellen) Bezugspersonen ist es entscheidend, sich in die Situation des Bedrohten hineinzuversetzen und Zornesausbrüche zu akzeptieren, da sie – wenn auch nur kurzfristig – dem Patienten ermöglichen, seine emotionale Last zu reduzieren. In weiteren Interaktionen sind die Anlässe zu eruieren (aktives Zuhören), von denen die Zornesausbrüche ausgehen. (Vgl. ebd., S. 51, 53) Erfährt der Patient Verständnis, Aufmerksamkeit, die Integration seiner Fähigkeiten (Entscheidungsspielräume[228]) im (Pflege)Handeln, werden Impulse gesetzt, die sich beruhigend auf den Betroffenen auswirken können. (Vgl. ebd., S. 52 f.)[229] Die Begleitung der Patienten in dieser Phase ist wiederum eine Aufforderung an das Reflexionsvermögen jedes einzelnen Klinikstabmitglieds: „Wir sind nur dann dazu imstande, wenn wir unsere eigene Angst vor dem Tode und auch unsere destruktiven Wünsche erkannt haben und wissen, welche unserer Abwehrhaltungen mit unserer Sorge für den Patienten in Widerspruch geraten können." (Ebd., S. 53 f.)

Phase des Verhandelns

Nachdem der Patient die existenzielle Bedrohung psychologisch mit den Verhaltensweisen des Nichtwahrhabenwollens und des Zornes begegnete, ist er nach wie vor von der Hoffnung erfüllt, den Tod weiter hinausschieben zu können. Dazu versucht er i.d.R. ein Bündnis mit Gott zu schließen und offeriert ihm Wohlverhalten, wenn er weiter leben darf;[230] häufig bis zu einem bestimmten Zeitpunkt, der

---

unter den Geschwistern gefühlt hatte. [...] Da ihre Umgebung [der Klinikstab] die Zusammenhänge nicht kannte, ihre Äußerungen als persönliche Kränkung auffaßte und sie nun tatsächlich ablehnte, hatte sie vor sich selbst neue und überzeugende Gründe, sich zurückgestoßen zu fühlen. [...] Da sie alles feindselig vorbrachte, entfremdete sie sich das Pflegepersonal und hatte damit wieder neuen Anlaß, ihre Feindseligkeit vor sich selbst zu rechtfertigen." (Kübler-Ross 1977, S. 74 f.)

228 Insbesondere in Situationen, in denen der Sterbende darunter leidet, nicht mehr selbstständig zu sein, ist es sinnvoll, ihn entscheiden zu lassen bzw. in Entscheidungen einzubeziehen, wann beispielsweise die Infusionstherapie verabreicht werden soll oder die Ganzkörperwaschung und Nahrungsanreichung gewünscht werden. (Vgl. Kübler-Ross 1977, S. 55)

229 „Unser Interview half ihr in mehrfacher Beziehung: Sie durfte sie selbst sein, feindselig und anspruchsvoll, ohne deshalb verurteilt zu werden oder fürchten zu müssen, daß sich die Umgebung persönlich angegriffen fühlte. Sie konnte einen Teil ihres Zornes loswerden und damit ihre Belastung etwas erleichtern, so daß sie nun auch imstande war, die andere Seite ihres Wesens zu zeigen, eine lebhafte, zu Liebe und Zuneigung und Einsicht fähige Frau." (Kübler-Ross 1977, S. 75)

230 Denkbar ist dies in Gedankengängen wie: „Wenn ich noch bis zur Geburt des Enkelkindes, des Promotionsabschlusses der Tochter leben darf oder die Schmerzen in den Griff zu bekommen sind, dann werde ich meine religiösen Zweifel beiseiteschieben, die heilige Kommunion

allerdings immer wieder hinausgeschoben wird. (Vgl. Kübler-Ross 1977, S. 77 f.) Diese Auseinandersetzung bleibt dem Klinikstab verborgen, wird stellenweise in seelsorgerischen Gesprächen offenbart. (Vgl. ebd.) Dazu empfiehlt Kübler-Ross: „Psychologisch gesehen können solche Versprechungen aus einem verborgenen Schuldgefühl stammen; deshalb wäre es gut, wenn die Umgebung entsprechende Bemerkungen des Patienten nicht einfach beiseite schieben wollte. Wenn ein Seelsorger oder ein Psychiater mit etwas Einfühlungsvermögen auf einen solchen Sachverhalt stößt, wird er danach forschen, ob sich der Patient schuldig fühlt, weil er sein Leben lang nicht regelmäßig zur Kirche gegangen ist." (Ebd., S. 79) Eine Zusammenarbeit zwischen Seelsorgern, Medizinern und Pflegern ist diesbezüglich sinnvoll. Handlungsofferten können aber auch an den Klinikstab gerichtet werden, in dem beispielsweise die Compliance engagiert umgesetzt wird, um eine bestimmte Therapie, die sich ggf. noch in der klinischen Erprobung befindet, angeordnet zu bekommen. (Vgl. Tietz 1998, S. 249)

Phase der Depression

Kann der Patient seinen Zustand nicht mehr leugnen (zunehmende Verschlechterung durch Auftreten weiterer Symptome) tritt die Phase der Depression ein, die sich infolge bereits erlittener bzw. drohender Verluste ergibt. Die Unterteilung in reaktiv und vorbereitend ist hilfreich, um entsprechende Unterstützungsmaßnahmen ableiten zu können. (Vgl. Kübler-Ross 1977, S. 80 f.) Eine Depression kann sich – angesichts des bereits erlebten Verlustes – verschiedenartig ergeben: Verlust der äußerlichen Attraktivität, Verlust der Mobilität, Verlust der aktiven Berufstätigkeit, Verlust der guten Verdienstmöglichkeiten (wiederum Sorge vor der finanziellen Absicherung der Zugehörigen), Verlust der aktiven Elternrolle (Unterbringungsproblematik kleinerer Kinder mit einhergehender Traurigkeit) sowie potenziellen Versagens in gesunden Tagen, festgemacht an der mangelnden Fürsorge gegenüber der Familie. Diese reaktive Form geht i.d.R. mit Gefühlen der Scham und Schuld einher. (Vgl. ebd., S. 82) Der Helferstab kann der körperlichen Veränderung des Sterbenden begegnen, in dem – um Beispiele zu nennen – bei riechenden Wunden entsprechende Duftstoffe eingesetzt werden, der Haarverlust mit einer (auf die Person abgestimmten) Kopfbedeckung aufgefangen wird sowie echt gemeinte Komplimente dem Betroffenen das Gefühl vermitteln, immer noch ansehnlich zu sein und eine Geschlechtlichkeit zu besitzen. Darüber hinaus sind gemeinsam Strategien zu entwickeln, ob eine Haushaltshilfe erforderlich ist, um beispielsweise der eigenen Familie bzw. den ggf. hilfsbedürftigen Eltern zur Seite zu stehen. (Vgl. ebd., S. 81) Dazu ist eine nicht

---

regelmäßig empfangen, im Testament eine Spende an die Kirchengemeinde veranlassen oder meinen Leichnam der Wissenschaft zur Verfügung stellen." (Vgl. Kübler-Ross 1977, S. 78 f.)

unerhebliche Beobachtung Kübler-Ross' anzuführen: „Wir stellen immer wieder fest, wie rasch sich die [reaktive] Depression der Patienten bessert, wenn solche lebenswichtigen Fragen gelöst werden können." (Ebd.) Bei dieser Form der Depression versucht der Betroffene sich mitzuteilen, um wichtige Angelegenheiten zu ordnen. (Vgl. ebd., S. 82)

Im Vergleich dazu verläuft die Depression als Vorbereitung des endgültigen Verlustes meistens in einer sehr stillen Art und Weise. (Vgl. ebd.) Dabei beschreitet der Sterbende in seinem depressiven Zustand einen für ihn hilfreichen und heilsamen Weg, das Schicksal anzunehmen und sich auf sein Lebensende vorzubereiten. Wenn bei der ersten, reaktiven Form Ermunterungen und aufheiternde Gespräche seitens der Bezugspersonen sinnvoll erscheinen, würden diese in der jetzigen Gefühlssituation eher belasten: Dem Sterbenden darf die Möglichkeit, trauern zu dürfen, nicht vorenthalten werden. (Vgl. ebd., S. 81 f.) Für die Zugehörigen kann diese Situation bedrückend sein. Wichtig ist es, sie – über Vertrauenspersonen des Klinikstabs – darin zu bestärken, stillschweigend (aktiv) Anteil zu nehmen, einfach da zu sein, dem Sterbenden zu signalisieren, seine Traurigkeit und seinen psychologischen Verlustschmerz akzeptieren und teilen zu wollen. Vice versa kann sich die Belastung für den Sterbenden verstärken, wenn die Umgebung, die Zugehörigen, seine Bedürfnisse nicht erkennen oder verstehen (wollen). (Vgl. ebd.) „Eben diese Unvereinbarkeit von Wünschen und innerer Bereitschaft des Patienten auf der einen und den Erwartungen der Umgebung auf der andern Seite ruft oft die tiefste Verstörung und den lastendsten Kummer der Patienten hervor." (Ebd., S. 82) Wichtig ist die Erkenntnis, dass die Phase der Depression dem Sterbenden hilft, sich von seinen Ängsten und Verzweiflungen zu lösen, um in innerer Bereitschaft friedfertig zu sterben. (Vgl. ebd., S. 82 f.) Ggf. ist spiritueller Beistand hinzuzuziehen, damit die Betroffenen (Sterbender und Bezugspersonen) Unterstützung erfahren, ihre letzte, gemeinsame Wegstrecke zu bewältigen.

Phase der Zustimmung

Der Sterbende erreicht das Stadium der Zustimmung, wenn er in den vorangehenden Phasen seinen Zorn ausdrücken, seine Ängste mitteilen, Handlungspläne entwickeln und trauern konnte. Das ermöglicht ihm, seinem Tod nicht ablehnend, zornig oder niedergeschlagen, vielmehr in zunehmender Gelassenheit und innerer Ruhe zu begegnen. (Vgl. Kübler-Ross 1977, S. 99) Dieser psychologische Prozess der Auseinandersetzung stellt für den Betroffenen eine große Herausforderung dar und kann von zwei Faktoren begünstigend beeinflusst werden. Zum einen hängt es von dem zu konstatierenden Ausmaß der Lebenszufriedenheit, die sich u.a. in Abhängigkeit erledigter bzw. aufgeschobener – und jetzt im Sterbeprozess auswirkender – Geschäfte ergibt,[231] zum anderen von der Verhaltensweise der Bezugspersonen im Dasein, Zuhören, Akzeptieren (auch in schwierigen, widersprüchlichen Situationen) sowie des miteinander Interagierens im offenen Bewusstheitskontext.[232] (Vgl. ebd., S. 104) Das Stadium der Zustimmung ist nicht mit dem Zustand der Glückseligkeit gleichzusetzen; vielmehr ist es Ausdruck emotionaler Befreiung: Der (psychologische) Schmerz ist überstanden, der Lebenskampf beendet; Voraussetzung dafür, dass sich zunehmend innere Ruhe ausbreiten kann, um sich auf den Übergang bzw. die Verwandlung vorzubereiten. Entsprechend signalisiert der Sterbende, auf Umweltreize verzichten zu wollen und in Ruhe gelassen zu werden; Müdigkeit, Schwäche und das Bedürfnis zu dösen oder zu schlafen kommen hinzu. (Vgl. ebd., S. 99 f.) Dieser Schlaf dient – im Vergleich zur Vorphase – nicht mehr dem Kräftesammeln zwischen den Schmerzintervallen, vielmehr „wächst allmählich das Bedürfnis, die Stunden des Schlafes auszudehnen wie bei Neugeborenen, nur mit umgekehrtem Sinn." (Ebd., S. 99) Das wiederum kann für die Zugehörigen belastend sein. Sie benötigen in dieser Phase Unterstützung und Aufklärung. Ihnen sollte verdeutlicht werden, dass das Verhalten des Sterbenden nicht als Aufgeben, gar Ablehnung den Angehörigen gegenüber interpretiert werden darf. (Vgl. ebd.) Vielmehr kann der Rückzug des Sterbenden als ein Signal interpretiert werden, dass er seinen Frieden gefunden hat und sich durch das Loslassen – auch von den Angehörigen – auf den Tod vorzubereiten versucht. (Vgl. ebd., S. 102) In Interaktionen mit dem Todkranken sollte die nonverbale Kommunikation fokussiert werden. Das Führen schweigender Gespräche können die Personen leichter aushalten, die die Auseinandersetzung mit der Endlichkeit nicht grundsätzlich ablehnen und mit dem Sterbenden keine psychologischen Geschäfte mehr zu erledigen haben. (Vgl. ebd., S. 100) Für die (professionellen) Begleitpersonen ist es hilfreich zu reflektieren, ob die vermeintliche Wahrnehmung von Bedürfnissen des Sterbenden nicht letztlich als die ihrigen zu identifizieren sind. (Vgl. ebd., S. 103) Der Klinikstab sollte – nach wie vor – mit dem Sterbenden in Kontakt treten, „denn der Trost für den Patienten liegt vor allem in dem Gefühl, daß er nicht vergessen wird, obwohl man medizinisch kaum noch etwas für ihn tun kann." (Ebd., S. 100) Hier schwingt (immer noch) ein Gefühl der Hoffnung mit, das zentrale Moment aller Sterbeprozessphasen, mit dem der Mensch überhaupt vermag, sich seiner unmittelbaren Endlichkeit zu stellen. (Vgl. ebd., S. 102) Als übergeordneter bzw.

---

231 Wenn der Zustand des Lebensfriedens im Sterbeprozess noch nicht erreicht ist, benötigt der Betroffene vermehrt Zeit, um die einzelnen Phasen zu bewältigen; ggf. auch intensivere Anteilnahme seiner Bezugspersonen. (Vgl. Kübler-Ross 1977, S. 105)

232 Im offenen Bewusstheitskontext (während des Sterbeprozesses) wird das psychologische Spiel ‚Es geht dem Patienten gesundheitlich bald wieder besser.' vermieden. (Vgl. Kübler-Ross 1977, S. 104; siehe dazu auch das vorangegangene Kapitel)

durchgängiger Aspekt aller Stadien der Todesauseinandersetzung wird dieser nachfolgend thematisiert.

Immanente Phase der Hoffnung

Die vorangegangenen Phasen sind psychiatrische Verteidigungsmechanismen, um die existenziell bedrohliche Situation, sterbenskrank zu sein, bewältigen zu können. Hoffnung ist i.d.R. in jeder Phase vorzufinden (vgl. Kübler-Ross 1977, S. 120): Sie „hilft dem Todkranken, bei Verstand zu bleiben und alle Untersuchungen über sich ergehen zu lassen – sie verspricht sozusagen eine Rechtfertigung des Leidens. Für andere bedeutet Hoffnung eine flüchtige, aber notwendige Periode des Ableugnens. Was es auch immer sein mochte: Wir stellten fest, daß alle Patienten Hoffnung hegten und sich in besonders schwierigen Perioden von ihr tragen ließen." (Ebd., S. 121) In diesem Kontext ist auf konfliktträchtige Aspekte hinzuweisen. Der erste Problembereich ergibt sich, wenn dem Sterbenden seitens des Klinikstabs zu verstehen gegeben wird, dass keine Hoffnung mehr besteht, obwohl der Sterbende signalisiert, diese zu benötigen. Im Krankenhausalltag ist dies in ethisch bedenklichen Formulierungen wahrnehmbar wie ‚der Patient ist austherapiert' oder ‚der Patient ist medikamentös abgedeckt', obwohl dieser Schmerzen äußert sowie in einem direkten Ansprechen des Adressaten ‚wir können nichts mehr für Sie tun'. (Vgl. ebd., S. 25) Hoffnung-nehmen kann aber auch von der Familie ausgehen, wenn diese nicht geneigt ist, dem Wunsch des Betroffenen nachzukommen, beispielsweise zu Hause sterben zu dürfen. (Vgl. ebd., S. 121 f.) Der zweite Problembereich ergibt sich, wenn der Patient zum Sterben bereit ist, die Bezugspersonen aber an der Hoffnung festhalten, dass er weiter leben wird, weiter leben muss; sie ihn im wahrsten Sinne des Wortes nicht loslassen können / wollen.[233] (Vgl. ebd., S. 121 f.)

Der Klinikstab sollte mit seinen Verhaltensweisen den Sterbenden dahin gehend unterstützen, dass die Hoffnung als Kraftquelle erhalten bleibt: „Ich habe nach bestem Wissen alles menschenmögliche versucht, um Ihnen zu helfen. Ich werde aber fortfahren, Ihre Lage nach Kräften zu erleichtern." (Ebd., S. 122) Ebenso sind die körpersprachlichen Signale des Sterbenden wachsam wahrzunehmen, Gesprächsbedarfe zeitnah zu erfüllen und immer wieder Akzeptanz zu zeigen, wenn mit illusorischen Zukunftsgedanken des Sterbenden ein Hoffnungsschimmer entsteht, aus der bedrohlichen Situation einfach auszubrechen, um (ko-

---

233 Äußerungen wie ‚Ich hab doch nur dich!', ‚Was soll ich nur ohne dich machen?' oder ‚Du darfst nicht gehen, versprich mir das!' sind letztlich Druck auslösende, (in)direkte Du-Botschaften, die den Sterbenden, bei aller Tragik der Bezugsperson, belasten können. Nicht selten versterben Patienten in Krankenhäusern gerade in den Augenblicken des Alleinseins, wenn der Angehörige mal eben einen Kaffee holen geht. Ob aus dieser Beobachtung eine Kausalität abzuleiten ist, ist allerdings fraglich.

gnitiv weiter) leben zu können. (Vgl. ebd., S. 123) Gleichsam ist die Begleitung der Zugehörigen wünschenswert, indem sie beispielsweise in die genannten Erkenntnisse eingebunden und sensibilisiert werden, ureigenste Bedürfnisse nicht auf den Sterbenden übertragen zu wollen, sondern erst einmal bei sich selbst zu schauen (die sog. unerledigten, intrapsychischen Geschäfte). (Vgl. ebd., S. 123) Zu den dargestellten verschiedenartigen Reaktionsstadien – als Ergebnis der Auseinandersetzung Sterbender mit ihrem unausweichlichen Lebensverlust – (vgl. ebd., S. 40) sind die nachfolgenden Ergänzungen bzw. Verdeutlichungen erforderlich: Der aufgezeigte Prozess bezieht sich auf Sterbende, denen bewusst ist, dass sie sterben werden, unabhängig von ihrer verbleibenden Lebenszeit. (Vgl. ebd., S. 218) Die dargestellten Stadien können unterschiedlich lang andauern, sich ablösen, aber auch nebeneinander bestehen. Eine Abgrenzung der Phasen untereinander ist nicht eindeutig vorzunehmen. (Vgl. ebd., S. 120, 219) Mit den Prozessphasen wird kein idealtypischer Verlauf aufgezeigt, den alle Patienten linear durchlaufen müssen, um gut und qualitätsorientiert zu sterben. Vielmehr zeichnet sich der Entwicklungsgang durch eine Dynamik aus, die von unterschiedlichsten Faktoren wie unerledigten psychologischen Geschäften und Ängsten, Rollenzuschreibungen und Erwartungshaltungen im Interaktionsgeschehen[234] beeinflusst wird. (Vgl. Kübler-Ross 1997, S. 199 f.; Kübler-Ross 1977, S. 105, 120, 219) Das Modell verdeutlicht den Bezugspersonen, welche Auseinandersetzungen ein Sterbender durchlaufen kann, um die vielleicht größte Herausforderung des Lebens anzunehmen, sich der unausweichlichen Endlichkeit zu stellen. Die Sterbephasen können auf potenzielle Probleme des Sterbenden aufmerksam machen. Wenn ein Patient seine Ängste und Sorgen noch nicht aussprechen konnte, reagiert er beispielsweise in den Verhaltensweisen des Zornes oder der Depression. Entscheidend ist, dass der Helferstab seine Beobachtungen nicht nach einem festgezurrten Kategoriensystem bewertet, vielmehr mit dem Sterbenden in Kontakt tritt, um vorliegende Befindlichkeiten und Unterstützungsbedarfe abzuklären. („Was macht Sie zornig?", „Ich möchte Ihnen gerne helfen, bin mir aber unsicher, was Ihnen gut tun könnte.") (Vgl. ebd., S. 192, 53) Als integraler Aspekt – während des gesamten Prozesses – ist die Hoffnung des Sterbenden auszumachen. Hier sei noch einmal daran erinnert, dass Sterbende dann am tiefsten betroffen waren, wenn ihnen nicht die geringste Hoffnung gelassen wurde. (Vgl. ebd., S. 219) Auch wenn Kübler-Ross den Aspekt des Lebenwollens als vorrangigen Hoffnungsschimmer des Sterbenden herausstellte (vgl. ebd., S. 120 f.), zeigen Berichte von Palliativstationen, dass den Betroffenen Hoffnung auch anderweitig zugesichert werden kann: Ein Palliativmediziner verspricht

---

234 Sterbende, „die ihre Ängste und Frustrationen, ihre Schuldgefühle und die Gedanken an unerledigte Dinge nicht aus sich herauslassen konnten, sind am Ende darin stecken geblieben, vielleicht sogar daran erstickt." (Kübler-Ross 1998, S. 15)

einer Patientin, alles in seiner Macht stehende zu tun, damit sie im Finalstadium keine Schmerzen erleiden muss (vgl. Kunz 2003[235]). Eine Krankenschwester sichert einem unmittelbar vor dem Tode stehenden Patienten zu, dass sie während ihres Dienstes besonders gut auf ihn aufpassen werde. (Vgl. Kapitel VII.2.b.) Sterben erfolgt grundsätzlich individualisiert, häufig im Ausdruck der für den Betroffenen typischen Bewältigungsstrategie im Umgang mit den bis dahin konfliktträchtigen Lebensbegebenheiten. (Vgl. Kübler-Ross 1998, S. 12; Kübler-Ross 1977, S. 36, 220)

Der Sterbeprozess wird von den Verhaltensweisen und (un)ausgesprochenen Erwartungshaltungen der Bezugspersonen beeinflusst (vgl. Kübler-Ross 1977, S. 44, 49, 51, 82, 123, 135): „Aber auch dann [sich der Unausweichlichkeit des Sterbens bewusst seiend] waren sie bereit, sich wieder ahnungslos zu geben, falls der Arzt oder die Familie erkennen ließen, daß dieses Verhalten von ihnen erwartet wurde – denn sie wußten sich abhängig und wollten das Verhältnis zu ihnen nicht gefährden." (Ebd., S. 218) Folglich ist die Reflexion der Bewusstheitskontexte ratsam, um Interaktionsmuster zu sondieren und ggf. zu modifizieren. (Vgl. ebd., S. 32 f., 39, 137; Kapitel III.2.a.) Die Verhaltensweisen des Klinikstabs und der Zugehörigen werden von der jeweiligen Haltung geprägt, die der Einzelne seinem eigenen Sterben und Tod entgegen bringt. (Vgl. Kübler-Ross 1977, S. 35, 150, 223) Kübler-Ross vermutet, dass die Personen, denen die Vorstellung der eigenen Endlichkeit Angst macht, häufiger mit Vermeidungsstrategien reagieren, indem beispielsweise die Sachgerichtetheit der Krankenhausablauforganisation fokussiert wird. (Vgl. ebd., S. 15 f., 35 f., 38, 53 f.) In diesem Kontext wird auf den nachfolgenden Exkurs ‚Furcht und Angst vor Sterben und Tod' verwiesen. Es ist sinnvoll, den am Sterbeprozess beteiligten Personen die Möglichkeit anzubieten, sich situativ mitteilen zu können. (Vgl. ebd., S. 193) Um der inflationär benutzen Aussage der fehlenden Zeit zu begegnen, kann die sog. fünfminütige Sitzung des Zuhörens das Interaktionshandeln begünstigen. (Vgl. ebd., S. 25)

An-, Zugehörige sind ein wesentlicher Bestandteil des Sterbeprozesses, deren Integration als „Patienten II. Ordnung" (Kulbe 2008, S. 90 ff.; vgl. Kübler-Ross 1977, S. 147 f., 228 f.) unerlässlich ist. Neben der Vermittlung bzw. dem zur Verfügungstellen oben genannter Inhalte, ist es – auch für den Klinikstab – wichtig zu wissen, dass Bezugspartner die Sterbeprozessphasen durchlaufen können, da auch sie einen unausweichlichen Verlust zu bewältigen haben. (Vgl. ebd., S. 136 ff., 144, 153) Hinzu kommen ihre (ggf. Angst besetzten) Einstellungen zur Endlichkeit sowie Interaktionsstrukturen in Bewusstheitskontexten, um den Sterbenden

---

235 Dr. Roland Kunz, Geriater und Palliativmediziner in der Dokumentation von Marianne Pletscher: ‚Besser sterben. Was man alles darf, wenn man nichts mehr kann.' Schweizer Fernsehen 2003, www.dok.sfdrs.ch.

vermeintlich zu schützen. Hier sollte das Pflegepersonal eine eminent wichtige Katalysatorenfunktion übernehmen (vgl. ebd., S. 26, 123, 136 f., 138 f., 144 f.), um mit Impulsen zu ermutigen, eine belastende Situation zu verändern: Wechselseitige Täuschung sollten reduziert oder – unter Einbezug des Sozialarbeiters – prospektive Handlungspläne entwickelt werden, damit der Sterbende seine Familie gut versorgt weiß. (Vgl. ebd., S. 135, 156) Als außerordentlich wichtiges Instrument in der Lebensbegleitung Sterbender ist das aktive Zuhören (können) zu benennen. (Vgl. ebd., S. 224; Kübler-Ross 1998, S. 13; Gordon 1989, S. 81 ff.)

Diese unterschiedlichen Aspekte verdeutlichen die vielfältigen Anstöße, die von dem Sterbeprozessphasenmodell nach Kübler-Ross ausgehen bzw. mit diesem untrennbar in Verbindung zu bringen sind. Wie aber wurden ihre Forschungserkenntnisse in der thanatologischen Auseinandersetzung aufgenommen? Die Wissenschaftler Student (2006, S. 1),[236] Küng (2009, S. 29 f.),[237] Samarel (2003, S. 139) bewerten die Theorie Kübler-Ross' – unabhängig voneinander – als einen bedeutsamen Meilenstein in der Betreuung Sterbender, da zum einen das individuell und dynamisch zu betrachtende Phasenmodell die Komplexität der Verlustbewältigung aufzuzeigen versucht und zum anderen ein einfühlenderes Verstehen sowie adäquateres Handeln der (professionellen) Bezugspersonen anzuregen vermag. Kübler-Ross betonte, dass im Sterbeprozess individuelle Faktoren zum Tragen kommen, festgemacht beispielsweise an der Reaktivierung von Bewältigungsmustern krisenhafter Lebensereignisse. Die Notwendigkeit der Berücksichtigung dieses Aspektes wird ebenso von Shneidman (in: Samarel 2003, S. 137) betont. Samarel macht darüber hinaus auf eine „Übersimplifizierung" (ebd., S. 139) aufmerksam, die mit der Rezeption der Kübler-Ross-Theorie einhergeht. Obwohl die Psychiaterin einerseits die Linearität und Universalität ihres Modells im Transfer auf Sterbeprozesse ausgeschlossen hat und andererseits unermüdlich die Bedeutsamkeit der Hoffnung für den Sterbenden betont, werden diese Erkenntnisse fehl interpretiert und tradiert. (Vgl. ebd.) Diese Vorgehensweise findet sich bis zum gegenwärtigen Zeitpunkt wieder, wie ein Blick in die Standardwerke in Aus- und Fortbildung verdeutlicht.[238] In der Publikation „Pflege heute" wird in äußerst knappgehaltenen Ausführungen auf die Dynamik der Prozessphasen verwiesen,

---

236 In seinen erläuternden Ausführungen hebt Student hervor, das Kübler-Ross – in beinah provozierender Weise – verdeutlicht hat, Sterbende als Lebende zu behandeln. Ihre Empfehlungen sind – bis zum gegenwärtigen Zeitpunkt – in Settings wie Hospizen, Palliativstationen als integraler Bestandteil des Sterbebeistands auszumachen. (Vgl. Student 2006, S. 1 ff.)

237 Dass Sterbende den Eintritt ihres Todes erahnen, gleichsam jedoch mit diametralen Bewusstheitskontexten konfrontiert werden, akzentuiert Küng anhand der von Kübler-Ross vorgelegten Theorie. (Vgl. Küng 2009, S. 28 ff.)

238 Rest begründet die Nichtthematisierung des Phasenmodells von Kübler-Ross in seinem Studienbuch für Pflegeberufe einerseits mit dessen Bekanntheitsgrad und andererseits mit der Wissensqualität, die er als „unzureichend und ungenau" (Rest 1989, S. 115) bewertet.

ohne jedoch den integralen Gesichtspunkt der Hoffnung aufzugreifen. (Vgl. Simon-Jödicke 2007, S. 160 f.) Eine ähnliche Auseinandersetzung findet sich in dem Lehrbuch ‚Sterbebegleitung' von Kulbe. (Vgl. Kulbe 2008, S. 8 f.) Im sog. Hamburger Kursmodell zur Begleitung schwer kranker und sterbender Menschen der Autoren Lang/Schmeling-Kludas/Koch werden sowohl der Aspekt Hoffnung als auch die individualisierte Prozessdynamik ausgeblendet. Letztgenannte kritisieren hingegen die von dem Kübler-Ross-Modell ausgehende Suggerierung einer streng einzuhaltenden zeitlichen Reihenfolge der Stufen, dessen eindeutige Wahrnehmung fast ausgeschlossen sei. Eindrücklich warnen sie vor der Gefahr eines verordneten Sterbens. (Vgl. Lang et al. 2008, S. 134)[239] Es nimmt wunder, dass Erklärungen der Thanatologin unberücksichtigt bleiben, die sie nicht nur im Kontext der Prozessstadien mehrmals (siehe oben) aufgezeigt hat.

Differenzierter erfolgt die Auseinandersetzung mit der unzureichenden wissenschaftlichen Exaktheit, die dem Modell Kübler-Ross zu attestieren ist. Samarel konstatiert: Die Auswahl der Probanden war „hochgradig selektiv" (Samarel 2003, S. 139). Die Interviews fanden ausschließlich im klinischen Kontext statt[240] „und [wurden] von einer Person interpretiert [...], die keine Versuche unternahm, Inter- und Intra-Beurteiler-Reliabilität zu bestimmen. [...] Schlussfolgerungen wurden weitgehend akzeptiert, ohne dass es weitere Untersuchungen zur Validierung dieser Daten gibt." (Ebd.) Und weiter wird ausgeführt: Das Modell zeichnet sich durch einen deskriptiven Charakter aus, erzeugt jedoch im Praxisfeld – interessanterweise ohne Zutun Kübler-Ross' – eine präskriptive Umsetzungstendenz: Sterbende werden in ihrer Auseinandersetzung unterstützt, um die Phase der Annahme zu erreichen. (Vgl. ebd.) Es ist zu vermuten, dass (lediglich) fünf Sterbephasen (Hoffnung als integraler Bestandteil mitgedacht), den Helferstab dahin gehend motivieren, die letzte Stufe anzustreben, immer in dem Bewusstsein, Gutes für den Sterbenden zu tun. Dass damit individuelle Faktoren unzureichend Berücksichtigung finden, ein Sterbender (in)direkt aufgefordert wird, das Leben loszulassen, gar Unterstützungsmaßnahmen reduziert oder eingestellt werden könnten, gilt es kritisch zu reflektieren. (Vgl. Gehring 2010, S. 183 ff.)

Sicherlich hat die große Popularität des Werkes[241] – auch in der breiten Öffentlichkeit – dazu beigetragen, dass diesem Modell eine Art Universalitätsanspruch

---

239 Abschließend bekunden die Autoren, dass die Theorie als „Arbeitsmodell" helfen kann, Verhaltensweisen eines Sterbenden den Phasen zuzuordnen. (Vgl. Lang/Schmeling-Kludas/Koch 2008, S. 134)

240 Hier ist darauf zu verweisen, dass zum einen Kübler-Ross die Situation Sterbender in Krankenhäusern verbessern wollte, die – wie bereits angeführt – durch Einsamkeit, Hilf- und Hoffnungslosigkeit gekennzeichnet war. Zum anderen hatte die Psychiaterin zu Beginn ihrer Studien große Schwierigkeiten, mit Sterbenden in Kontakt zu treten, da die verantwortlichen Ärzte nicht gewillt waren, sie in ihrem Bestreben zu unterstützen. (Vgl. Kapitel III.1.)

241 Vgl. dazu die thanatologische Einführung im Kapitel III.1.

zugestanden wird. Dabei darf nicht außer Acht gelassen werden, dass psychische Verarbeitungsprozesse krisenhafter Situationen, auch die der Endlichkeit, individuell ausgeprägt sind, von unterschiedlichsten Faktoren beeinflusst werden[242] und infolgedessen subtil verlaufen. (Vgl. Shneidman und vgl. Pattison nach Samarel 2003, S. 138) Kübler-Ross hatte jedoch weder den Anspruch, „ein Lehrbuch für den Umgang mit sterbenden Patienten, noch eine umfassende Psychologie Sterbender [zu] verfassen, sondern einfach über eine neue und wichtige Möglichkeit [zu] berichten, den Patienten als menschliches Wesen im Blickfeld zu behalten, ihn ins Gespräch zu ziehen und von ihm zu erfahren, wo die Vorzüge oder die Schwächen unseres klinischen Systems liegen. Wir haben den Patienten gebeten, unser Lehrer zu werden, damit wir mehr als bisher über die Endstation des Lebens wissen, über seine Ängste, Sorgen und Hoffnungen." (Kübler-Ross 1977, S. 7) Nichtsdestoweniger hat Kübler-Ross signifikanten Einfluss auf die Weiterentwicklungen der Theorien zur Beschreibung der krisenhaften Auseinandersetzung mit der Endlichkeit, wie an den Beispielen Sporkens,[243] Zielinskis,[244] Schuchardts[245] und Pattisons[246] deutlich wird.[247]

---

242 Zu den beeinflussenden individuellen Faktoren des Sterbeprozesses sind u.a. Geschlecht, Alter, zwischenmenschliche Bindungen, Ausmaß der Krankheit und das Setting der Behandlung zu nennen. (Vgl. Kastenbaum, in: Samarel 2003, S. 141) Samarel selbst ergänzt diese Auflistung durch den Aspekt Kultur und Religion. (Vgl. Samarel 2003, S. 142)

243 Sporken differenziert das Modell Kübler-Ross' und greift Bewusstheitskontexte nach Glaser und Strauss auf. Seine Theorie beginnt mit der geschlossenen Bewusstheit dem Sterbenden gegenüber. Entsprechend lautet die erste Phase Unwissenheit (Gefahr des Vertrauensverlustes dem Klinikstab gegenüber). Wenn der Betroffene die Wahrheit erahnt, entsteht die Phase der Unsicherheit. Diese geht anfangs mit Hoffnung und Erwartung auf Genesung einher. Zunehmend jedoch offenbart sich die Realität, entsprechend äußern sich Traurigkeit und intensive Ängste, sodass die Phase der Leugnung eintritt. Diese kann unbewusst nach innen (Planung einer Weltreise) oder bewusst nach außen (Ignorierung der Erkrankung in der sozialen Interaktion) erfolgen. Die nachfolgenden Stufen entsprechen denen von Kübler-Ross: Auflehnung, Verhandeln, Depression, Annahme. (Vgl. Sporken 1976, S. 57 ff.)

244 Eine Weiterführung der Modelle Kübler-Ross und Sporken legt Zielinski vor, in dem er die metaphysische Phase – als letzte im dynamischen Prozessverständnis – ergänzt. Mit dieser bringt er die antizipierte Vorstellung des Sterbenden vom Zustand des bzw. nach seinem Tod zum Ausdruck (Dasein ohne Kampf und Leid). Infolgedessen kann der Wunsch nach spiritueller Begleitung entstehen. Des Weiteren ist es Zielinski ein Anliegen, den Aspekt des Schmerzes in seinen unterschiedlichen Ausprägungen (physisch, psychisch, sozial, spirituell, finanziell) im Durchleben der Sterbephasen berücksichtigt zu wissen, um entsprechende Interventionen einzuleiten. (Vgl. Zielinski, in: Platter 2004, S. 16 ff.) Eine holistisch ausgerichtete Schmerzbegegnung legt Zielinski in seinem Modell zur palliativen Therapie vor (1988).

245 Schuchardt ging der Frage nach, wie Betroffene (einschließlich ihrer Bezugspersonen) eine Krise zu bewältigen versuchen, und leitet daraus Lernmöglichkeiten ab, um prospektiv – in einer erneuten Begegnung krisenhafter Ereignisse – reagieren zu können. Die Autorin legt ein achtphasiges Spiralmodell vor, um das dynamische Geschehen, das von zahlreichen (individuellen) Faktoren im Interaktionsgeschehen beeinflusst wird, zu beschreiben; dabei bleibt die

Eines ist allerdings zu konstatieren: Diese Phasenmodelle sind weitestgehend deskriptiv und bisher nicht empirisch evaluiert. Damit bleibt unbeantwortet, warum Sterben in den beschriebenen Phasen verläuft. (Vgl. Wittkowski 2003, S. 273 f.) Des Weiteren kann keine begründete Aussage getätigt werden, in welchem Ausmaß individuelle und soziale Faktoren den Hergang des Sterbeprozes-

---

Theorie von Kübler-Ross nicht unberücksichtigt. Die Phasen lauten: 1. Ungewissheit (Schock, Abwehrmechanismen der Verdrängung und Leugnung, um auftretende Ängste – infolge des Gewahrwerdens der Krise – zu bewältigen.); 2. Gewissheit (Die Anerkennung der Krise wird als schmerzhafter Prozess erlebt. Im Ausdruck der Leugnung erfolgt eine kurzfristige Entlastung. Ambivalenz zwischen Kopfwissen und Bauchgefühl.); 3. Aggression (Die zunehmende Gewissheit erzeugt Gefühle zwischen Angst und Bedrohung. Die Protesthaltung des Betroffenen äußert sich in Form unkontrollierter emotionaler Ausbrüche gegen sich und andere (Ventil), da eine kausale Problemlösung unmöglich ist.); 4. Verhandlung (Lösungsmöglichkeiten treten (wahllos) auf den Plan, um die erlebte Ohnmacht zu beseitigen, und der Situation handelnd begegnen zu können. Hoffnung ist als Motivator auszumachen.); 5. Depression (Anerkennung, dass mit den bisherigen Bemühungen das Problem nicht beseitigt werden konnte. Das Gefühl, gescheitert zu sein, erzeugt resignierte, verzweifelte, depressive Verhaltensweisen. Der Verlust wird betrauert, Ängste prägen zukünftige Erwartungen.); 6. Annahme (Zustand der Erschöpfung und Leere bei gleichzeitiger Bewusstwerdung, der Krise getrotzt zu haben. Diese wird nicht mehr als Gegner betrachtet, vielmehr als Lebensbestandteil, sodass das Schicksal angenommen werden kann.); 7. Aktivität (Verbliebene Ressourcen werden genutzt, um vorhandene Spielräume zu gestalten. Die Situation wird neu bewertet und organisiert. Damit verändert der Betroffene letztlich nicht den Krisenauslöser, vielmehr sich selbst.); 8. Solidarität (Eine erfolgreiche Bewältigung des krisenhaften Ereignisses setzt Energien frei, den Blick von der eigenen Person auf das Umfeld zu richten, um beispielsweise in Selbsthilfegruppen eine gesellschaftliche Akzeptanz für sich und ebenfalls Betroffene zu fördern. Diese schwierig zu erreichende Phase ist für Schuchardt von besonderer Relevanz, da mit ihr gesellschaftliche (Weiter)Entwicklung veranlasst werden kann.) (Vgl. Schuchardt 2003, S. 137 ff.)

246 Der Sterbeprozess in der Beschreibung Pattisons: Stadium der akuten Krise (Bewusstwerdung tödlich erkrankt zu sein, Entstehung eines ausgeprägten, panischen Angstzustandes). Chronisches Stadium zwischen Leben und Sterben (Konkretere Ängste, die mit dem Sterben assoziiert werden und in unterschiedlicher Ausprägung auftreten können: Angst vor Schmerzen, dem Verlust der Körperlichkeit, der Abhängigkeit). Terminales Stadium (Rückzug auf sich selbst bis zum Eintritt des Todes). Der Wissenschaftler betont, dass Sterbende dahin gehend zu unterstützen sind, ihre Ängste aufarbeiten zu können. (Vgl. Pattison, in: Samarel 2003, S. 139; Pflege heute 2007, S. 161) Kübler-Ross thematisierte diese Erfordernisse bereits Jahre zuvor.

247 Ergänzend ist in diesem Kontext auf Coping-Stile zu verweisen, mit denen ein Betroffener sich bemüht, bereits bestehende oder potenzielle Belastungen infolge einer (tödlich) verlaufenden Erkrankung einzugrenzen. Nachfolgend werden Strategien zur Bewältigung benannt: Aktive Coping-Stile: Diese beziehen sich auf Kognition (Bearbeitung, Neubewertung, Akzeptanz), Emotion (Entlastung) und Verhalten (Unterstützung ermitteln, Informationen besorgen, Religiosität integrieren, Ablenkung einbauen). Passive Coping-Stile beziehen sich auf Kognition (Bagatellisieren, Grübeln, Selbstschuldzuweisung) und Verhalten (soziales Zurückziehen, Vermeidung in der Negierung der Erkrankung). (Vgl. Lang/Schmeling-Kludas/Koch 2008, S. 134 ff. in der Bezugnahme auf Zaun; Pflege heute 2007, S. 132 ff.)

ses beeinflussen. Feststellungen dazu werden als vage Vermutungen kundgetan: „Offensichtlich führt die Frage nach den Ursachen eines individuellen Sterbeverlaufs zur Betrachtung des gesamten Lebens dieses Menschen." (Ebd., S. 274) Weiterhin ist anzumerken, dass bis zum gegenwärtigen Zeitpunkt die thanatologische Wissenschaft keine eindeutige Definition des Sterbeprozesses[248] vorgelegt hat. Konsens besteht darin, dass dieser mehrere Monate andauern kann. (Vgl. ebd., S. 273 f.) Bisher nicht zu beantwortende Fragen: Setzt der Sterbeprozess mit der Mitteilung einer tödlich verlaufenden Krankheit ein?[249] Wann und wer beendet diesen Entwicklungsgang?[250]

Um die genannten Forschungsdesiderate zu reduzieren, empfiehlt Wittkowski die Sterbeprozessforschung stärker nach Lebensabschnitten auszurichten. Damit können Unterschiede bzw. Parallelitäten des Sterbens im Kindes- und Jugendalter sowie in den unterschiedlichen Alternsstufen des Erwachsenendaseins aufgezeigt werden. (Vgl. ebd., S. 274) Mit diesem Wissen um Befindlichkeiten, Bedarfe, Bindungsverhalten, Trauer – allesamt Ausdruck individueller und sozialer Elemente – könnte die letzte Lebensphase individualisierender gestaltet werden. Dazu sind allerdings Wissenschaftler zu ermutigen, ihre Unsicherheiten – Wittkowski spricht von einer nicht ausgesprochenen Scheu – Sterbenden gegenüber abzulegen. (Vgl. ebd., S. 273) Diese ergeben sich verständlicherweise daraus, todkranke Menschen zum Gegenstand wissenschaftlich-objektivierter Forschung machen zu wollen, wohl wissend, dass zahlreiche Unsicherheitsfaktoren wie die zunehmende Beeinträchtigung des Zustandes, Auswirkungen der Aufklärung über den Forschungszweck, Nichthinzuziehung von Kontrollgruppen (quasi-experimentelles Untersuchungsverfahren) das Forschungsanliegen erschweren können, abgesehen von der (un)bewussten Konfrontation mit eigenen Ängsten. (Vgl. Ochsmann 1993, S. 20; Kübler-Ross 1977, S. 35) Auch hier kann Kübler-Ross als Folie dienen, persönliche Zugangswege zu reflektieren. Unerwähnt bleiben darf jedoch nicht, dass Forschungsarbeiten mit Sterbenden auch zu deren Entlastung beitragen können. (Vgl. ebd., S. 24 f., 28 ff., 75; Kübler-Ross 1998, S. 24 f.; Ochsmann 1993, S. 21)

Am Ende dieses Kapitels kann festgehalten werden, dass Kübler-Ross ein Tabu gebrochen hat, indem sie nicht über, sondern mit Sterbenden im Setting Kranken-

---

248   Ein Prozess ist in der allgemeinen Beschreibung als „ein Phänomen" zu erklären, „das durch allmähliche Veränderungen gekennzeichnet ist, die zu einem bestimmten Endzustand führen". (Mesh, in: Samarel 2003, S. 132)

249   Bedeutet das, dass ein Patient, dem eine tödlich verlaufende HIV-Infektion mitgeteilt wird, bereits ein Sterbender ist, obwohl das Krankheitsgeschehen sich beispielsweise zehn Jahre asymptomatisch verhalten kann? (Vgl. Pschyrembel 2007, S. 822)

250   Endet der Sterbeprozess in der Phase, in der der Sterbende sich aus seinen Lebensbindungen befreit oder mit Eintritt des Todes im Ausdruck des Erlöschens vitaler Funktionen oder in der Zeit nach dem biologischen Tod?

haus kommunizierte, um von ihnen selbst zu erfahren, wie sie mit der unausweichlichen Endlichkeit ihres Lebens umzugehen versuchen. Die Auswertung der circa zweihundert Interviews konnte zu einem Mehrphasenmodell verdichtet werden, das keiner linearen Gesetzmäßigkeit folgt, sondern vielmehr im Ausdruck eines von unterschiedlichen Faktoren beeinflussten dynamischen Geschehens zu verstehen ist. Damit hat die Thanatologin zum einen die Komplexität der psychologischen Mechanismen aufgezeigt, mit denen ein Sterbender versucht, seinen endgültigen Lebensverlust anzunehmen. Zum anderen gibt sie den (professionellen) Bezugspersonen Orientierung, sich einfühlend verstehend in den Todkranken mit seinen verschiedenartigen Befindlichkeiten und Unterstützungsbedarfen hineinzuversetzen, um eine individuelle Lebensbegleitung Sterbender ermöglichen zu können. Dabei macht sie auf einen nicht unerheblichen Aspekt aufmerksam: Die Erwartungshaltungen des Klinikstabs beeinflussen das Verhalten des Sterbenden, der sich – indem er sich seiner Abhängigkeit bewusst wird – entsprechend anpasst. Nicht unerwähnt bleiben darf in diesem Kontext, dass die Haltung der Helfer ihrem eigenen Sterben gegenüber das Interaktionsgeschehen zu den ihnen anvertrauten todkranken Patienten beeinflusst: Ängste begünstigen Vermeidungsstrategien, in dem die Sachgerichtetheit der Krankenhausablauforganisation fokussiert wird. (Vgl. Kübler-Ross 1977, S. 15 f., 35 f., 38, 53 f.)

3. Exkurs: Furcht und Angst vor Sterben und Tod[251]

Das Verhalten des Klinikstabs im Umgang mit Sterbenden wird von den oben dargestellten Bewusstheitskontexten und der (ihnen zugrunde liegenden) Einstellung[252] beeinflusst, mit der jedes Mitglied seiner eigenen Endlichkeit begegnet. (Vgl. Ochsmann 1993, S. 27; Feifel nach ebd., S. 23) In diesem Kontext ist einmal mehr zu konstatieren, dass die Auseinandersetzung mit Sterben und Tod Angst auslösend sein kann. Wie ist das zu erklären? (Vgl. Ochsmann 1993, S. 29, 37;

---

251 Epikur vertrat die These, dass der Tod nicht zu fürchten sei, da der Zustand des Totseins unerfahrbar ist. Das, was gefürchtet wird, ist vielmehr die Unvorstellbarkeit des Todes, die mit einer Lücke in der Fantasie einhergeht. (Epikur, in: Macho/Marek 2007, S. 9) Dieser wiederum wurde in allen Hochkulturen mit zahlreichen bildlichen Darstellungen begegnet. Dabei wurde jedoch immer der Tod des Anderen abgebildet. (Vgl. Macho/Marek 2007, S. 9)

252 In der vorliegenden Arbeit wird Einstellung im Verständnis einer Reaktionsdisposition auf den Tod, einschließlich todspezifischer Stimuli und ihren Auswirkungen auf das Verhalten in den Dimensionen der Kognition, Affektion und Psychomotorik verwendet. (Vgl. Ochsmann 1993, S. 27)

Kübler-Ross 1977, S. 10)[253][254] Um Antworten zu finden, ist es sinnvoll, eine Differenzierung der Angst vorzunehmen, in dem diese von der Furcht und Todesangst
abgegrenzt wird. Bei letzterer handelt es sich um einen emotionalen Zustand,
der durch eine konkrete Lebensbedrohung ausgelöst wird, vorstellbar in Situationen wie Flugzeugabstürzen, Umweltkatastrophen, delinquenten Übergriffen in
Form von Entführungen, Amokläufen, Vergewaltigungen.[255] Demgegenüber sind
Furcht und Angst Ergebnis einer antizipierten Auseinandersetzung mit der Endlichkeit des Lebens, ohne dass eine spezifische Bedrohung vorliegen muss.[256] Die
Beschäftigung, beispielsweise in Überlegungen zur Sinnhaftigkeit einer Patientenverfügung, kann dazu führen, potenzielle Schmerzzustände oder Pflegeab-
hängigkeiten als Belastung und Bedrohung zu fürchten, aber in der Lage zu sein,
sich dieser Situation kognitiv zu stellen und Handlungsoptionen zu sondieren, die
in einem solchen Zustand genutzt werden könnten (beispielsweise Erkundigung
nach ausgebildeten Schmerztherapeuten vor Ort oder die Verwendung nichtsta-
tionärer Unterstützungssysteme in Form eines an den Körper anzubringenden
Notrufsignalsystems). Diese Beschäftigung beschreibt eher einen Zustand der
Furcht vor dem Tod. Auch wenn die Grenzen zwischen Furcht und Angst fließend sind, können Unterschiede festgestellt werden: Die Angst vor dem Tod ist
diffuser, unspezifischer, situativ nicht gestaltbar, weil die Angst habende Person

---

253 Die Konfrontation mit dem Tod löst – unter Bezugnahme thanatologischer Forschungser-
     gebnisse – unterschiedliche Verhaltensweisen aus: Becker und Bruner (1931) konstatieren
     Reaktionen zwischen Angst, Gleichgültigkeit und Freude. Corey (1961) führt Strategien der
     Akzeptierung, Neutralisierung, Vermeidung, Unterdrückung als Bewältigungsformen in der
     Auseinandersetzung mit dem eigenen Tod an. Munnichs belegt in den ausgehenden 1960er
     Jahren, dass bei älteren Probanden die persönliche Reife mit einer positiven Haltung dem
     Tod gegenüber korreliert. Kastenbaum und Aisenberg betonen, dass sich die Todesbewälti-
     gung durch Vielfältigkeit auszeichnet. So vermuten sie 1972, dass Depression als überragende
     Reaktion auf einen unausweichlichen Tod auszumachen ist. Des Weiteren führen sie Ver-
     schiebung (Verwandlung in etwas Anderes) an, mit der der Tod aus dem Sichtfeld entfernt
     werden soll. Darüber hinaus verweisen sie auf Reaktionsweisen der Trauer, Überwindung
     und Teilnahme. Hinton (1967) u.a. unterstellen die Furcht als weitverbreitete Erwiderung auf
     die Todeskonfrontation. Rosemeier et al. belegen in den 1980er Jahren, dass die sachliche
     Todeseinstellung zugunsten einer emotionalen weicht, wenn die Todesbedrohung zunimmt.
     Eine professionelle Auseinandersetzung mit der Endlichkeit hingegen führt zu einer Zunahme
     der sachlichen Haltung gegenüber dem Tod. (Genannte Autoren in der Rezeption Ochsmanns
     1993, S. 27 f.)
254 Ochsmann kritisiert die Konzentration der thanatologischen Forschung auf die Reaktionswei-
     se der Angst im Umgang mit dem Tod, bestätigt jedoch in seinen weiteren Ausführungen, dass
     ein gründliches Verstehen von Angst und Furcht zu weiteren Umgangsweisen und gezielteren
     Interventionen mit der Endlichkeit führen kann. (Vgl. Ochsmann 1993, S. 29 f.)
255 Diese Ereignisse sind dem Jahr 2009 entnommen.
256 Die wahrgenommene Bedrohung muss bei der Angst nicht per se intensiver ausfallen als im
     Zustand der Furcht. (Vgl. Ochsmann 1993, S. 30 f.)

außerstande ist, den Angst auslösenden Stimulus zu sondieren und zu bewerten. Sie erlebt sich selbst als unsicher, hilflos, ihr Sicherungssystem (Selbstkonzept, Selbstwert, Bewältigungsstrategien) gerät ins Wanken. Furcht und Angst sind dennoch miteinander verbunden: Furcht hat die Funktion, vor der Angst zu schützen, um die Bedrohung zentral personaler Schichten zu verhindern. (Vgl. Ochsmann 1993, S. 30 ff.) Anders formuliert: Die „Angst vor dem Tod drängt danach, sich zur Furcht vor dem Tod zu verwandeln, denn erst vor etwas Konkretem können wir uns selbst schützen." (Ebd., S. 35) Vice versa: „Die Furcht vor dem Tod kann sich aber wieder in Angst vor dem Tod zurückverwandeln, wenn sie nicht aktiv bewältigt werden kann." (Ebd.) Als Unterscheidungskriterium kann festgehalten werden: „Furcht ist immer eine Furcht vor etwas, Angst immer eine Angst vor nichts. Angst vor dem Tod ist demnach die Angst vor dem Nicht-sein!" (Ebd., in der Bezugnahme auf Kierkegaard, Hervorhebungen im Original)[257]

Um zu verstehen, wie Furcht, Angst, Todesangst entstehen, ist auf unterschiedliche Erklärungen zurückzugreifen. Psychoanalytisch deutet Freud die Angst vor dem Tod als einen intrapsychischen, ungelösten Konflikt, der in der frühen Kindheit verortet ist. So werden Kastrations-, Trennungs-, Gewissensängste in den Tod hinein projiziert. Demzufolge verbirgt sich hinter der Angst oder Furcht vor dem Tod, die ein Erwachsener bei sich verspürt, letztlich ein in der Kindheit verorteter anderer Angstzustand. Um mit dieser Situation umgehen zu können, gilt es die Angst hinter der Angst bewusst zu entdecken und zu bearbeiten, i.d.R. mit therapeutischer Unterstützung. (Vgl. Freud 1948, S. 160; Ochsmann 1993, S. 33) Kübler-Ross betont in ihrer Erklärung ebenfalls die (Aus)Wirkung des Unterbewusstseins: „Der Psychiater kann es am einfachsten damit erklären, daß wir im tiefsten Grunde unseres Herzens, im Unterbewußtsein davon überzeugt sind, daß wir selbst unmöglich vom Tode betroffen werden können. Unbewußt sträuben wir uns gegen die Vorstellung, daß unser Leben auf der Erde ein Ende haben könnte; und wenn wir einsehen müssen, daß uns eine Grenze gesetzt ist, schieben wir das auf irgendeine böse Einwirkung von außen, auf einen anderen. Mit anderen Worten: In unserem Unterbewußtsein können wir nur getötet werden; es

---

257 Ochsmann hat eine Todesfurchtskala entwickelt, um eine Möglichkeit aufzuzeigen, wie Furcht und Angst vor dem Sterben und dem Tod erfasst werden können. Die Zusammensetzung erfolgt multidimensional, um der Komplexität der Stimuli Folge leisten zu können: Furcht vor der Begegnung mit dem Tod (Abneigung mit Sterbenden zu kommunizieren sowie Vermeidung des Kontakts zu Verstorbenen). Furcht vor dem Totsein (Konsequenzen der Nichtexistenz für die betreffende Person und ihrer Zugehörigen). Furcht vor der Endlichkeit des Lebens (Fehlende Akzeptanz der eigenen Sterblichkeit und des Verlustes). Furcht vor der physischen Zerstörung (Sorge vor Verletzung der körperlichen Integrität und des Umgangs mit dem toten Körper). Furcht vor postmortalem Geschehen (unbekannte Existenzformen nach dem Tod). Furcht vor dem Prozess des Sterbens (Ablauf und Empfindungen während des Sterbens). (Vgl. Ochsmann 1993, S. 53 f.)

ist uns unvorstellbar, daß wir an einer natürlichen Ursache, daß wir einfach am Alter sterben könnten. Tod verbindet sich in unserem Unterbewußtsein mit einer furchtbaren Untat, die nach Vergeltung und Strafe schreit." (Kübler-Ross 1977, S. 10)[258] Dieses Wissen kann dem Klinikstab zu einem Verständnis sensibilisieren, die unmittelbaren Reaktionsweisen eines Patienten – in Konfrontation mit seiner tödlich verlaufenden Erkrankung – verständnisvoller nachzuvollziehen. (Vgl. ebd.)

In der lerntheoretischen Erklärung werden Sozialisationsfaktoren (Erziehungsinstitutionen wie Familie, Kindergarten, Schule, aber auch Medien) fokussiert, die dazu beitragen bzw. beigetragen haben, den (Nicht)Umgang mit Sterben, Tod und Trauer zu erlernen. Furcht und Angst vor dem Tod sind demzufolge das Ergebnis von Lernprozessen, die auf allen Entwicklungsstufen erfolgen können, ebenso wie deren Löschung. (Vgl. Ochsmann 1993, S. 34) Im Kontext der beruflichen Sozialisation ist dem examinierten Pflegepersonal zu verdeutlichen, dass ihr Umgang mit der Endlichkeit in der konkreten Situation modellierende Lerneffekte bei den ihnen zugeordneten Auszubildenden nach sich ziehen kann. (Vgl. Hobmair et al. 1998, S. 237 ff.; Willig 2005, S. 204 f.; Stangl 2007, S. 1 ff.)

Eine letzte herangezogene Erklärung fußt auf der Terror-Management-Theorie, die in den 1980er Jahren in der sozialpsychologischen Forschung von Solomon, Greenberg und Pyszczynski entwickelt wurde und auf Überlegungen Beckers beruht.[259] Ausgangsgedanke dieses Verständnisses ist, dass der Mensch einen lähmenden Angstzustand (Terror) erlebt, wenn ihm seine Sterblichkeit bewusst wird. Damit dieser emotionale Zustand nicht zu einer Handlungsunfähigkeit, gar pathologischen Manifestation (psychotisches oder schizophrenes Krankheitsbild) führt, erfolgt die Domestizierung dieser Bedrohung in Form zweier Bewältigungsverfahren: zum einen infolge der kulturellen Weltanschauung, die mit ihren Wertestandards, Sozialordnungen, Wissensbeständen, Vorhersagbarkeiten (medizinische Entwicklung und Lebensverlängerung) dem einzelnen Gesellschaftsmitglied Orientierung und das Gefühl der Sicherheit vermitteln, aber auch eine symbolische Unsterblichkeit (überdauernde kulturelle und religiöse Codes); zum anderen infolge des Selbstwertes, den sich je-

---

258 Zum weiteren Verständnis: „In unserem Unterbewußtsein können wir den eigenen Tod nicht begreifen, sondern halten uns für unsterblich, doch den Tod des Nachbarn erkennen wir durchaus: Informationen über Massen von Menschen, die im Krieg oder durch Autounfälle ums Leben gekommen sind, vermögen deshalb den unbewußten Glauben an die eigene Unsterblichkeit zu stützen und lassen es zu, daß wir uns im tiefsten Winkel des Unterbewußtseins ganz im geheimen freuen, ,weil es der andere ist, nicht ich'." (Kübler-Ross 1977, S. 19 f.)

259 Aus ihren Publikationen ist beispielhaft zu nennen: Arndt, J., Greenberg, J., Simon, L., Pyszczynski, T, Solomon, S: Terror management and self-awareness: Evidence that mortality salience provokes avoidance of the self-focused state. Personality and Social Psychological Bulletin, 24, S. 1216–1227, 1998. Becker, Ernest: The denial of death. Free Press New York 1973.

der Mensch zu attestieren vermag, indem gesellschaftlich-kulturelle Vorgaben anerkannt und erfüllt werden (modellierender und motivierender Effekt sich ähnlich bzw. gleich verhaltender Gesellschaftsmitglieder) bzw. Verhaltensweisen initiiert werden, die zu einer Erhöhung des Selbst (Mehr-Wert) führen. Dieser Mechanismus ist als Schutzfunktion bzw. Angstpuffer zu bewerten und bedarf der permanenten Konstruierung und Validierung. Diametral verlaufende Verhaltensweisen führen zu einer Verunsicherung, der mit Verteidigung der „richtigen" Haltung bzw. sanktionierender Konsequenz begegnet wird. Die Negierung der Endlichkeit scheint ein stabilisierendes Merkmal in einer auf Fortschritt ausgerichteten Gesellschaft zu sein. (Vgl. Ochsmann 1993, S. 33, 150ff; Tomer/Eliason 2003, S. 38 f.; Neimeyer/Moser/Wittkowksi 2003, S. 119 f.) Übertragen auf die Institution Krankenhaus sind infolgedessen die aufgezeigten Vermeidungsstrategien seitens des Klinikstabs Sterbenden gegenüber als Schutzfunktion zu bezeichnen, gleichsam als stabilisierender Faktor einer systemrationalisierten Ablauforganisation. Um der Furcht und Angst der professionellen Helfer im Kontext der Endlichkeit in Krankenhäusern zu begegnen, ist die Implementierung einer Abschiedskultur als erfahrbarer und alltagstauglicher Wert unabdingbar und bedarf pädagogischer Unterstützung, wie der Kapitelfolge VIII. zu entnehmen ist.

Jedem Menschen ist es überlassen, ob und in welcher Art und Weise eine Auseinandersetzung mit der Endlichkeit erfolgt. Wünschenswert ist es, dass in Analogie zur selbstverständlicheren Auseinandersetzung mit der Geburt eine ebensolche mit dem Tod erfolgt. Personen, die beruflich mit Sterbenden konfrontiert werden, sollten sich jedoch mit diesem Sujet auseinandersetzen, um ihrer Profession – auch sich selbst gegenüber – auf Dauer gerecht werden zu können. (Vgl. Kübler-Ross 1977, S. 23) Diese Gedanken werden im weiteren Verlauf erneut aufgegriffen.

4. Zusammenfassung

Für die Intention dieser Arbeit – Förderung einer abschiedskulturellen Haltung bei den Auszubildenden in der Gesundheits- und Krankenpflege – ist es notwendig, aus den thanatologischen Erkenntnissen jene zu extrahieren, die den Umgang mit sterbenden Patienten in dem Setting Krankenhaus analysieren (Haupteinsatzort der praktischen Pflegeausbildung), um die Befundlage in bewusstseinsbildenden Lehr- und Lernprozessen integrieren zu können. Zwei klassische amerikanische Studien von Glaser/Strauss und Kübler-Ross bilden die Grundlage; deren Essenz nachfolgend zusammengeführt wird.

Glaser und Strauss zeigen auf, dass das Interaktionsgeschehen zwischen Klinikstab und sterbendem Patienten in Abhängigkeit zu den eingenommenen Bewusstheitskontexten steht. Darunter wird das Ausmaß des Kenntnisstandes der Interagierenden um die unausweichliche Endlichkeit des Betroffenen subsumiert und die damit einhergehenden zweckdienlichen Verhaltensweisen. Die Untersuchung ergab unterschiedliche Formen: Im Zustand der geschlossenen Bewusstheit erhält der Patient keine Informationen über seinen bevorstehenden Tod. Taktiken zum Erhalt der Unwissenheit bewegen sich zwischen reduziertem Kommunikationsgebaren, raschem Erledigen pflegerischer Tätigkeiten, fiktiver Krankheitsgeschichte und medikamentöser Ruhigstellung. (Vgl. Glaser/Strauss 1974, S. 35 f., 39, 41) Eine argwöhnische Bewusstheit entsteht, wenn der Sterbende Verdacht schöpft, sterben zu müssen und nach Bestätigung bzw. Entkräftung sucht. Die Zunahme des Patienten-Argwohns führt zu einer Zunahme der Pflege-Abwehrmaßnahmen in Form von Taktiken geschlossener Bewusstheit. (Vgl. ebd., S. 48, 59) Sollte der Patient aus Sicht der Helfer seine Wahrheit erfahren, werden doppeldeutige Botschaften gesendet. (Vgl. ebd., S. 60) Diese bisher genannten Verhaltensweisen werden in der Annahme legitimiert, den Patienten vor weiterer Verschlechterung zu schützen, ebenso in der Vorstellung, dass der Betroffene unterbewusst selbst erahnt, todkrank zu sein. (Vgl. ebd., S. 50, 108 f.) Bei der Bewusstheit der wechselseitigen Täuschung wissen sowohl der Patient als auch das Helferteam um den bevorstehenden Tod, richten ihr Verhalten jedoch darauf aus, als sei dieses Faktum nicht existent. Zu den Taktiken des Pflegepersonals gehört es, an der auf Genesung ausgerichteten Stationsablauforganisation festzuhalten. Über den Tod kann gesprochen werden, so lange sichergestellt ist, dass keiner der Interaktionspartner die Rolle der Täuschung verlässt. (Vgl. ebd., S. 70, 75) Im offenen Bewusstheitskontext wissen die Beteiligten um den nicht mehr abzuwendenden Sterbeprozess und gehen direkter miteinander um. Dabei wird jedoch „richtiges" Sterbeverhalten erwartet, obwohl die „Sterberegeln" vom Sterbenden lediglich erahnt werden können: Wahrung der Fassung, Ausgeglichenheit, würdevolle Todeserwartung, Kooperation, Freundlichkeit und die Vermeidung, einen Helfer in Verlegenheit zu bringen. Zuwiderhandlungen werden in Form von Appellen (Ermahnungen, Befehle, Drohungen), Informationen über angemessene Verhaltensweisen sowie die Übertragung von Betreuungsaufgaben auf die Angehörigen sanktioniert. (Vgl. ebd., S. 76, 82, 86 ff.)

Wie sind diese Handlungen des klinischen Personals zu erklären? Glaser und Strauss konstatieren, dass sowohl Pflegepersonen als auch Ärzte den Umgang mit Sterbenden als Belastung erleben. Dabei werden solche Patienten als besonders bedrückend wahrgenommen, die sich kritisch mit ihrer Endlichkeit auseinandersetzen, die ihren Tod nicht akzeptieren wollen, die Leiden aushalten müssen, und jene, die nichts von ihrer tödlich verlaufenen Erkrankung erahnen, aber Fragen zum Genesungsverlauf stellen könnten. (Vgl. ebd., S. 12 f., 85, 91) Auffallend ist, dass das beinah auf jeden sich im Sterbeprozess befindenden Patienten zutreffen kann. Der Helferstab setzt Taktiken ein, um sich einerseits vor den sozialen und psychologischen Problemen Sterbender zu schützen, andererseits aber auch, um Haltung bewahren zu können. Bemerkbar ist dies an einer reduzierten Kontaktaufnahme und herabgesetzten gefühlsmäßigen Anteilnahme; die ärztliche Aufklärung umfasst das Nötigste mit Fokussierung des Somatischen im unverständlichen Fachjargon. (Vgl. ebd., S. 62, 108) Interessanterweise konnten die Wissenschaftler beim Pflegepersonal feststellen, dass diese ihre Anteilnahme tendenziell in den Handlungssituationen reduzierten, die nicht dem originären Ziel der Genesung entsprachen. (Vgl. ebd., S. 189)

Zusammenfassend lassen sich aus den Studien Glasers/Strauss folgende Ergebnisse festhalten, die in thanatagogischen Lehr- und Lernverfahren in der Gesundheits- und Krankenpflegeausbildung zur Förderung einer abschiedskulturellen Haltung integriert werden können:

1. Der Klinikstab gibt die Bewusstheitskontexte vor, die mit der Anwendung von Taktiken aufrecht gehalten werden.
2. Der Klinikstab legitimiert seine Verhaltensweisen, in dem dieser den Sterbenden vor einer weiteren (psychischen) Verschlechterung zu schützen glaubt. Ebenso wird angenommen, dass der Sterbende auch ohne Aufklärung ergründen kann, wie es um ihn steht.
3. Der Sterbende hat seine Verhaltensweisen so auszurichten, dass der Klinikstab sich nicht belastet fühlt; Zuwiderhaltungen werden sanktioniert: Reduzierte Kontaktaufnahme, geringere gefühlsmäßige Anteilnahme sowie eine auf Notwendigkeit beschränkte ärztliche Aufklärung. Dabei kann es sogar zu Appellen in Form von Drohungen kommen.

Summa summarum erscheinen Sterben und Tod als sanktionierende Störfaktoren, die in einem auf Gesundheit ausgerichteten Krankenhaussystem nicht vorgesehen sind.

Diese Tendenzen konnte auch Kübler-Ross während ihrer Tätigkeit als psychiatrischer Konsiliarius in einem Akutkrankenhaus beobachten. Das motivierte sie, die Situation für Todkranke in Kliniken verbessern zu wollen und mündete in der Studie ‚Interviews mit Sterbenden‘, aus der das nachfolgende Substrat gezogen werden kann. Kübler-Ross erklärte die Sterbenden zu ihren Lehrern, indem sie nicht über, sondern mit ihnen sprach, um Befindlichkeiten, Bedarfe, Wünsche, Ärgernisse, Ängste sich selbst, ihren Angehörigen und dem Klinikstab gegenüber, zu eruieren. In der Auswertung verdichtete sich ein Prozess der psychologischen Auseinandersetzung zur Akzeptanz der Endlichkeit (vgl. Kübler-Ross 1977, S. 26 f., 32, 40 ff., 215 ff.): Die phasenimmanente Hoffnung beschreibt die

Notwendigkeit der Lebenshoffnung als Kraft gebende Ressource, die unter allen Umständen seitens der Bezugspersonen aufrechtzuerhalten ist, ohne jedoch im Bewusstheitskontext der Geschlossenheit zu erstarren. (Vgl. ebd., S. 120 f., 219) In der Phase des Nichtwahrhabenwollens kommt die Taktik des Ausweichens vor der Wahrheit zum Ausdruck. (Vgl. ebd., S. 42) Widersprüchliche Verhaltensweisen des Betroffenen sollten akzeptiert werden, um die damit verbundene Schutzfunktion nicht zu gefährden. (Vgl. ebd., S. 42, 44, 47 f.) In der Phase des Zorns löst die Bewusstwerdung der Unausweichlichkeit der tödlich verlaufenden Erkrankung unmittelbare Wut-, Neidausbrüche aus, die aber auch als Lebenssignal zu verstehen sind. (Vgl. ebd., S. 50 ff.) Der Klinikstab hat die schwierige Aufgabe, sich als psychologische Projektionsfläche zur Verfügung zu stellen, ohne infolge Interpunktionen einen Circulus vitiosus im Interaktionsprozess zu initiieren. (Vgl. ebd.) Die emotionalen Ausbrüche verschaffen dem Sterbenden kurzfristige Erleichterung, deren Anlässe durch aktives Zuhören zu eruieren sind. (Vgl. ebd., S. 51, 53) In der Phase des Verhandelns versucht der Sterbende mit Gott und / oder dem ärztlichen Klinikstab ein Bündnis zu schließen, um weiter leben zu dürfen und bringt sich selbst mit einer engagierten Compliance ein. (Vgl. ebd., S. 77 f.; Tietz 1998, S. 249) Die Phase der Depression äußert sich infolge bereits erlittener bzw. drohender Verluste in unterschiedlichen Verhaltensweisen. Bei der reaktiven Depression signalisiert der Betroffene das Bedürfnis des aktiven Handelns, um (Lebens)Versäumnisse im Nachhinein zu reduzieren. Im Vergleich dazu verläuft die Depression als Vorbereitung auf den endgültigen Verlust in einer sehr stillen Art und Weise. (Vgl. Kübler-Ross 1977, S. 81 f.) Hier ist es wichtig, dem Sterbenden die Zeit der Vorbereitung und des Trauerns zuzugestehen. (Vgl. ebd., S. 81 f.) Da die Phase des beginnenden Rückzugs für die Zugehörigen als Belastung erlebt werden kann, ist es wünschenswert, diese zu begleiten. (Vgl. ebd., S. 82) Mit der Phase der Zustimmung ist kein Zustand der Glückseligkeit erreicht, vielmehr eine Art emotionaler Befreiung bisheriger Lebenskämpfe. Der Sterbende löst sich zunehmend von seiner Umwelt und signalisiert das Bedürfnis der (stillschweigenden) Zuwendung, um seinem Tod mit zunehmender Gelassenheit und innerer Ruhe begegnen zu können. (Vgl. ebd., S. 99) Dieser Prozess kann begünstigt werden, wenn der Betroffene selbst mit seinem Leben ins Reine gekommen ist (Bewältigung psychologischer Geschäfte) und die Bezugspersonen eine Begleitung des Daseins, Zuhörens, Akzeptierens im offenen Bewusstheitskontext ausführen. (Vgl. ebd., S. 104)

Der Transfer dieses Sterbephasenmodells auf die konkrete Situation im Pflegealltag bedarf der Ergänzung: Mit den Prozessphasen wird kein idealtypischer Sterbeverlauf abgebildet. Die verschiedenartigen Reaktionsstadien können unterschiedlich lang andauern, sich ablösen, aber auch nebeneinander bestehen. Eine Abgrenzung untereinander ist nicht eindeutig vorzunehmen. (Vgl. ebd., S. 120,

219) Vielmehr zeichnet sich der Entwicklungsgang durch eine individuell auszumachende Dynamik aus, die sich aus unterschiedlichsten Faktoren ergibt, ausgehend beispielsweise von unerledigten psychologischen Geschäften, Ängsten, Rollenzuschreibungen und Erwartungshaltungen im Interaktionsgeschehen. (Vgl. Kübler-Ross 1997, S. 199 f.; Kübler-Ross 1977, S. 105, 120, 219) Dabei können typische Lebensbewältigungsstrategien des Betroffenen reaktiviert werden. (Vgl. ebd., S. 36, 220; Kübler-Ross 1998, S. 12) Verhaltensweisen des Sterbenden können unausgesprochene Ängste und Sorgen signalisieren. Beobachtungen seitens des Helferstabs sollten nicht als Bewertungen kommuniziert werden. Wünschenswert ist es, Verhaltensweisen des Anfragens und aktiven Zuhörens anzuwenden. (Vgl. ebd., S. 13; Kübler-Ross 1977, S. 53, 192, 224) Die Handlungsweisen der Bezugspersonen werden von der jeweiligen Haltung geprägt, die der Einzelne seinem eigenen Sterben und Tod entgegenzubringen vermag. (Vgl. ebd., S. 35, 150, 223) Kübler-Ross vermutet, dass die Personen, denen die Vorstellung der eigenen Endlichkeit Angst macht, häufiger mit Vermeidungsstrategien reagieren, in dem die Sachgerichtetheit der Krankenhausablauforganisation fokussiert wird. (Vgl. ebd., S. 15 f., 35 f., 38, 53 f.) An-, Zugehörige sind als „Patienten II. Ordnung" (Kulbe 2008, S. 90 ff.; Kübler-Ross 1977, S. 147 f., 228 f.) ein wesentlicher Bestandteil des Sterbeprozesses, die ebenfalls Phasen des Sterbemodells durchlaufen können und Begleitung benötigen. (Vgl. ebd., S. 136 ff., 144, 153)

Zusammenfassend lassen sich aus den Studien Kübler-Ross' folgende Ergebnisse festhalten, die in thanatagogischen Lehr- und Lernverfahren in der Gesundheits- und Krankenpflegeausbildung zur Förderung einer abschiedskulturellen Haltung integriert werden können:

1. Sterbende durchlaufen einen psychologischen Prozess, mit dem sie versuchen, sich der unausweichlichen Endlichkeit zu stellen.
2. Die Gestaltung der einzelnen Prozessphasen folgt nicht nach einem linearen Prinzip, vielmehr in Abhängigkeit individueller und sozialer Faktoren.
3. Zu den intrapersonalen Aspekten sind u.a. das Ausmaß der Lebenszufriedenheit, bisherige Bewältigungsstrategien krisenhafter Ereignisse, aber auch das Ausleben-können der Sterbeprozessphasen auszumachen.
4. Als interpersonelles Element sind vor allem die Erwartungshaltungen der Bezugspersonen an den Sterbenden zu benennen, die im Sterbenden – infolge seines Abhängigkeitsverhältnisses – Anpassungsvorgänge mobilisieren.
5. Eine professionelle Sterbebegleitung setzt das Reflexionsvermögen des Klinikstabs voraus: Die Einstellung des Helfers zu seinem Sterben beeinflusst die Verhaltensweisen dem Sterbenden gegenüber. Ängste vor der Endlichkeit korrelieren tendenziell mit Vermeidungsstrategien im Pflegehandeln.
6. In den Interaktionen sollte der Klinikstab dem Sterbenden anfragend und aktiv zuhörend begegnen; es ist empfehlenswert, widersprüchliches Verhal-

ten des Patienten einfühlend verstehend zu akzeptieren. (Vgl. Rogers 2000, S. 22 ff.)

7. Zugehörige sind als integraler Bestandteil in den Sterbeprozess einzubinden.

Als Quintessenz ist festzuhalten, dass Kübler-Ross dem Sterbevorgang eine psychologische und individualisierte Komponente zuführt (vgl. Knoblauch/Zingerle 2005, S. 18) und den Sterbevorgang als eine aktiv zu gestaltende Lebensaktivität darlegt. Den Bezugspersonen stellt sie Hilfen zur Verfügung, von dem Orientierung gebenden Phasenschema bis zur Empfehlung, die eigene Haltung dem Sterben gegenüber zu eruieren und sich eigenen potenziellen Ängsten (unbearbeitete intrapsychische Konflikte) zu stellen.

IV. Sterben und Tod im pädagogischen Kontext

1. Eine thanatagogische Bestandsaufnahme

In den vorangegangenen Ausführungen wurde angemerkt, dass verschiedene Disziplinen Sterben und Tod unterschiedlich konnotieren. Dabei blieb die Erziehungswissenschaft unberücksichtigt, die in dieser Kapitelfolge fokussiert wird. Petzold brachte Mitte der 1960er Jahre die Bezeichnung Thanatagogik in die Diskussion, um zu verdeutlichen, dass die Auseinandersetzung mit Sterben, Tod und Trauer – als ein prozesshaftes Geschehen im Lebenskontinuum des Einzelnen – Lehr- und Lernverfahren bedarf: „Lernen des Sterbens im Leben, lernen für das Sterben im Leben, das Leben lernen im Sterben." (Petzold 1965, in: Huck/Petzold 1984, S. 570) Damit sollte ein pädagogischer Beitrag geleistet werden, eine Ars Moriendi (Vorbereitung auf ein „gutes" Sterben[260]) aufrechtzuerhalten, eine „Kunst", die sich infolge reduzierter familiärer und religiöser Anbindungen zu verflüchtigen schien. (Vgl. Huck/Petzold 1984, S. 504) Im internationalen Diskurs hat sich hingegen die Begrifflichkeit Death Education durchgesetzt, die in Amerika als institutionalisierte Größe pädagogischen Wirkens auszumachen ist. Eine semantische Übersetzung der Death Education ins Deutsche ist nicht unproblematisch, da diese keine Erziehung zum Sterben, gar zum Tod darstellt, vielmehr eine multifaktoriale Herangehensweise und Auseinandersetzung, einschließlich der Entwicklung von Handlungsoptionen zum Umgang mit der Endlichkeit beinhaltet. (Vgl. Plieth 2007, S. 228 f., 236; Huck/Petzold 1984, S. 501, 506) Um Einseitigkeiten und Missverständnisse auszuschließen, halten Plieth und Wittkowski am englischsprachigen Terminus technicus fest. (Vgl. Plieth 2007, S. 227 f.; Wittkowski 2003, S. 211) Der Verfasser vorliegender Arbeit schließt sich dieser Sichtweise an, gebraucht jedoch die Bezeichnungen Death Education und Thanatagogik gleichbedeutend, da letztere der integrativ ausgerichteten amerikanischen Death Education, die sich seit Mitte der 1980er Jahre durchsetzte, entspricht. (Vgl. Plieth 2007, S. 249)[261] Das bedarf einer genaueren Betrachtung. Blicken wir zurück.

---

260 Ars Moriendi als „Kunst des Sterbens" (Schivelbusch 2003, S. 13) ist historisch verwurzelt, wie die retrospektive Betrachtung zum Umgang mit Sterben und Tod im Kapitel II.1. verdeutlichte.

261 Huck und Petzold übersetzen Death Education mit „Sterbeerziehung" und gebrauchen diese Bezeichnung in dem Bewusstsein, dass es sich hier um „eine Erziehung zur Auseinandersetzung mit Sterben und Tod und einem adäquateren Umgang mit diesen Ereignissen" handelt

Die amerikanische Death Education-Bewegung nahm ihren Ursprung in den Jahren 1928–1957, sodass erste thanatologische Grundlagen entstehen konnten. (Vgl. Plieth 2007, S. 228)[262] Ihre Ausdifferenzierung und wissenschaftliche Spezifizierung erfolgte im Zeitraum 1958–1967 im Rahmen der Konsolidierung der Death Education zu einer akademischen Disziplin. (Vgl. ebd., S. 228 f.) In diese Epoche fielen – beispielhaft angeführt – das von Fulton (1963) initiierte Seminar für Studenten zum Thema Tod, das erstmalig an einer amerikanischen Universität angeboten wurde, die Forschungsarbeiten Glasers und Strauss' (vgl. Kapitel III.2.a.), die Publikation von Quint und Folta (1965), in der sie auf die Notwendigkeit der Qualifizierung des Pflegepersonals zur Begleitung Sterbender aufmerksam machten. (Vgl. Huck/Petzold 1984, S. 502) Seit 1968 befindet sich die Death Education in einer dritten Phase. Diese kennzeichnet sich durch einen deutlichen Anstieg ihrer Aktivitäten sowie einer zunehmenden Institutionalisierung, sodass verschiedene Zielgruppen erreicht wurden. Damit konnte die Akzeptanz der Auseinandersetzung mit der Endlichkeit erhöht werden. (Vgl. Plieth 2007, S. 229) Aus dieser Zeit sind exemplarisch die (Seminar)Tätigkeiten Kübler-Ross' zu nennen (vgl. Kapitel III.2.b.) und das von Fulton (1969) gegründete „Center for Death Education and Research", mit dem wissenschaftsrelevante Informationen zu Sterben und Tod systematisch gesammelt und der breiten Öffentlichkeit zugänglich gemacht wurden. (Vgl. ebd.; Huck/Petzold 1984, S. 502) Der beginnende Hospizaufbau (1970) ging mit entsprechenden Fortbildungen zur Sterbebegleitung der (professionellen) Helfer einher; die Zeitschrift „Omega" gab (1975) ein Spezialheft über den hier thematisierten Gegenstand heraus. (Vgl. ebd.) Es ist festzustellen, dass sich seit Beginn der 1970er Jahre Death Education Programme an unzähligen High Schools, Colleges, Universitäten, aber auch in Ausbildungen für Pflegende und Mediziner etablieren konnten, sodass 1974 bereits mehr als 600 Kurse zu verzeichnen waren, die wenige Jahre später die 1000er Marke überschreiten sollten. (Vgl. ebd., S. 503 mit Bezug auf Berg/Daugherty/Pine) Darüber hinaus kann darauf verwiesen werden, dass mit der Gründung des „Forums for Death Education and Counseling, Inc." (1976) Death Education-Programme qualitativ weiterentwickelt wurden, um Bedarfen unterschiedlicher Adressaten entsprechen zu können, einschließlich Überlegungen zu möglichen Evaluierungen. (Vgl. ebd.; Plieth 2007, S. 23) Dieser Zielsetzung fühlte sich die zehn Jahre später niedergelassene „Association for Death Education and Counseling" ebenfalls verpflichtet, ihrem Selbstverständnis nach ein Kommunikations- und Kont-

---

(Huck/Petzold 1984, S. 501). In ihren Ausführungen verwenden sie zudem die Begriffe Death Education und Thanatagogik, ohne dass diese voneinander abgrenzt werden. (Vgl. ebd., S. 501, 556)

262 Dabei ist die im Kapitel III.1. dargelegte thanatologische Entwicklung zu berücksichtigen, da die Death Education als deren integraler Bestandteil auszumachen ist.

rollorgan der Death Education und Ausrichter jährlich stattfindender Kongresse. (Vgl. ebd.) Die vielfältigen wissenschaftsorientierten Aktivitäten hatten einen modellierenden Effekt auf der sog. populärwissenschaftlichen Ebene, die mit der Bereitstellung unzähliger Filme, Kassetten, Bücher zu Sterben, Tod und Trauer reagierte und damit Eingang in den (vor)schulischen Bereich erlangte. (Vgl. ebd., S. 503) Diese Entwicklung ermunterte Wissenschaftler wie Leviton und Feifel Parallelen von der Death Education zur Sexual Education zu ziehen, in der Hoffnung, dass in Analogie zur (partiellen) Enttabuisierung der Sexualität diese auch für den (humaneren) Umgang mit Sterben und Tod zu erreichen sei. (Vgl. ebd. nach Huck/Petzold 1984, S. 502)[263]

Werden diese vielfältigen Formen der Death Education betrachtet, kristallisieren sich unterschiedliche Schulen heraus. Entsprechend ihren Schwerpunktsetzungen erfolgt eine spezifische Betrachtungsweise auf den Forschungsgegenstand. Dabei sind die nachfolgenden Aspekte von Bedeutung: Vertreter der sog. alten Schule arbeiten objektfokussiert. Ihr Erkenntnisinteresse liegt auf der Erforschung des Phänomens Tod, ohne auf die Vermittlung dieses Wissens in speziell zu entwickelnden Lehr- und Lernverfahren einzugehen. Demgegenüber steht die sog. neue Schule, die den Transfer thanatologischer Erkenntnisse durch spezifisch ausgerichtete Prozeduren in das Zentrum ihrer Bemühungen stellt. Als missliches Begleitphänomen ist die Ausrichtung der „nouveaux arrivés" auszumachen. Diese entstand im Zuge der populärer werdenden Auseinandersetzung mit der Endlichkeit, die hier zum trendigen Lifestyle avancierte. Daraus entstand

---

263   Für die Qualität einer Sexual und/oder Death Education ist die Integration aller Beteiligten ausschlaggebend, nicht nur vor dem Hintergrund schulordnungspolitischer Vorgaben, sondern unter systemtheoretischen Gesichtspunkten der Ausgestaltung von Lehr- und Lernprozessen. Die Eruierung der Bedürfnisse der am Erziehungs- und Bildungsprozess Beteiligten (Schüler, Lehrer, Eltern, Mitschüler, Geschwister), die Konsensfindung der thematischen und methodischen Auseinandersetzung (Nutzung der niederlagenlosen Methode nach Gordon) können dazu beitragen, die Akzeptanz unterschiedlicher Vorstellungen, Widersprüche und Haltungen zu fördern, was letztlich auch Auswirkung im Umgehen mit der eigenen Person und der Mit- und Umwelt entfalten kann. Dieses setzt voraus, dass sich zum einen Eltern mit der Thematik auseinandersetzen und sich engagiert einbringen und zum anderen (angehende) Lehrer entsprechend aus-, fort- und weitergebildet werden, um den Prozess adäquat gestalten zu können. Darüber hinaus sollte vermieden werden, dass diese existenziellen Inhalte additiv im Schulalltag abgearbeitet werden, sondern fächerübergreifend und integrativ unter Einbezug aktueller Lebensumstände der Schüler entwickelt werden. Dabei ist ihnen (Mit)Verantwortung in der Ausgestaltung der kognitiven und affektiven Bearbeitung zu gewährleisten. Aufgrund der begrenzten personellen und finanziellen Schulressourcen sind kooperative Unterstützungsangebote in Form von außerschulischen Bildungsveranstaltungen für Eltern und Kinder/Jugendliche (weiter) zu entwickeln. Diese sozialisationsübergreifenden und subjektorientierten Vorgehensweisen sind als beeinflussende Faktoren einer (lebenslangen) Identitätsentwicklung (nicht nur) der Schüler auszumachen. Wissen ist die Grundlage für Verantwortung, diese wiederum Grundlage für das Handeln. (Vgl. Griegoleit 1999, S. 34 f.)

die – bis heute wahrzunehmende – unwissenschaftlich ausgerichtete „pop death education". (Vgl. Huck/Petzold 1984, S. 503; Plieth 2007, S. 230 f.; angeführte Autoren mit Bezug auf Pine) Plieth macht darauf aufmerksam, dass sich seit Mitte der 1980er Jahre eine weitere Schule herausbildet, die wissenschaftlich-integrativ arbeitet: an Elementen der alten und neuen Schule anknüpfend, werden diese weiterentwickelt und durch einen zusätzlichen Aspekt ergänzt, der die konkrete Situation eines vom Tod betroffenen Menschen, seine Einbindung in die Umwelt und die Auswirkungen infolge eingeleiteter Interventionen berücksichtigt. (Vgl. Plieth 2007, S. 231) Die Death Education-Bewegung gilt seit Beginn der 1980er Jahre in den USA „als voll entfaltet" (Huck/Petzold 1984, S. 504 mit Bezug auf Benoliel) und hat sich „auch in Lehrprogrammen auf allen Ebenen fest etabliert." (Ebd.) Entspricht diese Entwicklung auch der in Deutschland?

Wie bereits im Kapitel III. dargelegt, beginnt die thanatologische Auseinandersetzung hier zögerlich in den 1970er Jahren, obwohl zu diesem Zeitpunkt von Petzold die Notwendigkeit der Auseinandersetzung auch auf pädagogischer Ebene thematisiert wurde. 1984 legte dieser – zusammen mit Spiegel-Rösing – ein Handbuch zur Theorie und Praxis der Thanatotherapie[264] vor, um den (in der Bundesrepublik Deutschland) neuartigen Bereich der Forschung zur Begleitung Sterbender vorzustellen. Dem ging voraus, dass Petzold Mitte der 1960er Jahre in Frankreich in Kooperation mit Marcel einen ersten thanatagogischen Kurs für Mitarbeiter von Altenheimen, Seelsorger und Mediziner durchführte (2 Stunden pro Woche über ein Semester). (Vgl. Huck/Petzold 1984, S. 565) Bereits zu diesem Zeitpunkt fokussierte Petzold die Selbsterfahrung und den Praxisbezug: Elemente, die zu zentralen Bestandteilen in seiner weiteren thanatagogischen Arbeit werden sollten. Zehn Jahre später konzipierte der Wissenschaftler ein fünftägiges Seminar unter der Bezeichnung „Arbeit mit Alten, Kranken und Sterbenden als persönliche Erfahrung" für (professionelle) Helfer und konstatierte – ähnlich wie Kübler-Ross (1998, S. 147 ff.) –, dass eine unterschiedliche Zusammensetzung der Teilnehmergruppen (von der Krankenschwester bis zum interessierten Laien) als Bereicherung innerhalb des Auseinandersetzungsprozesses anzusehen ist. Dieses Seminarangebot wurde ausdifferenziert und mündete in ein Kompaktcurriculum „Integrative Therapie mit Alten, Kranken und Sterbenden", das je nach Zielgruppe, inhaltlicher und zeitlicher Vorgaben entsprechend anzupassen

---

264 Spiegel-Rösing und Petzold beschreiben, dass ihre u.a. thanatologische Arbeit letztlich zu einer engagierten und kritischen Thanatotherapie geführt hat, mit der vor allem ein Bewusstsein geschaffen werden soll, einerseits die Bedingungen des Sterbens zu humanisieren, andererseits Strukturen offen zu legen und Auswirkungen aufzuzeigen, die mit der (un)bewussten Todesverdrängung einhergehen. Es geht darum, neue Wege und Zugänge zu finden, um die Endlichkeit (und damit das Leben) besser verstehen zu lernen. (Vgl. Spiegel-Rösing/Petzold 1984, S. 7)

war und in seiner ersten Version 1975 vorgelegt werden konnte.[265] (Vgl. Huck/ Petzold 1984, S. 565) Petzold war auch für Medizinstudenten tätig. So bot er in den 1980er Jahren an der Grazer Universität im Rahmen eines medizin-ethischen Projektes eine thanatologische, medizinisch-psychologisch ausgerichtete Weiterbildung und Supervision an, mit der die angehenden Ärzte die Möglichkeit erhielten, auf den Umgang mit Sterbenden in der konkreten Praxis vorbereitet zu werden, aber auch konkrete Erfahrungen aufarbeiten zu können. (Vgl. ebd.) Eine systematischere pädagogisch-psychologische Thematisierung setzte in der BRD zu Beginn der 1980er Jahre ein und wurde allmählicher Bestandteil inhaltlicher Angebote von Volkshochschulen, Ausbildungsstätten der Pflegeberufe, (Fach) Hochschulen und Kongressen; wobei zu konstatieren ist, dass die Thematisierung i.d.R. vom Engagement einzelner Pädagogen abhing. (Vgl. ebd., S. 504) Am „Fritz Perls Institut für Integrative Therapie" (Düsseldorf/Mainz) erfolgte in diesem Jahrzehnt erstmalig – unter Federführung Petzolds – der Aufbau einer „aniatologischen,[266] geronto- und thanatotherapeutischen Vollzeitausbildung." (Vgl. ebd., S. 568)

In der Krankenpflegeausbildung[267] wurden 1985 erstmalig (sic!) in dem entsprechenden Bundesgesetz Ausbildungsziele formuliert, ohne jedoch die Begleitung Sterbender explizit anzuführen. (Vgl. Schell 1987, S. 104) Lediglich im Anhang A des Gesetzestextes, in dem stichwortartige Angaben zu den Inhalten des

---

265 Huck und Petzold legen selbst ein Kompaktcurriculum „Integrative Therapie mit Alten, Kranken und Sterbenden" für den Weiterbildungsbereich examinierter Pflegepersonen, Ärzte, Sozialarbeiter, Psychologen und Seelsorger vor, das insgesamt 180 Stunden umfasst und sich durch Mehrdimensionalität in der Ziel- und Inhaltsgestaltung auszeichnet. Die Seminare, die jeweils aus 30 Stunden bestehen, fokussieren: Altern und Sterben als persönliche Erfahrung, Krankheit und Tod in unserer Gesellschaft, Praxis der Beratung und Gesprächsführung, Praxisberatung und Supervision sowie Supervisions- und Fallbesprechung (als fortlaufende Gruppenarbeit). (Vgl. Huck/Petzold 1984, S. 567 f.)
    In ihren methodischen Überlegungen stellen sie die Persönlichkeitsentwicklung des professionellen Helfers in den Fokus. Dazu empfehlen sie beispielsweise Selbsterfahrungsübungen im Kontext gestalttherapeutischer und psychodramatischer Übungen (Analyse biografischer Situationen unter dem Blickwinkel ihrer Vernetzung in Vergangenheit, Gegenwart und antizipierter Zukunft; Übungen des Lebenspanoramas zu Erfahrungen mit Altern, Krankheit, Sterben, Tod oder der Lebensbilanz, in der prägende Ereignisse imaginiert und erneut betrachtet werden). Des Weiteren halten sie soziales Lernen in Form der themenzentrierten Interaktion nach Cohn sowie den Einbezug praxisrelevanter Interventionen wie Beratungsverfahren und mikroanalytischer Auswertung für effektive Vorgehensweisen, für erforderlich. Darüber hinaus schlagen sie begleitete Beratungsgespräche der geschulten Teilnehmer in der konkreten Praxissituation vor. (Vgl. Huck/Petzold 1984, S. 560 ff.)
266 Mit Aniatotherapie wird die Arbeit mit unheilbar erkrankten Menschen bezeichnet. (Vgl. Huck/Petzold 1984, S. 568)
267 Eine Auseinandersetzung mit den (Pflege)Ausbildungsstrukturen in ihrer bundes- und landesrechtlichen Verortung erfolgt in der Kapitelfolge V.

theoretischen und praktischen Unterrichts (auch) für das Fach Krankenpflege getätigt werden, ist der „Krankenpflege in besonderen Situationen und Bereichen" die „Pflege und Begleitung des sterbenden Menschen" sowie das „Verhalten bei Todesfällen" zu entnehmen. (Ebd., S. 217) Eine thematische Ausdifferenzierung, einschließlich der Stundenzuordnung, erfolgt nicht. Somit blieb es jeder einzelnen Krankenpflegeschule überlassen, den quantitativen und qualitativen Umfang einer thanatologischen Auseinandersetzung festzusetzen.[268] Dieser eklatante Zustand hatte bis 2004 (sic!) Bestand, jetzt musste das ein Jahr zuvor modifizierte Bundesausbildungsgesetz umgesetzt werden. Interessanterweise sind in diesen Vorgaben die Bezeichnungen Sterben und Tod unauffindbar. Lediglich in Beschreibungen wie „Pflege [...] unter Einbeziehung palliativer Maßnahmen" unter Berücksichtigung von „Lebensphasen" und „Maßnahmen in Krisensituationen" (§ 3 KrPflG, BGBl I Nr. 36, 21.07.03, S. 1444) sowie Auswahl, Durchführung und Auswertung von Pflegemaßnahmen „in der Endphase des Lebens" (Anlage 1 KrPflAPrV BGBl I Nr. 55, 19.11.03, S. 2268) sind diese Aspekte hineinzuinterpretieren. Es entsteht der Eindruck, dass der Gesetzgeber die Zustandsbeschreibungen der Endlichkeit, die täglich in Einrichtungen der Pflege vorkommen, in schönfärberisch klingenden Worthülsen, die Interpretationsspielraum zulassen, verpackt. Konkreter wird es durch die inhaltliche Ausdifferenzierung, die die Ausbildungsrichtlinie für staatlich anerkannte Kranken- und Kinderkrankenpflegeschulen in NRW vorlegt. Diese Vorgaben mussten als Pflichtbestandteil in die jeweiligen schulspezifischen Curricula aufgenommen und umgesetzt werden.[269] Mit der dort enthaltenen Lerneinheit „Sterbende Menschen pflegen" erfolgt erstmalig die Auseinandersetzung mit Sterben und Tod in der theoretischen Ausbildung unter curricularer Einbindung und Ausrichtung. Ein genauerer Blick ernüchtert: Von 2100 Stunden sind für diesen Gegenstand 24 Stunden vorgesehen, eklatante 1,1 Prozent des theoretischen Unterrichtsangebots! (Vgl. Ausbildungsrichtlinie NRW [...] 2003, S. 52 f.)

Zu den zu vermittelnden Inhalten gehören:

— Persönliche Auseinandersetzung mit Sterben und Tod
— Pflege Sterbender in unterschiedlichen Versorgungseinrichtungen
— Physiologische Vorgänge des Sterbens und Konsequenzen für das Pflegehandeln
— Gespräche zwischen Sterbenden, Angehörigen und Pflegenden

---

268 Dass Pädagogen einzelner Krankenpflegeschulen ihren Auszubildenden den Umgang mit Sterbenden engagiert und qualifiziert vermittelt haben, steht außer Frage. Die Kritik bezieht sich darauf, dass eine curriculare Einbindung dieses Sujets bis 2004 nicht vorgeschrieben war und folglich eine didaktische und methodische Legitimierung der thanatagogischen Auseinandersetzung (mehr oder weniger) auf Freiwilligkeit beruhte.

269 Als Kontrollgremium tritt die jeweilige Bezirksregierung in NRW auf den Plan.

- Aufgaben Pflegender nach Eintritt des Todes
- Sterben und Tod im Kontext unterschiedlicher Weltreligionen
- Juristische Bestimmungen zur Sterbehilfe, Patientenverfügung und Testament
- Euthanasie im geschichtlichen und gegenwärtigen Kontext
- Selbstverständnis der Hospizbewegung (Vgl. ebd.)

In der Zielsetzung zu dieser Lerneinheit weiß das Ministerium zu berichten: „Im Sinne der existentiellen Bedeutung des Themas soll den SchülerInnen genügend Freiraum gelassen werden, über ihre eigene Haltung zum Leben und Tod, Sterben und Trauern zu reflektieren. Eine Auseinandersetzung mit Ergebnissen aus der Sterbeforschung soll ihnen u.a. eine erste Orientierung zum Umgang und Kontakt mit Sterbenden und Trauernden bieten. Konkretere pflegerische Aufgaben bzw. Hilfen bei der Begleitung Sterbender und ihrer Angehörigen sind dann sowohl im Blick auf unterschiedliche institutionelle Bedingungen als auch individuelle Anforderungen herauszuarbeiten. Dies ist wiederum um Diskussionen über ethische und religiöse Fragen bzw. über die Rechtslage im Zusammenhang mit der ‚Sterbe-hilfe' zu ergänzen. Empfohlen wird, aus der Lerneinheit eine kurze Sequenz (ca. 4 Std.) herauszunehmen, mit der die SchülerInnen direkt zu Ausbildungsbeginn auf das Thema ‚Tod und Sterben' vorbereitet werden." (Ebd., S. 52)

So kommt es – um ein literarisches Bild zu benutzen – einer Don Quichotterie gleich, wenn tatsächlich der Anspruch erhoben wird, die angeführten Inhalte pädagogisch verantwortlich mit der genannten Intention in lediglich 24 Stunden zu bearbeiten. Die Auflistung der Inhalte entspricht dem eines Themenspeichers, ohne eine thanatagogische Anbindung erkennen zu lassen, wie sie beispielsweise Wittkowski mit seinem Mehr-Ebenen-Modell der Sterbebegleitung empfiehlt. (Vgl. Wittkowski 2003, S. 276 f.; Kapitel IV.3.) Ebenso bedenklich und unzureichend ist es, 4 Unterrichtsstunden im Einführungsblock zu reservieren, um Auszubildende auf die potenzielle Konfrontation mit Sterben und Tod innerhalb des ersten Stationseinsatzes vorzubereiten. Dies ist unverständlich angesichts der Tatsache, dass Krankenhäuser auch als Sterbeorte aufgesucht werden und unter diesen seit geraumer Zeit eine führende Position einnehmen. (Vgl. Statistisches Bundesamt 2008, Fachserie 12 Reihe 6.1.1; vgl. Statistisches Bundesamt 2007, Fachserie 12 Reihe 4) Unverständlich ist dies auch gerade vor dem Hintergrund, dass insbesondere Pflegepersonen am häufigsten mit Sterbenden und ihren Bezugspersonen konfrontiert werden und somit als entscheidender Faktor für die Gestaltung des Sterbeprozesses auszumachen sind, wozu entsprechende Qualifikationen und Kompetenzen benötigt werden. (Vgl. Huck/Petzold 1984, S. 507) Umso unverständlicher ist es vor allem auch, da Krankenhäuser den Haupteinsatzort in der praktischen Ausbildung darstellen. (Vgl. § 1 und Anlage 1 B Praktische Ausbildung, KrPflAPrV BGBl I Nr. 55, 19.11.03) Da Auszubildende i.d.R. ihre erste (bewusste) Konfrontation mit der Endlichkeit in ihrem Pflegelehrgang erleben (vgl. Sitzmann 2004, S. 441) und da der Pflegestab in Krankenhäusern die Begleitung Sterbender – im Vergleich zu anderen Einrichtungen – mit höheren Belastungswerten quittiert (vgl. Wittkowski/Krauß 2000, S. 177 f.), wäre es konsequenterweise sinnvoll, die Unterrichtsstunden – in Abhängigkeit der ausbildungskursspezifischen Gegebenheiten – auf das Doppelte zu erhöhen und beispielsweise aus den Stundendeputaten der Lerneinheiten[270] „Persönliche Gesunderhaltung", „Ethische Herausforderungen für Angehörige der Pflegeberufe", „Geschichte der Pflegeberufe", „Menschen aus fremden Kulturen", „Gespräche mit Pflegebedürftigen und Angehörigen führen", „Schmerzbelastete Menschen pflegen", „Tumorkranke Menschen pflegen" abzuziehen bzw. diesen Lerneinheiten zuzuordnen. Darüber hinaus ist eine individualisiert ausgerichtete prä-, inter- und postventive Begleitung der Auszubildenden in den sich vernetzenden Lernorten anzustreben. (Vgl. Kapitel IV.3.) Dass in den curricularen Vorgaben die Sterbebegleitung nicht mit betriebswirtschaftlichen Einflussfaktoren explizit in Verbindung gebracht wird, ist bedenkenswert; dies gilt es – im Exkurs VI.3. – gesondert zu thematisieren.

In diesem Kontext ist es interessant zu schauen, wie angehende Mediziner auf die Begegnung mit Sterben und Tod vorbereitet werden. Dazu ist festzustellen, dass seit den 2000er Jahren einige thanatologische Themen – als Bestandteil des Inhaltskataloges für die schriftliche Vorprüfung – innerhalb des Medizinstudiums auszumachen sind.[271] (Vgl. Wittkowski 2003, S. 278) Dennoch kann davon

---

270   Die Fächersystematik wird mit der Ausbildungsgesetznovellierung von 2003 aufgehoben und durch Themenbereiche ersetzt. (Vgl. Anlage 1, KrPflAPrV BGBl I Nr. 55, 19.11.03) Auf Länderebene, hier NRW, wurden diese spezifiziert in Lernbereiche, die sich wiederum aus Lerneinheiten zusammensetzen. (Vgl. Ausbildungsrichtlinie für die staatlich anerkannten Kranken- und Kinderkrankenpflegeschulen in NRW 2003, S. 15 ff.)

271   Zum Vorkommen thanatologischer Inhalte im Medizinstudium gibt der Teilkatalog „Medizinische Psychologie und Medizinische Soziologie" als Bestandteil des IMPP-Gegenstandskatalogs für den schriftlichen Teil des ersten Abschnitts der ärztlichen Prüfung Auskunft.
„2 Ärztliches Handeln":
„2.1 Arzt-Patient-Beziehung":
„2.1.5 Besonderheiten der Kommunikation und Kooperation: Schwerkranke, Sterbende, Mitteilung von ungünstigen Diagnosen/Behandlungen".
„2.5.2 Notfallmedizin: Umgang mit plötzlichem Tod".
„2.5.3 Transplantationsmedizin: Rechtliche und ethische Aspekte: Spender-Empfänger-Probleme".
„2.5.8 Tod und Sterben, Trauer: Phasenmodelle, Trauerverarbeitung (Angst, Anpassungs- und Abwehrmechanismen), Pufferhypothese; alters-, geschlechts- und kulturabhängige Todesvorstellungen, Sterbe- und Trauerrituale im Wandel, Begriff der Euthanasie; Rolle der Selbsterfahrung des medizinischen Personals zu Sterben und Tod (z.B. Sterbemeditation), Prinzipien der ärztlichen Sterbebetreuung, Hospiz; Trauerreaktion der Hinterbliebenen: Trauerberatung als Aufgabe des Hausarztes, Selbsthilfegruppen, Angehörigengruppe; das unheilbar kranke Kind und seine Eltern". (IMPP-GK 1, 2005, S. 5 f., 14, 17 f.)

ausgegangen werden, dass die Vorbereitung für den konkreten Klinikalltag bzw. die Möglichkeit der Bearbeitung erlebter Praxissituationen, als unzureichend zu bewerten ist. (Vgl. Nauck nach Klinkhammer 2007, S. 1070; Kapitel VI.4.) Damit besteht immer noch die Gefahr, auf die Glaser und Strauss schon in den 1960er Jahren verwiesen: „Sie [die Pflegepersonen und Ärzte] sind zwar aufgrund ihrer Ausbildung in der Lage, den Patienten die nötige ärztliche und pflegerische Betreuung zu geben, aber angesichts des Todes unterscheidet sich ihr Verhalten kaum von dem der Laien." (Glaser/Strauss 1974, S. 11). Sie führen diesen Zustand auf die unzureichende psychologische Qualifizierung genannter Berufsgruppen zurück. (Vgl. ebd., S. 12)

Diesen aufgezeigten Defiziten in der thanatagogischen Begutachtung ist jedoch – bezogen auf die Berufsgruppe der Pflegenden – ein deutlicher Anstieg

---

In diesem Zusammenhang soll eine Assistenzärztin eines Krankenhauses der Regelversorgung mit ihrer Einschätzung zu den nachfolgenden Fragen zu Wort kommen: „Sind die Themen Sterben, Tod, Palliativmedizin und Palliative Care Gegenstand des Medizinstudiums? Werden diese als Pflichtbestandteile ausgewiesen und in den Prüfungsleistungen abgebildet?" Ihre E-Mail Antwort vom 22.04.09: „Die Themen Sterben, Tod und Palliativmedizin werden im Medizinstudium nur am Rande abgehandelt. Es gibt bestimmte Wahlfächer und Interessenskreise, die sich sehr intensiv damit beschäftigen. Diese gehören aber nicht in das Hauptcurriculum. Und Sie können sich sicher vorstellen, dass ein Medizinstudent *in erster Linie mal am Heilen interessiert* ist, da stehen diese Themen erst mal im Hintergrund. Ich habe ein Wahlfach zum Thema Transplantationsmedizin belegt, in dem wir uns intensiv über Sterben und Trauer ausgetauscht haben." (Hervorhebung im Original) Damit wird deutlich, dass in die Vorbereitung auf den Umgang mit Sterbenden immer auch das Berufsverständnis und die Ausrichtung zukünftiger Arbeitsbereiche, i.d.R. Akutkrankenhäuser, einzubeziehen sind. Diese Gedanken finden sich in dem – später einzuführenden – Mehr-Ebenen-Modell der Sterbebegleitung nach Wittkowski wieder. (Vgl. Wittkowski 2003, S. 276 f.; Kapitel IV.3.) Abschließend darf nicht unerwähnt bleiben, dass die Ludwig-Maximilians-Universität München seit 2004 die Palliativmedizin als Pflicht- und Prüfungsfach in das Medizinstudium implementiert hat. Das holistisch ausgerichtete Seminar setzt sich aus drei Modulen zusammen und thematisiert der medizinische Systemkontrolle erst im 9. Semester. Im Vorhinein werden die Arzt-Patienten-Kommunikation (3. Semester) sowie die psychosozialen und spirituellen Aspekte (6. Semester) bearbeitet. Der Kurs wird von einem multiprofessionellen Team (Mediziner, Pflegefachpersonal, Seelsorger, Psychotherapeuten, Sozialarbeiter) gestaltet. Die Selbsteinschätzung der Studenten zeigt nachhaltige Wirksamkeitseffekte vor allem bei den Aspekten Spiritualität und Trauer. (Vgl. Wasner et al. 2008, S. 674 ff.) Als verbesserungswürdig wird das zur Verfügung stehende Unterrichtsdeputat von nur 16 Stunden sowie die Begleitung der Studenten im konkreten Praxisfeld erachtet. (Vgl. ebd., S. 2) Bis 2012 sind die Universitäten, die ein Medizinstudium anbieten, verpflichtet, Palliativmedizin in ihr Lehrprogramm aufzunehmen. (Vgl. Hardenberg 2010, S. 2) Darüber hinaus etablieren sich – wenn auch nur zögerlich – Lehrstühle für Palliativmedizin (Köln, Bonn, Aachen, München, Göttingen), deren Erkenntnisse in (Aus-, Fort- und Weiter)Bildungsmaßnahmen einfließen und infolgedessen Wirksamkeitseffekte initiieren können. (Vgl. Klinkhammer 2007, S. 1070)

der Fachpublikationen zur Sterbebegleitung gegenüberzustellen.[272] [273] Die Frage ist nur, welche Effekte diese auf den konkreten Pflegearbeitsalltag haben. Darüber hinaus werden seit geraumer Zeit Qualifizierungsmaßnahmen in Palliative Care angeboten. In diesem Kontext ist auf das Basiscurriculum von Kern, Müller und Aurnhammer zu verweisen, das bundesweit zur Anwendung kommt.[274] (Vgl.

---

272   Aus der Vielzahl der Publikationen wird auf die nachfolgenden verwiesen: Rest (1989), Student (1999), Koch/Lang/Mehnert/Schmeling-Kludas (2006), Kulbe (2008) sowie Otterstedt (2001).

273   Aus der Fachzeitschrift „Die Schwester / Der Pfleger" Verlag Bibliomed Melsungen: Großkopf, Volker: Behandlungsabbruch. Sterbehilfe im Spiegel des Strafrechts, S. 408 ff., 04/09. Kostrzewa, Stephan/Misch, Franziska: Palliative Care. Sterbebegleitung muss zentrales Thema der Altenpflegeausbildung sein, S. 352 ff., 04/09. Lohmann, Heinz: Schluss mit der Heuchelei. Tabuisierung des Todes ist inhuman, S. 143, 02/08. Schilling, Christiane/Seebohm, Frederic: Palliative Geriatrie. Wie das Menschenbild die Pflege am Lebensende bestimmt, S. 46 ff., 01/07. Teigeler, Brigitte im Interview mit Bernard Jakoby: „Dem Sterbenden die Regie für sein Sterben überlassen.", S. 508 ff., 7/06. Harz, Christoph: Sterben im Krankenhaus. Spes viva – in lebendiger Hoffnung, S. 658 ff., 9/04.
Aus der Fachzeitschrift „Pflege" Verlag Huber Bern: Schaefer, Iris Luzie/Dorschner, Stephan: „Zu Hospiz gehört doch der ganze Mensch!" – Ehrenamtliche Hospizhelfer im Einsatz bei Demenzkranken, S. 129 ff., 20/2007.
Aus der Fachzeitschrift „PfegeZeitschrift" Verlag Kohlhammer Stuttgart: Adam, Yvonne/ Stülp, Magdalena: Ethnologische Perspektiven auf die Pflege im Kontext von Migration: Von der Sterbekultur zur individuellen Sterbebegleitung, S. 235 ff., 4/2006. Stahl, Sigrid: Entwicklung der Hospiz- und Palliativbewegung: Vision oder tägliche Praxis?, S. 332 ff., 6/2006.
Aus der Fachzeitschrift: „Heilberufe. Das Pflegemagazin", Verlag Urban und Vogel München: Meyer, Manuela: Erste Begegnung mit dem Tod. Ein Tagebuch in drei Etappen; Schilkowski, Anke: Einsatz im Hospiz: Eine bereichernde Erfahrung. Schülerseiten, S. 60 f., 5/2005.

274   Diese Weiterbildungsmaßnahme hat einen Umfang von 160 Stunden, die sich auf 4 Blockwochen verteilen und berechtigt Versorgungseinrichtungen, den § 39a des Sozialgesetzbuches V in Anspruch zu nehmen. Dieser stellt eine finanzielle Unterstützung für die Betreuung Sterbender, wenn sie nachgewiesenermaßen durch qualifiziertes Personal übernommen wird, bereit. (Vgl. www.sozialgesetzbuch.de/gesetze/05, abgerufen am 21.10.09; Kern et al. 2007, S. 10) Das inhaltliche Spektrum ist mehrperspektivistisch ausgerichtet, von den Axiomen der Palliative Care Versorgung – auch unter qualitätsorientierten Gesichtspunkten –, zur unmittelbaren Begleitung und Versorgung Sterbender unter vielfältiger Akzentsetzung (somatisch, psychosozial, spirituell-kulturell, ethisch-rechtlich), bis zur Thematisierung der Arbeitsstrukturen im Team und des Umgangs mit sich selbst. (Vgl. ebd., S. 32 ff.) Die zeitlichen Abstände zwischen den Lehrgangsphasen sollen die Transferleistungen in das konkrete Arbeitsfeld fördern. Die damit einhergehenden Erfahrungen werden wiederum einer Reflexion unterzogen. (Vgl. ebd., S. 17) Damit wird das Anliegen der Autoren deutlich, dass neben dem Basiswissen, auch Auseinandersetzungsprozesse, die Entwicklung von Zielverhaltensweisen letztlich die Pflegehaltung beeinflussen können, die sich wiederum im Interaktionshandeln mit Sterbenden und ihren Zugehörigen zeigt. (Vgl. ebd., S. 24 f.) Kritisch anzumerken ist, dass die Abgrenzung der im Basiscurriculum angeführten Inhalte zu den Inhalten der grundständigen Pflegeausbildung nicht immer deutlich wird. Ausgewiesene Zielsetzungen entsprechen dem Niveau der Lerneinheiten für die dreijährig auszubildenden Schüler (z.B. „Die Teilnehmer kennen die Definition von Obstipation" (S. 49) oder „Die Teilnehmer haben die Einsicht, dass sich die

Kern et al. 2007; www.dgpalliativmedizin.de, abgerufen am 21.10.09) Ebenso finden sich Death Eduation-Maßnahmen in den Bereichen Hospiz und palliativmedizinischer Versorgung wieder; nicht zuletzt, um die ehrenamtlichen Helfer fachlich zuzurüsten. (Vgl. Wittkowski 2003, S. 278)

Wird der thanatagogische Blick kollateral auf die sozial- und verhaltenswissenschaftlichen Ausbildungsdisziplinen der Pädagogik, Soziologie und Psychologie gerichtet, ist mit Wittkowski festzustellen, dass für diese Studiengänge keine curricular eingebundenen thanatologischen Lehrangebote vorhanden sind; die Auseinandersetzung mit Sterben und Tod erfolgt „allenfalls zufällig und entsprechend unsystematisch." (Wittkowski 2003, S. 278) Nun soll der Blick auf den allgemeinbildenden Schulbereich gelenkt werden. Ausgehend davon, dass Kinder und Jugendliche in der Sozialisationsinstanz Schule Hilfen zur Verfügung gestellt bekommen sollten, um mit Sterben und Tod vertraut gemacht zu werden, Bewältigungsstrategien präventiv entwickeln zu können, um einem vermeintlichen Circulus vitiosus aus Unwissenheit, Angst und Todesverdrängung zu vermeiden bzw. zu durchbrechen, ist eine thanatagogische Auseinandersetzung notwendig; nicht zuletzt vor dem Hintergrund, dass eine solche Auseinandersetzung im familiären Milieu nicht (mehr) als Regelfall stattfindet. (Vgl. Reuter 1993, S. 2) Ob Sterben und Tod ein Thema in der Schule ist, untersuchte Reuter fragebogengestützt bei Lehrern unterschiedlicher weiterführender rheinland-pfälzischer Schulen.[275] Dabei fokussierte sie die Einstellungen der Pädago-

---

Atemnot des Patienten stark auf das Umfeld überträgt (Atemlosigkeit der Betreuer)" (S. 51) oder „Die Teilnehmer kennen den Expertenstandard Dekubitusprophylaxe in der Pflege (....), kennen den Aufbau und die Funktionen der Haut." (S. 61) Handelt es sich doch bei dieser Maßnahme um die Adressatengruppe ausgebildeter Pflegekräfte. (Vgl. ebd., S. 12) Ebenso ist ein kritisches Moment unauffindbar, das eindeutig die wirtschaftlichen Faktoren und deren Einflussnahme herausstellt, einschließlich der Nennung dessen, was im gegenwärtigen G-DRG-Finanzierungssystem an Sterbebegleitung nicht (sic!) (abrechnungsbezogen) zu leisten ist. Der genannte Kritikpunkt wird allerdings bereits im Vorfeld diskreditiert, da die Fortbildung als „persönliche Fortbildung" (ebd., S. 13) ausgegeben wird, um zu schlussfolgern: „Für eine „Ortbildung" [...] bedarf es ausdrücklich weiterführender Maßnahmen." (Ebd.) Immerhin verfügt die Fortbildung über ein 160 stündiges Deputat, genügend Zeit um Patientenorientierung und Systemrationalität (vgl. Kersting 2002, S. 24 ff., 30 ff.) kritisch zu beleuchten. Und der pädagogische Bildungsanspruch, wie ist dieser einzuschätzen? Zu lesen ist, dass die Individualität der Kursteilnehmer zu berücksichtigen sei, die darüber hinaus zu kritischem Hinterfragen zu ermuntern sind. (Vgl. ebd., S. 16) Dieses Anliegen ist zu unterstützten und weiter auszubauen: Wenn Bildung im originären Sinne angestrebt wird (vgl. Kapitelfolge VIII.), sind pädagogische Verfahren in Form einer Subjektorientierung (Selbst- und Mitbestimmung) (vgl. Meueler 1998, S. 78f; Meueler 2001, S. 85) erforderlich, in der die Individualisierung des Lehr- und Lernprozesses als integraler Bestandteil ausgewiesen wird.

275 An der 1992 durchgeführten Fragebogenuntersuchung nahmen 224 Lehrer teil, verteilt auf Gesamtschulen (70 Pädagogen), Gymnasien (97 Pädagogen), Realschulen (32 Pädagogen) und Hauptschulen (25 Pädagogen). (Vgl. Reuter 1993, S. 5)

gen zur Bearbeitung todbezogener Themen in ihrem Unterricht, einschließlich konkreter Umsetzungserfahrungen. (Vgl. ebd., S. 3) Die Ergebnisse zeigten die Notwendigkeit und Sinnhaftigkeit der Auseinandersetzung mit Sterben und Tod im Setting Schule. Dies bestätigten 95, 9 Prozent der befragten Lehrer. (Vgl. ebd., S. 11) Davon hatten 52,6 Prozent für eine Thematisierung in ihrem Unterricht gesorgt. (Vgl. ebd.) Eine genauere Betrachtung verdeutlicht, dass die Beschäftigung hauptsächlich im Religionsunterricht erfolgte. (Vgl. ebd., S. 12) Das Stundendeputat lag bei einem Mittelwert von 10,9 Stunden und fand hauptsächlich in der Oberstufe statt. (Vgl. ebd., S. 12, 19) Dabei ist eine inhaltliche Fokussierung festzustellen: „Hoffnung über den Tod hinaus", „Versuch einer Deutung des Todes und des Lebens", „Tod und Sterben in der modernen Gesellschaft", „Prozeß des Sterbens". (Ebd., S. 13) Die 46,4 Prozent der Lehrer, die Sterben und Tod nicht behandelten, begründeten diesen Zustand in erster Linie mit dem mangelnden Fachzusammenhang und der fehlenden Verortung im Lehrplan. (Vgl. ebd., S. 14) Mit diesen und weitergehenden Ergebnissen der Studie werden zwei Problembereiche angesprochen: zunächst wird deutlich, dass die auf den Tod bezogenen Inhalte i.d.R. dem Religionsunterricht zugeordnet werden. Damit besteht die Gefahr, der Endlichkeit reduktionistisch, im Ausdruck einer monotheologischen bzw. monobiblischen Codierung zu begegnen. (Vgl. ebd., S. 26 f.) Dies ist nicht unproblematisch, wenn ein Untersuchungsergebnis von Rickers hinzugezogen wird, nach dem beinah zwei Drittel der Jugendlichen ein (Weiter)Leben nach dem Tod negieren. (Vgl. Rickers, in: Reuter 1993, S. 27) Dass die angesprochene Adressatengruppe eine fundierte Basis für eine Auseinandersetzung mit der Endlichkeit erhält, ist fraglich (vgl. Reuter 1993, S. 26 f.); dies macht einen integrativen, fächerübergreifenden Ansatz der thanatagogischen Bearbeitung erforderlich. Ebenso ist zu bedenken, dass verkürzte Schulzeiten zu einer inhaltlichen Komprimierung führen (müssen). Dabei ist nicht auszuschließen, dass insbesondere zeitintensivere affektive Prozesse vermieden werden, die wiederum untrennbar mit der Thematisierung der Endlichkeit verbunden sind. Pädagogisch herausfordernd kommt hinzu, dass die Schülergruppen heterogen zusammengesetzt sind. Vor diesem Hintergrund erfährt insbesondere eine notwendige Qualifizierung der Lehrer mit thanatologischen Inhalten eine Bedeutsamkeit. (Vgl. ebd., S. 25) Damit wird der zweite bedenkenswerte Untersuchungsbefund der Reuterstudie angesprochen: Ca. 70 Prozent der Pädagogen konstatierten, dass sie „weder in der Aus-, noch in der Weiterbildung eine Möglichkeit der Vorbereitung auf die Behandlung thanatologischer Inhalte [hatten]". (Ebd., S. 26) Weiter wird ausgeführt: „Auch die didaktische Aufbereitung des Themenbereiches und dessen Integration in den (Fach)Unterricht wirft vielfältige Probleme auf; über 60 % der hierzu befragten [...] Lehrer kennen keine Unterrichtsmaterialien zu Tod und Sterben und sind somit auf ihre Eigeninitiative angewiesen." (Ebd., S. 26) Um

dieses Defizit zu reduzieren, entwickelte die Wissenschaftlerin didaktisch aufbereitete Unterrichtsmaterialien. (Vgl. Reuter 1997)

Damit ist der entwicklungsbedürftige thanatagogische Umgang im (Aus)Bil-
dungssystem aufgezeigt (vgl. Plieth 2007, S. 249 f., 253[276]), der eine stringente
Implementierung einer Death Education notwendig macht – nicht zuletzt vor dem
Hintergrund, dass in diesen Sozialisationsinstanzen ein Beitrag zur Identitätsentwicklung geleistet wird. Angesichts dieser Befundlage werden zum Abschluss
des Kapitels die Postulate der Death Education zusammengeführt: Death Education zeichnet sich durch eine Handlungsorientierung aus, folgerichtig sind ‚agogische Bemühungen' zu entwickeln. Da die Endlichkeit als Lebensthema aufgefasst
wird, sind Menschen unterschiedlicher Entwicklungsstufen Adressatengruppen
thanatologischen Bemühens; dabei ist ihre Vernetzung zur jeweiligen Mit- und
Umwelt zu berücksichtigen. Fokussiert wird die Förderung des Reflexionsvermö-
gens, um eine individuelle Auseinandersetzung zu ermöglichen, einschließlich
der Bewusstwerdung, dass Sterben zum Leben gehört. Die Notwendigkeit, damit
einhergehende Befindlichkeiten wahrzunehmen und sich mit diesen auseinanderzusetzen, gilt es zu verdeutlichen. In gleichem Maße ist ein Bewusstsein und
eine Akzeptanz zu fördern, dass Menschen – in antizipierter Vorstellung bzw.
in der konkreten Situation – Sterben und Tod mit individuellen Ausdrucks- und
Verhaltensweisen begegnen. Darüber hinaus stellt es eine zu erlernende Herausforderung dar, Sterbenden bewusst begegnen zu können. Maßnahmen der Death
Education verzichten auf einen Wissensdogmatismus und legen ihre Wissens-
begrenzung dar.

Als Fazit kann festgehalten werden, dass Death Education den Rahmen bildet,
der auf die jeweilige Situation hin auszugestalten ist. Es gibt keinen Standard,
kein Konzept einer richtigen Todeseinstellung. Infolge der initiierten kognitiven,
affektiven und psychomotorischen Vertiefung wird die Förderung einer (sich
weiterentwickelnden) Einstellung und Haltung angeregt, um letztlich der Endlichkeit bewusster begegnen zu können. Mit diesem – programmatisch als Death Awareness zu bezeichnenden – Prozess kann die Lebensqualität angereichert
werden. (Vgl. ebd., S. 227 f., 231 ff., 239 ff.) Wie die genannten Axiome in der
Pflegeausbildung integriert werden können, wird in der Kapitelfolge VIII.2. exemplarisch demonstriert.

Dass in diesem dargestellten thanatagogischen Kontext pädagogisches Handeln kritisch-reflektierend ausgestaltet werden sollte, wird in den vorgelegten
Ausführungen immer wieder aufgezeigt und eingefordert. Es sollte zu den Aufgabenbereichen einer Pädagogik gehören, sich dem gesellschaftlichen Funktiona-
lismus wachsam zu widersetzen, der angesichts der Herausforderungen – festge-

---

276 Plieth engagiert sich insbesondere für thanatagogische Bemühungen, die speziell auf die
     Adressatengruppe der Kinder ausgerichtet werden. (Vgl. Plieth 2007)

macht an der Zunahme des durchschnittlichen Lebensalters, der unzureichenden finanziellen Ressourcen zur Aufrechterhaltung der Sozialversicherungssysteme, der technisch-medizinischen, aber auch kostenexplosiven Weiterentwicklung – verstärkt an sie gerichtet werden könnte. Der Kulturhistoriker Schivelbusch entwickelt ein Szenario, bei dem die Pädagogik eine nicht unerhebliche Rolle spielt. Neben der Implementierung thanatologischer Inhalte im Bildungswesen sieht er „die Sterbepille als die letzte Schlaftablette [...] am Ende eines Lehrplans der Sterbepädagogik stehen", um „mit Hilfe der heutigen Pharmakologie und einer vorangegangenen Pädagogik" (Schivelbusch 2003, S. 13) einen neuen kulturellen Standard der selbstbestimmten Gestaltung des Lebensendes zu ermöglichen. Kritisch konstatiert er jedoch, dass aufgrund eines sozialen und moralischen Drucks diese „Montage des Lebensendes" (ebd.) von der überalterten Bevölkerungsgruppe befolgt werden könnte. Auch wenn diese Gedanken wie ein Phantasma anmuten, sollten thanatagogische Analysen – insbesondere bei subjektorientierten Beschreibungen im Zuge einer Demokratisierung der Patientenrechte, des selbstbestimmten und emanzipierten Sterbens – die gesellschaftlichen Interessen, die damit einhergehen könnten, hinterfragen und offenlegen.

Im weiteren Fortgang dieser Arbeit wird der Stand der Forschung zu den Death Education Programmen aufgezeigt, die u.a. die Zielgruppe des Pflegepersonals fokussieren. Dies erfolgt jedoch in dem Bewusstsein, dass „über Umfang und Qualität der Aus-, Fort- und Weiterbildung zu Sterben, Tod und Trauer in Deutschland [...] kaum verlässliche Schätzungen möglich [sind]." (Wittkowski 2003, S. 277)

2. Forschungsstand zur Death Education

Die Grundgedanken der Death Education, die in den vorangegangenen Ausführungen aufgezeigt wurden, verdeutlichen, dass im Zusammenhang von Bildungsmaßnahmen Sterben und Tod als natürliche Ereignisse des Lebens (wieder) zu erschließen sind, um ihnen – in Analogie zur Geburt – vorbereitend und (mit)gestaltend begegnen zu können. In Bezug auf den Klinikstab greifen die Autoren der Death Education die Annahme auf, dass Ängste einer Pflegeperson vor dem eigenen Sterben und dem eigenen Tod die Verhaltensweisen im Umgang mit Sterbenden beeinflussen können und sich u.a. in Vermeidungsstrategien (vgl. Kapitel III.2.b.) oder übersteigertem, aktivistischem Handeln (vgl. Wittkowski/Krauß 2000, S. 177) äußern. Folgerichtig wird mit Maßnahmen der Death Education die Intention verfolgt, (mögliche) Ängste professioneller Helfer zu reduzieren. Dazu sind Auseinandersetzungen mit der eigenen Endlichkeit erforderlich, um diese in das individuelle Lebenskonzept zu integrieren. Eine damit einhergehende Gelassenheit (vgl. ebd., S. 178[277]) hat – so die Vermutung – einen Wirksamkeitseffekt in der Pflegesituation: Die Reduzierung unsicheren Verhaltens fördert die Patientenorientierung und infolgedessen die Betreuungs- und Lebensqualität des Sterbenden. (Vgl. ebd., S. 179) Dieses Vorgehen bedarf informationsvermittelnder[278] und erfahrungsorientierter[279] Verfahrensweisen. Danach richten die Death Education-Programme ihre Unterscheidungskriterien aus (vgl. Durlak 2003, S. 213), die nachfolgend einer näheren Betrachtung unterzogen werden. Dabei wird auf die (wenigen) deutschen Bestandsaufnahmen zurückgegriffen, die bis zum gegenwärtigen Zeitpunkt vorliegen und von Huck/Petzold (1984) sowie Wittkowski/Krauß (2000) besorgt wurden. Ergänzungen erfolgen zum einen durch eine amerikanische Metaanalyse unter der Federführung Durlaks/Riesenbergs (1991/2003), zum anderen unter Hinzuziehung eines Trainingsprogramms, das Krauß (2003) zum Umgang mit Sterbenden und deren Angehörigen entwickelte und evaluierte. In der Darstellung wird stellenweise eine Aufzählungssystematik benutzt, um zum einen die Übersichtlichkeit zu bewahren und zum anderen einen Vergleich der einzelnen Programme untereinander zu erleichtern.

---

277 Die Autoren beziehen sich auf Student.

278 Zur Förderung der kognitiven Bewusstheit erfolgt beispielsweise die Thematisierung der Sterbeprozessphasen, die Vorstellung von Schmerzerfassungsskalen, die Decodierung der Symbolsprache Sterbender; aber auch die Betrachtung der Krankenhäuser als totale Institutionen sowie die Präsentation aktueller Forschungserkenntnisse zur Sterbebegleitung. Zum Aufbau einer Wissensbasis können monologische Lehr- und Lernverfahren mit medialer Unterstützung eingesetzt werden. In der Phase der Vertiefung sind Transferübungen erforderlich, indem beispielsweise Verhaltensweisen eines Sterbenden im Setting Krankenhaus mit Hilfe von audiovisuellen Material verdeutlicht werden, um an einer konkreten Situation arbeiten und Vergleiche zum eigenen Arbeitsalltag ziehen zu können.

279 Zur Förderung der affektiven Bewusstheit können die Teilnehmer beispielsweise ein aufgezeichnetes Interview mit einem Sterbenden verfolgen, um im Anschluss daran, ihren Befindlichkeiten Ausdruck zu geben. Dazu eignet sich der Einsatz kreativer, gestalterischer Medien. Damit kann den Teilnehmern ermöglicht werden, mit scheinbar verschütteten Gefühlsebenen in Kontakt zu treten. Denkbar ist auch, an konkret erlebten Fallsituationen mit und in der Gruppe zu arbeiten (Rollenspiele). In diesem Kontext ist eine kognitive Wissensvermittlung ebenso erforderlich, um Zusammenhänge nachvollziehen zu können, wie beispielsweise Entstehungstheorien von Furcht und Angst. Damit wird deutlich, dass Informationsvermittlung und Erfahrungsorientierung synergetisch zu verbinden sind, auch wenn Death Education-Programme in ihren Ausschreibungen eine der genannten Dimensionen fokussieren. (Vgl. Durlak 2003, S. 213)

a. Analyse von Karin Huck und Hilarion Petzold

Huck und Petzold haben sich mit Kursprogrammen speziell für das Pflegepersonal auseinandergesetzt. Dazu griffen sie auf acht deutsche und acht amerikanische Bildungsveranstaltungen des Zeitraumes 1965–1983 zurück. (Vgl. Huck/ Petzold 1984, S. 514 ff.) Aus ihrer Stellungnahme:

Zielsetzungen und Inhaltsangaben

Positiv stellen die Autoren heraus, dass in beinah allen Kursausschreibungen kognitive und affektive Zielsetzungen angeführt werden, um Verhaltensänderungen zu intendieren; entsprechend erfolgen Nennung und Zuordnung inhaltlicher Aspekte.[280] (Vgl. ebd., S. 532 f.) Bis auf wenige Ausnahmen werden jedoch keine Aussagen getätigt, welches Menschenbild – und davon abgeleitet, welches Pflege- und Medizinverständnis – diesen intentionalen Überlegungen zugrunde liegt.[281] Damit entsteht die Problematik, dass die Phase des Sterbens vom Lebenskontinuum losgelöst erscheint und gleichsam zum Sondertatbestand avanciert, der pflegerisch fortgebildeten und zu institutionalisierten Experten übertragen wird. (Vgl. ebd., S. 532) Die Begegnung mit Sterbenden unterscheidet sich zunächst erst einmal nicht von Interaktionen mit anderen Patienten und ist als originäre Aufgabe einer jeden examinierten Pflegeperson zu bezeichnen.[282] Der Verweis auf den Fachwissenden könnte zum legitimierten Vehikel werden, Vermeidungsstrategien anzuwenden bzw. fortzuführen. Des Weiteren konstatieren die Autoren, dass in den Kursprogrammen durchgängig die Belastung des Klinikstabs im Umgang mit Sterbenden erwähnt wird, inkonsequenterweise die Schulung jedoch randständig zur effizienten Psychohygiene erscheint. (Vgl. ebd., S. 534) Damit besteht die Gefahr einer „Verobjektivierung des Pflegepersonals". (Ebd.) Empfehlenswert ist, dass Widersprüche zwischen theoretischer Bearbeitung und praktischer Umsetzung in der Begleitung Sterbender präventiv aufgezeigt und nach Möglichkeit interventiv unterstützt werden, wie es in einigen Kursen thematisiert wird. Diese

---

280 Die inhaltliche kognitive Spanne bewegt sich zwischen abschiedskulturellen Aspekten und konkreter Pflegehandlung. Huck und Petzold betonen, dass das Wissen über Krankheitsbearbeitungs-, Sterbe- und Trauerprozesse unabdingbar ist. (Vgl. Huck/Petzold 1984, S. 533) Im affektiven Bereich werden Auseinandersetzungen mit der eigenen Endlichkeit angeregt: „Anstoß geben zu ..., [...] Sensibilisierung für ...". (Ebd., S. 533)

281 In den Kursprogrammen, die ein Menschenbild beschreiben, ist dieses ein holistisch ausgerichtetes. Huck und Petzold verweisen darauf, dass ein solches Leitbild in den jeweiligen Institutionen selbst erfahrbar sein sollte, um für die Wahrnehmung ganzheitlicher Aspekte des Patienten zu sensibilisieren. (Vgl. Huck/Petzold 1984, S. 532, 534)

282 Allen Patienten sollte einfühlend, bedingungslos und kongruent seitens des Klinikstabs begegnet werden. (Vgl. Rogers 2000, S. 22 ff.)

Vorgehensweise dient einer intra- und interpersonellen Konfliktprophylaxe.[283] (Vgl. ebd., S. 532)

Methoden und Techniken

Huck und Petzold stellen fest, dass eine Vielzahl von Methoden/Techniken zum Einsatz kommt, die neben der traditionellen Wissensvermittlung insbesondere das Erfahrungslernen fokussieren. (Vgl. ebd., S. 534) Dabei ist – beinah durchgängig – zu bemängeln, dass weder eine thanatagogische noch klassisch pädagogische Legitimierung der methodischen Vorgehensweise vorgenommen wurde, sodass der Eindruck der Zufälligkeit bzw. der (ausschließlichen) Ausrichtung an der Lernmotivierung der Teilnehmer entsteht. (Vgl. ebd., S. 535) Die Autoren befürchten, dass infolgedessen mit einer „Sammlung von Übungen zur Sterbeerziehung" (ebd.) im Sinne eines Methodenkoffers zu rechnen ist. Sie warnen „vor einer Verwendung von Selbsterfahrungsübungen eben als Übung ohne eine Einbettung in einen entsprechenden theoretischen und methodischen Hintergrund sowie in den Prozeß einer Gruppe." (Ebd.) Ebenso mahnen die Autoren davor, Reaktionen der Teilnehmer mit unterschiedlichsten Übungen auslösen zu wollen. Dazu ziehen sie eine Parallele zur emotionalen Reizüberflutung im Klinikalltag, die i.d.R. mit Schutzmechanismen bewältigt wird; ein Verfahren, das auch in den Kursprogrammen seitens der Teilnehmer zum Einsatz kommen kann. (Vgl. ebd.) Des Weiteren problematisieren Huck und Petzold, Emotionen unter Zeitdruck anregen und bearbeiten zu wollen. Damit entsteht die Gefahr, dass der (zu kurze) Austausch Unerledigtes unbearbeitet lässt, sodass eine Auseinandersetzung sich letztlich als ein „Reden über" entpuppt.[284] Die Autoren ziehen auch in diesem Fall eine Parallele zum Krankenhausalltag, in dem – nicht selten über Befindlichkeiten gesprochen wird, ohne jedoch – auch infolge mangelnder Zeitressourcen – eine affektive Bearbeitung anzugehen. (Vgl. ebd., S. 536) Generell ist das Erfordernis auszusprechen, dass den Adressaten Hilfen zur Verfügung gestellt werden, mit emotionalen Stresssituationen – eben auch im Kontext des Erfahrungslernens – umgehen zu können. Dem Gesagten entsprechen einige Kursprogramme, die darüber hinausgehend auch Angebote von Einzelberatung und Supervision offerieren. (Vgl. ebd.)

---

283 Die Auseinandersetzung mit institutionellen Faktoren, die Pflegehandeln begrenzen, ist ein Beitrag psychohygienischer Entlastung, um das vermeintlich ‚schlechte Gewissen', gar (selbst) bewertete ‚Unvermögen patientenorientiert zu pflegen', realistischer einzuordnen. (Vgl. Huck/Petzold 1984, S. 533)

284 Dabei können das Aussprechen der Befindlichkeiten und die Erfahrung, dass es Kollegen ähnlich geht, bereits als stressreduzierte Faktoren eingeschätzt werden. (Vgl. Huck/Petzold 1984, S. 535)

Kontext-Variablen: Gruppengröße und Zusammensetzung, Teilnehmermodus und Zeit

Variationen[285] in den Kursprogrammen bestehen bezüglich des Zeitkorridors (wenige bis über 100 Stunden), der Gruppengröße (6 bis über 300 Teilnehmer) und der Zusammensetzung (amerikanische Kurse zeichnen sich – stärker als in Deutschland – infolge unterschiedlicher Ausbildungsbedingungen an Universitäten durch Heterogenität aus). Die Kurse finden – mit einer Ausnahme – auf freiwilliger Ebene außerhalb des Arbeitsplatzes statt. (Vgl. Huck/Petzold 1984, S. 536 f.) In den wenigsten Kursprogrammen werden die Interdependenzen der genannten Kontext-Variablen zu den angestrebten Zielsetzungen und Methoden thematisiert bzw. problematisiert. (Vgl. ebd., S. 537 f.)[286] Diesbezüglich sprechen Huck und Petzold die nachfolgenden Empfehlungen aus:

- Eine Einstellungsmodifikation bzw. ein Skilltraining[287] kann sich nur in längeren Zeitintervallen entwickeln. Für die emotionale Auseinandersetzung bzw. des Lernverfahrens sind kleinere Gruppen mit ca. 16 Teilnehmern sinnvoll. (Vgl. ebd., S. 536)
- Für einen Transfer in den konkreten Arbeitsalltag sind intermittierende Fortbildungsveranstaltungen erforderlich, in denen Situationsbewältigungen reflektiert werden können. (Vgl. ebd.)
- In verpflichtenden Veranstaltungen – auch direkt am Arbeitsplatz – ist der Einsatz von Selbsterfahrungsanteilen sehr sorgsam abzuwägen, „denn eine Sensibilisierung für die eigenen Gefühle und die der anderen kann nur bedingt in einer Atmosphäre geschehen, die ein Übermaß an belastenden Reizen enthält und von dem Personal Haltung und Kontrolle erfordert." (Ebd., S. 537)
- Zum Aufbau thanatologischen Wissens beim Pflegepersonal wird die homogene Zusammensetzung der Fortbildungsgruppe empfohlen, um losgelöst von Rollenerwartungen und Prestigedenken anderer Berufsgruppen (Medizin) Auseinandersetzungsprozesse gestalten zu können. Zur Förderung kooperativen Agierens ist im weiteren Verlauf zu berücksichtigen, die Gruppe hetero-

---

285 Auch Durlak konstatiert die Vielfältigkeit des Angebots der Death Education-Programme, die sich u.a. aus den Vorgaben des Auftraggebers, der Adressatengruppe, der zur Verfügung stehenden finanziellen und zeitlichen Ressourcen sowie der thanatagogischen Qualifikation/ Kompetenz der Instruierenden ergeben. (Vgl. Durlak 2003, S. 212)

286 Zu berücksichtigen sind zudem curriculare und trägerspezifische Vorgaben sowie finanziell zur Verfügung stehende Mittel. (Vgl. Huck/Petzold 1984, S. 537)

287 In einigen Programmen werden sog. Skills fokussiert, um Sterbenden fertigkeitsorientiert begegnen zu können. So nachvollziehbar dieses Ansinnen auch ist, ist auf die Notwendigkeit zu verweisen, dass Skills in eine thanatologische Haltung einzubinden sind, damit das ,technisch-standardisierte' Moment nicht überwiegt. (Vgl. Huck/Petzold 1984, S. 533 f.)

gener zusammenzusetzen, in der mit unterschiedlichen Mitgliedern des Klinikstabs ein Austausch und eine Bearbeitung thanatologischer Parallelen bzw. Unterschiedlichkeiten erfolgen kann. (Vgl. ebd., S. 538)

Evaluation

Um die angestrebten Intentionen auf ihren Erfolg hin zu überprüfen, werden Beurteilungskriterien und verschiedenartige Evaluationsinstrumente angeführt. Für Huck und Petzold offenbart sich Ratlosigkeit, komplexe Lehr- und Lernprozesse, zu denen die sog. „Sterbeerziehung" zuzuordnen ist, evaluieren zu wollen. Ob eine Produktevaluation in Form einer Vorher-Nachher-Erhebung einen aussagekräftigen Befund zum Umgang mit Sterbenden zulässt, ist genauso fraglich, wie die Skalenerfassung der Angst vor dem Tod. Besagt die Zunahme der Angst vor dem Tod nach Absolvierung eines thanatagogischen Seminars, dass dieses als kontraproduktiv zu bezeichnen ist? Hat das Lehr- und Lernverfahren evtl. dazu geführt, Verdrängungsmechanismen aufzuheben, sodass Ängste bewusster wahrgenommen werden? (Vgl. Huck/Petzold 1984, S. 538 f.) Wird die Evaluationsfrage zu sehr fokussiert, könnte diese die zuständigen Pädagogen dazu verleiten, nur solche Lernziele zu entwickeln, die in überprüfbare Kriterien zu überführen sind. Damit würden komplexere thanatagogische Auseinandersetzungen nicht thematisiert. (Vgl. ebd., S. 539)

Ausbildungsleiter

In nur wenigen Kursprogrammen werden Angaben zu den Voraussetzungen und Aufgaben des Ausbildungsleiters getätigt. Huck und Petzold erwarten nachfolgende Qualifikationsmerkmale:

- Praktisches Erfahrungswissen im Umgang mit Sterbenden sowie Kenntnisse über das jeweilige berufliche Setting der Teilnehmer
- Persönliche Auseinandersetzung mit Krankheit, Sterben, Tod und Trauer
- Nachweis einer therapeutischen und gruppendynamischen Zusatzqualifikation, um mit Befindlichkeiten der Teilnehmer (Selbsterfahrung) professionell umgehen zu können (Krisenintervention). (Vgl. ebd., S. 540)

Zusammenfassend lassen sich aus den Ergebnissen Hucks/Petzolds folgende Anregungen für die Gestaltung thanatagogischer Lehr- und Lernverfahren in der Gesundheits- und Krankenpflegeausbildung zur Förderung einer abschiedskulturellen Haltung festhalten. Notwendig bzw. wünschenswert sind:

1. eine multiperspektivistische Ausrichtung, um zu gewährleisten, das kognitive, affektive und verhaltensorientierte Intentionen Berücksichtigung finden (vgl. ebd., S. 532 f.);

2. die Darstellung des zugrunde liegenden Menschenbildes, aus dem sich das Pflege-, Medizin- und Endlichkeitsverständnis ableitet (vgl. ebd., S. 532);
3. mehr Verdeutlichung, dass die Sterbebegleitung zu den Aufgaben der Pflegeausübung gehört und dass der Einsatz institutionalisierten Expertentums dazu beitragen kann, (vorhandene) Vermeidungsstrategien zu verstärken (vgl. ebd.);
4. eine Auseinandersetzung mit den Differenzen, die sich aus der theoretischen Bearbeitung und der praktischen Umsetzung ergeben sowie die Planung interventiver Praxisbegleitungen, um Auszubildende in ihrer Transferleistung zu unterstützen (vgl. ebd.);
5. die pädagogische Legitimierung der methodischen Vorgehensweise unter Berücksichtigung der Kontext-Variablen, die sich interdependent zueinander verhalten (Bedingungsanalyse) (vgl. Klafki 2007, S. 270 ff.; Huck/Petzold 1984, S. 535);
6. ein verantwortungsbewusster Umgang mit dem Einsatz von Elementen der Selbsterfahrung [Vermeidung einer emotionalen Reizüberflutung, einer zeitlich eingegrenzten emotionalen Auseinandersetzung, eines lediglichen „Reden über ...", Angebote zur Unterstützung (Einzelfallberatung)] (vgl. ebd., S. 535 ff.);
7. die Förderung der Selbstqualifizierung im Bereich der psychohygienischen Entlastung, damit Auszubildende die Notwendigkeit der Selbstpflege erlernen können (vgl. ebd., S. 534);
8. der Aufbau thanatologischen Wissens in homogen zusammengesetzten Gruppen; zum Aufbau kooperativen Agierens ist eine heterogene Ausweitung der Teilnehmergruppe zu empfehlen (vgl. ebd., S. 538);
9. eine Problematisierung der Evaluationsfrage, um Verkürzungen von Lernzielen auf überprüfbare Kriterien zu vermeiden (vgl. ebd., S. 539).

Neben der Gestaltung und Durchführung von thanatologischen Kursen stellt sich nach wie vor die nicht unerhebliche Frage nach deren Wirksamkeit: Ist davon auszugehen, dass die Teilnahme an ebensolchen Bildungsmaßnahmen intra- bzw. interpersonelle Wirksamkeitseffekte bzgl. des Umgangs mit der Todeswirklichkeit auslöst? Um Antworten zu finden, werden weitere Forschungserkenntnisse hinzugezogen.

b. Analyse von Josef A. Durlak und Lee Ann Riesenberg

Durlak hat – in Zusammenarbeit mit Riesenberg – 47 amerikanische Effekt-studien, die bis 1987 zur Death Education erschienen sind, einer Metaanalyse[288] (1991) unterzogen.

In den Ergebnissen ihrer Begutachtungen[289] stellen sie fest: „Im Allgemeinen sind Kurse[290] mäßig erfolgreich in der Veränderung der todbezogenen Kognitio-nen und Verhaltensweisen der Teilnehmenden,[291] aber die Art des durchgeführten Kurses macht einen entscheidenden Unterschied insofern, als sie die Gefühle be-züglich des eigenen Todes beeinflusst. Erfahrungsorientierte Programme schei-nen mäßig positive Resultate zu erzeugen [bzgl. todbezogener Reduktion von Furcht und Angst], wogegen informationsvermittelnde Programme keinen Ge-samteffekt auf die Gefühle haben." (Durlak 2003, S. 216) Dass die initiierten Ein-stellungsänderungen eine nachhaltige Tendenz aufweisen, konnten Durlak und Riesenberg belegen, wenn auch nur anhand von sieben Programmen.[292] Darüber hinaus unternahmen die Wissenschaftler den Versuch, Faktoren innerhalb der Wirksamkeitsstudien zu sondieren, die eine Einstellungsänderung bei den Teil-nehmern bewirkt haben. Dieses Unterfangen war mit Schwierigkeiten verbunden, da drei Problembereiche auftraten: Die Zielsetzungen der Instruktoren waren unzureichend beschrieben, die Unterrichtsmethoden und Interventionsstrate-gien ungenügend operationalisiert. Zudem konnte davon ausgegangen werden, dass in den Lehr- und Lernverfahren zahlreiche Faktoren Wirksamkeit entfalten, die in einem interdependenten Verhältnis zueinander stehen (beispielsweise die Einstellung des Pädagogen, die Argumentationsweisen innerhalb eingesetzter Textmaterialien, die Teilnehmer untereinander mit ihren individualisierten Be-richterstattungen). (Vgl. ebd., S. 217) Nichtsdestoweniger ist zu vermuten, dass

---

288 „Metaanalyse wird in den Verhaltens- und Sozialwissenschaften zunehmend eingesetzt, um das Ausmaß der Wirkungen von Interventionen zu bestimmen und um die Beziehung zwi-schen konzeptionellen und methodischen Merkmalen von Untersuchungen und Ergebnissen zu bewerten." (Durlak 2003, S. 214)

289 Bezogen auf die experimentelle Qualität der 47 Death Education-Programme konstatiert Dur-lak (mit Riesenberg), „dass viele Verbesserungen an den grundlegenden methodischen Merk-malen von Studien zur Programmevaluation vorgenommen werden müssen", da diese „nur 1,40 auf der 5-Punkte-Skala" betrug. (Durlak 2003, S. 215)

290 Der Programmtyp, der am häufigsten umgesetzt wurde, war der einsemestrige Kurs am Colle-ge, gefolgt von einem Workshop bzw. Minimalkurs für Beschäftigte des Gesundheitswesens, der 10 Stunden nicht überschritt. (Vgl. Durlak 2003, S. 214)

291 Einschränkend ist zu konstatieren, dass die zur Verfügung stehende Studienanzahl zur Modi-fikation todbezogener Kognition und Verhaltensweisen als gering zu erachten ist. (Vgl. Durlak 2003, S. 216)

292 In einer Follow up-Erhebung – nach durchschnittlich vier Monaten – konnte das gleiche posi-tive Modifikationsniveau (Kursabschluss) nachgewiesen werden. (Vgl. Durlak 2003, S. 221)

153

mit den nachfolgenden Aspekten eine Einstellungsänderung begünstigt werden konnte: zum einen durch die Schaffung einer auf Akzeptanz und Offenheit beruhenden Gruppenatmosphäre, die die Teilnehmer zu motivieren schien, sich einzubringen, da Ernsthaftigkeit, Schutz, gegenseitige Unterstützung und die Einstellung anderer Gruppenmitglieder erfahrbar wurden; zum anderen durch den Einsatz erfahrungsorientierter Übungen, die die todbezogenen Gefühle intensivierten.[293] Dazu erhielten die Teilnehmer genügend Zeit und Raum, sich auf der emotionalen Ebene mit ihren Befindlichkeiten auseinanderzusetzen und diese – Freiwilligkeit und Bedarf voraussetzend – ihrer Gruppe mitzuteilen. In einem sich anschließenden Austausch konnten Positionen vertreten und Befindlichkeiten bearbeitet werden. (Vgl. ebd., S. 219 f.) Dabei ist zu berücksichtigen, dass eine Einstellungsänderung eine positive Erfahrung zum Einstellungsobjekt voraussetzt. (Vgl. ebd., S. 218) Einschränkend ist jedoch mit Durlak zu konstatieren, dass „es gegenwärtig nicht möglich [ist], exakt anzugeben, welche Techniken für die positiven Resultate verantwortlich waren, die in verschiedenen Programmen erreicht wurden." (Ebd., S. 220; vgl. ebd., S. 223)

Zusammenfassend lassen sich aus den Ergebnissen Durlaks/Riesenbergs folgende Anregungen für die Gestaltung thanatagogischer Lehr- und Lernverfahren in der Gesundheits- und Krankenpflegeausbildung zur Förderung einer abschiedskulturellen Haltung festhalten:

1. Eine erfahrungsorientierte Vorgehensweise scheint im Vergleich zur Informationsvermittlung einen positiveren Effekt auszulösen, wenn es um die Reduzierung von Furcht und Angst bezogen auf den eigenen Tod geht. (Vgl. Durlak 2003, S. 216)
2. Mit der Darlegung von Intentionen, Unterrichtsmethoden und Evaluationskriterien können Faktoren sondiert werden, die Wirksamkeiten auf die todbezogene Einstellungsänderung der Teilnehmer auslösen. (Vgl. ebd., S. 217)
3. Eine Änderung der Einstellung setzt eine positive Erfahrung zum Einstellungsobjekt voraus (erfahrungsorientierte Übungen); dieser Prozess wird durch eine auf Akzeptanz und Offenheit beruhende Gruppenatmosphäre begünstigt. (Vgl. ebd., S. 218 f.)

---

293 Als Selbsterfahrungsübungen sind beispielsweise die antizipierten Vorstellungen des „24 Stunden zu Leben Szenario" oder die Möglichkeit, seine eigene Sterbeurkunde ausfüllen zu können, zu nennen. (Vgl. Durlak 2003, S. 218 f.) Dass dem Einsatz erfahrungsorientierter Techniken mit Verantwortungsbewusstsein, Behutsamkeit, Freiwilligkeit und pädagogischer Professionalität zu begegnen ist, wurde in den vorangegangenen Ausführungen bereits angeführt.

c. Analyse von Joachim Wittkowski und Oliver Krauß

Wittkowski und Krauß analysierten 18 deutschsprachige Death Education-Ausschreibungen zum Umgang mit unheilbar Erkrankten und Sterbenden, die in dem Zeitraum 1977–1998 angeboten wurden.[294] Dazu entwickelten sie ein Kategorienschema, dass sich aus den Bereichen „Kursinhalte", „Anspruch des Vorgehens" und „Einzelmerkmale von Konzeption und Durchführung" zusammensetzte, denen wiederum 143 Einzelmerkmale auf unterschiedlichen Gliederungsebenen zugeordnet[295] und an das Datenmaterial im Rahmen einer Frequenzanalyse herangetragen wurden. (Vgl. Wittkowski/Krauß 2000, S. 179 ff.) In ihrem Feedback[296] konstatieren die Wissenschaftler zunächst auf einer allgemeinen Betrachtungsebene, dass sich die untersuchten Kursprogramme durch Heterogenität auszeichnen, den Maximalkriterienkatalog in unterschiedlicher Weise abbilden[297] und infolgedessen unterschiedliche Qualitäten erkennen lassen. (Vgl. ebd., S. 186) Im Speziellen verweisen sie auf die folgende Befundlage:

- In relativ vielen Kursen wird eine Vernetzung von Informationsvermittlung und Erfahrungsorientierung vorgenommen, wobei der Eindruck der Zufälligkeit und Intuition entsteht, da eine fachwissenschaftliche Anbindung nicht auszumachen ist. (Vgl. ebd., S. 187)
- Positiv bewertet wird die umfassende Darstellung der Einzelmerkmale, mit denen andere Kursleiter die Möglichkeit erhalten, die Konzeption und Durchführung nachvollziehen zu können. (Vgl. ebd.)
- Defizite sind in den nachfolgenden Merkmalsbereichen aufzuzeigen:
  Im Bereich der „Kursinhalte" ist auffällig, dass eine Demonstration und ein Einüben von Zielverhaltensweisen selten vorkommen. Angesichts der Unsicherheiten, die in Interaktionen mit Sterbenden seitens des Klinikstabs einher-

---

294 Bei den Kursen handelt es sich nicht um curriculare Bestandteile der ärztlichen oder pflegerischen Ausbildung, wobei in drei Ausschreibungen die Möglichkeit einer curricularen Integration ausgesprochen wird. (Vgl. Wittkowski/Krauß 2000, S. 186)

295 In der Begründung der Autoren: „Das Kategorienschema geht von einer umfassenden und differenzierten Beschreibung der Merkmalsbereiche ‚Betreuung Sterbender' und ‚Ausbildung von Helfern' aus und stellt insofern einen Maximalkatalog an Anforderungen dar, der möglichst alle wünschenswerten und als sinnvoll denkbaren Aspekten von Death Education in guter Tiefenschärfe abbildet." (Wittkowski/Krauß 2000, S. 179). Dabei wurden Inhalte aus entsprechenden Bezugswissenschaften deduktiv hinzugezogen sowie induktiv aus dem zu analysierenden Datenmaterial abgeleitet. (Vgl. ebd., S. 179 f.)

296 In der Analyse selbst blieben Adressatengruppe und deren Wissensniveau unberücksichtigt. (Vgl. Wittkowski/Krauß 2000, S. 186)

297 Der mit dem Maximalkriterienkatalog aufgezeigte Idealzustand dient als Bezugsgröße, um – vom Istzustand ausgehend – eine qualitätsorientierte Perspektive zu eröffnen. (Vgl. Wittkowski/Krauß 2000, S. 186)

gehen (vgl. Kapitel III.2., beispielhaft daraus: Schiefer 2007, S. 275 ff.), ist dieser Zustand als Problem zu benennen. Die Möglichkeit des Lernens am Modell bleibt weitestgehend unberücksichtigt. Dieser Mechanismus ist ebenfalls im Kontext der Bewältigungsstrategien zum Umgang mit Belastungen auszumachen. Das nimmt wunder, da einerseits intrapsychische Verarbeitungsprozesse angeregt werden, ohne andererseits ein Verhaltenstraining anzuschließen. (Vgl. Wittkowski/Krauß 2000, S. 187) Damit wird die Einseitigkeit der Kursgestaltung evident: Kenntnisse werden angeboten, Verarbeitungsprozesse aufgezeigt, kognitive Umbewertungen angeregt, ohne konkrete (praxisrelevante) Verhaltensweisen anzugehen. (Vgl. ebd.)

– In den Merkmalsbereichen „Anspruch des Vorgehens" sowie „Einzelmerkmale von Konzeption und Durchführung" werden Situations- und Problemanalysen im Vorfeld nicht eingeplant. Damit entsteht der Eindruck, dass die Kurse nach einem feststehenden Konzept umzusetzen sind, ohne den Ablauf und die Auseinandersetzung auf die Belange und Befindlichkeiten der jeweiligen Adressatengruppe abzustimmen. (Vgl. ebd.)

– Effektivitätsprüfungen erfolgen lediglich im Rahmen unterschiedlicher Lernzielkontrollen, wobei die Berücksichtigung einer Mehrdimensionalität (Kognition, Affektion, Verhalten – letztlich der Persönlichkeit) kaum zu erkennen ist. Langfristige Effektwirksamkeitserhebungen sind nicht vorgesehen. (Vgl. ebd., S. 187 f.)

Mit diesen Defiziten wird deutlich, dass die Death Education-Kurse einerseits unter ihren pädagogischen Möglichkeiten einer Teilnehmerorientierung, eines Modelllernens, einer Mehrdimensionalität auf der Lehr- und Lernzielebene bleiben. Andererseits tragen sie infolge unzureichender Verhaltenstrainings dazu bei, dass Unsicherheiten des Klinikstabs weiterhin bestehen bleiben. Damit könnte die Betreuungs- und Lebensqualität des Sterbenden (unnötig) beeinträchtigt werden. (Vgl. ebd., S. 187, 177) Konsequenterweise schlussfolgern die Autoren:

– Zur Sicherung einer qualitätsorientierten Ausrichtung ist eine wissenschaftlich begründete Entwicklung von Death Education-Programmen erforderlich, mit der es zur (zertifizierbaren) Vereinheitlichung von Zielen, Inhalten, Methoden und Evaluationen kommen kann. (Vgl. ebd., S. 188)

– Wirksamkeitseffekte im Umgang mit Schwerstkranken scheinen in der Verbindung von Informationsvermittlung und Erfahrungsorientierung verortet zu sein. (Vgl. ebd.) Zur Klärung sind Forschungsarbeiten vonnöten, „da gegenwärtig noch unklar ist, auf welcher Komponente und insbesondere auf welchem „Mischungsverhältnis" die positiven Wirkungen von Kursen für den Umgang mit Sterbenden beruhen." (Ebd., S. 187)

– Neben der Integration der intrapsychischen Dimension der Teilnehmer ist ein

Verhaltenstraining (Demonstration und Einübung von Zielverhalten) stärker zu fokussieren. (Vgl. ebd., S. 188)

– Die individuellen Bedarfe der Teilnehmer – beispielsweise durch eine im Vorfeld erhobene Situations- und Problemanalyse – sind zu berücksichtigen. (Vgl. ebd.)

– „Ob und gegebenenfalls in welcher Weise die hier berücksichtigten Kurse grundsätzlich [...] auf die Teilnehmer wirken, ist vollkommen unbekannt." (Ebd.)[298] Entsprechend sind Effektwirksamkeitserhebungen nicht nur während und am Ende eines Kurses durchzuführen, sondern auch in Form postventiver Begleitforschungen.[299] (Vgl. ebd.) Dabei steht die Gestaltung von Lehr- und Lernprozessen in einem – zu problematisierenden – Spannungsverhältnis zwischen Fokussierung von Evaluationskriterien und Teilnehmerorientierung.[300] Wittkowski und Krauß empfehlen die Verbindung einer programmatischen und situationsanalytischen Herangehensweise: Erstgenannte steht für die Entwicklung von Programmen mit Lernzielen, Inhalten, Methoden und deren Evaluation, zweitgenannte steht für die Teilnehmerorientierung während der Kursumsetzung, die ebenfalls einer Überprüfung zu unterziehen ist. (Vgl. ebd.)

Zusammenfassend lassen sich folgende Anregungen aus den Ergebnissen Wittkowskis und Krauß' für die Gestaltung thanatagogischer Lehr- und Lernverfahren in der Gesundheits- und Krankenpflegeausbildung zur Förderung einer abschiedskulturellen Haltung festhalten:

1. Die individuellen Bedarfe der Teilnehmer sollten vor, während und nach einer thanatagogischen Bildungseinheit evaluiert werden. (Vgl. ebd.)
2. Die Auswahl und Verbindung von Elementen der Informationsvermittlung und Erfahrungsorientierung sollte unter pädagogischer und thanatologischer Legitimation erfolgen. (Vgl. ebd.)
3. Lehr- und Lernzielformulierungen sind mehrdimensional auszurichten. (Vgl. ebd., S. 187 f.)
4. Während der Veranstaltung ist es sinnvoll, Zielverhaltensweisen zu demonstrieren und einzuüben (Modelllernen). (Vgl. ebd., S. 188)

---

298 „Obwohl das notwendige methodische Rüstzeug durchaus zur Verfügung steht [...], scheint in Deutschland [...] wenig Bedürfnis zu bestehen, systematische Forschung zur Wirksamkeit derartiger Kurse zu betreiben." (Wittkowski/Krauß 2000, S. 188) Damit deuten sich Parallelen zur defizitären deutschen Trauerforschung an. (Vgl. dazu Kapitel III.1.)

299 Dabei ist der nicht unproblematische (zeitliche und monetäre) Aufwand, der mit (längerfristig angelegten) Forschungsvorhaben einhergeht, zu thematisieren. (Vgl. Wittkowski/Krauß 2000, S. 188)

300 In Form von affektiven Lehr- und Lernverfahren, die nur bedingt in überprüfbare Kriterien zu überführen sind.

5. Als Reflexionsfolie kann die Teilnehmerorientierung hinzugezogen werden. (Vgl. ebd.)
6. Wirksamkeitseffekte sollten, auch in Follow up-Erhebungen, überprüft werden. (Vgl. ebd.)

d. Trainingsprogramm nach Oliver Krauß

Krauß entwickelte und evaluierte ein Trainingsprogramm zur psychosozialen Begleitung Sterbender für professionell Pflegende und Mitglieder psychosozialer Berufe. Damit reagierte der Wissenschaftler sowohl auf die angeführten Forschungsdefizite bzgl. der Effektwirkungen von Death Education-Programmen als auch auf Empfehlungen von ebensolchen Bildungsmaßnahmen, die in der Auseinandersetzung mit Belastungen und Fortbildungsbedarfe des Klinikstabs ausgesprochen werden.[301] (Vgl. Krauß 2003, S. 1) Sein Kursprogramm besteht zum einen aus fünf Einheiten[302] zur Selbsterfahrung, die eine Auseinandersetzung und eine Integration der Endlichkeit in das eigene Lebenskonzept anregen sollen,[303] zum anderen aus sieben Einheiten, die die Förderung einer situationsbezogenen kommunikativen Kompetenz[304] fokussieren. Entsprechend erfolgt – unter Bezugnahme eines pädagogisch-psychologischen Begründungsrahmens – die Darlegung der Lernziele, Inhaltsangaben und didaktischer Vorgehensweisen. Die Gruppenführung des verantwortlichen Pädagogen wird nach den Postulaten der Themenzentrierten Interaktion ausgerichtet. (Vgl. ebd., S. 2; Wittkowski 2003, S. 279)

---

301 Krauß bezieht sich u.a. auf eine von Aé (1998) durchgeführte Studie beim Leipziger Pflegepersonal. Darin wurde deutlich, dass Pflegepersonen mit ihren Umgangsweisen bezogen auf Sterben und Tod (gegenüber der eigenen Person bzw. des zu Pflegenden) zufriedener waren, wenn sie sich durch ihre Ausbildung gut vorbereitet fühlten. Die Pflegepersonen, die die Begegnung mit Sterbenden und deren Umfeld als Belastung erlebten, meldeten stärkeren Fortbildungsbedarf an. Mehr als 70 Prozent erwarteten von Bildungsveranstaltungen die Fokussierung der Informationsvermittlung. 10 Prozent äußerten den Wunsch, in diesem Kontext eine emotionale Entlastung zu erfahren. Kein Bedarf hingegen bestand, sich mit dem Leid Sterbender und deren Angehöriger differenzierter auseinanderzusetzen. (Vgl. Aé nach Krauß 2003, S. 10)
302 Für jede Kurseinheit sind vier Unterrichtsstunden vorgesehen.
303 Diese Kurseinheiten in ihrer intentionalen Ausrichtung: ‚1. Problemanalyse, 2. Meine Haltung zu Sterben und Tod, 3. Meine Erfahrungen mit Abschied und Verlust, 4. Sterbemeditation, 5. Mein Pflegekonzept, meine Ressourcen.' (Vgl. Krauß 2003, S. 2 f.)
304 Diese Kurseinheiten in ihrer intentionalen Ausrichtung (die Nummerierung wird aus der vorherigen Fußnote fortgeführt): ‚6. Grundlagen der Kommunikation mit Schwerstkranken, 7. und 8. Begleiten Trauender. Ohnmacht und Kontrollverlust vermindern: informed consent (Einwilligung nach einer erfolgten Aufklärung), 9. und 10. Überbringen und Begleiten schlechter Botschaften, 11. und 12. Angehörige einbeziehen. Angehörige verabschieden'. (Vgl. Krauß 2003, S. 3 f.)

Aussagen zur Wirkweise des Trainingsprogramms beziehen sich auf die Evaluationsziele bzgl. Einstellung der Teilnehmer zu Sterben und Tod, den bevorzugten Gesprächsstilen in der Begegnung mit Sterbenden, der Fortsetzung der in der Fortbildung eingeübten Verhaltensweisen sowie die Akzeptanz der Bildungsmaßnahme. Methodisch wählte Krauß – neben einer kursbegleitenden Befragung – eine quasiexperimentelle Felduntersuchung, die zu drei Messzeitpunkten durchgeführt wurde.[305]

Aus den Ergebnissen:

- Nach dem Seminarbesuch nahmen die Ängste der Teilnehmer vor dem Sterben und dem Tod wichtiger Bezugspersonen deutlich ab. Dieser Effekt blieb in der Nachfolgeerhebung stabil. Bezogen auf die eigene Sterblichkeit fielen die Werte weniger signifikant aus. Generell war jedoch eine zunehmende Akzeptanz gegenüber der Endlichkeit festzustellen. (Vgl. Krauß 2003, S. 7)
- Nach der Absolvierung der kommunikativen Kompetenzförderungsseminare wurde ein patientenzentrierter, empathisch-geprägter Interaktionsstil verstärkt als sinnvoll eingestuft und kam im schriftlichen Test der Teilnehmer zur Anwendung. (Vgl. ebd., S. 8)
- Verhaltensweisen, die in der Fortbildungsveranstaltung zur Bewältigung von Anforderungen und Belastungen erlernt wurden, kamen im weiteren Verlauf bei nur wenigen Teilnehmern („oft") zum Einsatz. In Zahlen: „aktiv zuhören: 32%, mit Tod und Sterben auseinandersetzen: 23%, Entspannungsverfahren und Fallbesprechungen je 12%". (Ebd., S. 8)
- Zur Akzeptanz des Kurses ist festzustellen, dass nach sechs Monaten immerhin 70 bis 78% der Teilnehmer im Praxisfeld diesen als hilfreich, bezogen auf den Umgang mit Sterbenden (zweite Prozentangabe) und der Kommunikation mit deren Angehörigen (erste Prozentzahl) wahrgenommen haben. (Vgl. ebd.)
- Ein positiver Zusammenhang von der „emotionale[n] Hauptwirkung der Kurse (Abnahme der Angst vor dem Sterben wichtiger Bezugspersonen)" [...] mit der kognitiven Hauptwirkung (Zunahme der Präferenz des patientenzentrierten empathischen Gesprächsverhaltens)" ist festzumachen. (Ebd., S. 9)
- Bei den methodischen Effekten zeigt sich, dass der „ Zuwachs in der Akzeptanz des Todes von Bezugspersonen [...] kurzfristig mit erfahrenen Gemeinsamkeiten im Erleben von Helfern [...] und langfristig mit erlebter Anleitung in der Gruppe [...]" abhängt. (Ebd., S. 8; Hervorhebung im Original) Zugleich korreliert „die Akzeptanz des Informationsmaterials [...] kurzfristig mit der

---

305 Zu den Stichproben: An 11 Kursen (fünf Selbsterfahrungsseminare, drei Kompetenzförderungsseminare, drei Kurse mit den beiden genannten Elementen) nahmen 132 Personen teil. Des Weiteren erfolgte die Bildung zweier Vergleichsgruppen. Letztlich setzte sich der in die Auswertung einfließende Datensatz aus 76 Kursteilnehmern und 35 Probanden der Vergleichsgruppen zusammen. (Vgl. Krauß 2003, S. 6 f.)

Abnahme der bagatellisierenden Gesprächsstil-Präferenz [...], langfristig mit der Abnahme der dirigistischen Gesprächsstil-Präferenz [...]." (Ebd., S. 8 f.)

Mit dem konzipierten und evaluierten Trainingsprogramm von Krauß konnte nachgewiesen werden, dass mit diesem eine deutliche und stabile Änderung in der Einstellung gegenüber Sterben und Tod initiiert wird. Damit bestätigt dieser Befund die Erfordernisse, Erkenntnisse durch Vernetzung von Informationsvermittlung und Erfahrungsorientierung anzuregen. (Vgl. ebd., S. 9) Infolge der Angstreduktion und Akzeptanzerhöhung ist zu vermuten, dass die Begleitung Sterbender weniger durch Vermeidungsverhalten seitens des Pflegepersonals beeinflusst wird. (Vgl. Schiefer 2007, S. 275 ff.; Kübler-Ross 1977, S. 15 f., 35 f., 38, 53 f.) Die Patientenorientierung könnte zudem durch die empathischere Gestaltung des Interaktionsgeschehens deutlicher zum Ausdruck kommen. (Vgl. Krauß 2003, S. 9) Nichtsdestoweniger fordert Krauß weitere Forschungen ein, um (Stabilitäts)Effekte und Wirksamkeiten zu festigen. Gleichsam ermuntert der Thanatologe, den beschriebenen Kurs auf die Bedarfe unterschiedlicher Adressaten zu modifizieren. Ebenso sieht er die Notwendigkeit, den Theorie-Praxis-Transfer supervisorisch zu begleiten und zu unterstützen. (Vgl. ebd.)

Zusammenfassend lassen sich folgende Anregungen aus den Ergebnissen Krauß' für die Gestaltung thanatagogischer Lehr- und Lernverfahren in der Gesundheits- und Krankenpflegeausbildung zur Förderung einer abschiedskulturellen Haltung festhalten:

1. Integrale Bestandteile einer Death Education sind Informationsvermittlung und Erfahrungsorientierung und deren Vernetzung (Reduzierung der Angst vor Sterben und Tod korreliert mit der Bereitschaft, einen empathisch ausgerichteten Gesprächsstil zu wählen). Um Wirksamkeitseffekte (Akzeptanz) anregen zu können, sind die Bedingungen der Adressatengruppe zu eruieren, um davon ausgehend den pädagogischen Begründungsrahmen bezogen auf die Lernziele, Inhalte, methodische Vorgehensweise teilnehmer- und situationsorientiert zu gestalten. (Vgl. ebd., S. 9)
2. In der Bildungsveranstaltung erarbeitete Entlastungsstrategien bedürfen einer postintermittierenden Impulssetzung, damit diese im Verhaltensrepertoire implementiert und situativ abgerufen werden können. (Vgl. ebd., S. 8)
3. Um den Transfer des theoretisch Bearbeiteten in das konkrete Praxisfeld zu ermöglichen, benötigen die Teilnehmer Unterstützung, um förderliche und hemmende Faktoren im Prozess der Umsetzung zu sondieren und situationsbezogene Handlungsoptionen zu entwickeln. (Vgl. ebd., S. 9)

3. Zusammenfassung und pädagogische Konsequenzen

Die pädagogische Auseinandersetzung mit Sterben und Tod ist der Thanatagogik bzw. Death Education zuzuordnen. Dabei steht die Entwicklung, Umsetzung und Evaluation von Lehr- und Lernverfahren im Zentrum ihres Wirkens. Als integraler Bestandteil ist die Betrachtung des Sterbens als wesentliches Lebenselement auszumachen. Damit wird zudem die persönliche Auseinandersetzung mit der Endlichkeit gefördert, um einen gelasseneren Umgang erwerben und diesen in das Lebenskonzept integrieren zu können. (Vgl. Huck/Petzold 1984, S. 504 f.; Wittkowski/Krauß 2000, S. 178 mit Bezug auf Student; Plieth 2007, S. 232) „Death Education wird vor diesem Hintergrund zu einem ‚Lebens-Lern-Prozeß', der die Tiefe und Dynamik menschlicher Existenz erschließen hilft und so der ‚Maximierung von Lebensqualität' dient." (Plieth 2007, S. 232) Darüber hinaus wird – je nach Adressatengruppe: hier das (angehende) Pflegepersonal – der professionelle Umgang mit Sterbenden erlernt. Dabei gehen Death Education-Konzeptionen von der Annahme aus, dass der – bereits erwähnte – gelassenere Umgang mit der eigenen Endlichkeit Ängste und Unsicherheiten zu reduzieren vermag. Dies kann dazu beitragen, dass weniger Vermeidungsstrategien (vgl. Kapitel III.2.b.) oder übersteigertes aktivistisches Handeln in der Versorgung Sterbender zum Tragen kommen. Darüber hinaus ist es wünschenswert, diese Parameter durch eine gesellschaftlich-institutionelle Systemanalyse zu ergänzen, eine Notwendigkeit, die insbesondere in der Sachgerichtetheit der totalen Institution Krankenhaus zunehmend an Bedeutung gewinnt. (Vgl. Goffman 1972, S. 11; Schiefer 2007, S. 275; Streckeisen 1993, S. 1404; Kapitel III.2. und VI.1.) In der thanatagogischen Disziplin müssen sowohl Wertneutralität als auch Reproduktion gesellschaftlicher Gegebenheiten (Marginalisierung des Sterbens) vermieden werden. (Vgl. Huck/Petzold 1984, S. 506, 548 f.; Plieth 2007, S. 247) Vielmehr gilt es, die subjektorientierten Elemente der am Sterbeprozess Beteiligten zu entdecken und zu fördern. Entsprechend sind Zielperspektiven zu formulieren, die mit Bildungsoffensiven angestrebt werden und Bewusstseinsprozesse fokussieren, damit jeder Mitarbeiter des Klinikstabs über eine „wache, aufmerksame und reflexive Wahrnehmung dessen, was in … [ihm] und um … [ihn] herum vor sich geht" (Huck/Petzold 1984, S. 550), verfügt. Diese Wachheit wird angesichts prospektiver gesellschaftlicher Herausforderungen im Kontext der Zunahme des durchschnittlichen Lebensalters und der unzureichenden finanziellen Ressourcen zur Aufrechterhaltung der Sozialversicherungssysteme bedeutsam(er). Vor diesem Hintergrund gilt es, die ausgesprochene Demokratisierung der Patientenrechte in Form eines selbstbestimmten und emanzipierten Sterbens (Patientenverfügung) nach den gesellschaftlichen Interessen zu hinterfragen und offenzulegen.[306] (Vgl. Kapitel II.2.) Damit ist die Relevanz thanatagogischer Überlegungen aufgezeigt. Wie ist es jedoch um ihre Etablierung im konkreten (beruflichen) Lebensvollzug bestellt?

Die Death Education-Bewegung gilt seit Beginn der 1980er Jahre in den USA „als voll entfaltet" (Huck/Petzold 1984, S. 504 mit Bezug auf Benoliel) und hat sich „auch in Lehrprogrammen auf allen Ebenen fest etabliert". (Ebd.) Dies gilt für die BRD nicht in gleichem Maße. (Vgl. Reuter 1993, S. 26; Wittkowski 2003, S. 278) Übertragen auf die Gesundheits- und Krankenpflege ist zu konstatieren, dass in den – erstmals gesetzlich formulierten – Ausbildungszielen von 1985 Sterben, Tod und Trauer keine Erwähnung fanden. (Vgl. Schell 1987, S. 104) In der Modifikation des Ausbildungsgesetzes, fast 20 Jahre später, ist die Rede von: „Pflege [...] unter Einbeziehung palliativer Maßnahmen" unter Berücksichtigung von „Lebensphasen" und „Maßnahmen in Krisensituationen" (§ 3 KrPflG, BGBl I Nr. 36, 21.07.03, S. 1444) sowie Auswahl, Durchführung und Auswertung von Pflegemaßnahmen „in der Endphase des Lebens". (Anlage 1 KrPflAPrV BGBl I Nr. 55, 19.11.03, S. 2268) In der Konkretisierung durch die Ausbildungsrichtlinie für staatlich anerkannte Kranken- und Kinderkrankenpflegeschulen in NRW, Pflichtbestandteil der schulspezifischen Curricula, werden für die Lerneinheit „Sterbende Menschen pflegen" lediglich 1,1 Prozent des Unterrichtsdeputats empfohlen. (Vgl. Ausbildungsrichtlinie NRW 2003 [...], S. 52 f.) Hier offenbart sich ein Eklat sondergleichen: Krankenhäuser stellen den Haupteinsatzort in der praktischen Ausbildung dar (vgl. § 1 und Anlage 1 B Praktische Ausbildung, KrPflAPrV BGBl I Nr. 55, 19.11.03) für Schüler, die i.d.R. ihre erste (bewusste) Konfrontation mit der Endlichkeit in diesem Setting – als herausragenden Sterbeort – erleben. (Vgl. Sitzmann 2004, S. 441) Nicht vergessen werden dürfen die erhöhten Belastungswerte des Pflegepersonals, die mit der Begleitung Sterbender – insbesondere in Krankenhäusern – einhergehen und auf die im Kapitel VI.4. eingegangen wird. (Vgl. Wittkowski/Krauß 2000, S. 177 f.) Hier zeigt sich die Notwendigkeit einer systematisch aufeinander bezogenen Aus-, Fort- und Weiterbildung in der Pflege, um Begleitungsprozesse Sterbender und deren (professionellen) Bezugspersonen effizient(er) gestalten zu können. Bevor diese pädagogischen Überlegungen fortgeführt werden, soll aus den Untersuchungsbefunden zu den Death Education-Programmen berichtet werden. Diese wurden hinzugezogen, um zum einen Aussagen über ihre Leistungsfähigkeit

---

306 Infolge ihrer historischen Erfahrungen hat sich die Bundesrepublik Deutschland verantwortungsbewusst und vorbildlich zu verhalten, wenn über die Beendigung von Leben debattiert wird, wie an der sog. „Sterbehilfe" festzumachen ist. Diese wird vor dem Hintergrund der Zunahme (pflegebedürftiger, demenziell veränderter) Hochaltriger an sozial- und gesellschaftspolitischer Brisanz gewinnen. (Vgl. Kapitel II.2.)

zu erhalten und zum andern Ansatzpunkte abzuleiten, die es in der Gestaltung von Maßnahmen zur (Weiter)Entwicklung einer abschiedskulturellen Haltung in der Pflegeausbildung zu berücksichtigen bzw. zu verwirklichen gilt. Dazu erfolgte ein Rückgriff auf die wissenschaftlichen Bestandsaufnahmen von Huck/ Petzold (1984), Wittkowski/Krauß (2000), auf eine metaanalytische Ergänzung Durlaks/Riesenbergs (1991/2003) sowie auf ein Trainingsprogramm, konzipiert von Krauß (2003).

Die in den vorangegangenen Kapiteln dargestellte Befundlage machte deutlich, wie schwierig Wirksamkeitseffekte zu belegen sind. Eine wesentliche Ursache liegt in einer Heterogenität der untersuchten Kurse (vgl. Wittkowski/Krauß 2000, S. 186), einschließlich unzureichender Operationalisierungen unterrichtsrelevanter Faktoren (vgl. Durlak 2003, S. 217), begründet, die eine Eliminierung von Kausalitäten nicht bzw. nur bedingt ermöglichen. Entsprechend ist mit Wittkowski und Krauß zu resümieren: „Mit welcher Gewichtung welches Lernziel mit welchen Methoden angestrebt wird, ist derzeit sowohl für die USA als auch für den deutschsprachigen Raum unbekannt." (Wittkowski/Krauß 2000, S. 178 f.) Diesen Kritikpunkt aufnehmend, entwickelte Krauß ein Trainingsprogramm zur psychosozialen Begleitung Sterbender für professionell Pflegende und Mitglieder psychosozialer Berufe. In seiner Evaluierung konnte er nachweisen, dass die Akzeptanz der Teilnehmer bzgl. ihrer Endlichkeit anstieg. Dabei nahmen Ängste vor dem Sterben und dem Tod wichtiger Bezugspersonen im Vergleich zur eigenen Sterblichkeit signifikant ab. (Vgl. ebd., S. 7) Des Weiteren ergibt sich, dass die Reduzierung der Angst vor dem Sterben und Tod mit der Bereitschaft korreliert, einen empathisch ausgerichteten Gesprächsstil zu wählen. (Vgl. ebd., 2003, S. 9) Furcht und Angst bzgl. des eigenen Todes thematisieren auch Durlak/ Riesenberg und bescheinigen der erfahrungsorientierten Vorgehensweise – im Vergleich zur Informationsvermittlung – einen positiveren, nachhaltigen Effekt todbezogener Reduktion (Antizipation durch Selbsterfahrung und Aufarbeitung der damit im Zusammenhang stehenden Befindlichkeiten). (Vgl. Durlak 2003, S. 216, 218, 221) Diese Erkenntnisse müssten durch weitere Forschungsvorhaben untermauert werden, insbesondere mit adressantenorientierter Ausrichtung. (Vgl. Krauß 2003, S. 9) Vor allem wäre es erstrebenswert herauszufinden, „auf welcher Komponente und insbesondere auf welchem „Mischungsverhältnis" [bezogen auf Informationsvermittlung und Erfahrungsorientierung] die positiven Wirkungen von Kursen für den Umgang mit Sterbenden beruhen." (Wittkowski/Krauß 2000, S. 187) Generell bekunden die Wissenschaftler, dass die Evaluationen verbesserungsbedürftig sind (Mehrdimensionalität der Lernzielebenen, Follow up-Erhebungen). Darüber hinaus werden durchgängige thanatagogische Legitimierungen innerhalb der Lehr- und Lernprozessverfahrensweisen eingefordert. (Vgl. Huck/Petzold 1984, S. 535, 538 f.; Wittkowski/Krauß 2003,

S. 187 f.; Durlak 2003, S. 220) Huck und Petzold bemängeln, dass das zugrunde liegende Menschenbild i.d.R. nicht beschrieben wird, so dass Sterben als ein vom Leben losgelöster Zustand erscheint. (Vgl. Huck/Petzold 1984, S. 532) Belastungen des Klinikstabs im Umgang mit Sterbenden werden erwähnt, psychohygienische Maßnahmen dagegen nur am Rande. (Vgl. ebd., S. 534) Für Wittkowski und Krauß zeigt sich eine gewisse Einseitigkeit in der Kursgestaltung: Kenntnisse werden angeboten, Verarbeitungsprozesse aufgezeigt, kognitive Umbewertungen angeregt, ohne konkrete (praxisrelevante) Verhaltensweisen anzugehen. (Vgl. Wittkowski/Krauß 2000, S. 187) Ebenso bleiben im Vorfeld positionierte Situations- und Problemanalysen unberücksichtigt. (Vgl. ebd.) Dennoch lassen die in den vorangegangenen Kapiteln dargelegten Untersuchungsergebnisse – über die positiven Effekte von Krauß, Durlaks/Riesenberg hinausgehend – positive Wirkungen vermuten: Im Bereich der Kognition ist infolge des Wissensaufbaus und entsprechender Auseinandersetzung eine differenziertere Betrachtungsweise gegenüber der Endlichkeit zu erwarten. Im Bereich des affektiven Lernens könnte eine Zunahme der Gelassenheit erfolgen, mit der die Teilnehmer zukünftig Sterben und Tod begegnen.[307] (Vgl. Wittkowski 2000, S. 179) Im Bereich des manifesten Verhaltens ist mit einem zunehmenden kongruenten und patientenzentrierten Interagierens zu rechnen.

Die Befunde vorgestellter Death Education-Programme bilden die Grundlage, um Kriterien für die Gestaltung von Maßnahmen zur Förderung einer abschiedskulturellen Haltung abzuleiten,[308] zusammenzuführen und weiterzuentwickeln. Damit wird das Anliegen verbunden, im Rahmen von Bildungsprozessen die Betreuungs- und Lebensqualität (nicht nur) Sterbender zu stabilisieren und zu erhöhen. (Vgl. Wittkowski/Krauß 2000, S. 179)

Verbindung der Lernorte Schule und Krankenhaus[309]

Der Theorie-Praxis-Transfer wird gefördert, indem Differenzen in der Sterbebegleitung zwischen den unterschiedlichen Lernorten herausgearbeitet, förderliche und hemmende Faktoren im Prozess der Umsetzung antizipiert und situations-

---

307 Vice versa ist denkbar, dass infolge der Beschäftigung mit Sterben und Tod eine größere Unsicherheit bzw. Furcht und Angst ausgelöst wird. In diesem Fall des Eintretens wäre eine Bewusstwerdung erforderlich, um Bewältigungsstrategien zu entwickeln. (Vgl. Wittkowski 2000, S. 179)

308 Dazu wird auf die entsprechenden Ausführungen verwiesen, die unmittelbar nach der Darstellung der jeweiligen Untersuchungsergebnisse erfolgten.

309 Ein Lernort ermöglicht – allgemein formuliert – Erfahrungen, die verarbeitet werden müssen. Wird daraus ein betrieblicher Lernort, sind Lernangebote methodisch-dikaktisch, also ziel- und führungsgerichtet über einen bestimmten Zeitraum zu organisieren. (Vgl. Schneider/Gabriel 2002, S. 121 f.) Eine Einbindung der Lernorte in ausbildungstheoretische Überlegungen der Gesundheits- und Krankenpflege wird in der Kapitelfolge V. vorgenommen.

bezogene Handlungsoptionen entwickelt werden. (Vgl. Krauß 2003, S. 9; Huck/ Petzold 1984, S. 532) Damit wird der Kritik Hucks und Petzolds – vor idealisierten, wirklichkeitsfremden (Bildungsveranstaltungs)Szenarien – begegnet, deren Umsetzungsversuche in der konkreten Alltagssituation scheitern müssen und lediglich Demotivierung und intrapsychische Konfliktsituationen bei den Teilnehmern auslösen können. (Vgl. ebd., S. 551 f.) „Es gilt [...], Handlungsalternativen zu entwickeln, die im Rahmen der derzeitigen Gegebenheiten von Krankenhäusern praktikabel sind und damit mögliche Veränderungen anstoßen. Es gilt, eine größere Bewußtheit für institutionelle Zusammenhänge zu schaffen und Flexibilität und Bereitschaft für Veränderungen zu fördern." (Ebd.) Für die pädagogische Gestaltung von Lehr- und Lernprozessen favorisieren die genannten Wissenschaftler konsequenterweise die konkrete berufliche Praxis der Betroffenen. (Vgl. ebd., S. 552) Des Weiteren sind Zielverhaltensweisen zu demonstrieren und einzuüben, damit Auszubildende mithilfe des Modelllernens erste Handlungssicherheiten erwerben können. (Vgl. Wittkowki/Krauß 2000, S. 188) Mit Praxisbegleitungen des verantwortlichen Pädagogen erhält der Schüler Feedback[310] und kann situationsbezogene Schwierigkeiten zur Sprache bringen. Es besteht die Möglichkeit, Bedeutsamkeitssignale zu setzen, um beispielsweise die Anwendung theoretisch erarbeiteter Entlastungsstrategien in ihrer Umsetzung zu fördern, damit diese in das Verhaltensrepertoire des Helfers implementiert werden können. (Vgl. Krauß 2003, S. 8; Huck/Petzold 1984, S. 532) In diesem Zusammenhang ist darauf zu verweisen, dass die examinierten Pflegepersonen pädagogisch und fachlich ausgerüstet werden müssen, da (auch) in den praktischen Einsatzorten das Lernen am Modell zum Aufbau handlungsorientierten Wirkens im Pflegealltag eine Signifikanz entfaltet.

Teilnehmerorientierung

Werden Maßnahmen zum Umgang mit Sterben und Tod vorbereitet, sind – wie generell bei pädagogischen Lehr- und Lernverfahren – die Kontextbedingungen der Teilnehmer in die Planung bzgl. Zielsetzung, Inhaltsauswahl, methodischem Vorgehen einzubeziehen. (Vgl. Klafki 2007, S. 270 ff.; Huck/Petzold 1984, S. 535; Krauß 2003, S. 9; Plieth 2007, S. 234) Da die (Weiter)Entwicklung einer abschiedskulturellen Haltung als ein Lebens- (bzw. langfristig angelegter) Lernprozess erachtet werden kann, ist es sinnvoll, Maßnahmen zur Death Education im Ausbildungsverlauf präventiv (Zukunftsperspektive), interventiv (Gegenwartsperspektive) und postventiv (Vergangenheitsperspektive) zu integrieren, unter Nutzung interdependenter Synergien. (Vgl. Plieth 2007, S. 237 f.; Wittkow-

---

310 Als Bezugsgröße sind die Lehr- und Lernzielsetzungen hinzuzuziehen. So erhält der Pädagoge Aussagen über die Wirksamkeit seiner thanatagogischen Maßnahmen.

ski/Krauß 2000, S. 188) In einer präventiven Auseinandersetzung wird den Schülern die Möglichkeit eingeräumt – insbesondere vor ihrer ersten Begegnung mit der Krankenhauswirklichkeit bzw. in Vorbereitung auf stationsspezifische Bedingungen[311] – potenzielle Ängste und Erwartungshaltungen kundtun zu können. In der weiteren Auseinandersetzung ist es empfehlenswert, „realistische Perspektiven" (Plieth 2007, S. 238) zu diskutieren, um miteinander zu klären, was in der Begleitung Sterbender (nicht) leistbar ist (Pflegeidealbild versus Pflegerealbild). Dabei ist es sinnvoll, Gestaltungsspielräume zu sondieren und zu überlegen, wie sich die Auszubildenden vor möglichen Belastungen schützen und wo sie konkrete Unterstützung erhalten und erfahren können. Dabei sollte erfahrbar sein, dass der Ausdruck von Gefühlen nicht als Schwäche, vielmehr als Entlastung zu bewerten ist. Das Einüben konkreter Verhaltensweisen kann den Schülern helfen, sich auf potenzielle Situationen – zumindest kognitiv – vorzubereiten und sicher(er) agieren zu können. Der Aufbau thanatologischen Wissens wird in homogen zusammengesetzten (Teil)Gruppen begünstigt, um beeinflussende Faktoren – beispielsweise im Ausdruck von Hierarchie- und Machtstrukturen – zu reduzieren. Zum Aufbau kooperativen Agierens ist eine heterogene Ausweitung der Teilnehmergruppe sinnvoller, damit Auszubildende die Möglichkeit erhalten, unter „Realbedingungen" einen Standpunkt vertreten und Haltung zeigen zu können. (Vgl. Huck/Petzold 1984, S. 538) Während des Stationseinsatzes ist es anstrebenswert, Konfrontationen der Auszubildenden mit sterbenden Patienten interventiv zu begleiten, indem beispielsweise sichergestellt wird, welche examinierte Pflegepersonen als Ansprechpartner zur Verfügung stehen. Die Praxisbegleitung durch einen Pädagogen des Lernortes Schule sollte mit dem Schüler und dem Praxisanleiter die Situation beleuchten, um Stärken und Schwächen des Copingverhaltens zu sondieren, erlernte Bewältigungsstrategien in Erinnerung zu rufen bzw. Interventionen einzuleiten.[312] (Vgl. Plieth 2007, S. 236) Dabei ist es wünschenswert zu reflektieren, wie die Station die Todeserfahrung bewältigt: Erfährt der Schüler das Team als eine sich gegenseitig stützende Gemeinschaft? (Vgl. ebd., S. 239) Nachdem eine Konfrontation mit der Todeswirklichkeit erfolgte, sollten postventive Maßnahmen mit rehabilitativem Charakter hinzugezogen werden: Auseinandersetzung und Bewältigung mit Erlebtem und bewusste Beendigung der Beziehung (Rituale), nach Möglichkeit unter Einbezug der betreffen-

---

311 Auf hämatologischen Stationen werden Auszubildende häufiger – im Vergleich zu anderen Fachdisziplinen – mit Patienten konfrontiert, die sich in der gleichen chronologischen Altersspanne befinden.

312 Denkbar sind Interventionen von der Informationsvermittlung bestimmter Krankheitsbilder über das Gesprächsangebot (mit einem Vertrauenslehrer, Seelsorger, Krankenhauspsychologen, einem Mitarbeiter des Pflegeteams) bis zur Entbindung von bestimmten Aufgaben auf der betreffenden Station bzw. eines Settingwechsels. Der aktive Einbezug des Auszubildenden ist in einer solchen Handlungsplanung wünschenswert.

den examinierten Pflegekräfte. Eine solche Auseinandersetzung hat zugleich eine vorbereitende Wirkung auf zukünftige Begegnungen mit sterbenden Patienten. In diesem Prozess ist neben dem aufgezeigten Situationsbezug zu berücksichtigen, dass eine positive Erfahrung zum Einstellungsobjekt einen grundlegenden Effekt auf die Einstellungsänderung auszuüben vermag. (Vgl. Durlak 2003, S. 218 f.)

In der thanatagogischen Diskussion wird die Teilnehmerorientierung auch mit Evaluationsüberlegungen in Verbindung gebracht. Wittkowski und Krauß fordern die wissenschaftlich abgesicherte Erstellung von übergreifenden Death Education-Programmen, mit denen ein Mindeststandard thanatologischer Bewusstheit und Handlung sicherzustellen ist. (Vgl. Wittkowski/Krauß 2000, S. 186, 188) Dabei scheint eine (größere) Teilnehmerorientierung erst in der Umsetzung eines programmatisch entwickelten Kurses auf den Plan zu treten, dergestalt, dass Situationsanalysen der Adressaten fokussiert werden. (Vgl. ebd., S. 188) Dass ein solches Verständnis der Teilnehmerorientierung von dem eines subjektorientierten Bildungsansatzes abzugrenzen ist, wird mit Sichtung des Kapitels VIII.2. ff. deutlich.

Lehr- und Lernzielsetzungen

Dazu ist anzumerken, dass eine Mehrdimensionalität in Form kognitiver (z.B. das Wissen um Möglichkeiten und Wirkweisen schmerztherapeutischer Verfahren), affektiver (z.B. Bereitschaft zur psychohygienischen Entlastung) und verhaltensorientierter Intentionen (z.B. Kongruenz im Interaktionsgeschehen) in der Gestaltung von Bildungsmaßnahmen zu beachten ist. (Vgl. Huck/Petzold 1984, S. 532 f.; Wittkowski/Krauß 2000, S. 187 f.) Knott betont die Notwendigkeit ethischer Überlegungen, die der Klärung von Normen und Werten dienen. (Vgl. Knott, in: Plieth 2007, S. 233) „Nur dort, wo alle drei Bereiche [Wissens- und Informationsweitergabe, Klärung bestimmter Werte und Normen, Vermittlung produktiver Bewältigungsstrategien, nach Plieth 2007, S. 233] in ihrer wechselseitigen Bezogenheit Berücksichtigung finden, können lebensabträgliche Einstellungen und Verhaltensweisen im Umfeld von Sterben und Tod aufgedeckt sowie neue lebensfördernde initiiert und ausgebildet werden." (Plieth 2007, S. 233 mit Bezug auf Knott)

Diese genannten Intentionen sind dem Mehr-Ebenen-Modell der Sterbebegleitung nach Wittkowski zuzuordnen, um die Humanisierung der Sterbebegleitung auf personaler, institutioneller und gesellschaftlicher Ebene anzuregen (vgl. Huck/Petzold 1984, S. 550 f.):

Die Primäre Sterbebegleitung – als Sterbebegleitung im engeren Sinn – umfasst die unmittelbaren Interaktionen der am Sterbeprozess Beteiligten. Diese können von unterschiedlichen Faktoren beeinflusst werden (vgl. Wittkowski 2003, S. 276 f.) und waren bereits Gegenstand der vorliegenden Arbeit: Bewusstheitskontexte nach Glaser und Strauss (vgl. Kapitel III.2.a.), Erlebens- und Auseinandersetzungsprozesse mit der Endlichkeit nach Kübler-Ross (vgl. Kapitel III.2.b.), den Basisvariablen der Beziehungsgestaltung nach Rogers (vgl. Kapitel III.4.). Als Instrument des Verstehens und der Konfliktlösung – Sterbebegleitung zwischen Anspruch und Wirklichkeit – kann die Systemtheorie hinzugezogen werden, um Merkmale sozialer Systeme in ihrer Interdependenz (Elemente, subjektive Deutungen, Regeln, Interaktionsstrukturen, Systemumwelt, Entwicklung) identifizieren und Interventionen – an ebensolchen ansetzend – aufzeigen zu können. (Vgl. König/Volmer 1996, S. 35 ff.) Dieser Ansatz findet sich in dem pädagogischen Konzept zur Förderung einer abschiedskulturellen Haltung (Kapitelfolge VIII.2.) wieder.

Mit der Ebene der Sekundären Sterbebegleitung wird der Blick auf die Befindlichkeiten, Belastungsfaktoren (vgl. Kapitel VI.4.) und Bedarfe der (professionellen) Helfer gerichtet, um Handlungsoptionen zur kognitiven und emotionalen Entlastung zu entwickeln bzw. zur Verfügung zu stellen. (Vgl. Wittkowski 2003, S. 277) In diesem Kontext ist darauf zu verweisen, dass Verhaltensmuster, die im Rahmen der pädagogischen Sozialisation entstanden, insbesondere die sog. „stummen Zonen" (Plieth 2007, S. 235) im Umgang mit Sterben und Tod, in gegenwärtigen Interaktionen Wirkung entfalten können und letztlich (therapeutisch) zu bearbeiten sind. (Vgl. ebd.) Professionelles Handeln zeichnet sich dadurch aus, dass die Bezugspersonen die Gedanken- und Erlebenswelt des Sterbenden begreifen und Übertragungen eigener Befindlichkeiten auf den Patienten vermeiden. Damit wird eine Grundlage zum Aufbau eines Vertrauensverhältnisses geschaffen, das dem Sterbenden Sicherheit und Unterstützung [„Hilfs-Ich" (Huck/Petzold 1984, S. 556 mit Bezug auf Moreno)] gewahr werden lässt. (Vgl. Huck/Petzold 1984, S. 555 f.) Letztlich führen diese Maßnahmen der primären und sekundären Sterbebegleitung zu einer (neuen) Austarierung zwischen Nähe und Distanz, dem sich Einlassen- und Abgrenzen-können bzw. -müssen. (Vgl. ebd., S. 553 ff.)

Die Ebene der institutionellen Rahmenbedingungen fokussiert das Handlungsspektrum der politisch Verantwortlichen, um beispielsweise die Schnittstellenproblematik in einer integrativ ausgerichteten Versorgung zu reduzieren oder Ressourcen zur Durchführung adäquater Fortbildungsveranstaltungen bereitzustellen. (Vgl. Wittkowski 2003, S. 277) So sind die Leitbilder der jeweiligen Krankenhausträger auf ihre Aussagen zur (umfassenden) Sterbebegleitung zu hinterfragen bzw. Umsetzungsstrategien zu entwickeln und einzufordern. In diesem Kontext ist das Wissen um und die Reflexion über Krankenhäuser als „totale Institutionen" (Goffman 1972, S. 11), einschließlich ihrer Implementierungsdynamik von Interventionen zu begutachten: Dem, was einer Systemrationalität zuträglich ist, wird mit weniger Widerständen begegnet werden (medizinische und betriebswirtschaftliche Aspekte) als einer fokussierten Patientenorientierung (thanatagogische und pflegerische Faktoren). Dieses prozesshafte Geschehen – einschließlich der Eingebundenheit (Funktionalisierung) der eigenen Berufsrolle – sollte einer Bewusstwerdung unterzogen werden, um das Erfordernis eines langfristigeren und engagierteren Umsetzungsmanagements zu verdeutlichen. Ebenso ist es sinnvoll, unvermeidliche Abhängigkeiten und einzufordernde Gestaltungsspielräume zu eruieren. Dazu bemerken Huck und Petzold: „Weil des öfteren Inhalte und Ziele thanatagogischer Seminare dem vorherrschenden Medizinverständnis, Institutionsstrukturen und Rollennormen nicht entsprechen, steht der Kursteilnehmer in der Gefahr, in Konflikte zu kommen, an denen er aufgrund der institutionellen Persistenz zu scheitern droht." Und weiter führen sie aus: „Es müssen derartige Zusammenhänge [...] thematisiert werden, um Innovationsimpulse umsetzbar werden zu lassen." (Huck/Petzold 1984, S. 558; vgl. ebd. S. 558 f.)

Die Ebene des gesellschaftlichen Umfeldes scheint am weitesten entfernt zu sein und doch beeinflussen Werte und Auseinandersetzungsprozesse zur Endlichkeit den Umgang mit Sterben und Tod. Im Rahmen der Sozialisation werden gesellschaftliche „Normen" internalisiert und können (un)bewusst das Interaktionsgeschehen auf der Ebene der Primären Sterbebegleitung beeinflussen. (Vgl. Wittkowski 2003, S. 277; Kapitel II.1.) In Ergänzung zu Wittkowski sollte auf dieser Ebene auch eine kritische Auseinandersetzung mit ministerialen Vorgaben erfolgen. In diesem Zusammenhang wird sie eingefordert für das (Nicht)Vorkommen der Sterbebegleitung im gegenwärtigen Finanzierungssystem der Krankenhäuser, für die das Bundesministerium für Gesundheit verantwortlich ist. (Vgl. Kapitel VI.1.und VI.2.) Der zuletzt genannte Aspekt wird bewusst dieser Ebene zugeordnet, da dieser als gesellschaftliche (kapitalistische) Norm zu bewerten ist.

Mit dem Mehr-Ebenen-Modell der Sterbebegleitung verdeutlicht Wittkowski zum einen die Komplexität und den Anspruch, dem sich thanatagogische Prozesse zu stellen haben; zum andern sind Krankenhäuser, die eine Abschiedskultur bekunden, aufgefordert, sich zu dieser Mehrdimensionalität zu positionieren und ggf. Strategien zur Umsetzung eines realitätsbezogenen Anspruches einzuleiten.

Verbindung informationsvermittelnder und erfahrungsorientierter Prozesse

Integrale Bestandteile einer Death Education sind Informationsvermittlung und Erfahrungsorientierung und deren Vernetzung unter Darlegung eines pädagogisch-thanatologischen Begründungsrahmens. (Vgl. Wittkowski/Krauß 2000, S. 188; Krauß 2003, S. 9) Dabei ist eine Verantwortungsbewusstheit im Umgang mit Elementen der Selbsterfahrung einzufordern [Vermeidung einer emotionalen Reizüberflutung, einer zeitlich eingegrenzten emotionalen Auseinandersetzung, eines lediglichen „Reden über...", Offerierung flankierender Unterstützung (Einzelfallberatung)]. (Vgl. Huck/Petzold 1984, S. 535 ff.) Erfahrungsbetonte Prozesse werden in einer auf Akzeptanz und Offenheit beruhenden Gruppenatmosphäre begünstigt. (Vgl. Durlak 2003, S. 218 f.)

Menschenbild

Die Auseinandersetzung mit Sterben und Tod ist untrennbar mit dem zugrunde liegenden Menschenbild (der Gesellschaft, der Institution, des Klinikstabmitglieds) verbunden, von dem sich das Pflege- und Medizinverständnis ableitet und das vom Sterbenden und dessen Angehörigen wahrgenommen und erfahren wird. (Vgl. Huck/Petzold 1984, S. 532) Huck und Petzold legen ihren thanatagogischen Überlegungen ein Menschenbild zugrunde, das jeden Menschen als eine personale Einheit betrachtet, die zum einen aus Leib, Seele, Körper und Subjekt besteht, zum anderen sozial und ökologisch eingebunden ist. Darüber hinaus ist jedes Individuum nur im Kontext seiner Lebensgeschichte zu verstehen und zu betrachten. Im Transfer auf Krankheit und Sterben bedeutet dies, dass Entstehungs-, Behandlungs- und Begleitprozesse mehrdimensional unter Einbezug des Betroffenen als (mit)verantwortlichen und (mit)entscheidungswürdigen Partners auszurichten sind. (Vgl. ebd., S. 549 f.) Folglich konterkariert die Mentalität, Patienten als passive Medizin- und Pflegeempfänger mit somatischen, reparaturbedürftigen Insuffizienzen in Krankenhäusern zu begegnen, das hier vertretende Verständnis. Die Verfasser verweisen jedoch darauf, dass die Einhaltung der subjektiven Würde des Patienten, sein partnerschaftlicher Einbezug in das Interaktionsgeschehen nur dann gelingt, wenn der Mitarbeiter die Umsetzung dieser Postulate selbst erfahren kann. (Vgl. ebd., S. 550) Huck und Petzold ist bewusst, dass diese global ausgerichteten Intentionen einer Beinah-Utopie anheimfallen. Nichtsdestoweniger halten sie es für erforderlich, eine Richtung aufzuzeigen und diese in pädagogischen Prozessen mit den Teilnehmern gemeinsam auf förderliche bzw. hemmende Umsetzungsfaktoren zu reflektieren.

Dieser holistische Gedanke findet sich auch bei Juchli wieder, die maßgeblich die bundesdeutsche Pflegeauffassung beeinflusste, da ihr Pflegelehrbuch seit den 1980er Jahren den Status eines Standardwerks erreichte. In ihrer 1983 vorgelegten Publikation „Krankenpflege – Praxis und Theorie der Gesundheitsförderung und Pflege Kranker" setzt sie sich für eine ganzheitliche (Pflege)Sichtweise des Menschen ein, indem sie einerseits Gesundheit und Krankheit nicht ausschließlich dichotomisch zu betrachten versucht und andererseits den Menschen als integralen Bestandteil seiner Eigen-, Mit-, Um- und Über-Welt verortet. Juchli verwendet das Modell des Kreuzes, um die Vielfältigkeit der Eingebundenheit darzustellen. Auf der waagerechten Achse positioniert sie die Eigenwelt und die Mitwelt und beschreibt diese „Ich-Du-Achse" in der Interdependenz Individuum-Kollektiv. In der Eigenwelt erfolgt aber auch die (Aus)Gestaltung des eigenen

Ichs. Damit ist der Mensch ein Werdender (Eigenwelt) und ein Handelnder (Umwelt). Auf der senkrechten Achse verortet sie die Überwelt (Kontakt und Umgang mit dem Göttlichen) und die Umwelt (Kontakt und Umgang mit der Natur) und bezeichnet diese als spirituell-ökologische Ebene. Eine (bewusste) Lebensführung führt zur ausgleichenden Gestaltung und zur Förderung des Gleichgewichts dieses Beziehungsgeflechts und fördert neben den Selbstheilungspotenzialen das im Einklang(Gesund)sein. (Vgl. Juchli 1985, S. 132 ff.) Damit sind Ansatzpunkte für die individuelle Ausgestaltung von gesundheitsfördernden und palliativ begleitenden Maßnahmen gegeben. Sie thematisiert ein dynamisch-prozesshaftes Geschehen zwischen Krankheits- und Gesundheitsanteilen in der jeweiligen individuellen Bezogenheit. So unterscheidet Juchli: „*Gesundheit* ist Ganzheit und Funktionstüchtigkeit der Körperorgane und -funktionen sowie aller psychisch-geistigen Strukturen. Gesundheit meint aber auch die Fähigkeit, mit vorgegebenen Möglichkeiten und Grenzen umzugehen und eine individuell mögliche Ganzheit (Anpassung an die Realität) zu verwirklichen. *Gesundsein* ist ein Befinden, eine Befindlichkeit und eine Gestimmtheit, die unabhängig von äußeren Symptomen ist. Symptomlosigkeit ist mit dem Leben nicht vereinbar. Leben heißt sich verletzen. Verletzungen bergen in sich, wenn sie ernst genommen werden, die Chance der Veränderung und somit des Wachstums und des Reifens." Weiter erklärt sie: „*Krankheit* ist in erster Linie Störung der Ganzheit, der Strukturen, der Integrität und der Anpassungsfähigkeit des Menschen. *Kranksein* ist wie Gesundsein Ausdruck der Befindlichkeit. Der Mensch fühlt sich dann krank, wenn ihm etwas fehlt. Dieses Mangelgefühl hängt stark mit der inneren Natur des Menschen zusammen. ,Alles, was einen Mangel hat, ist Abfall vom Sein‘, sagt Meister Eckhart. Also *haben* wir nicht eine Krankheit, sondern es *fehlt* uns das innere ,In-Ordnung-Sein‘. In Leiden und Schmerz *kann* der Ausdruck von Mangel an innerem Frieden liegen." (Juchli 1988, S. 154, Hervorhebungen im Original) Ein Erkrankter oder ein Sterbender ist immer in seiner Ganzheit zu betrachten, hat immer auch gesunde Elemente; damit zeigt sich eine Verbindung zum salutogenetischem Verständnis.[313] (Vgl. Juchli 1985, S. 106 f.,

---

313 Die Salutogenese geht auf den israelisch-amerikanischen Medizinsoziologen Aron Antonovsky (1923–1994) zurück und beschreibt, im Gegensatz zur Pathogenese, nicht den Weg von der Gesundheit zur Krankheit, vielmehr wird nach den Prozessen geschaut, die Gesundheit erhalten bzw. dazu beitragen, Gesundheit wiederzuerlangen. Dazu sind sog. Widerstandsressourcen von eminenter Wichtigkeit, also Fähigkeiten, sich gegen Stressoren (schädigende Einflüsse) zu wehren, die die eigene (somatische, seelische, geistige) Gesundheit beeinflussen. Darüber hinaus ist das sog. Kohärenzgefühl zu integrieren, eine Grundhaltung, die die (eigene) Welt verstehbar, handhabbar und sinnhaft erscheinen lässt. Das Ausmaß dieser Faktoren ist – aufgrund der Bereitschaft zur Auseinandersetzung mit der Lebenserfahrung – individuell ausgeprägt. Für die Pflege heißt das, gemeinsam mit dem Pflegepartner im Rahmen der Umsetzung des Pflegeprozesses in der Phase der Ressourcenerhebung die Widerstandsressourcen

136 f., 154 f., 162 f., 178 ff.; Juchli 1991, S. 63 ff.) Gleichzeitig führte Juchli das Pflegemodell der Aktivitäten des täglichen Lebens[314] ein. Diese ATLs[315] verstehen sich als Orientierungshilfe Pflegender, um Ganzheitsaspekte des Patienten für ihr Pflegehandeln zu erfassen und Ganzheitsaspekte in ihrem Pflegehandeln, einschließlich der Gesundheitsvorsorge und palliativer Begleitung in Form von Information, Anleitung und Beratung, umzusetzen.

Evaluation

Dass Lehr- und Lernverfahren an Zielen ausgerichtet werden, die einer Überprüfung zuzuführen sind, trifft auch auf thanatagogische Prozesse zu. (Vgl. Wittkowski/Krauß 2000, S. 188) Es stellt sich jedoch die Frage, welchen Stellenwert der Evaluationsaspekt erhalten soll, da bewusstseinsbildende Prozesse – wie die Förderung einer abschiedskulturellen Haltung – nur bedingt in überprüfbare Kriterien zu überführen sind. Eine Verkürzung der Lernziele auf Evaluationskompatibilität gilt es zu problematisieren. (Vgl. Huck/Petzold 1984, S. 539) Dennoch sind Intentionen, Unterrichtsmethoden und Evaluationskriterien darzulegen, um Faktoren – vor dem Hintergrund ihrer Wirkweise auf die todbezogene Einstellungsänderung der Teilnehmer – untersuchen und eliminieren zu können. (Vgl. Durlak 2003, S. 217) Ebenso ist der Nachweis potenzieller Wirksamkeitseffekte im konkreten Praxisfeld im Rahmen von Follow up-Erhebungen eine erklärte Zielsetzung. Damit können thanatagogische Überlegungen in wissenschaftlich

---

zu (ver)stärken und das Kohärenzgefühl zu steigern. (Vgl. Kommerell 2007, S. 219 ff.) Damit wird der salutogenetische Ansatz integraler Bestandteil des Pflegeprozesses, der wiederum für jeden Patienten in der Pflege durchzuführen ist; auch im Prozess des Sterbens.

314 Juchli nennt die folgenden 12 Aktivitäten des Lebens (ATLs): Auf der physiologischen Ebene: 1. Wach sein und schlafen, 2. Sich bewegen, 3. Sich waschen und kleiden, 4. Essen und trinken, 5. Ausscheiden, 6. Körpertemperatur regulieren, 7. Atmen. Auf der personal-sozialen Ebene: 8. Sich sicher fühlen und verhalten, 9. Raum und Zeit gestalten – Arbeiten und Spielen. Auf der geistigen Ebene: 10. Kommunizieren. 11. Kind, Frau, Mann sein, 12. Sinn finden im Werden, Sein, Vergehen. Wenn Menschen nicht in der Lage sind, bestimmte ATLs durch Selbstpflege zu befriedigen, wird die professionelle Pflege tätig; immer auch mit dem Ziel der Gesundheitsvorsorge. (Vgl. Juchli 1983) Seit der 4. Auflage wurde dieses Modell in den nachfolgenden Auflagen 1987, 1991 fortgesetzt und weiterentwickelt. 1994 bis 1997 lautete die 7. und 8. Auflage „Pflege – Praxis und Theorie der Gesundheits- und Krankenpflege". Mit der 8. Auflage übergab Juchli ihr berufliches Lebenswerk dem Thieme Verlag, der es als „Thiemes Pflege: entdecken – erleben – verstehen – professionell handeln" weiter publiziert, das Geleitwort stammt von der Ursprungsautorin selbst. Ihre Werke fanden auch im europäischen Ausland wie den Niederlanden und Italien Akzeptanz. Die von Juchli formulierten ATLs sind in der Tradition von Henderson (Grundbedürfnisse des Menschen) und den Lebensaktivitäten nach Roper, Logen und Thierney zu sehen. (Vgl. Juchli 1991, S. 76 ff.)

315 Die Bezeichnung ATL hat zur Feststellung von Pflegebedürftigkeit im deutschsprachigen Raum die bis dato größte Verbreitung erfahren. (Vgl. Psychrembel Wörterbuch Pflege 2003, S. 13)

abgesicherte Erkenntnisse überführt werden. (Vgl. Wittkowski/Krauß 2000, S. 188) Des Weiteren gilt es, bestehende Befunde zu sichern und zu stabilisieren.

Die genannten Aspekte werden in ein Schaubild überführt, das der nächsten Seite zu entnehmen ist. Damit wird den Ausbildungsbeteiligten in der Gesundheits- und Krankenpflege (Pädagogen des Lernortes Schule – Auszubildender – Praxisanleitern des Lernortes Station) ein Impulsleitfaden zur Verfügung gestellt, um Lernprozesse zum Umgang mit Sterben und Tod individualisierender ausrichten zu können.

Impulsleitfaden für die Lebensbegleitung Sterbender durch die professionellen Bezugspersonen

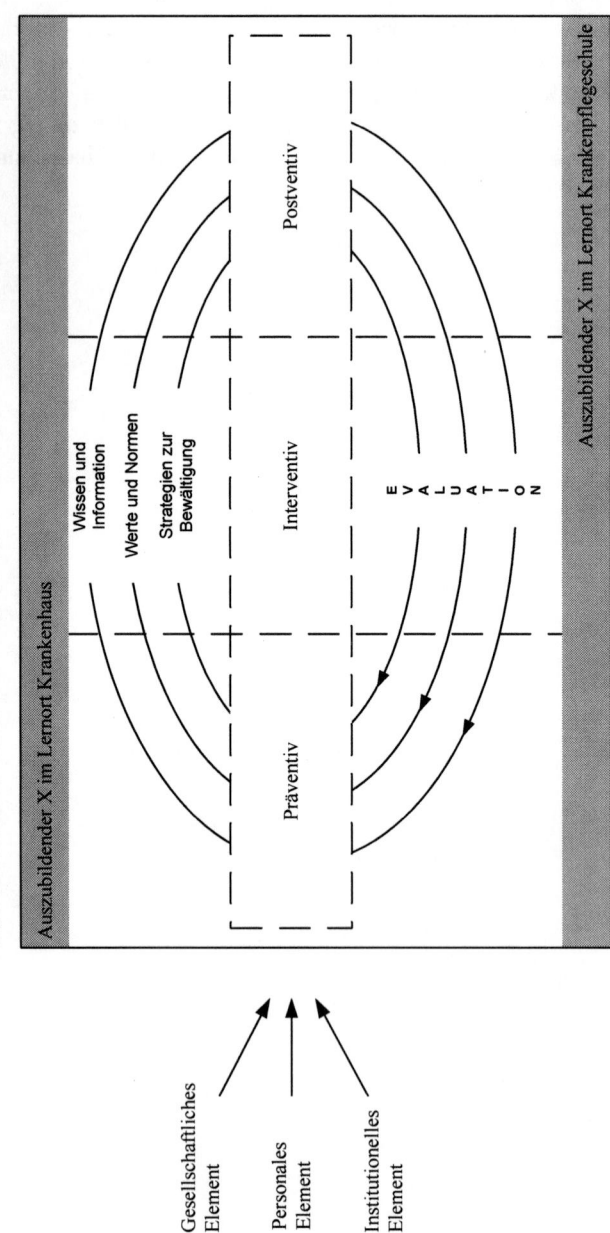

V. Ein-Blick in die Gesundheits- und Krankenpflegeausbildung

Die vorliegende Arbeit sieht ihre Zielsetzung u.a. in der Gestaltung von Lehr- und Lernverfahren zur Förderung einer abschiedskulturellen Haltung bei Auszubildenden der Gesundheits- und Krankenpflege. Dazu ist es erforderlich, die Pflegeberufsausbildung in ihren Grundfesten zu betrachten und Möglichkeiten zur Veränderung aufzuzeigen.

Ausbildungen werden für mehr als 350 Berufe in der Bundesrepublik Deutschland nach dem Berufsbildungsgesetz (BBiG) geregelt, mit dem das Duale System[316] begründet wurde: Der Bund besorgt die außerschulischen Rahmenbedingungen (bundeshoheitliche Ausbildungsordnung) und autorisiert die Bundesländer, den schulischen Rahmen (landeshoheitlicher Lehrplan des betreffenden Ausbildungsberufes) vorzugeben. Die Ausbildungslernorte sind der Lehrbetrieb und die Berufsschule, deren Vernetzung gesetzlich vorgeschrieben ist (§ 2 Berufsbildungsgesetz 2005, S. 931) Die Pflegeausbildungen als nichtärztliche Heilberufe[317] unterliegen nicht dem BBiG,[318] obwohl auch hier Bund und Länder durch einzuhaltende Vorgaben Einfluss auf die praktischen Einsatzorte und die Pflegeschulen ausüben. Die Lehrgänge in der Gesundheits- und Krankenpflege, Gesundheits- und Kinderkrankenpflege und Altenpflege werden per Bundesge-

---

316 Der Berufspädagoge Heinrich Abel prägte 1964 den Begriff des Dualen Systems der Berufs- ausbildung im Rahmen des Deutschen Ausschusses für das Erziehungs- und Bildungswesen. (Vgl. Grüner 1984, S. 19)

317 „Die juristische Literatur spricht in Zusammenhang mit den ‚ärztlichen Heilberufen' von einem ‚gefestigten Berufsbild' (*Tettinger*). Wer bei der Erbringung medizinischer Dienstleistungen nicht darunter subsumiert werden kann, gilt als anderer Heilberuf oder Heilhilfsberuf. Eine Definition des ‚anderen Heilberufs' nach Art. 74 Abs. 1 Nr. 19 GG wurde bislang auch in der Rechtsprechung nicht vorgenommen. Vielmehr sind die Übergänge fließend, wie die Entscheidung des Bundesverfassungsgerichts über das Altenpflegegesetz des Bundes zeigt. Bei weiterer Auslegung des Heilkundebegriffs sieht das Bundesverfassungsgericht davon auch ‚die helfende Betreuung von Menschen mit gesundheitlichen Problemen' umfasst. [...] *Erdle* spricht von Gesundheitsfachberufen und differenziert nach anderen Heilberufen i.S.v. Art. 74 Abs. 1 Nr. 19 GG und Heilhilfsberufen als medizinischen Assistenzberufen." (Ratzel/ Knüpper 2008, S. 172, Hervorhebung im Original) Das Bundesverfassungsgericht ordnet „die pflegerischen Berufe mit Schwerpunkt ‚Ersetzung, Ergänzung oder Unterstützung der ärztlichen Tätigkeit' als sog. Heilhilfsberufe den Heilberufen zu." (Ebd., S. 175, Hervorhebung im Original)

318 Berufe des Gesundheitswesens, die dem BBiG unterstehen, sind derzeit Ausbildungen im Bereich der Primärversorgung (Arzthelfer, Berufsbezeichnung seit August 2006: Medizinischer Fachangestellter [MFA]), der Hauswirtschaft und der Körperpflege (Kosmetik und Friseur).

setz geregelt. Die fachliche Zuständigkeit obliegt in der Altenpflege dem Bundesministerium für Frauen, Senioren, Familie und Jugend; die Gesundheits- und (Kinder)Krankenpflege untersteht dem Bundesministerium für Gesundheit. Die jeweiligen Bundesländer können Rahmenrichtlinien zur weiteren Ausgestaltung erlassen. Um die Übersichtlichkeit zu (be)wahren, werden länderspezifische Aussagen auf die Nordrhein-Westfalens bezogen. NRW hat als eines der ersten Bundesländer dezidierte Auflagen im Rahmen der Durchführungsverantwortung des gegenwärtigen Bundesgesetzes vorgelegt. (Vgl. Erlass des Ministeriums für Gesundheit, Soziales, Frauen und Familie des Landes Nordrhein-Westfalen vom 20.11.2003)[319] So hat die Pflegeausbildung im Lernort Theorie erstmalig seit 2004 (sic!) gesetzlich verpflichtend nach einem Curriculum zu erfolgen. Dass die Ausbildung in den Lernorten der Praxis von diesen curricularen Bestimmungen ausgenommen wird, nimmt wunder.[320] Lediglich in Modellverfahren,[321] wie beispielsweise in der „Pflegeausbildung mit generalistischer Perspektive" im Paderborner Raum,[322] kam ein Gesamtcurriculum für beide Lernorte zum Einsatz. Die evaluierten wissenschaftlichen Erkenntnisse dieser Projektverfahren haben bis zum gegenwärtigen Zeitpunkt keinen gesetzlich verankerten Einfluss auf bestehende Ausbildungsstrukturen.

Werden die vorangegangenen Gedanken zusammengeführt, kristallisiert sich die Frage nach dem pädagogischen Verständnis heraus, mit dem die Gesundheits-

---

319 Generell liegen in den Bundesländern unterschiedliche Durchführungsverordnungen vor, wie beispielsweise der Rahmenlehrplan und Ausbildungsrahmenplan für die Ausbildung in der Gesundheits- und (Kinder)Krankenpflege des Landes Rheinland-Pfalz, unter der Leitung von Schewior-Popp (Hrsg. Ministerium für Arbeit, Soziales, Familie und Gesundheit Rheinland-Pfalz, 2005).

320 Der Erlass des MGSFF/NRW fordert zwar ein Ausbildungscurriculum für die theoretische und praktische Ausbildung, nimmt dann allerdings eine Differenzierung vor: Rahmenplanung für die drei Ausbildungsjahre und eine ausführliche curriculare Planung für das erste Ausbildungsjahr. Verpflichtende Ausrichtung der schulspezifischen curricularen Überlegungen auf die Ausbildungsrichtlinie für die Ausbildungen in der Gesundheits- und Krankenpflege sowie in der Gesundheits- und Kinderkrankenpflege in Nordrhein-Westfalen. Die Richtlinie konzentriert sich ausschließlich auf die theoretische Ausbildung. (Vgl. Erlass des Ministeriums für Gesundheit, Soziales, Frauen und Familie des Landes Nordrhein-Westfalen, S. 2 vom 20.11.2003)

321 Detailliertere Ausführungen sind dem Nachfolgekapitel (Fußnotenanmerkungen) zu entnehmen.

322 Modellversuch „Erprobung einer Ausbildung in der Alten-, Kranken- und Kinderkrankenpflege mit generalistischer Ausrichtung" der Beteiligten Krankenpflegeschule am Brüderkrankenhaus St. Josef Paderborn, Kinderkrankenpflegeschule am St. Vincenzkrankenhaus Paderborn, Fachseminar für Altenpflege Geseke in Kooperation mit dem Deutschen Caritasverband Paderborn unter wissenschaftlicher Begleitung des Deutschen Instituts für angewandte Pflegeforschung e.V., An-Institut der Katholischen Fachhochschule NW in dem Zeitraum 10/2004 – 12/2007.

und Krankenpflegeausbildung zu gestalten ist. Dazu ist es notwendig, gegenwärtige Rahmenbedingungen im historischen Kontext einzubinden, um mögliche (wegweisende) Kontinuitäten innerhalb der Pflegeausbildung zu sondieren. Vor dem Hintergrund des Spannungszustandes der Berufs(aus)bildung zwischen pädagogischer Selbstbestimmung und funktional ökonomischer Verzweckung ist dies nicht unbedeutsam. (Vgl. Geißler/Orthey 1998, S. 193 f.; Meueler 1993, S. 161)

1. Retrospektive Betrachtung der Ausbildungsberufsentwicklung

Auch wenn die Krankenpflegeausübung eine lange Tradition in Deutschland besitzt, gab es bis 1938 keine gesetzliche Grundlage zur Regelung der Ausbildung in der Krankenpflege. Pflegerisches Tun wurde a priori als weibliche Tugend verortet. Den sog. Mutterinstinkt wollte man sich zunutze machen. Gleichzeitig sollte eine kritische Haltung vermieden werden, die mit Bildung mehr oder weniger einhergeht, um die sich entwickelnde männliche Vormachtstellung der HeilMEDIZINkunde nicht zu gefährden.[323] (Vgl. Rüller 1999, S. 36 ff.) Wollte eine junge Frau die Krankenpflege erlernen, blieb nur der Weg über ein (Ordens-) Mutterhaus, denn Mitglieder konfessioneller Gemeinschaften – wie beispielsweise die von Vinzenz von Paul (1581–1660) oder Theodor Fliedners (1800–1864) – erhielten ein Mindestmaß an (Pflege)Wissen. Agnes Karll (1868–1927) – als Mitbegründerin der Berufsorganisation der Krankenpflegerinnen Deutschlands – forderte zu Beginn des 20. Jahrhunderts zu Recht eine 3-jährige Ausbildung; ihre Forderung blieb unberücksichtigt. 1906 entstanden lediglich in einzelnen Bundesstaaten des Deutschen Reiches fakultative Vorschriften für eine staatliche Prüfung. (Vgl. Seidler/Leven 2003, S. 147 ff., 213, 227, 290 f.; Wolff/Wolff 1994, S. 88 f., 150 f., 201 ff.; Möller/Hesselbach 1998, S. 115) Die Nationalsozialisten erließen hingegen die erste umfassende gesetzliche Regelung der Krankenpflegeausbildung. Aus ihrer Begründung: „Darum erkennt der nationalsozialistische Staat es als seine Pflicht an, die Leistungen der Personen zu überwachen und zu

---

323 Die Ärzteschaft wertete im 19. Jahrhundert die Krankenpflege aus Eigeninteresse auf: Zum einen benötigte sie zur Arbeitsentlastung „ausgebildete" Assistentinnen. Diese sahen sie bei den gebildeten bürgerlichen Frauen beheimatet. Gleichsam diente diese Wahrnehmungslenkung dem Versuch, Frauen – als gefürchtete Konkurrenz – vom Medizinstudium abzuhalten. Entsprechend wurden weibliche Eigenschaften im Ausdruck der „Sittsamkeit, Demut, Geduld, Gutmütigkeit, Aufopferungsfähigkeit, Frömmigkeit, aber auch Zähigkeit, Genügsamkeit und Widerstandskraft" (Metzger/Zielke-Nadkarni 1998, S. 64) mit der Prädestinierung zur Pflegeausübung konnotiert. (Vgl. ebd.)

steigern, die sich berufsmäßig mit der Pflege kranker Volksgenossen befassen, und für alle Zeit unfähige und ungeeignete Personen von diesem verantwortungsvollen Dienst auszuschließen." (Engel 1938, S. 258, zit. nach Weisbrod-Frey 2001, S. 88) Dieses Ausbildungsgesetz führte erstmalig zu einer vermeintlichen „Aufwertung" des Berufes. Die Ausbildung dauerte 1,5 Jahre, der theoretische Unterricht umfasste mindestens 200 Unterrichtsstunden. Der Lehrplan setzte sich u.a. aus „weltanschaulicher Schulung", „Erb- und Rassenkunde", „Erb- und Rassenpflege", „Bevölkerungspolitik", „Volksgesundheitspflege" und „täglicher Körperschulung" (Möller/Hesselbach 1998, S. 148) zusammen. Die Nazis erkannten die ideologische Bedeutung ausgebildeter Pflegekräfte und deren Einflussmöglichkeiten als „Gemeindeschwestern" in der Umsetzung der Gesundheitspflege im familiären Verbund. (Vgl. Weisbrod-Frey 2001, S. 92 ff.) An dieser Stelle kann nicht auf die Problematik der Pflegeberufe im Nationalsozialismus eingegangen werden, hier wird auf die wichtigen Forschungsarbeiten von Hilde Steppe verwiesen.[324] Eines macht jedoch auch heute noch betroffen und nachdenklich in der Vergegenwärtigung des – (un)reflektiert ausgeübten – Berufseids der damaligen Zeit: „Ich schwöre Adolf Hitler, meinem Führer, unverbrüchliche Treue und Gehorsam. Ich verpflichte mich, an jedem Platz, an dem ich gestellt werde, meine Berufsaufgaben als nationalsozialistische Schwester treu und gewissenhaft im Dienste der Volksgemeinschaft zu erfüllen, so wahr mir Gott helfe." (Bundesarchiv Koblenz NS 37/1039, zit. nach Steppe 2001, S. 64)

Nach dem Krieg war – aufgrund der verschiedenen Besatzungszonen Deutschlands – die Pflegeausbildung uneinheitlich geregelt. Erst 1957 wurde das erste bundeseinheitliche Gesetz[325] verabschiedet, das eine 3-jährige Ausbildung verbindlich vorschrieb (zwei Jahre Ausbildung mit 400 Stunden theoretischem Unterricht und nach Beendigung des Lehrgangs ein Jahr praktische Tätigkeit). Aufgrund ansteigenden Personalmangels, Einführung eines Pflegehelferberufs und Qualitätsbestrebungen erfolgte 1965 eine Novellierung des Gesetzes, das

---

324 Hilde Steppe hat zu ihren Lebzeiten die Verstrickung und Funktionalisierung der Krankenpflege im Nationalsozialismus aufgezeigt und eine Forschungsrichtung innerhalb der Pflegewissenschaften begründet. (Vgl. Steppe 2001)

325 Die Krankenpflegeausbildung in der DDR fand im Fachschulwesen statt, mit Ausnahme der Jahre 1961 bis 1974. In dieser Zeit griff das Betriebsberufsschulenwesen in enger Kooperation mit Krankenhäusern. Von der Fachschulausbildung des Gesundheits- und Sozialwesens, insbesondere ab dem Jahr 1974, versprachen sich die Funktionäre eine Qualitätsverbesserung der Ausbildung durch Verbindung der Oberschulbildung, des marxistisch-leninistischen Grundlagenstudiums sowie der Theorie-Praxis-Verknüpfung in den Schulen, die in Einrichtungen des Gesundheitswesens eingebunden waren. Die Praxiseinsätze wurden durch gezielte Lehr- und Lernaufträge gesteuert. Die Inhalte der Ausbildung regelten verbindliche Studienpläne, die letzte Modifikation erfolgte 1985. Die Ausbildungsdauer betrug drei Jahre. In der DDR bestand seit 1976 zudem die Möglichkeit für medizinische Hilfskräfte, ein medizinisches Fachschulfernstudium zu absolvieren. (Vgl. Möller/Hesselbarth 1998, S. 162 ff.)

von nun an drei Jahre Ausbildung mit 1200 Stunden Theorie vorschrieb. Evident ist, dass in diesem und dem Vorläufergesetz keine (pädagogischen) Aussagen zu den Ausbildungszielen aufzufinden sind. Diese lassen sich nur – unter Hinzunahme der Ausbildungs- und Prüfungsverordnung von 1966 – indirekt durch die Auflistung der Fächer mit entsprechender Stundenaufteilung ableiten. So werden der Krankheitslehre 420 Stunden zugeordnet, der Krankenpflege lediglich 250 Stunden. Eine Ausdifferenzierung der zu unterrichtenden Inhalte fehlt gänzlich. (Vgl. Möller/Hesselbarth 1998, S. 166 ff.) Es sind beispielsweise keine Aussagen zu tätigen, ob und in welchem Umfang Sterben und Tod zum Unterrichtsgegenstand erhoben wurden. 1985 (sic!) erfolgte die erstmalige Formulierung eines Ausbildungsziels, einschließlich einer inhaltlichen Ausrichtung, sowie die Erhöhung des theoretischen und praktischen Unterrichts auf 1600 Stunden. Damit wurde dieses Gesetz zur Grundlage des Professionalisierungsbestrebens, da es auch international vereinbarte Mindeststandards in die nationalen Ausbildungsvorschriften integrierte.[326] (Vgl. Schell 1987, S. 83 f.) Bezüglich der Intentionen heißt es im Wortlaut § 4: „Die Ausbildung [...] soll die Kenntnisse, Fähigkeiten und Fertigkeiten zur verantwortlichen Mitwirkung bei der Verhütung, Erkennung und Heilung von Krankheiten vermitteln." (Ebd., S. 104) Im weiteren wird differenziert darauf eingegangen.

- Durch die Forderung einer „sach- und fachkundige[n], umfassende[n], geplante[n] Pflege " (ebd.) wird der Paradigmenwechsel in der Pflege eingeleitet. Die Pflegehandlung ist nach einem zu planenden Prozess auszurichten und löst die Pflege aus der rein intuitiven Begründungsperspektive ab.
- Eine „gewissenhafte Vorbereitung, Assistenz und Nachbereitung bei Maßnahmen der Diagnostik und Therapie" (ebd.) werden eingefordert. Die Behandlungspflege gehört zu den Arbeitsbereichen der Pflege. Die juristische Abhängigkeit von der Anordnungsverantwortung des zuständigen Mediziners besteht nach wie vor. Der Pflegende ist kein gleichberechtigtes Mitglied im therapeutischen Team.
- „Anregung und Anleitung zu gesundheitsförderndem Verhalten" (ebd.) sind zu geben. Pflege erhält einen pädagogischen Auftrag und kann nicht mehr ausschließlich auf die kompensatorische Übernahme unterstützungsbedürftiger Selbstpflege reduziert werden.
- „Beobachtung des körperlichen und seelischen Zustandes des Patienten und der Umstände, die seine Gesundheit beeinflussen" [sollen] „an die an der Diagnostik, Therapie und Pflege Beteiligten" weitergegeben werden. (ebd.) Damit

---

326 Als Mitgliedstaat hatte die Bundesrepublik Deutschland das europäische Übereinkommen vom 25.10.1967 in die Pflegeausbildung zu integrieren. Nachbesserungsbedarf bzgl. Vorbildungsvoraussetzung (10-jährige Schulbildung), 4600 Stunden Ausbildungszeit mit mindestens 1/3 theoretischem und praktischem Unterricht. (Vgl. Schell 1987, S. 83 f.)

wird ein innovatives Verständnis von Gesundheit und Krankheit deutlich. In der Krankenbeobachtung sind beeinflussende Faktoren, die sich aus der Interdependenz Psyche, Soma, Umwelt und Spiritualität des Patienten ergeben, zu berücksichtigen.

- „Einleitung lebensnotwendiger Sofortmaßnahmen bis zum Eintreffen [...] des Arztes" (ebd.) wird von einer Pflegeperson erwartet. In Notfallsituationen muss sie kognitives Wissen und psychomotorisches Können ad hoc abrufen und umsetzen können.
- „Erledigung von Verwaltungsaufgaben [...] in unmittelbarem Zusammenhang mit den Pflegemaßnahmen " (ebd.) erweitern die Tätigkeitsfelder der Pflege. Somit gehören nicht nur die Dienstübergabe und die Dokumentation ausgeübter Pflegehandlungen, sondern auch der Schriftverkehr, der notwendig ist, damit ärztliche Anordnungen umgesetzt werden können zum Pflegeberuf.

Auffallend ist, dass die sehr allgemein formulierten Ausbildungsziele die pflegerische Arbeitsrichtung andeuten, ohne zu definieren, was (Kranken)Pflege überhaupt ist. Damit waren der Prozess der Operationalisierung und die Überführung von Pflegeleistungen in überprüfbare Evaluationskriterien erschwert. Nach wie vor bestand Unklarheit, welchen eigenständigen Verantwortungsbereich Pflege innehat bzw. welche pflegerischen Tätigkeiten eindeutig von den ärztlichen Tätigkeiten abzugrenzen sind. Die Ausbildung hat „Kenntnisse,[327]

---

327 Kenntnisse subsumieren inhaltlich korrektes Wissen, das kognitiv (kognitiver Ansatz: Wissenserwerb als Informationsaufnahme und -verarbeitung) oder in „in situ" (Situiertheitsansatz: Wissenserwerb in der Kontextgebundenheit) erworben wird. (Vgl. Hundenborn 2007, S. 32 f.) Welche Theorie erfolgsversprechender ist, wird an dieser Stelle nicht diskutiert. Vielmehr wird auf den Ansatz des Schweizer Wissenschaftlers Kaiser verwiesen, der beide Verfahren miteinander verbindet und Wissen in vier Bereiche einteilt. Das deklarative Wissen ist mit dem Faktenwissen gleichzusetzen, das abstrakt i.d.R. nach einer sog. Fachsystematik erworben wird. Problemlösung erfolgt in diesem Bereich bewusst und rational durch Anwendung vorhandenen Wissens mithilfe allgemeiner Problemlösungstechniken. Das prozedurale Wissen ist der Inbegriff für eingeübte Routinen/Prozeduren und besteht aus zahlreichen Wenn-dann-Regeln, die Schritt für Schritt aneinandergehängt werden können, folglich das Handeln automatisch (nicht direkt bewusst) steuern. Das sensomotorische Wissen beinhaltet trainierte Ablaufsteuerungen, die nicht nach Wenn-dann-Regeln, vielmehr in Form von Regelkreisen Handlungen steuern (alltägliche Fertigkeiten wie das Aufschließen einer Tür oder das Autofahren). Das situative Wissen hingegen verortet gemachte Erfahrungen, die im Rahmen der Bewältigung von Lebens- und Arbeitssituationen erworben wurden. Bemerkenswert ist, dass gegenwärtige Situationen durch Analogien an frühere Situationen (intuitiv) durch Bezugnahme auf erfolgsversprechende Herangehensweisen bewältigt werden. Kaiser betont, dass diese vier Wissensbereiche in der konkreten Aufgabenbewältigung auch in Kombination auftreten können. (Vgl. Kaiser 2003, S. 5 f.)
Die Teilziele des Ausbildungsgesetzes fokussieren die Ebene der Deklaration. Die Handlungsorientierung als didaktische Strukturierungsvorgabe bleibt unberücksichtigt. In der praktischen Ausbildung sind die übrigen Wissensarten denkbar. Kaiser macht im Rahmen der

Fähigkeiten[328] und Fertigkeiten[329] zur verantwortlichen Mitwirkung" (Schell 1987, S. 104) zu fokussieren und war folglich auf verwertbare Qualifikatio-

---

Wissenstransferforschung deutlich, dass Auszubildende Handlungen (un)bewusst nach dem situativen Wissen gestalten. (Vgl. ebd., S. 6 ff.) Der Wissenschaftler argumentiert wie folgt: Wissenserwerb erfolgt in Situationen, die auch als Situation abgespeichert werden. Situatives Wissen verdrängt das deklarative Wissen, weil die Erinnerung des deklarativen Wissens über das Erinnern der Situation erfolgt. Dieser Vorgang wird unter Zeitdruck oder anderen Belastungsfaktoren begünstigt. Deklaratives Wissen ist dennoch für die Situationsbewältigung nötig: zur Reflexion der eigenen Handlungsweise bzw. bei fehlendem Erfahrungswissen. (Vgl. ebd.) Eine Vernetzung der Schul-Theorie mit der Krankenhaus-Praxis wird vom Gesetz nicht zwingend vorgeschrieben, ist pädagogisch jedoch unabdingbar, um den Auszubildenden Orientierungshilfen anzubieten, den Transfer verantwortungsbewusst zu gestalten.

328 Die Fähigkeit eines Menschen ist zu beschreiben als Vermögen, Disposition, psychische Grundbedingung, einen Handlungsvollzug initiieren und steuern zu wollen. Gleichsam zeigt sie die Neigung eines Menschen, in bestimmten Situationen ein bestimmtes Verhalten zu zeigen. Demzufolge sind Fähigkeiten an Situationen gebunden, die lediglich als Beobachtung wahrnehmbar, interpretierbar und als Attribution zuzusprechen sind als Fähigkeiten in Form der Subjektzentrierung, die sich lebensgeschichtlich unter bestimmten Anlagevoraussetzungen (weiter)entwickeln. Sie sind sowohl in konvergent-anforderungsorientierten (konkrete Zielvorgabe) als auch in divergent-selbstorganisierten (Ziel- und Ergebnisoffenheit) Handlungssituationen denkbar. (Vgl. Erpenbeck/von Rosenstiel 1993, S. XI, S. XXVIII) Ein Blick auf die Teilziele der Ausbildung verdeutlicht, dass sie vollständig dieser Fähigkeitsdimension zuzuordnen sind. Deutlich wird, dass Fähigkeiten an konkrete Handlungssituationen zu koppeln sind. Folglich gehört es zu den Aufgaben der Lernort-Pädagogen, Lernsituationen zu ermöglichen, um dem Ausbildungsauftrag gerecht zu werden. Einmal mehr ist zu problematisieren, dass für die praktische Ausbildung kein Curriculum vorzuhalten war, um Auszubildende mit pädagogisch strukturierten Situationen systematischer zu konfrontieren, einschließlich des Feedbackgesprächs zur Evaluierung und (Weiter)Entwicklung eigener (Pflege)Handlungen.

329 Mit Fertigkeiten werden menschliche Aktivitäten angesprochen, die das Ziel verfolgen, bestimmte Aufgaben zu erfüllen. Es handelt sich um psychophysische Tätigkeits- und Handlungsprozesse, die durch Übung erworben und gefestigt werden. Fertigkeiten werden i.d.R. sensomotorisch „in stereotypen beruflichen Anforderungsbereichen" (Erpenbeck 1993, S. XXVIII) eingefordert, beispielsweise Bewegungsabläufe bei einer Pflegetätigkeit korrekt ausführen können, wie die Durchführung einer Bobathlagerung bei einem Patienten nach Apoplex. (Das Bobath-Konzept wurde für Patienten mit einer Halbseitenlähmung infolge eines Schlaganfalls entwickelt. Spezielle Lagerungsarten und Bewegungsabläufe normalisieren den Muskeltonus, vermeiden und reduzieren die Spastizität. Damit wird dem Patienten die größtmögliche Selbstständigkeit (wieder) gewährt. (Vgl. Asmussen-Clausen 2007, S. 501) Fertigkeiten sind aber auch auf der geistigen Ebene denkbar, wie das Erkennen der Zusammenhänge der Elemente einer Pflegesituation. Die soziale Ebene bezieht sich z.B. auf die Fähigkeit mit einem Patienten in Kontakt treten können. (Vgl. Pschyrembel 2003, S. 232 f.) Fertigkeiten als Verhaltensweise finden in konvergent-anforderungsorientierten Handlungssituationen statt. Fertigkeit heißt aber auch, auf bereits erworbene Bewegungsabläufe jederzeit zurückgreifen zu können. Der Blick auf die Teilziele des Ausbildungsparagrafen verdeutlicht, dass – bis auf den holistischen Aspekt – die psychomotorische Dimension mitgedacht wird.

nen[330] auszurichten, in dem Verständnis, dass „Qualifikationen Positionen eines gleichsam mechanisch abgeforderten Prüfungshandelns, [...] Wissens- und Fertigkeitsdispositionen [sind]" (Erpenbeck/von Rosenstiel 2003, S. XI). Die Auszubildenden waren zu befähigen, in vorgegebenen Pflegesituationen ihr gegenwärtiges Wissen und Können regelgeleitet einzubringen. Eine Begut- achtung des Stoffverteilungsplans, der sich durch eine (grob) stichpunktartige Auflistung zu unterrichtender Inhalte auszeichnet, verdeutlicht, dass die The- men vorrangig nach der (Medizin)Fach(wissenschafts)systematik strukturiert waren, ohne den praktischen Handlungsvollzug lerntheoretisch[331] zu gestalten. (Vgl. Anlage 1 der Ausbildungs- und Prüfungsverordnung, nach ebd., S. 212 ff.) Weder für die theoretische noch für die praktische Ausbildung waren Curricula mit verbindlichen Vorgaben von Ausbildungsinhalten und Qualifikations(lern)- zielen vorgeschrieben.[332]

An der vom Gesetz eingeforderten „verantwortliche[n] Mitwirkung" (Schell 1987, S. 104) ist eine weitere Problematik festzumachen: Der Beruf erhielt keine Legitimation zum eigenständigen Heilberuf, um infolgedessen mit eigener Pfle- geexpertise zu einem gleichberechtigten therapeutischen Berufsgruppenmitglied zu avancieren.[333] Ob dieser bis heute andauernde Zustand Konsequenzen nach

---

330 Die pädagogische Zustandsbeschreibung der Qualifikation wird innerhalb dieses Kapitels (V.2.b.) im Rahmen der Kompetenz(er)klärung aufgegriffen und integriert.

331 Die Legitimation der Lehr- und Lernprozesse leitete sich vorrangig aus alltäglichen Pflege- situationen ab, die die Auszubildenden im Arbeitsalltag zu bewältigen hatten. (Vgl. Keuchel 2006, S. 8; Olbrich 1999, S. 53 f.) So orientierten sich die Themen des Einführungsblocks vornehmlich an den Grundpflegebedarfen stationärer Patienten, wie beispielsweise Durch- führung von Vitalzeichenkontrollen, Essensanreichungen und Ganz-, Teilkörperwaschungen. Dieses Deutungsmuster wurde und wird verstärkt (auch) aus dem Bewusstsein, dass der Aus- zubildende eine Doppelrollenfunktion inne hat: die des Lernenden und die des Arbeitneh- mers, da – wie bereits thematisiert – der Schüler auf dem Stellenplan des Einsatzortes im Akutkrankenhaus anteilig angerechnet wird.

332 Auch wenn beispielsweise dreißig Kranken- und Kinderkrankenpflegeschulen in NRW in einem wissenschaftlich begleiteten Modellprojekt empfehlende Richtlinien (Ende der 1990 Jahre beginnend) umgesetzt haben (vgl. Fischer, Vorwort der Ausbildungsrichtlinie für die staatlich anerkannten Kranken- und Kinderkrankenpflegeschulen in NRW 2003) und davon auszugehen ist, dass auch die nicht teilnehmenden Schulen nach pädagogischen (Selbst)Kon- zepten gearbeitet haben, war diese (Un)Verbindlichkeit curricularer Arbeit vom pädagogi- schen Vermögen und Engagement der Lehrpersonen abhängig.

333 Auf die Problematik der berufsimmanenten Pflegeentscheidungsbefugnis ist einzugehen. Ist eine Blutentnahme, die Durchführung einer Injektion oder eines Verbandwechsels eine klassische Pflegetätigkeit? Diese Frage ist nur rechtswissenschaftlich zu klären. Da es de jure in der Krankenbehandlung keinen arztfreien Bereich gibt, sind sämtliche Pflegetätig- keiten durch den Arzt anzuordnen. (Vgl. Schell 1987, S. 106) Eine juristisch einwandfreie Vorgehensweise erfordert sogar vor der Durchführung einer Ganzkörperwaschung die ärztliche Legitimation. Im Arbeitsalltag gilt die unausgesprochene Regel, dass die Grund-

sich ziehen wird, gilt es abzuwarten. Becker und Meiford attestieren vor dem Hintergrund der fehlenden Handlungsorientierung, die sie berufstypisch an Geschäfts- und Arbeitsprozessen ausrichten wollen, die Entstehung von „Fehlqualifikationen in erheblichem Umfang" (Becker/Meiford 2007, S. 48), mit denen nicht adäquat auf die (zukünftigen) Pflegebedarfe reagiert werden kann; sie warnen zudem vor mangelnden Bewerberzahlen aufgrund des nicht vorhandenen Berufsprofils und der damit einhergehenden Unattraktivität, sich überhaupt für eine Pflegeausbildung zu interessieren. (Vgl. ebd.[334]) Diese angeführten Aspekte erklären, warum trotz Professionalisierungsbestrebungen eine ebensolche ausblieb.[335] Nichtsdestoweniger sind in den letzten Jahren zahlreiche Versuche der Pflegeemanzipation, der Befreiung aus der erwähnten Vormachtstellung der Medizin – mit dem Ziel der berufsgruppenübergreifenden Teamarbeit – unternommen worden. Beispielhaft zu nennen sind die Denk(Streit)schriften der Robert Bosch-Stiftung. Sie forderten 1992 „Pflege braucht Eliten" und war u.a. Impulsgeber für die Akademisierung des Berufsfeldes der Pflege. 2000 verlangte sie „Pflege neu denken" und entwickelte in einer Zukunftswerkstatt Modelle einer verbesserten Pflegeausbildung. Immer im Kontext der Bildungsverortung und damit der Bildungsfinanzierung forderte sie beispielsweise eine für die Pflegeadressaten übergreifende Ausbildung in Form einer generalistischen Pflege:[336] Interessant ist, dass sich diese Veränderungen nur auf die Ausbildungsgestaltung beziehen, systemkritische Machtanalysen des Gesundheitswesens – auch durch

---

pflege mehr oder weniger im Entscheidungsbereich des Pflegepersonals liegt. In der Behandlungspflege ist das problematischer und am Beispiel der Injektion gut darzustellen: Die Anordnung einer intramuskulären Injektion liegt in der Anordnungsverantwortung des Mediziners. Hat er diese Injektion auch selbst durchzuführen? Juristisch darf er im begründeten Einzelfall die Durchführungsverantwortung auf eine bestimmte Pflegeperson übertragen, wenn er im Vorfeld das fachliche Wissen und das praktische Geschick überprüft hat. (Ebd.)

334 Becker und Meiford ziehen in ihren Überlegungen auch die Ausbildung in der Altenpflege mit ein.

335 Ein wesentlicher Beitrag zur Pflegeberufsprofilentwicklung sind Professionsmerkmale in Form einer universitären Ausbildung, Weiterentwicklung des spezialisierten und systematischen Wissens, Fachsprache, kollegiales Führungsprinzip, Arbeitsausrichtung an berufsethischen Regeln, Umsetzung der professionellen Arbeit an den gesellschaftlichen Bedürfnissen, Handlungsmonopol, d.h. die Abgrenzung gegenüber anderen Professionen durch die Übernahme bestimmter Aufgabenbereiche, Zusammenschluss der professionell Tätigen in einer Berufsorganisation und das Berufsprestige in der Gesellschaft. (Vgl. Lauber 2001, S. 103) Die aufgeführten Merkmale treffen auf den Pflegeberuf nur bedingt zu. Das hat u.a. auch damit zu tun, dass sich erst seit den 1990er Jahren Pflegewissenschaften in Deutschland mit der dazugehörigen Pflegeforschung und der Entwicklung von Pflegetheorien etablieren. (Vgl. Bartholomeyczik 1992, S. 322 ff.)

336 Erklärungen zur generalistisch ausgerichteten Pflegeausbildung sind dem nachfolgenden Gliederungspunkt zu entnehmen.

die Pflegewissenschaftler – sind, wenn überhaupt, nur angedeutete Randbemerkungen.[337][338]

Bevor die Ausbildungsnovellierung des Jahres 2003 thematisiert wird, ist abschließend zu erwähnen, dass mit dem 1985er Gesetz erstmalig die häusliche Krankenpflege Bestandteil der praktischen Einsatzorte wurde. So lautet es aus dem Deutschen Bundestag: „Die häusliche Krankenpflege, insbesondere durch Sozialstationen, gewinnt immer größere Bedeutung. Die immerhin dreijährige Ausbildung muß daher nicht nur zur Pflege in der stationären, sondern auch in der ambulanten Krankenversorgung befähigen, ohne daß es einer zusätzlichen Weiterbildung bedarf." (Deutscher Bundestag 1985, zit. nach Schell 1987, S. 85) Damit ist der (Pflege) „Nutzwert" angesprochen, um den – bis heute stetig steigenden – Pflegebedarfen der ambulanten Versorgung zu entsprechen. Welchen Stellenwert erhält dieses Faktum in der gegenwärtigen Ausbildungsgesetzgebung angesichts verkürzter Verweildauerzeiten in Krankenhäusern, die eine initiierte Folgeerscheinung des G-DRG-Finanzierungssystems sind (vgl. Kapitel VI.1.)?

2. Krankenpflegegesetz 2003 und Betrachtung perspektivistischer Ausbildungsbedingungen

a. Ausbildungsintentionen

An der Modifikation des Krankenpflegegesetzes 2003[339] und an zukünftigen, bereits angekündigten Bestrebungen einer generalistischen Ausrichtung der Pflege-

---

337 Weidner, Professor für Pflegewissenschaften, weiß in seinem Festvortrag „Pflegewissenschaft und kirchliche Träger – zwischen Anspruch, Wirklichkeit und Aufbruch" zu berichten: „Erst wenn wir dem impliziten gesellschaftlichen Auftrag nach einer gesicherten, verantwortbaren, wirkungsvollen und bezahlbaren pflegerischen Versorgung von Menschen nachweisbar nachkommen, wird die Gesellschaft bereit sein, der Pflege auch weitere Strukturen, wie etwa Pflegekammern, zuzugestehen. Am Anfang aber muss das professionelle Handeln stehen!" (Weidner, 2007, S. 4) Das birgt in sich die Gefahr, dass Pflegewissenschaften sich (selbst!) gesellschaftskonform ausrichten. Kritisches Mitdenken heißt nicht a priori gegen eine Gesellschaft sein, wohl aber die Rahmenbedingungen, die der Pflege „vorgesetzt" werden, zu hinterfragen und (Macht)Interessen zu thematisieren.

338 Dem Verfasser sind keine Bestrebungen der Mediziner bekannt, die Pflegeberufsgruppe dahingehend zu unterstützen, ein Heilberuf zu werden. Vor dem Hintergrund des umkämpften Wissens-Macht-Komplexes nachvollziehbar, wird an die diskursanalytischen Schriften Foucaults zur (un)bewussten Wahrheitsproduktion gedacht. Erläuternde Ausführungen seiner Theorie sind dem Kapitel I.3, II.1.c zu entnehmen.

339 Unter Beibehaltung der europäischen Mindestdauer für Ausbildungszeiten von 4600 Stunden kam es zu einer Verschiebung der Stundenanteile: Die theoretische Ausbildung wurde von

ausbildungen,[340] werden die Orientierungen einer ökonomisch-funktionalistischen Verzweckung des Ausbildungsberufes zur Absicherung gesellschaftlich-prospektiver Pflegebedarfe deutlich. Diese gilt es kritisch-reflektierend zu beobachten[341] und gleichsam einen Bildungsanspruch einzufordern bzw. umzusetzen, um Krankenpflegeschulen nicht auf reine „Zuliefererbetriebe" zu reduzieren.

Dass die Pflegeleistungserbringung zukünftig an Bedeutung gewinnen wird, ergibt sich aus der Situation der hiesigen Bevölkerungsentwicklung. Die Alters-

---

1600 auf 2100 Stunden erhöht, im Gegenzug die praktische Ausbildung reduziert. Gleichzeitig wurden ein Allgemeiner Bereich und ein Differenzierungsbereich eingeführt, ohne jedoch „die Ausbildungsinhalte selbst zeitlich und sachlich den einzelnen Ausbildungsjahren zuzuordnen." (Bundesrat, Drucksache 578 / 03, vom 13.08.03, S. 27) Mit dieser Vorgehensweise sollten die Schulen einen größeren Gestaltungsrahmen erhalten (vgl. ebd.), der dann allerdings durch die Ausbildungsrichtlinie für die staatlich anerkannten Kranken- und Kinderkrankenpflegeschulen in NRW – im Rahmen der Durchführungsverantwortung – eingeschränkt wurde. Demnach ist der Allgemeine Bereich (integrierte Ausbildungsphase) in den ersten beiden Ausbildungsjahren durchzuführen und unterscheidet nicht mehr zwischen der Gesundheits- und Krankenpflege bzw. Gesundheits- und Kinderkrankenpflege. Erst im dritten Jahr erfolgt die adressatenbezogene Ausbildung (500 Stunden Theorie, 700 Stunden Praxis), die auf dem entsprechenden Berufsabschluss vorzubereiten hat. (Vgl. § 1 und Anlage A und B KrPflAPrV, BGBl I, Nr. 55, 2003) Damit wird die erste Phase der Zusammenlegung der Pflegeausbildungen eingeleitet. (Vgl. Deutscher Bundestag Drucksache 15/13, 2002, S. 17)

340 Der Koalitionsvertrag zwischen CDU, CSU und FDP kündigt für die 17. Legislaturperiode eine grundlegende Modernisierung und Zusammenführung der Pflegeausbildungsberufsgesetze an. (Vgl. ebd., 2009, S. 84) Bereits 1998 wurde im Rahmen der Koalitionsvereinbarungen eine perspektivisch angedachte Zusammenlegung der Kranken-, Kinderkranken- und Altenpflegeausbildung strukturell vorbereitet und eingeleitet, und zwar durch die Angleichung der Ausbildungsgesetze bzgl. Verteilung der theoretischen und praktischen Ausbildungsstunden, Lernbereiche und Einsatzorte: Das Bundesaltenpflegegesetz von 2003 gliedert die Ausbildung analog zur Gesundheits- und Krankenpflege in 2100 Stunden Theorie und 2500 Stunden Praxis. Gemäß § 7 des AltPflG und § 6 des KrPflG werden gleichwertige Ausbildungen angerechnet. So ist nur noch ein Jahr Ausbildung (auf Antrag) erforderlich, um den berufsbenachbarten Abschluss zu erwerben. Andererseits durch die Vergabe und (Teil) Finanzierung sog. Bundesmodellprojekte: Im Rahmen der Nutzung gesetzlicher Modellklauseln wurden generalistische Pflegeausbildungen im Ausdruck einer adressaten-, altersgruppen- und versorgungsstrukturübergreifenden Pflegeversorgung entwickelt, bis Mitte 2008 umgesetzt und evaluiert: Modellprogramm „Pflegeausbildung in Bewegung". (Vgl. www.deutscherbundestag.de – Drucksache 15/13 vom 25.10.2002, S. 17; Gesetz über die Berufe in der Altenpflege, BGBl. 2003, Teil I Nr. 44 vom 04.09. 2003, § 4 Modellklausel; Gesetz über die Berufe in der Krankenpflege und zur Änderung anderer Gesetze, BGBl. 2003, Teil I Nr. 36 vom 21. 07. 2003, § 4 Modellklausel; Modellvorhaben des BMFSFJ „Weiterentwicklung der Pflegeberufe – Erprobung neuer Ausbildungsmodelle in der Alten-, Kranken- und Kinderkrankenpflege, Ausschreibung vom 12.06.2003 im Bundesanzeiger Nr. 107)

341 In der beruflichen Bildung ist einer Ausbildungszweckrationalität in aller Deutlichkeit eine Forderung entgegenzusetzen, nämlich „Wissen von Fakten und Einsicht in Funktionszusammenhänge[n], jedoch zugleich Widerstand dagegen, alles auf sie zu reduzieren." (Peukert 1984, S. 134)

pyramide zeigt, dass diese in den nächsten Jahrzehnten – insbesondere in der Gruppe der älteren, alten und hochbetagten Menschen – ansteigen wird. (Vgl. Statistisches Bundesamt 2006, S. 22 f.) Krankheitsbilder im zunehmenden Alter sind vorrangig degenerative Erkrankungen,[342] die mit erhöhten Pflegeerfordernissen vor allem im Kontext alterstypischer Multimorbiditäten[343] einhergehen. So wird es im Jahr 2020 ca. 1 Million zusätzlich pflegebedürftiger Menschen geben, diese Gruppe wird bis 2050 auf rund 4,7 Millionen Mitglieder ansteigen. (Vgl. Deutsches Institut für Wirtschaftsforschung 2001, S. 1 f.) Die Enquete-Kommission des Deutschen Bundestages zum demografischen Wandel prognostiziert ebenfalls einen deutlichen Anstieg des Pflegebedarfs. Das angeführte Zahlenwerk fällt hier moderater aus: Es wird ein Anstieg von zurzeit ca. 1,8 Millionen Pflegebedürftigen auf ca. 3 Millionen bis 2040 und 3,5 Millionen bis 2050 erwartet. Diese Bilanz ist im Kontext des sozialen (Pflegeversorgungs) Wandels zu betrachten. Bisher scheint es eine (un)ausgesprochene Regel zu sein, dass die Pflegeleistungen von den weiblichen Gesellschaftsmitgliedern zu erbringen sind, denn 80% die Pflege übernehmender Personen sind Frauen (vgl. Deutsches Institut für Wirtschaftsforschung 2001, S. 4): „Weit überwiegend sind dies die Töchter oder Schwiegertöchter (33%), die Ehefrauen (20%) oder Mütter (11%). Dazu ist anzumerken, dass fast 70% der Laien-Pflegepersonen sich im erwerbsfähigen Alter befinden." (Ebd.) Im Zuge sich manifestierender beruflicher Tätigkeiten der Frauen verändert sich dieses Bild, so dass auf die familiäre Pflegeressource nicht (mehr) uneingeschränkt zurückgegriffen werden kann. Infolgedessen ist die laienhafte Pflege sukzessiv in die professionelle Pflege zu überführen, eine Situation, die durch die Zunahme von Klein(st)haushalten bereits eingeleitet wurde. (Vgl. ebd.; Robert Bosch Stiftung 2000, S. 142; Becker 2007, S. 33) In diesem Kontext stellt sich die Frage, welchen Status pflegebedürftige Bürger,[344] insbesondere im Ausdruck qualitativer Dienstleistungserbringung, er-

---

342 Degeneration im medizinischen Sinn ist die Bezeichnung für die Rückbildung und den Verfall von Zellen, Geweben und Organen. So kann ein Abbau oder ein Funktionsverlust erfolgen aufgrund von chronischen Schädigungsfaktoren oder durch unzureichenden Gebrauch. Degenerative Erkrankungen im Alter sind beispielsweise „Abnutzungserscheinungen" des Knochenapparates, aber auch Abnahme der Knochendichte oder der Muskelmasse. Degeneration im Gefäßsystem zeigt sich in Form einer Arteriosklerose: Diese Gefäßablagerungen erzeugen eine Blutdruckerhöhung, die wiederum einen Apoplex (Schlaganfall) begünstigt. Eine Demenz (chronisch fortschreitend verlaufende Veränderung des Gehirns mit der Reduktion von früher erworbenen kognitiven Fähigkeiten) zählt ebenso zu den degenerativen Erkrankungen. (Vgl. Pschyrembel 2004, S. 372, 376; Pflege heute 2007, S. 157)
343 Multimorbidität beispielsweise in Form einer rheumatischen Erkrankung der Gelenke und einer Hypertonie und/oder eines Altersdiabetes und/oder einer demenziellen Veränderung (bis zur ausgeprägtesten Form, der Alzheimer-Demenz).
344 Dass die Sicherung der Pflegeleistungen an gesellschaftlich-ökonomischer Relevanz gewinnt, ist daran zu erkennen, dass die Pflegeversicherung seit ihrer Einführung 1995 immer wie-

halten sollen. Dazu gibt der Koalitionsvertrag zwischen CDU, CSU und FDP der gegenwärtigen Legislaturperiode Auskunft und wohl auch die zukünftige Richtung vor: „Wir werden dafür sorgen, dass ausländische Hilfskräfte ebenso wie pflegende Angehörige oder deutsche Hilfskräfte auch notwendige pflegerische Alltagshilfen erbringen können." (Ebd. 2009, S. 85) Und weiter heißt es: „Bei der Qualitätsprüfung muss die Ergebnisqualität Vorrang vor der Strukturqualität haben." (Ebd.) Es entbehrt jeglichen qualitätsorientierten Verständnisses, die Strukturqualität unter die Ergebnisqualität zu positionieren. Mit der Strukturqualität werden u.a. die personellen Mittel subsumiert, die zur Umsetzung einer Prozessqualität (Schritte zur Zielerreichung) erforderlich sind, um überhaupt eine Ergebnisqualität erreichen zu können. (Vgl. Hochreutener 2001, S. 447 f.) Es ist zu befürchten, dass zugunsten der Finanzierbarkeit des Pflegeversorgungsauftrags die Qualität der Pflegeleistung reduziert wird. Ist davon auszugehen, dass diese als sog. „3-S-Pflege: satt, sicher, sauber" konnotiert werden wird? Dieser Eindruck drängt sich auf, wenn weitere Aussagen des Koalitionsvertrages, hier zur „Menschenwürdige[n] Hospiz- und Palliativversorgung" (ebd., S. 82), hinzugezogen werden. Abgesehen davon, dass solche Zustandsbeschreibungen nicht konkretisiert werden und somit Hülsenwörtern gleichkommen, heißt es: „Die bestehenden Regelungen [...] müssen ohne überzogene Anforderungen zügig umgesetzt [...] werden. Die ehrenamtlich Tätigen [...] spielen hierbei eine wichtige Rolle." (Ebd.) Es stellt sich die Frage, was unter überzogenen Ansprüchen zu verstehen ist und wer diese festsetzt, wenn gleichsam Menschenwürde als Perspektive ausgerufen wird. Ist eine psychosoziale Begleitung Sterbender – als entscheidender Parameter einer individualisierend ausgerichteten Betreuung – eine überzogene Maßnahme und damit aus dem zu finanzierenden Leistungskatalog zu entfernen? Wird diese – bei unabdingbarer Einforderung bzw. als Anspruch trägerspezifischer Leitbilder – auf die Gruppe der ehrenamtlich Tätigen delegiert? Hiermit könnte sich die Tradierung eines Pflegeverständnisses andeuten, dass die zwischenmenschliche Interaktion mit der kostenneutralen Nächstenliebe verbindet, die von weiblichen, ehrenamtlichen Gesellschaftsmitgliedern zu übernehmen ist. (Vgl. Ekert/Ekert 2005, S. 300 f.) So wichtig das Ehrenamt für eine

---

der auf die politische Agenda gesetzt wird. (Vgl. Koalitionsvertrag zwischen CDU/CSU/FDP 2009; Bundesministerium für Gesundheit: „Pflegereform gibt pflegebedürftigen Menschen bessere Betreuung, mehr Leistungen – ein Stück Heimat" vom 17.10.2007, www.bund.de, abgerufen am 25.10.09)
Die Betonung des Vorrangs häuslicher Pflege ist dem § 3 SGB XI (Soziale Pflegeversicherung) zu entnehmen. Der Gesetzgeber hat bereits seit den 1990iger Jahren über die sog. Gesundheits(struktur)reformen einrichtungsübergreifende Versorgungsstrukturen eingefordert (vgl. www.sozialgesetzbuch.de – SGB V Gesetzliche Krankenversicherung, 2004, § 140a ff.) und unterdessen ein Versorgungsmanagement verbrieft. (Vgl. www.bundesrat.de – Drucksache 75/07, § 11, S. 3 vom 02.02.2007)

wohlfahrtsorientierte Gesellschaft auch ist, sollte dieses den Status des flankierenden Elements nicht überschreiten. Die Lebensbegleitung Sterbender ist eine anspruchsvolle Aufgabe – wie in den thanatologischen und thanatagogischen Auseinandersetzungen dieser Arbeit deutlich wurde (Kapitelfolge III. und IV.) – und von geschulten Pflegefachpersonen[345] auszuführen, die zudem qualifiziert sind, um Angehörige beraten und anleiten zu können. An dieser Stelle zeigt sich einmal mehr das Dilemma der unzureichenden Pflegeprofessionalisierung in Deutschland: Solange keine Definition vorliegt, was unter Pflege zu verstehen ist, solange der Gesetzgeber keine Strukturen schafft, Vorbehaltsaufgaben zu benennen und diese juristisch absichert, wird der Pflegegruppe vorenthalten, sich mit eigener Pflegeexpertise gleichberechtigt in ein therapeutisches Behandlungsteam einzubringen. (Vgl. Bourgett 2003, S. 12) Mit dem Krankenpflegegesetz wird lediglich die Berufsbezeichnung geschützt,[346] nicht jedoch die Berufstätigkeit in Form von Pflegehandlungen. (Vgl. Ratzel/Knüpper 2008, S. 179; § 1 KrPflG, BGBl I Nr. 36, 21.07.03, S. 1442)[347] [348] Das nimmt wunder, wenn die gesetzlich

---

345 In Abgrenzung zu interessierten und engagierten Personen, die in mehrtägigen Kursabenden Grundlagen einer Sterbebegleitung vermittelt bekommen und ihre Erfahrungen in regelmäßig einberufenen Sitzungen austauschen. [Vgl. ambulante Hospizdienste, die dem St. Vincenz-krankenhaus Paderborn (bis zum 31.10.2010), dem St. Johannisstift Paderborn und seit Mai 2011 dem Brüderkrankenhaus St. Josef Paderborn (in Kooperation mit dem Caritasverband Paderborn) angeschlossen sind. Informationen über die Fortbildungskonzepte sind über die krankenhausspezifischen Internetpräsenzen einsehbar.]

346 Die Berufsbezeichnung ändert sich: aus der Krankenschwester wird die Gesundheits- und Krankenpflegerin. (Vgl. § 1 KrPflG 2003, BGBl I Nr. 36, 21.07.03, S. 1442)

347 Professionalisierungskriterien sind weiter auszugestalten, damit ein Berufsprofil entstehen kann, um eine eindeutige Abgrenzung der 3-jährig Ausgebildeten gegenüber den zunehmenden Pflegeassistenzberufen zu ermöglichen. Neben der einjährigen Ausbildung zum Gesundheits- und Krankenpflegeassistenten (vgl. GesKrPflassAPrV, Gesetz- und Verordnungsblatt NRW 2008, S. 652) zählen zu den neu entstandenen Assistenzberufen u.a. sog. Servicekräfte, Operationsassistenten, Anästhesieassistenten. Becker gibt dazu einen informativen Überblick. (Vgl. Becker 2007, S. 37 ff.) Diese Entwicklung ist auf zwei Problembereiche zurückzuführen: Einerseits die ökonomisch begründete Übernahme von Pflegetätigkeiten durch einfachere Ausbildungsgänge und andererseits die fehlende Profilierung der 3-jährig ausgebildeten Pflegepersonen. Es stellt sich – aufgrund fehlender Qualitätskriterien – zu Recht die Frage, ob für die Durchführung einer Ganzkörperwaschung oder für eine Essensanreichung eine mehrjährig ausgebildete Pflegekraft erforderlich ist. Der Blick auf den Arbeitsalltag verdeutlicht, dass Schüler im ersten Ausbildungseinsatz, als – um mit Benner zu sprechen – Neuling mit genannten Arbeitstätigkeiten unabhängig von der theoretischen Zurüstung konfrontiert werden. (Vgl. Benner 2000, S. 41) Becker bringt es auf dem Punkt: „’Berufliche Handlungskompetenz’ unter Marktbedingungen, funktional geprägter Arbeitsorganisation und betrieblicher Gewinnausrichtung buchstabiert sich zuerst nach den Regeln von Leistungsfähigkeit, Flexibilität und operativer Autonomie in der gesundheitsbezogenen beruflichen Dienstleistung." (Becker 2007, S. 8) Und er folgert: „Berufliches Wissen und berufliche Kompetenz dienen unter diesen Voraussetzungen nicht mehr der möglichst vollständigen Abbildung von

verankerten Ausbildungsintentionen hinzugezogen werden. Erstmalig kommt es zu einer Hervorhebung eigenverantwortlich auszuführender Handlungen: „Erhebung und Feststellung des Pflegebedarfs, Planung, Organisation, Durchführung und Dokumentation der Pflege" (§ 3 KrPflG, Bundesgesetzblatt Jahrgang 2003, Teil I Nr. 36, S. 1444), „Evaluation der Pflege, Sicherung und Entwicklung der Qualität der Pflege" (ebd.), „Beratung, Anleitung und Unterstützung von zu pflegenden Menschen und ihrer Bezugspersonen in der individuellen Auseinandersetzung mit Gesundheit und Krankheit" (ebd.) sowie der „Einleitung lebenserhaltender Sofortmaßnahmen bis zum Eintreffen [...] des Arztes". (Ebd.) In diesen Zielsetzungen wird der Pflegeprozess,[349] der bereits im 1985er Gesetz eingeführt wurde, akzentuierter herausgestellt. Zudem wird die Patientenedukation[350] the-

---

disziplinärem oder Fächerwissen, sondern an erster Stelle dem Verständnis, der Planung und der Erledigung berufsspezifischer und einsatzgebietstypischer Arbeits- und Geschäftsprozesse." (Ebd.) Ein weiterer Problembereich verschärft diese Situation: Aufgrund des zunehmenden Ärztemangels in deutschen Krankenhäusern (vgl. Deutsches Krankenhausinstitut 2006, S. 60) wird eine Arbeitsverlagerung bestimmter ärztlicher Tätigkeiten auf die 3-jährig Ausgebildeten diskutiert, diese wiederum werden vermehrt sog. grundpflegerische Tätigkeiten an Assistenzberufe übertragen (müssen). Ob die Pflege damit ihr Profil schärfen kann, gilt es abzuwarten; der Eindruck der situativen kompensatorischen Problemlösung (Ärztenotstand) drängt sich auf. In diesem Kontext ist die zum 01.07.08 auf den Weg gebrachte gesetzliche Grundlage zur Neuordnung von Aufgaben des Ärztlichen Dienstes, hier das Pflege-Weiterentwicklungsgesetz, zu verorten. In Modellvorhaben soll die Übertragung von Heilkunde an Pflegepersonen im Ausdruck „erweiterter Kompetenzen" (Artikel 15 /I/, BGBl I Nr. 20, ausgeben am 30.05.08) erprobt und ggf. in die regulären Pflegeausbildungen – mit entsprechend zeitlicher Ausbildungsverlängerung – implementiert werden. (Vgl. ebd., Artikel 15 /3.a/)

348 Mit der Darstellung eines attraktiven, alltagstauglichen Berufsprofils kann ein Beitrag geleistet werden, die Ausbildungsnachfrage und die Berufsverweildauer zu erhöhen. Dazu das Deutsche Institut für Wirtschaftsforschung: „Eine Aufwertung der Pflegedienstmöglichkeiten scheint erforderlich zu sein, um qualifiziertes Personal für die entsprechenden Berufsfelder gewinnen zu können." (Ebd. 2001, S. 1) Damit wäre gleichsam die professionelle Pflege dauerhaft gesichert.

349 Der Pflegeprozess als Instrument professioneller Pflegehandlungen besteht aus den Phasen Informationssammlung, Erkennen von Problemen und Ressourcen des Patienten, Festlegung der Pflegeziele, Planung der Pflegemaßnahmen, Durchführung der Pflege und die Beurteilung der Wirkung der Pflege auf den Patienten. Dieses Modell wurde in den 1960er Jahren von Fichter und Meier entwickelt und fand eine große Akzeptanz im deutschsprachigen Raum. Der Ursprung ist im amerikanischen pflegewissenschaftlichen Diskurs der 1950er Jahre zu suchen, eine weltweite Verbreitung erfolgte in den 1970er Jahren durch die WHO. (Vgl. Fichter/Meier als Standardwerk 1981; König, Peter 2007, S. 298)

350 Abt-Zegelin hat auf die Sinnhaftigkeit einer Patienteneducation am Tag der Pflege „2012 – Wieviel Pflege braucht das Land? – Handlungsfelder der Pflege im Wandel der Zeit" am 07.11.2007 in Trier bei ihrem Vortrag „Konsequenzen für Pflegehandeln: Patientenedukation" unter Hinzuziehung des „Brustkrebsprojektes" eindrucksvoll verwiesen. Siehe dazu die Veröffentlichung ‚Das Schweigen der Pflege'. Psychosoziale Begleitung im Disease-Management-Programm ‚Brustkrebs' (2004).

matisiert und der Gesundheitsaspekt explizit genannt. Pflegerische Interventionen im Rahmen von Beratungsgesprächen können allerdings – nach wie vor – nur in einem medizinisch legitimierten (und damit juristisch abgesicherten) Rahmen stattfinden. Wird mit diesen Aufgaben das Pflegeprofil geschärft? Wohl kaum, denn die Dokumentation der Pflege im gegenwärtigen Finanzierungs- und Dokumentationssystem im Ausdruck der G-DRGs stabilisiert letztlich über die sog. pflegerelevanten Nebendiagnosen die ärztliche Fallzuordnung. Dieses Prozedere wird im Kapitel VI.1. herausgearbeitet, ebenso der eklatante Zustand, dass im Abrechnungssystem kein eigenständiger Pflegefaktor integriert wurde. (Vgl. Schanz/Schreiber 2008, S. 265; Peters-Alt 2005, S. 51) Zur eigenverantwortlichen Ausführung ist anzumerken, dass diese als arbeitsrechtliches Grundprinzip zu bezeichnen ist: Jeder Erfüllungsgehilfe hat die Durchführung einer Tätigkeit eigenverantwortlich zu übernehmen und wird für fahrlässiges bzw. vorsätzliches defizitäres Verhalten (juristisch) sanktioniert. (Vgl. www.arbeitsrecht.de – Rechtslexikon/Haftung –, eingesehen am 27.10.09) Damit ist festzuhalten, dass mit der Hervorhebung eines eigenverantwortlichen Pflegebereichs keine Eigenständigkeit der Pflege im Ausdruck beruflicher Gleichberechtigung, einschließlich der Erstellung von Pflegeexpertisen, gegeben ist. Die Abhängigkeit zur Medizin wird fortgesetzt.

Den genannten Ausbildungszielkonkretisierungen[351] geht eine übergeordnete Intention voraus: „Die Ausbildung [...] soll entsprechend dem allgemein anerkannten Stand pflegewissenschaftlicher, medizinischer und weiterer bezugswissenschaftlicher Erkenntnisse fachliche, personale, soziale und methodische Kompetenzen zur verantwortlichen Mitwirkung insbesondere bei der Heilung, Erkennung und Verhütung von Krankheiten vermitteln. Die Pflege [...] ist dabei unter Einbeziehung präventiver, rehabilitativer und palliativer Maßnahmen auf die Wiedererlangung, Verbesserung, Erhaltung und Förderung der physischen und psychischen Gesundheit der zu pflegenden Menschen auszurichten. Dabei sind die unterschiedlichen Pflege- und Lebenssituationen sowie Lebensphasen und die Selbständigkeit und Selbstbestimmung der Menschen zu berücksichtigen." (§ 3 KrPflG, BGBl I Nr. 36, 21.07.03, S. 1443 f.) Deutlich wird zum einen die (pflege)wissenschaftliche Anbindung der Ausbildungsinhalte, zum anderen die Ausweitung des Pflegeauftrags, der sich von der Prävention bis zur Palliation unter Berücksichtigung unterschiedlichster pflegeeinfordernder Lebenssi-

---

351 Zur weiteren angeführten Differenzierung des Ausbildungszielparagrafen: Die mitverantwortliche Ausführung richtet sich auf die „eigenständige Durchführung ärztlich veranlasster Maßnahmen" (§ 3 KrPflG, BGBl I Nr. 36, 21.07.03, S. 1444), „Maßnahmen der medizinischen Diagnostik, Therapie oder Rehabilitation" (ebd.), „Maßnahmen in Krisen- und Katastrophensituationen" (ebd.) sowie „interdisziplinär mit anderen Berufsgruppen zusammenzuarbeiten und dabei multidisziplinäre und berufsgruppenübergreifende Lösungen von Gesundheitsproblemen zu entwickeln" (ebd.).

tuationen bewegt. Damit wird die perspektivistische Ausrichtung auf den sog. Pflegegeneralisten vorbereitet, denn die Ausbildungsgestaltung hat – wie bereits angeführt – eine pflegezusammenführende/integrierte und eine (noch) adressantenorientierte/differenzierte Phase zu berücksichtigen. (Vgl. Ausbildungsrichtlinie [...] NRW 2003, S. 8) Dieses Ansinnen bewertet Becker als „Anmaßung, als Beruf für geradezu alle aus dem gesundheitlichen Lot geratenen Lebenssituationen in allen Altersstadien zuständig zu sein." (Becker 2003, S. 16) So bewertet auch die Deutsche Krankenhausgesellschaft, die insbesondere infolge der Spezialisierungen im Gesundheitswesen eine Pflegezusammenführung problematisiert, eine „Diversifikation der [Pflege]Berufsbilder" (DKG 2003, S. 2) als Pflegeprofil schärfende Chance.

Wird die übergeordnete Ausbildungsintention pädagogisch betrachtet, fällt auf, dass die Unterrichtsprozesse kompetenzorientiert erfolgen sollen. Damit wird in Analogie zum Berufsbildungsgesetz der Übergang von der Qualifikation zur Kompetenz ausgerufen.[352] Die erwartete Zustandsbeschreibung wird durch

---

352   Wenn in den ausgehenden 1980er Jahren das Postulat der Handlungsorientierung zunehmend mit der Prämisse fokussiert wurde, fächerverknüpfend, fächerübergreifend, fächerintegrativ zu unterrichten, verfolgt die Kultusministerkonferenz (KMK) nun die Zielsetzung der Handlungskompetenz. (Vgl. Beckheuer 2001, S. 4, 6; Schelten 1994, S. 161 ff.) Diese wird verstanden „als die Bereitschaft und Fähigkeit des einzelnen, sich in beruflichen, gesellschaftlichen und privaten Situationen sachgerecht durchdacht sowie individuell und sozial verantwortlich zu verhalten. Handlungskompetenz entfaltet sich in den Dimensionen von Fachkompetenz, Personalkompetenz und Sozialkompetenz." (KMK 2000, S. 9) Seit 2004 gebraucht die KMK die Bezeichnung Humankompetenz anstatt Personalkompetenz.
Kompetenz und Qualifikation werden separiert. Kompetenz wird im Verständnis eines Lernerfolgs, der zum eigenverantwortlichen Handeln in beruflichen, gesellschaftlichen und privaten Situationen befähigt, verwendet. Qualifikation wird im Verständnis eines Lernerfolgs, festgemacht an dessen Nützlichkeit und Verwertbarkeit in beruflichen, gesellschaftlichen und privaten Situationen, gebraucht. (Vgl. ebd.)
Der Ansatz der Handlungskompetenz als zentraler Aufgabe der Berufs(schul)bildung wurde von der bundesdeutschen Kultusministerkonferenz erstmalig 1996 als Handreichung veröffentlicht, im Jahr 2000 erneut bestätigt. Demzufolge hat der berufsbezogene Unterricht nach wie vor Berufshandlungen zu fokussieren, jetzt aber unterliegen die Rahmenlehrpläne der Lernfeldstrukturierung. Typische berufliche Handlungen werden ermittelt, diese zu Lernfeldern zusammengefasst, die aus Zielsetzungen, Inhalten und Zeitrichtwerten bestehen. Aus den Lernfeldern wiederum sind Lernsituationen, als curriculare Elemente, zu ermitteln, von denen (komplexe) Handlungen abzuleiten sind, die Gegenstand des (auf Problemlösung unter Einbezug holistischer Aspekte ausgerichteten) Unterrichts werden. Neben dieser handlungssystematischen Strukturierung soll auch die (notwendige) fachimmanente Denkweise Berücksichtigung finden. (Vgl. ebd., S. 10) Somit wird die Handlungsorientierung konsequent(er) umgesetzt, der Unterricht folgt nicht mehr der Tradition der Fächerausrichtung, sondern erhält seine Vorstrukturierung in Form von Lern(handlungs)feldern. Straka problematisiert den Umgang mit dem Kompetenzkonstrukt: „Die Handlungskompetenzdefinition der KMK vernebelt damit mehr als sie klärt, was auch zur Folge hat, dass derartige Kompetenzbeschreibungen

Anführung von Kompetenzklassen erklärt, die es zu „vermitteln" (§ 3 KrPflG, BGBl I Nr. 36, 21.07.03, S. 1443) gilt. Da erstens weder im Gesetzestext eine Bezugsquelle zum Kompetenzverständnis auszumachen ist, zweitens ausgeblendet wird, dass Kompetenzen nicht zu vermitteln sind, und drittens in der Durchführungsverordnung des Landes NRW Kompetenzen gar dem „Konzept der Schlüsselqualifikationen" (Ausbildungsrichtlinie [...] NRW 2003, S. 9) untergeordnet werden, ist es erforderlich, den Begriff der Kompetenz mit dem der (Schlüssel)Qualifikation in Verbindung zu bringen und zu überlegen, wie pädagogische Prozesse kompetenzorientiert gestaltet werden können. Notwendig erscheint auch eine Bewertung der vermeintlichen Allianz zwischen Kompetenz und Subjekt(bildung).

b. Kompetenz(er)klärung in kritischer Perspektive

Erpenbeck und von Rosenstiel[353] vertreten ein Kompetenzverständnis,[354] bei dem es sich „um spezifische Fähigkeiten oder Dispositionen handelt, in offenen, un-

---

weder für Diagnostik noch für die Entwicklung von Bildungsstandards Richtschnur bilden können." (Straka 2005, S. 4)

353 Ende 2007 erschien das „Handbuch Kompetenzmessung" der Wissenschaftler John Erpenbeck und Lutz von Rosenstiel in der zweiten Auflage und avancierte zum wissenschaftlich übergreifenden Standardwerk. Darüber hinaus greift die Pflegewissenschaftlerin Hundenborn, die die Strukturen der Pflegeausbildungen in NRW (mit)gestaltet, in ihren Publikationen und Vorträgen den Kompetenzansatz genannter Autoren auf. (Vgl. Hundenborn 2007, S. 145 ff.)
Im Curriculum des Modellversuches „Erprobung einer Ausbildung in der Alten-, Kranken- und Kinderkrankenpflege mit generalistischer Ausrichtung" im Paderborner Raum verwendet Hundenborn das Kompetenzverständnis des Schweizer Erziehungswissenschaftlers Hansrüdi Kaiser, der den lerntheoretischen Ansatz des situativen Wissenserwerbs vertritt: Neuartige Situationen werden durch Rückgriff auf erfolgreiche Handlungsstrategien früherer Situationen bewerkstelligt. Abstrakte Lernzielbeschreibungen werden durch konkrete Kompetenzen ersetzt, um Lernwege für Schüler zu initiieren, die einen (leichteren) Transfer von einem (theoretischen) Ausbildungskontext (Schule) in den praktischen Ausbildungskontext (Station) ermöglichen. Diesbezüglich sind didaktisch aufbereitete Pflegesituationen, die dem konkreten Arbeitsalltag ähneln, Fokus des Unterrichtsgeschehens. (Vgl. Hundenborn/Brühe 2004, S. 46 f.)

354 Im gegenwärtigen Diskurs werden Kompetenzen in zwei Hauptgruppen unterteilt: 1. Fähigkeits- und tätigkeitsbezogene Kompetenz, die wiederum segmentiert wird: a) Kompetenz als Fähigkeit, (Berufs)Situationen zu bewältigen. Demzufolge haben Erziehungs- und Bildungsprozesse die Aufgabe, in Lehr- und Lernprozessen Handlungsfähigkeiten in Form von Persönlichkeitseigenschaften entwickeln zu lassen. Dieser Kompetenzansatz wird in der derzeitigen Debatte am häufigsten vertreten. b) Kompetenz als Fähigkeit, Situationen zu erzeugen. Erläuterungen dazu im Textverlauf dieses Kapitels. (Vgl. Vonken 2005, S. 18) 2. Zuständigkeits-

sicheren, neuartigen oder unerwarteten Situationen auf selbstorganisierte Weise kreativ und innovativ zu handeln." (Erpenbeck/von Rosenstiel 2007, S. XI) Unter Bezugnahme auf Weinert konstatieren die genannten Autoren, dass erst dann von Kompetenz gesprochen werden sollte, wenn sämtliche Kompetenzklassen[355] – personal, fachlich-methodisch, sozial-kommunikativ, aktivitäts- und umsetzungsorientiert[356] – zur Bewältigung einer Situation benötigt werden. (Vgl. Weinert 2001, in: Erpenbeck/von Rosenstiel 2003, S. XXXI) Dabei ist zu bedenken, dass sich kompetentes Handeln erst dann entfalten kann, wenn die Ebene der Qualifikation überschritten wird. Dazu ist es erforderlich, den Unterschied zwischen den genannten Zustandsbeschreibungen herauszuarbeiten.

Qualifikationen sind „Fähigkeits- und Fertigkeitsbündel für geplante und weitgehend überschaubare Arbeitszusammenhänge, die gegenüber dem Subjekt und seiner konkreten betrieblich-gesellschaftlichen Handlungssituation verselbständigt sind" (Ludwig 2002, S. 96). Davon ableitend bzw. ergänzend sind folgende Merkmale zu benennen:

- arbeitsplatz- und tätigkeitsbezogene, funktional-normierte Positionsbestimmung;
- mechanisch abzuforderndes und einzubringendes Handeln;
- objektive[357] Beschreibung festgelegter Leistungsparameter;
- Verfügbarkeit von Kenntnissen, Fertigkeiten und Fähigkeiten zur Bewältigung überschaubarer, konvergent-anforderungsorientierter[358] Handlungssituationen;

---

und berechtigungsbezogene Kompetenz, wobei erstgenannte Hauptbestandteile gegenwärtiger Kompetenzdiskurse darstellen. (Vgl. ebd., S. 16)

355 Tätigkeits- und Anforderungsbereichen werden unterschiedlichen Kompetenzen zugeordnet. Damit wird zum Ausdruck gebracht, dass zur Bewältigung von Problemen spezifische Kompetenzklassen benötigt werden, die in der Umsetzung zur Handlungsfähigkeit führen. (Vgl. Vonken 2005, S. 50)

356 Die Kompetenzklasse der aktivitäts- und umsetzungsorientierten Kompetenz wird von Erpenbeck und von Rosenstiel eingeführt. Die zum Ausdruck gebrachte Komponente der Willenshandlung wird in anderen Publikationen als integraler Bestandteil einer jeden Kompetenzgruppe verstanden, ohne sie hervorheben zu wollen. (Vgl. Erpenbeck/von Rosenstiel 2003, S. XVI f.)

357 Wahrnehmung ist eine subjektive, konstruktivistische Leistung, die von unterschiedlichsten Faktoren beeinflusst wird, infolgedessen kann es keine objektive Wirklichkeit geben. Dennoch können im Vorfeld festgelegte Kriterien dazu beitragen, die Wirklichkeit zu verobjektivieren. Vor diesem Hintergrund ist das Adjektiv „objektiv" zu verstehen. (Vgl. Zimbardo 1992, S. 137 ff., 167 ff.; Ekert/Ekert 2005, S. 103 ff.)

358 Darunter ist die Abarbeitung einer Handlungskette (regelgeleitete Wissensanwendung bei konkreter Zielvorgabe) zu verstehen. Im Gegensatz dazu trifft divergent-selbstorganisiertes Handeln der Subjekte auf solche Situationen zu, die sich durch (Ziel- und Ergebnis)Offenheit, Komplexität, Problemkonstellation und (z. T.) Chaos auszeichnen und ist dem Bereich der Kompetenz zuzuordnen. (Vgl. Erpenbeck/von Rosenstiel 2003, S. XI, XXVIII, XXIX f.)

- Evaluierbarkeit zur Feststellung aktuellen Wissens und Könnens: Person A ist für Tätigkeit X qualifiziert;
- Bedeutungslosigkeit personaler Merkmale.[359]
(Vgl. Vonken 2005, S. 38 ff., 51 ff.; Erpenbeck/von Rosenstiel 2003, S. XXIX)

Als Unterscheidungskriterium kann somit festgehalten werden: „Qualifikation" ist eine Positionsbestimmung in einer überschaubaren Handlungssituation bei Nichtbeachtung personaler Merkmale. Sie ist sachverhaltszentriert, damit direkt überprüfbar und dem Leistungsstand der betreffenden Person zuzuordnen. „Kompetenz" hingegen ist eine Dispositionsbeschreibung in einer komplexen Handlungssituation, wobei die personalen Merkmale fokussiert werden. Dabei sind Kompetenzen als solche nicht beobachtbar, sondern Performanzen. Diese bilden die Grundlage, um über den Weg der Attribuierung auf Kompetenzen schließen zu können. (Vgl. Erpenbeck/von Rosenstiel 2003, S. X f.) Der Erziehungswissenschaftler Vonken verweist auf die Problematik, Einzelkompetenzen ermitteln zu wollen, wenn von einer Handlung ausgehend auf dahinter liegende Kompetenzen geschlossen werden soll.[360] Bedenkenswert ist, dass die Fokussierung der personalen Merkmale dazu verleiten kann, Kompetenz als zeitgemäße Annäherung an das klassische – auf Emanzipation und Mündigkeit ausgerichtete – Bildungsideal einzuordnen. (Vgl. Arnold 2000, in: Heyse/Erpenbeck 2004, S. XVI) Dieser Interpretation gilt es in der Bezugnahme auf Vonken kritisch zu begegnen: „Andererseits jedoch wird das, was Kompetenz ausmacht, nicht vom Individuum bestimmt, was im Sinne subjektiver Konstruktionsleistungen unabdingbar wäre, sondern i.d.R. ökonomisch von den beruflichen Tätigkeiten oder Aufforderungen her bzw. (bildungs)politisch. Damit wird das Individuum zum Objekt von Kompetenzentwicklungsprozessen erklärt, d.h. unter dem Stichwort der Kompetenzentwicklung wird der Erwachsene als ‚unmündig' in dem

---

359 Damit wird ein funktionalistisches Qualifikationsverständnis deutlich: Ob in Lehr- und Lernprozessen – auch in der Vorstellung einer reinen Faktenvermittlung – nicht immer auch (informelle) Prozesse der Persönlichkeitsentwicklung erfolgen, wird an dieser Stelle nicht weiter vertieft.

360 Die Trennschärfe der Einzelkompetenzen ist geradezu unlösbar bzw. ein zu problematisierender Ausdruck der subjektiven Beliebigkeit des Betrachters. (Vgl. Vonken 2005, S. 56) „Es stellt sich die generelle Frage, ob sich aus Handlungen [...] auf Kompetenzen für diese Handlungen schließen lässt. Die angedeuteten Probleme legen zumindest nahe, dass zu einer Tätigkeit bzw. einer bestimmten Gruppe von Tätigkeiten sich nicht jeweils eine spezifische Kompetenz finden lässt, sondern dass Kompetenz umfassender ist." (Ebd.) Der Erziehungswissenschaftler empfiehlt, die Bestimmung der Kompetenz (ausschließlich im Singular) auf höherer Abstraktionsebene vorzunehmen. (Vgl. ebd.) Die Kompetenzdebatte ist allerdings so weit fortgeschritten – und der Schlüsselqualifikationsdiskurs ohne umfassende Aufarbeitung beendet –, dass es schwierig sein dürfte, eine gemeinsame (neue) Ausgangsbasis für den Umgang mit der Chiffre der Kompetenz zu finden.

Sinne betrachtet, dass er die Entwicklung seiner Kompetenz (und damit seiner Persönlichkeit) benötigt. Im diskutierten Kontext legen also ‚andere' fest, was Kompetenz ist, und an den Folgen einer Handlung wird gemessen, ob diese Kriterien erfüllt sind." (Vonken 2005, S. 52) Drescher und Miller sprechen in diesem Zusammenhang von einer Verschiebung, gar von einem Verrat der Individualität und Subjektivität zugunsten (s)einer Funktionalität.[361] (Vgl. Drescher/ Miller 1995, S. 202) Diese Problematik wird deutlich, wenn beispielsweise der sog. Kompetenzatlas hinzugezogen wird, in dem Heyse und Erpenbeck zur Ausdifferenzierung der oben genannten vier Kompetenzklassen ein Ausgangsraster für ein potenzielles Kompetenztraining vorlegen und dabei 64 (sic!) zu fördernde Teilkompetenzen[362] aufführen, die checklistenartig selbst- und fremdeinschätzend bewertet werden können. (Vgl. Heyse/Erpenbeck 2004, 290 ff.)[363] Erpen-

---

361 Zur Funktionalisierung bzw. Vereinnahmung der Subjektbildung für betrieblich-gesellschaftliche Belange äußern sich auch Geißler und Orthey: „Gegenstand der Rationalisierung des Pädagogischen im Betrieb sind die MitarbeiterInnen in ihrer Subjektivität. Auf sie und die Funktionalisierung ihrer Subjektivitätspotenziale ist die betriebliche Bildungspolitik als Rationalisierungsstrategie gerichtet. Insofern sind sie die ‚Opfer' von Bildung, weil sie durch Bildung zu ‚Tätern' gemacht werden. Sie erscheinen als Verursacher der Ursache ihrer eigenen Abhängigkeitsverhältnisse. Indem sie alles tun, um autonomer zu werden, geraten sie immer mehr in Abhängigkeit." (Geißler/Orthey 1998, S. 121 f.) Zur Verdeutlichung: Die Neugestaltung der Arbeitswelt infolge der von außen gesetzten (globalisierten) Anforderungen wird scheinbar individualisiert, „in die Subjekte hineinkopiert". (Ebd., S. 131) Infolgedessen sind „erwerbsbiographisch entstehende Qualifikationscollage[n]" (ebd., S. 128) zu konstatieren, da ein Arbeitnehmer immer wieder an (unsicheren) Übergängen steht bzw. zu stehen hat. Im weiteren wird verbildlicht: „Die Subjekte gehen auf Wanderschaft! Sie werden dabei zu Nomaden, die, wie ihr Vieh, fruchtbare Wiesen abgrasen und dann weiterziehen. Das ist nicht mehr die ‚Walz', wie ehedem bei den ‚Handwerksburschen', die deshalb wanderten, um ihr in der Berufsausbildung erworbenes Wissen durch Fremderfahrung anzureichern. Sie bewegen sich auf ihrer qualifikatorischen Wanderschaft vielmehr von einer Qualifizierung zur anderen, d.h. auch von einer Unsicherheit, einer Unruhe in die nächste, von einer Arbeitstätigkeit zur nächsten, von einem Zertifikat/Titel zum nächsten, von einer Selbstverwirklichungschance zum nächsten Subjektivitätszwang. Und sie kehren nicht zum Ausgangspunkt zurück." (Ebd., S. 128 f.) Qualifikation als ständiger Prozess der Aktualisierung, einschließlich des Entlernens, „denn auch die Negativform des Lernens wird als Lernprozeß erschlossen. [...] Eine Wanderung mit ständig neuen Landkarten für die Wanderer. Wer kennt sich da noch aus?" (Ebd., S. 129)

362 Beispielhaft zu nennen sind: Personale Kompetenz: Loyalität, normativ-ethische Einstellung, Selbstmanagement, Zuverlässigkeit. Aktivitäts- und Handlungskompetenz: Gestaltungswille, Ausführungsbereitschaft, Initiative, Belastbarkeit. Sozial-kommunikative Kompetenz: Konfliktlösungsfähigkeit, Beziehungsmanagement, Anpassungsfähigkeit, Verständnisbereitschaft. Fach- und Methodenkompetenz: Fachwissen, Organisationsfähigkeit, analytische Fähigkeiten, Projektmanagement. (Vgl. Heyse/Erpenbeck 2004, S. XXI)

363 Zur Erhebung werden subjektiven Einschätzungsverfahren und objektiven Messverfahren gleiches Gewicht eingeräumt bzw. deren Aufeinanderbezogenheit betont. (Vgl. Erpenbeck/ von Rosenstiel 2003, S. XIX f., XXI)

beck und von Rosenstiel sehen in der Kompetenzentwicklung eine notwendige „differenzierte Bemessung des Humankapitals von Unternehmen", um dann zu schlussfolgern: „Das Kompetenzkapital eines Unternehmens oder gar eines Landes wird über die künftige Wettbewerbsfähigkeit im europäischen und im globalen Maßstab mit entscheiden." (Erpenbeck/von Rosenstiel 2007 b, S. XIII) Im Kompetenzdiskurs ist auffallend, dass die kritische Kompetenz, die Geißler Mitte der 1970er Jahre in die Diskussion einbrachte, nur marginal thematisiert wird. (Vgl. Vonken 2005, S. 18) Geißler setzte sich dafür ein, dass die Berufserziehung mit Interaktionstheorien verbunden wird, um kritisches Denken und kritisches Handeln in der Berufsausbildung zu unterstützen. (Vgl. Geißler 1974, S. 33 ff.)[364]

Nachdem eine Begriffsklärung und kritische Einordnung des Kompetenzbegriffs vorgenommen wurde, wird abschließend eine Struktur vorgelegt, die in der Pflegeausbildung zur Gestaltung von pädagogischen Prozessen zugrunde gelegt werden kann. (Vgl. § 3 KrPflG, BGBl I Nr. 36, 21.07.03, S. 1443) Dazu wird auf ein Ordnungsprinzip von Schelten zurückgegriffen, das anschließend weiterentwickelt wird. Schelten unterscheidet zwischen Qualifikation und Schlüsselqualifikation[365] und wählt als Bezugsgröße die Reichweite. Auf der ersten Ebene

---

364 Geißlers Ansatz ist vor dem Hintergrund des an Habermas angelegten Kompetenzbegriffs (Kompetenz als Ausdruck kommunikativer Interaktion – durch Nachkonstruktion des Redesituationen generierenden Regelsystems, einschließlich dessen Analyse (normative Grundlagen gesellschaftlicher Prozesse durchdringen sprachliches Vermögen) – und der (auch) mit Habermas in Verbindung zu bringenden Kritischen Theorie zu verorten, die die Notwendigkeit der kritischen Reflexion der gesellschaftlichen Bedingtheit des Individuums einfordert. Geißler verbindet das Wissenselement über Verfahrensweisen des Kritisierens mit der Fähigkeit zur Kritik im interaktionistischen Handeln und der tatsächlichen Initiierung von Situationen, um eben solche zu beeinflussen. Er erklärt diesen Ansatz zum Gegenstand der Berufsbildung und -tätigkeit. (Vgl. Geißler 1974, S. 33ff; Vonken 2005, S. 25 f.)

365 Die Debatte um die Notwendigkeit veränderter Qualifikationsmerkmale ist untrennbar mit dem 1974 erschienenen Aufsatz „Schlüsselqualifikationen. Thesen zur Schulung für eine moderne Gesellschaft." von Dieter Mertens verbunden. Der Wissenschaftler versuchte durch Anführung einer pädagogischen Kategorie einen Weg aufzuzeigen, um aus dem zu konstatierenden Qualifikationsdilemma herauszuführen. Richtungsweisende Postulate jener Zeit waren: berufliche Mobilität, berufsübergreifendes Denken, Qualifikation als Ausdruck des wirtschaftlichen Tempos, technologischer Wandel, Qualitätsbausteine mit geringerer Verfallszeit; aber auch die Problematik, zukünftig erforderliche Qualifikationen erkennen und benennen zu können bzw. rechtzeitig auf Qualifikationsbedarfe zu reagieren. Mit überfachlichen Kriterien in der Vorstellung von Überqualifikationen bzw. Schlüsselqualifikationen sollten besondere personale Eigenschaften in den Arbeitsprozess integriert werden, um Arbeitnehmer flexibler einsetzen zu können, die außerdem abstraktere und dadurch betrieblich länger zu nutzende Fähigkeiten einbringen, um somit auf die dargestellte Komplexität der Arbeitsanforderungen innovativer reagieren zu können. Beispiele für Schlüsselqualifikationen, die Mertens aufzeigt: „Förderung der Fähigkeit zu lebenslangem Lernen und zum Wechsel sozialer Rollen, Distanzierung durch Theoretisierung, Kreativität, Relativierung, Verknüpfung von Theorie und Praxis, Technikverständnis, Interessenanalyse, gesellschaftswissenschaftliches

positioniert er Qualifikationen geringerer Reichweite in Form der fachspezifischen und monoberuflichen Ausrichtung. Sämtliche Einzeltätigkeiten eines Berufsfeldes sind hier zu verorten. Für den Pflegeberuf sind beispielhaft zu nennen: Blutdruckmessung, Lagerung nach Bobath,[366] intramuskuläre Injektion. Auf der zweiten Ebene befinden sich Qualifikationen der mittleren Reichweite in Form der berufsfeldweiten Komplexität. Zu nennen sind hier sämtliche Auf-

---

Grundverständnis; Planungsfähigkeit; Befähigung zur Kommunikation, Dekodierungsfähigkeit; Fähigkeit hinzuzulernen, Zeit und Mittel einzuteilen, sich Ziele zu setzen, Fähigkeit zur Zusammenarbeit, zur Ausdauer, zur Konzentration, zur Genauigkeit, zur rationalen Austragung von Konflikten, zur Mitverantwortung, zur Verminderung von Entfremdung, Leistungsfreude." (Mertens 1974, S. 40) Zwanzig Jahre später subsumiert Schelten unter Schlüsselqualifikation als extrafunktionale Qualifikation „abstraktes, theoretisches Denken; planerisches Handeln; Kreativität; Kommunikationsfähigkeit und Fähigkeit zur Teamarbeit." (Schelten 1994, S. 145) Retrospektiv betrachtet kam es zur Ausuferung von Schlüsselqualifikationskatalogen, ohne die konsequente Umsetzung einer erforderlichen Operationalisierung und Prioritätensetzung in Abhängigkeit der zu bewältigenden Situation vorzunehmen. (Vgl. Vonken 2005, S. 54; Schelten 1994, S. 147) Abschließend wird mit Beck der (Weg)Fall der Schlüsselqualifikationen mithilfe eines von ihm vorgelegten „Lebenszyklus" skizziert, dem vier Phasen zuzuordnen sind: 1. Bildungsökonomische Phase (1974 bis 1980): In diese Zeit gehört Mertens mit der von ihm vorgenommenen Präzisierungen aufgrund kritischer Rezensionen. 2. Berufspädagogisch-euphorische Phase (1980 bis 1989): Erst in dieser Zeit erfuhr das Konstrukt der Schlüsselqualifikation eine Popularität als Diskursgegenstand der Berufsaus- und Weiterbildung. Mit diesem Konzept verband die Berufspädagogik eine echte Möglichkeit, angemessener auf den Arbeitsmarkt (beschleunigter Strukturwandel) vorzubereiten. 3. Berufspädagogisch-kritische Phase (1990 bis 1995): Die Kritik an dem Begriff der Schlüsselqualifikation wuchs. Infrage gestellt wurden die mangelnde Aussagekraft, Scheindiskussion, inhaltliche Beliebigkeit des Begriffs, Stagnation in der praktischen Umsetzung und immer wieder die Auseinandersetzung, was unter Schlüsselqualifikationen zu verstehen ist bzw. sein müsste. 4. Handlungs- und kompetenztheoretische Phase (1996 bis heute): Verknüpfung des Konzeptes der Schlüsselqualifikation mit dem der beruflichen Handlungskompetenz. „Die vieldiskutierten Schlüsselqualifikationen sind größtenteils Kompetenzen in dem hier entwickelten Verständnis." (Erpenbeck/von Rosenstiel, 2003, S. XI; vgl. Beck 2004, S. 58 ff.) Die Schlüsselqualifikationsdebatte ist aus berufspädagogischer Perspektive nahezu beendet. (Vgl. Beck 2004, S. 145) Dennoch ist festzuhalten, dass der Ansatz des metaphorisch anmutenden Begriffs der Schlüsselqualifikation einen ernst zu nehmenden Versuch darstellte, auf die Anforderungen der Arbeitswelt zu (re)agieren. Die Ausgestaltung der Begrifflichkeit erfolgte ökonomisch-funktionalistisch. Der pädagogischen Auseinandersetzung empfiehlt Beck: „Der Begriff der Schlüsselqualifikation ist für die zukünftige berufspädagogische Theoriebildung ungeeignet, während die Idee der überfachlichen und persönlichkeitsorientierten Qualifizierung in den neuen handlungstheoretischen Konzepten weiter verfolgt werden sollte." (Ebd., S. 147)

366 Hierbei handelt es sich um eine spezielle Lagerungsart, die beispielsweise bei Patienten nach einem Schlaganfall zum Einsatz kommt. Infolge einer zentralen neurologischen Schädigung leiden die Betroffenen an spastischen Lähmungserscheinungen. Zur Förderung ihrer Wahrnehmung und Anbahnung von Bewegungsmustern werden die Patienten auf die betroffene Seite gelagert. (Vgl. Pschyrembel Wörterbuch Pflege 2003, S. 125)

gaben, die einem Beruf zugeordnet werden und über die Durchführung einer Einzeltätigkeit hinausgehen: holistische Pflege eines Patienten nach Herzinfarkt, nach Apoplex oder die Pflege eines Patienten mit einem Anus praeternaturalis.[367] Auf der dritten Ebene sind Qualifikationen hoher Reichweite im Verständnis der berufsfeldübergreifenden Kriterien zu nennen, als Topos der Schlüsselqualifikationen. Hierunter wird subsumiert, was nicht berufstypisch ist, aber dennoch zur Ausübung der Berufsarbeit zunehmend erforderlich ist. Da Schlüsselqualifikationen in materialer, formaler, personaler und sozialer Art auftreten, sind diese der Kompetenz, die bei Schelten nicht vorkommt,[368] zuzuordnen. Im Verständnis des Verfassers dieser Arbeit wird Kompetenz jedoch den Schlüsselqualifikationen übergeordnet. Damit kann die berufsimmanente Entscheidungsbefugnis, als integraler Bestandteil der Kompetenz, fokussierter herausgestellt werden. (Vgl. Schelten 1994, S. 146)

Diese Überlegungen werden im Folgenden – um die Aspekte eines grundlegenden Wissens-, Könnens-, Fertigkeitenaufbaus, der Komplexität der Situation sowie der Reflexion des (Erfahrungs)Wissens ergänzt – in ein Schaubild überführt:

---

367 Anus praeternaturalis ist ein operativ angelegter (künstlicher) Darmausgang im Bereich des Abdomens zur Stuhlentleerung in einem dort zu fixierenden Auffangbeutel. (Vgl. Pschyrembel Wörterbuch Pflege 2003, S. 39 f.)

368 Die Auseinandersetzung Scheltens mit den Schlüsselqualifikationen erfolgte vor dem Höhepunkt des Kompetenzdiskurses, auch wenn der Kompetenzbegriff zu dieser Zeit bereits auf Traditionslinien in den unterschiedlichen Wissenschaftsbereichen verweisen konnte. (Vgl. Vonken 2005, S. 15 ff.; Erpenbeck/von Rosenstiel 2003, S. X)

Pädagogische Stufen zur Situationsbewältigung

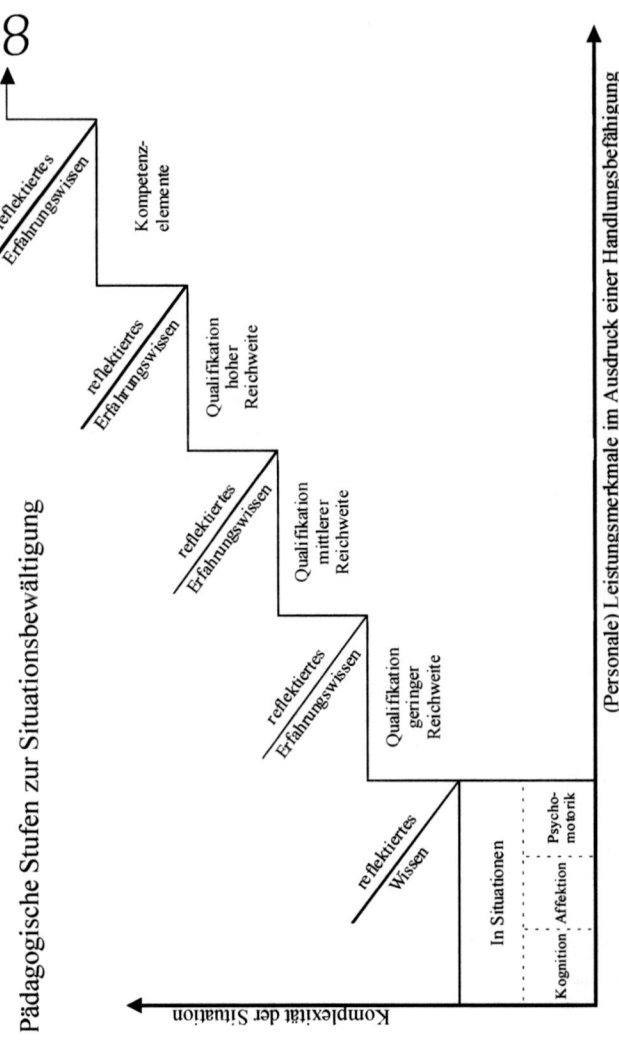

(Personale) Leistungsmerkmale im Ausdruck einer Handlungsbefähigung

1. Je komplexer die Situation, desto mehr (personale) Leistungsmerkmale sind zu deren Bewältigung erforderlich.

2. Kompetenzelemente entstehen erst dann, wenn auf der qualifizierten Wissens- und Könnensbasis, einschließlich reflektierten Erfahrungswissens, die Anwendung in komplexen Realsituationen erfolgt und eine Entscheidungsbefugnis vorliegt. Kompetenz setzt eine berufsimmanente Entscheidungsbefugnis voraus. Da diese dem Pflegeberuf nach wie vor vorenthalten wird, kann infolgedessen nur von Kompetenzelementen gesprochen werden.

3. Die pädagogische Dialektik besteht in personalen Leistungsmerkmalen zwischen gesellschaftlicher Funktionalisierung einerseits und bildungsorientierter Individualisierung andererseits. Das führt zu einem verobjektivierten Bildungssubjekt.

199

1. Stufe der Situationsbewältigung

Diese Ebene verdeutlicht die erforderlichen Basiselemente zukünftigen Pflegehandelns. Der Wissens- und Könnensaufbau erfolgt in den Bereichen Kognition, Affektion/Willensbefähigung und Psychomotorik. In pädagogischen Prozessen sollten diese Dimensionen anfangs separierend, dann sukzessiv ineinander übergehend von und mit den Auszubildenden erarbeitet und in pädagogisch konstruierten Situationen, die der Realität nachempfunden sind, eingeübt bzw. transferiert werden. Eine Festigung dieser Wissens- und Könnenselemente (Übungssequenzen mit Erhöhung des Abstraktionsgrades) bereitet die Schüler vor, in Realsituationen handeln zu können, mit der Zielperspektive, diese bewältigen zu lernen.

Die nachfolgenden Stufen finden ausschließlich in der Realsituation statt und unterscheiden sich durch den Abstraktionsgrad bzw. den Grad der Komplexität der zu bewältigenden Situation sowie den jeweiligen Lern- und Entwicklungsstand des Schülers. Die abzuleitenden Taxonomiestufen sind zudem ein Reflexionsinstrument zur Feststellung, welche Kompetenzgruppen als Fernziele angestrebt werden können.[369] Die Lehr- und Lernprozesse in der Praxis sollten von den verantwortlichen Praxisanleitern gestaltet werden. Wünschenswert ist es, wenn die Pädagogen des Lernortes Theorie als Beratungsinstanz zur Verfügung stehen.

2. Stufe der Situationsbewältigung:

Qualifiziertes Handeln geringerer Reichweite in überschaubarer, antizipierbarer Realsituation und einer sich anschließenden Reflexion.

3. Stufe der Situationsbewältigung:

Qualifiziertes Handeln mittlerer Reichweite in überschaubarer, nicht antizipierbarer Realsituation und einer sich anschließenden Reflexion.

4. Stufe der Situationsbewältigung:

Qualifiziertes Handeln hoher Reichweite in komplexerer, nicht antizipierbarer Realsituation, einschließlich der Übertragung von Entscheidungsbefugnissen und einer sich anschließenden Reflexion.

---

369 Auch wenn der Kompetenzbegriff nur für Situationen benutzt werden sollte, die sämtliche Kompetenzklassen zu deren Bewältigung einfordern (vgl. Weinert 2000, in: Erpenbeck/von Rosenstiel 2003, S. XXXI), ist es für den pädagogischen Prozess des gezielten und individualisierenden Kompetenzaufbaus empfehlenswert, Prioritäten zu setzen.

5. Stufe der Situationsbewältigung:

Kompetentes Handeln in komplexer, nicht antizipierbarer Realsituation, einschließlich der berufsimmanenten Entscheidungsbefugnis und einer sich anschließenden Reflexion.

Der Verfasser dieser Arbeit vertritt die Auffassung, dass zum kompetenten Handeln auch die berufsimmanente Entscheidungsbefugnis als grundlegendes Kriterium erachtet werden sollte. Dabei geht es nicht um ablaufspezifische Entscheidungsbefugnisse – wann und in welcher Qualität eine bestimmte Tätigkeit ausgeführt wird –, sondern um die Form einer behandlungspflegerischen Anordnungskompetenz und Pflegeexpertisenerstellung. Diese ist dem Pflegeberuf – als nichtärztlichem Heilberuf und Arztabhängigkeit bzgl. therapeutischer Verfahrensweisen – untersagt.[370]

c. Lernorte

Im Weiteren erfolgt eine Betrachtung des Krankenpflegegesetzes von 2003, jetzt unter dem Blickwinkel der theoretischen und praktischen Ausbildung mit ihren Lernorten Krankenpflegeschule und Praxisfeld.

Zur theoretischen Ausbildung ist zu konstatieren, dass diese nicht mehr einer Fächersystematik folgt, sondern sich nach 12 Themenbereichen[371] ausrichtet, die auf der Durchführungsebene von den jeweiligen Bundesländern[372] zu spezifizie-

---

370 Die Delegation ärztlicher Leistungen ist in der Rechtsprechung insofern geregelt, dass unterschieden wird zwischen nicht-delegationsfähigen ärztlichen Leistungen [z.B. Verabreichung von Transfusionen, Kontrastmittelinjektionen, Durchführung von Operationen und Befunderhebung), im Einzelfall delegationsfähige ärztliche Leistungen (Injektionen, Infusionen, Blutentnahmen), allgemein delegationsfähige ärztliche Leistungen (Dauerkatheterwechsel, Wechseln von (einfachen) Verbänden, (einfachen) Laborleistungen]. Der damit einhergehende und juristische im Schadensfall relevante Aspekt ist der der Anordnungs- und Durchführungsverantwortung. (Vgl. Tönnies 2000, S. 290–292)

371 In der beispielhaften Nennung: „1. Pflegesituationen bei Menschen aller Altersgruppen erkennen, erfassen und bewerten. Die Schülerinnen [...] sind zu befähigen, [...] unter Berücksichtigung der Entstehungsursachen aus Krankheit, Unfall, Behinderung oder im Zusammenhang mit Lebens- und Entwicklungsphasen den daraus resultierenden Pflegebedarf, den Bedarf an Gesundheitsvorsorge und Beratung festzustellen." (Anlage 1 KrPflAPrV, BGBl I Nr. 55, 19.11.2003, S. 2268) Mit Becker ist auf die Problematik der Formulierung „sind zu befähigen" (ebd.) hinzuweisen, die den Eindruck erzeugt, den Auszubildenden als passiven Wissensempfänger zu verorten. (Vgl. Becker 2003, S. 18)

372 In der Bezugnahme auf die Ausbildungsrichtlinie [...] NRW werden aus den 4 Lernbereichen die ihnen zugeordneten Teilbereiche und Lerneinheiten exemplarisch genannt. Aus der integrierten Ausbildungsphase (1. und 2. Ausbildungsjahr):

ren sind. (Vgl. Anlage 1 KrPflAPrV BGBl I Nr. 55, 19.11.03, S. 2268 ff.; Ausbildungsrichtlinie [...] NRW 2003) Diese Themenbereiche haben – so die Begründung des Gesetzgebers – „nach modernen berufspädagogischen Gesichtspunkten einen übergreifenden Charakter [...] und [sind] auf eine stärker handlungsorientierte Ausbildung gerichtet." (Bundesrat Drucksache 578/03 vom 13.08.03, S. 24) Dieser schlussfolgert: „Damit wird eine wesentliche Grundlage geschaffen, um die Theorie und Praxis in der Ausbildung stärker zu verzahnen." (Ebd.) Diese pädagogische Ausrichtung lässt eine kollaterale Blickrichtung zu der des Berufsbildungsgesetzes vermuten, da erstmalig ein Curriculum zum Pflichtbestandteil der Pflegeausbildung erhoben wird.[373] Die Landesregierung NRW erklärt die pflegewissenschaftliche Begutachtung der schulspezifischen Curricula, in denen

---

Lernbereich I: Pflegerische Kernaufgaben. Teilbereich: Menschen in besonderen Lebenssituationen oder mit spezifischen Belastungen betreuen. Lerneinheiten: Schmerzbelastete Menschen pflegen; Sterbende Menschen pflegen.
Lernbereich II: Ausbildungs- und Berufssituation von Pflegenden. Teilbereich: Die SchülerInnen als Betroffene schwieriger sozialer Situationen. Lerneinheiten: Macht und Hierarchie; Helfen und Hilflos-Sein.
Lernbereich III: Zielgruppen, Institutionen und Rahmenbedingungen pflegerischer Arbeit. Teilbereich: Zielgruppen pflegerischer Arbeit. Lerneinheiten: Kinder und Jugendliche, Alte Menschen.
Aus der differenzierten Ausbildungsphase (3. Jahr):
Lernbereich IV: Gesundheits- und Krankenpflege bei bestimmten PatientInnengruppen. Lerneinheiten: Pflege herzkranker PatientInnen, Pflege psychisch kranker und/oder abhängiger PatientInnen.
(Ausbildungsrichtlinie NRW [...] 2003, S. 16 ff.)

373 Zum pädagogischen Ansatz der Handlungsorientierung als curricularer Leitfaden des Lernfeldkonzeptes für das Berufsschulwesen wird die Positionierung Beckheuers angeführt:
– Exemplarische Handlungsfelder gehen mit der Problematik einher, diese systematisch und verbindlich erfassen zu können.
– Lernfelder dürfen keine ausschließliche Abbildung von betrieblichen Abläufen und Prozessen sein.
– Rahmenlehrpläne und deren Umsetzung besitzen unterschiedliche Qualitäten; diese gilt es zu evaluieren.
– Das Prüfungsverfahren folgt nur bedingt der Handlungsorientierung, Faktenwissen ist nach wie vor als heimlicher Lehrplan auszumachen.
– Es liegt kein Gesamtcurriculum für die Lernorte Schule und Ausbildungsbetrieb vor.
– Modifikation der Berufsschulorganisation ist erforderlich, um lernfeldübergreifende Lehrerteams implementieren zu können. (Vgl. Beckheuer 2001, S. 4 ff.) Kremer sieht ebenfalls Probleme in der Curriculumentwicklung infolge einer unzureichenden Präzisierung der handlungssystematischen Strukturierung als Ordnungsprinzip und die Schwierigkeit, Lernfelder in Lernsituationen zu überführen. Vor allem aber betont er die Gefahr der Dichotomie Fachwissenschaftsorientierung versus Handlungsorientierung und belegt deren Kompatibilität. (Vgl. Kremer 2003, S. 1 ff.) Letztlich werden sich lernfeldorientierte Lehrpläne daran messen lassen müssen, ob sie den Rahmen vorgeben, damit „'träges' Wissen zu anwendbarem Wissen wird und Transfereffekte geschaffen werden". (Dubs 1995, S. 902)

die Ausbildungsrichtlinie des Landesministeriums einzuarbeiten war, als Grundlage des Fortbestands der staatlichen Anerkennung der jeweiligen Krankenpflegeschule.[374] Wird die Vielzahl der dort vorgegebenen Lerneinheiten – 92 an der Zahl – begutachtet, stellt sich die Frage, ob diese nicht eine zu große Zersplitterung der Inhalte begünstigen. Die Fächersystematik wird ohne Erklärungszusammenhang negiert und damit ausgeblendet, dass die Auseinandersetzung mit Inhalten das fachspezifische Denken voraussetzt. Darüber hinaus ist die Problematik des „Doppeltlernens" – als Kritik am Fachunterricht immer wieder ins Feld geführt – aufgrund der nicht immer eindeutigen Abgrenzung der Themen- und Lernbereiche nach wie vor gegeben. Das ist auch auf die Schwierigkeit des Wissenstransfers zu beziehen, denn „kontextualisiertes Wissen muss in anderen Situationen zur Anwendung gelangen können." (Kremer 2003, S. 1 ff.) Am problematischsten ist allerdings die Tatsache, dass der Lernbereich IV, der die sog. Krankheitslehre subsumiert und jetzt als „Pflege von PatientInnen mit ..." erscheint, erst im dritten Ausbildungsjahr unterrichtet werden darf, um die Differenzierungsphase (Lehre von Krankheitsbildern bei erwachsenen Patienten mit dem Berufsabschluss Gesundheits- und Krankenpfleger im Unterschied zu Lehre von Krankheitsbildern bei Kindern und jugendlichen Patienten mit dem Berufsabschluss Gesundheits- und Kinderkrankenpfleger) einzuhalten. Abgesehen von den Lernhemmungen, die infolge der Ähnlichkeiten des Lernstoffes initiiert werden könnten (vgl. Ott et al. 1989, S. 58), ist auf ein anderes Faktum hinzuweisen: Auszubildende werden vom ersten Tag ihrer Tätigkeiten in den Lernorten Krankenhaus oder im ambulanten Einsatz mit Krankheitsbildern konfrontiert und setzen sich mit eben diesen Krankheiten erst im Oberkurs intensiv und pädagogisch angeleitet auseinander. Damit werden Lernprozesse bewusst unterbunden, die relevant sind, um eine umfassende Patientenbeobachtung umsetzen zu können. Im Wahrnehmungsprozess ist der Aufbau eines Bezugssystems entscheidend, beispielsweise im Ausdruck von Bedeutsamkeitssignalen, die mit Symptomen einer bestimmten Krankheit einhergehen. (Vgl. Hobmair et al. 1998, S. 42 ff.) Darüber hinaus ist Begründungswissen, warum welche Behandlungsverfahren bei einem Patienten durchgeführt werden, für Interaktionen des Verstehens und Einfühlens den Patienten gegenüber unabdingbar. Pädagogisch sinnvoller erscheint es, den Wissenserwerb spiralförmig-sukzessiv aufzubauen. Im ersten Ausbildungsjahr beschäftigen sich die Schüler mit allen wesentlichen Krankheitsbildern; im zweiten Ausbildungsjahr werden diese unter Einbezug ihres Erfahrungswissens kognitiv vertieft. Im letzten Jahr werden alle Aspekte der jeweiligen Krankheitsbilder bearbeitet und eine Vernetzung zu anderen Krankheiten, zur Psychoso-

---

374 Schreiben vom Ministerium für Gesundheit, Soziales, Frauen und Familie des Landes NRW vom 20.11.2003 im Auftrag von Oetzel-Klöcker an die Bezirksregierungen, die dieses Schreiben am 07.01.2004 an die zuständigen Schulleitungen weitergereicht haben.

matik und zur Zusammenarbeit mit anderen Berufsgruppen (Sicherstellung von Behandlungserfolgen) fokussiert. Diese Vorgehensweise wird zum gegenwärtigen Zeitpunkt von den jeweiligen Aufsichtsbehörden des Landes NRW – den Bezirksregierungen – nicht genehmigt. Krankenpflegeschulen können lediglich über eine Lernortkooperation bzw. durch Lernaufgaben für die Praxis dieses Manko reduzieren.

Bezogen auf die praktische Ausbildung verordnet die Bundesregierung: „Professionelle Pflege ist entsprechend dem gesundheitspolitischen Leitsatz ambulant vor stationär und der Forderung nach einer besseren Vernetzung der Versorgungsbereiche zunehmend außerhalb des Krankenhauses zu erbringen. Dabei wird der häuslichen Krankenpflege für die vom Gesetzgeber integrierte Versorgung und einem veränderten Management von Krankenhausbehandlung in Folge des Fallpauschalengesetzes eine herausgehobene Bedeutung zukommen. Diese Entwicklung muss sich in geänderten Ausbildungsstrukturen niederschlagen. Die praktische Ausbildung in der ambulanten Krankenpflege ist daher zwingend vorzuschreiben." (Deutscher Bundestag Drucksache 15/13, S. 28, vom 25.10.2002) Entsprechend werden die Einsatzzeiten von 160 auf 500 Stunden erhöht. (Vgl. Anlage B der KrPflAPrV, BGBl I Nr. 55 vom 19.11.2003, S. 2270) Obwohl es neben der Ausweitung der Einsatzorte in der Ausbildung zu einer deutlichen Verkürzung der Einsatzzeiten infolge der Erhöhung des theoretischen Unterrichts (§ 1 der KrPflAPrV, ebd., S. 2263) kommt, ist ein Curriculum für die Praxis nicht vorgeschrieben (sic!). Gerade dieses Instrument könnte dazu beitragen, die Lernprozesse qualitätsorientierter, auch im Kontext der Individualisierung des Lehr- und Lernprozesses, zu gestalten. Hier ist zudem mitzuberücksichtigen, dass die Zulassungsvoraussetzung für die Ausbildung auf den des Hauptschulabschlusses reduziert wurde (vgl. BGBl 1, Nr. 43, 22.07.09, § 12a, S. 2012) und die Verweildauerzeiten der Patienten in Krankenhäusern infolge des G-DRG-Systems herabgesetzt werden. (Vgl. Fleßa 2007, S. 157 f.) Ausbildung ist im Arbeitsalltag des Krankenhauses der Prozessqualität zuzuordnen, folglich sind konkrete Schritte zu identifizieren, zu planen und umzusetzen (vgl. Hochreutener 2001, S. 447 f.), die täglich (sic!) dazu beitragen, die (un)ausgesprochene Alltagsregel „In der Praxis wird gearbeitet." „In der Schule wird gelernt." (Keuchel 2006, S. 8)[375] zu

---

375 Zur Verdeutlichung der angeführten Gedanken ein Beispiel aus dem Arbeitsalltag, um die Gefahr der frühzeitig einsetzenden Funktionalisierung/Normierung Auszubildender ins Bewusstsein zu rufen. Der Verfasser dieser Arbeit greift auf ein Brainstorming zurück, das im Rahmen der Qualifizierung examinierter Krankenpflegepersonen zu Praxisanleitern zu folgendem Impuls entstand: „Ausgangssituation: 6:30 Uhr, Unterkursschüler – erste Einsatzwoche nach einem achtwöchigen schulischen Einführungsblock (Erwerb pflegerischen Basiswissens) auf Station – erhält den Arbeitsauftrag, eine Ganzkörperwaschung bei einem bettlägerigen Patienten durchzuführen. Welche unausgesprochenen Erwartungen haben Sie an den Schüler zur Erledigung dieser Tätigkeit?"

unterwandern. Dies stellt eine Herausforderung an den Auszubildenden dar, der nach wie vor eine Doppelrolle innehat: die des lernenden Schülers und die des arbeitenden Arbeitnehmers.[376]

Antworten der 1. Gruppe, 20 Praxisanleiter (80% der Befragten kamen aus Akutkrankenhäusern für Erwachsene, 10% aus einem Akutkrankenhaus für Kinder, 10% aus ambulanten Pflegediensten – Pflichteinsatzbereiche der Auszubildenden): „selbstständige Durchführung; Respekt vor dem Kranken; theoretisches Wissen; ordentliches und freundliches Erscheinungsbild; Interesse; bei Bedarf Hilfe einfordern; Rückmeldung geben; Einfühlungsvermögen; Schnelligkeit; Motivation; Selbsteinschätzung; Korrektheit; Rundumblick; Prioritäten setzen."

Antworten der 2. Gruppe, 22 Praxisanleiter (70% der Befragten kamen aus Akutkrankenhäusern für Erwachsene, 10% aus einem Akutkrankenhaus für Kinder, 20% aus ambulanten Pflegediensten): „Durchhaltevermögen; theoretisches Hintergrundwissen; Einfühlungsvermögen; Koordination; Flexibilität; Prioritäten setzen; Routine; Selbstbewusstsein; Zielstrebigkeit; Hilfe einfordern und annehmen; Grenzen akzeptieren." Die Teilnehmer hatten im Anschluss Gelegenheit, sich das Brainstorming anzuschauen und Korrekturen vorzunehmen. Es erfolgten weder Streichung noch Ergänzung. Interessant, dass Wissens- und Fertigkeitspositionen ganz selbstverständlich (unausgesprochen) von den Schülern im Arbeitsvollzug schon zu Beginn ihrer Ausbildung erwartet werden. Es wird keine Differenzierung vorgenommen, ob der Auszubildende Pflegevorerfahrung hat oder über andere Bestandteile verfügt, die hilfreich sein könn(t)en. Wie kann von einem Berufsanfänger Routine, Rundumblick, Schnelligkeit und vor allem das Setzen von Prioritäten erwartet werden? Zur Verdeutlichung: Diese Antworten stammen von angehenden Praxisanleitern, deren Verständnis von Handlungs(lern)situationen ein differenziertes sein sollte und zeigen letztlich das Ausmaß der Internalisierung systemrationaler Regeln und den Transfer auf jedes Systemmitglied. Die Übernahme der Rolle Pflegeschüler ist scheinbar in erster Linie die des Leistungserbringers. Eine Erklärung für diese Sichtweise ist die Stellenplanverortung der Auszubildenden.

Zurück zur Ausgangsituation, jetzt wurden allerdings 15 Unterkursschüler im Einführungsblock der theoretischen Ausbildung nach ihren unausgesprochenen Erwartungen zur Bewältigung der oben genannten Aufgabe an sich selbst gefragt. Die Antworten: „Nichts vergessen; alles richtig machen; mit dem Patienten ein Gespräch führen; richtige Zeitplanung; Schnelligkeit; ruhig auf den Patienten wirken; selbstbewusst wirken; rücksichtsvoll wirken; angemessene Wortwahl; auf die Bedürfnisse des Patienten eingehen."

Weitere 15 Unterkursschüler im Einführungsblock der theoretischen Ausbildung wurden nach antizipierten, unausgesprochenen Erwartungen der examinierten Pflegepersonen zur Bewältigung der oben genannten Aufgabe an den Unterkursschüler gefragt. Die Antworten: „Freundlichkeit; fachliches und praktisches Können; zügiges Arbeiten; nachfragen, um Fehler zu vermeiden; gewissenhafte Arbeitsweise; hohe Erwartung an Schüler, die Jahrespraktikanten waren; körperliche Fähigkeit; Unerfahrenheit." Damit deutet sich an, dass die Auszubildenden die Systemrationalität zum eigentlichen Pflegeverständnis erklären (zu erklären haben). Auf diese Problematik geht Kersting in ihrer Studie zur moralischen Desensibilisierung ein. (Vgl. Kersting 2002, S. 24 ff., 30 ff., 131 ff.) Auf ihre Erkenntnisse wird im Kapitel VII.2.b. zurückgegriffen.

376 Seit dem 1.1.2005 werden Auszubildende im Verhältnis zu einer ausgebildeten Pflegeperson auf dem Stellenplan 9,5 zu 1 angerechnet. Davor betrug der Anrechnungsfaktor 7 zu 1. (Vgl. Artikel 2 des Krankenhausfinanzierungsgesetzes enthalten im Krankenpflegegesetz, Bundesgesetzblatt Nr. 36, 2003, S. 1448 f.)

Vor diesem Hintergrund erscheint die gesetzliche Implementierung quali-
fizierter Praxisanleitung und -begleitung nur berechtigt.[377] Sie übernehmen
die Aufgabe, „die Schülerinnen und Schüler schrittweise an die eigenständige
Wahrnehmung der beruflichen Aufgaben heranzuführen und die Verbindung mit
der Schule zu gewährleisten." (§ 2 KrPflAPrV, BGBl I Nr. 55 vom 19.11.2003,
S. 2263) Weiter heißt es: „Während der praktischen Ausbildung [...] sind Kenntnisse und Fertigkeiten zu vermitteln, die zur Erreichung des Ausbildungsziels
nach § 3 des Krankenpflegegesetzes erforderlich sind. Es ist Gelegenheit [sic!] zu
geben, die im Unterricht erworbenen Kenntnisse zu vertiefen und zu lernen, sie
bei der späteren beruflichen Tätigkeit anzuwenden." (Ebd.) Warum der Wissens-
transfer nur gelegentlich sicherzustellen ist, entbehrt jeglichen pädagogischen
Verständnisses.[378] Deutlich ist hier das Primat der Systemrationalität, dem sich
die Ausbildungsqualität anzupassen hat. Zur Sicherstellung der Lernortkooperation werden schließlich noch die Pädagogen benannt. Im Wortlaut des Gesetzgebers: „Die Schulen stellen die Praxisbegleitung der Schülerinnen und Schüler [...]
sicher. Aufgabe der Lehrkräfte der Schulen ist es, die Schülerinnen und Schüler
in den Einrichtungen zu betreuen und die für die Praxisanleitung zuständigen
Fachkräfte zu beraten. Dies ist auch durch regelmäßige persönliche Anwesenheit in den Einrichtungen zu gewährleisten." (§ 2 KrPflAPrV, ebd.) Damit wird
ein Betreuungs- und Beratungsauftrag evident. Der Verfasser dieser Arbeit hat
– bezogen auf die Begleitung Auszubildender in der Konfrontation mit Sterben
und Tod – im Kapitel IV.3. ein entsprechendes Instrument (Impulsleitfaden) entwickelt, das dazu beitragen kann, die Individualisierung der Lehr- und Lernprozesse im Rahmen einer Lernortkooperation zu fördern.[379] Idealerweise ist dieses

---

377 Die Eignung zum Praxisanleiter wird gem. § 2 KrPflAPrV an einer zweijährigen Berufserfahrung und dem Nachweis der Zusatzqualifikation festgemacht, für deren Konkretisierung die
Bundesländer zuständig sind.

378 Mit einer zeitlichen Verzögerung von mehr als zwei Jahren konkretisierte das Land Nordrhein-Westfalen in einer Durchführungsverordnung zum Krankenpflegegesetz diese Vorgabe.
Demzufolge sind 10 Prozent (sic!) der praktischen Ausbildungszeit nachzuweisen (84 Stunden
pro Ausbildungsjahr), in denen gezielte Anleitungssituationen durch pädagogisch geschulte
Praxisanleiter absolviert wurden. Diese Verordnung gilt bis zum 31.12.2012. Die Deutsche
Krankenhausgesellschaft hatte sich in ihrem Positionspapier zur Praxisanleitung und -beglei-
tung für eine Quote von mindestens 10 Prozent ausgesprochen. (Vgl. Ministerium für Arbeit,
Gesundheit und Soziales, DVO-KrPflG NRW vom 07.03.2006; vgl. DKG-Positionspapier zur
Praxisanleitung und Praxisbegleitung auf der Grundlage des Krankenpflegegesetzes vom
16.07.2003, Beschluss des Vorstandes der DKG vom 30.03.2006, S. 4)

379 Darüber hinaus können die nachfolgenden Instrumente zur Praxisbegleitung durch die Pädagogen der Schule empfohlen werden:
– Wöchentlich stattfindende Besuche der Stationen durch einen zuständigen Pädagogen, um
die Kontinuität der Leistungsentwicklung der Auszubildenden zu besprechen. Idealerweise
werden die Pflegeschüler als gleichberechtigte Gesprächspartner einbezogen.

Instrument in ein Gesamtcurriculum für die praktische und theoretische Ausbildung einzubinden.

Werden diese defizitären, gesetzlich verankerten Ausbildungsstrukturen zusammengeführt, ist der Kritik Beckers uneingeschränkt zu folgen: Er bezeichnet das Krankenpflegegesetz als „Kunst-Stück" (Kunst will er – in diesem Kontext – nicht von „Können" abgeleitet wissen, sondern gebraucht den Begriff als Metapher für eine realitätsferne, von der gegenwärtigen Berufsbildung marginalisierende Stilisierung) und die Ausbildung- und Prüfungsverordnung als „Luft-Nummer", festgemacht an den fehlenden Ausbildungsinhalten für die praktischen Einsatzbereiche. (Vgl. Becker 2003, S. 15 ff.)

Um dieser Kritik zukünftig zu begegnen, ist abschließend auf eine wissenschaftliche Arbeit zu verweisen, die die Praxisorientierung in der Berufsausbildung stärker betont und die Lernorte Schule und Betrieb effektiver vernetzt: „Kontinuierliche und kooperative Selbstqualifikation und Selbstorganisation" (Schneider/Sabel 1998). Zentraler Gedanke dieses Vorhabens ist die qualifizierte

---

- Monatlich stattfindende Praxisanleitersitzungen, um einen Austausch der Funktionsträger untereinander zu ermöglichen. Fortbildungsbedarfe können ermittelt werden, um die erforderlichen Kompetenzelemente zur Ausübung der pflegepädagogischen Aufgaben zu aktualisieren.
- Austausch einer Ausbildungsklasse mit angehenden Praxisanleitern im Rahmen ihrer fünfwöchigen Qualifizierungsmaßnahme über (un)ausgesprochene Erwartungshaltungen (Pflegeverständnis Theorie und Praxis).
- Praxisbesuche: Ein Schüler versorgt über 1,5 Stunden unter Beobachtung eines Pädagogen Patienten im regulären Stationsablauf. Im anschließenden Reflexionsgespräch werden das Alltagspflegehandeln und sich daraus ableitende Widersprüche zum theoretisch vermittelten Pflegeverständnis thematisiert.
- Lernaufgaben für die Praxis, die unter Berücksichtigung der Individualisierung des Lehr- und Lernprozesses in Kooperation zwischen Pädagogen, Auszubildenden und Pflegefachpersonen der Station erstellt und begutachtet werden.
- Schüler gehen mit gezielten Arbeitsaufträgen während des Unterrichtsblockes auf die Stationen. Diese konkreten Lernsituationen werden im Anschluss daran zum Gegenstand der Auswertung und Analyse, um förderliche und hemmende Aspekte in der Transferleistung zu diskutieren.
- Telefon und E-mail Kontakt, um Unklarheiten situativ und zeitnah besprechen zu können.
- Praktische Zwischenprüfungen mit denen zum einen das Leistungsvermögen überprüft werden kann und das zum anderen dazu beiträgt, Bedarfe zu ermitteln, um die Auszubildenden gezielt auf die Abschlussprüfung vorzubereiten.
- Reflexionsgespräche zwischen dem Klassenlehrer und den Auszubildenden während und nach einem Stationseinsatz bzw. im Klassenverband in Form eines allgemeinen Austausches über Stationserfahrungen. Damit erhalten die Schüler die Möglichkeit, u.a. belastende Situationen zu thematisieren.
- Aus den Empfehlungen von Löffl und Klemmt ist die Praxisbegleitung während einer sog. Pflegevisite zu erwähnen sowie die Vorabinformation der Praxisanleiter über die zu bewältigenden Lernaufgaben und die Informationsweitergabe über die Unterrichtsinhalte, die dem Stationseinsatz vorausgegangen sind. (Vgl. Löffl/Klemmt, S. 9 f., abgerufen am 22.12.2007)

Zurüstung der im Praxisfeld stehenden Berufspädagogen, also der Ausbilder in der konkreten Arbeitssituation, bei denen die Qualitätsbegriffe der Selbstqualifizierung und Selbstorganisation ansetzen. Zur Verdeutlichung: Selbstqualifizierung in Form selbstständigen Lernens, das eigenständig geplant, durchgeführt, ausgewertet, regelmäßig erneuert und weiterentwickelt wird, sollte – kooperativ organisiert und in den Arbeitsprozess integrierend – erfolgen. Dazu gehören: Selbstorganisation im Ausdruck der (Ausbilder)Teambildung mit der eigenständigen Führung durch Konferenzen, die selbstständige Gestaltung der Arbeitsorganisation, das Treffen von Entscheidungen am Ort der Ausführung, die Nachvollziehbarkeit von Handlungsschritten für alle Beteiligten. (Vgl. ebd., S. 131) Damit werden die Pädagogen im Lernort der Praxis zu eigenverantwortlich handelnden Ausbildern mit pädagogischen Professionalitätselementen, denn: „Eine Berufsausbildung ist immer nur so gut, wie die darin tätigen Berufspädagogen." (Ebd., S. 135) Die in diesem Prozess entwickelten Methoden sind Bestandteil des Modells „Lernen und Arbeiten im Team".[380] (Vgl. Schneider/Sabel 1996, S. 7 ff.) Das lernende System solcher Ausbilderteams erfordert allerdings die Entwicklung der Ausbildungsunternehmen zu „Lernenden Unternehmen", die aus konkreten Ausbildungs- und Arbeitsprozessen Rückschlüsse ziehen und den Erkenntnisgewinn in das zukünftige (Arbeits)Geschehen qua Selbstverständlichkeit integrieren. (Vgl. ebd., S. 57 f.) Dieser Gedanke wird in der Kapitelfolge VIII.2. aufgegriffen.

3. Zusammenfassung

Die Entwicklung des Pflegeberufes als Ausbildungsberuf ist insbesondere mit drei Zeitpunkten in Verbindung zu bringen: 1938 erließen die Nationalsozialisten die erste umfassende gesetzliche Regelung der Krankenpflegeausbildung und trugen dazu bei, dass der Beruf erstmalig eine „Aufwertung" erfuhr. (Vgl. Möller/Hesselbach 1998, S. 148) Das 1985er Krankenpflegegesetz ist als Grundlage des Professionalisierungsbestrebens zu bewerten, da es zum einen international vereinbarte Mindeststandards in die nationalen Ausbildungsvorschriften integrierte und zum anderen erstmalig eine Ausbildungszielsetzung anführte, deren

---

380 Das Modellprojekt KoKoSS wurde in dem Zeitraum 1989–1991 bei der Volkswagen AG Wolfsburg als Großbetrieb, der Klöckner-Stahl GmbH/Stahlwerke Bremen als mittlerem Industriebetrieb und im Technologie- und Berufsbildungszentrum Paderborn im Rahmen der handwerklichen Berufsausbildung durchgeführt. Die wissenschaftliche Begleitung übernahm die Universität-Gesamthochschule Paderborn, Fachbereich Erziehungswissenschaft/Berufspädagogik unter der Leitung von Prof. Schneider und den Herren Selbach und Sabel. (Vgl. Schneider/Sabel 1996 und 1998) Schneider hat sich auch nach diesem Zeitraum für die Ausbildung der Ausbilder engagiert eingesetzt. (Vgl. Schneider/Gabriel 2002)

Differenzierung u.a. die Methodik des Pflegeprozesses und ein holistisch ausgerichtetes Pflegeverständnis beinhaltete. (Vgl. Schell 1987, S. 83 f., 104) War dieses Gesetz auf Qualifikationslernen ausgerichtet – Bewältigung überschaubarer, konvergent-anforderungsorientierter Handlungssituationen (vgl. Erpenbeck/von Rosenstiel 2003, S. XXIX) –, werden mit der Ausbildungsnovellierung des Jahres 2003 Kompetenzen fokussiert. Dabei sind das Krankenpflegegesetz und die einzubeziehende Ausbildungsrichtlinie NRW in ihren Konkretisierungen ungenau bzw. widersprüchlich. Einerseits wird auf die Ausführung eines Kompetenzverständnisses verzichtet und werden lediglich Kompetenzklassen angeführt, die es zu „vermitteln" gilt, andererseits wird Kompetenz gar den Schlüsselqualifikationen untergeordnet. (Vgl. § 3 KrPflG, BGBl 2003, Teil I Nr. 36, S. 1444; vgl. Ausbildungsrichtlinie [...] NRW 2003, S. 9) Diese problematische Begriffsverwendung machte eine (Er)Klärung notwendig. Dazu legt der Verfasser ein strukturelles Instrument vor – Pädagogische Stufen der Situationsbewältigung –, mit dem der Versuch unternommen wird, die Aufeinanderbezogenheit des Aufbaus von Wissen, Affektion, Psychomotorik und Qualifikation verschiedener Reichweiten (vgl. Schelten 1994, S. 146) in Abhängigkeit von der Komplexität der zu bewältigenden Situation, einschließlich erforderlicher Reflexionen des (Erfahrungs)Wissens, zu verdeutlichen. Kompetentes Verhalten erfordert – unter Berücksichtigung der Individualisierung des Lehr- und Lernprozesses – einen systematischen Aufbau, um Pflegesituationen, die sich durch (Ziel- und Ergebnis) Offenheit, Komplexität, Problemkonstellation auszeichnen, verantwortungsbewusst bewältigen zu können. (Vgl. Erpenbeck/von Rosenstiel 2003, S. XXIX ff.) Dabei ist zu betonen, dass Kompetenzen subjektive Zuschreibungen sind, auf die infolge beobachtbarer Performanzen geschlossen werden kann. (Vgl. ebd., S. X f.) Die Kritik Vonkens ist zu bedenken, wenn aus einer beobachteten Handlungssituation – in einer gewissen (und damit zu hinterfragenden) Beliebigkeit – Teilkompetenzen ermittelt werden sollen. (Vgl. Vonken 2005, S. 56) In der Kompetenzdebatte werden personale Merkmale zentriert, deren Weiterentwicklung von jedem Arbeitnehmer zu erbringen ist. Dabei legen jedoch andere fest, was zur Bewältigung von Arbeitsmarktbelangen benötigt wird und ob ein Nachweis de facto erfolgt. (Vgl. ebd., S. 52) Wenn diese vermeintliche Subjektausrichtung als moderne Annäherung an das klassische Bildungsideal konnotiert wird (vgl. Arnold 2000, in: Heyse/Erpenbeck 2004, S. XVI), gilt es Widerspruch einzulegen. Dazu wird auf das pädagogische Subjektverständnis innerhalb der Kapitelfolge VIII. verwiesen.

Mit dem Krankenpflegegesetz von 2003 wird die prospektive Zusammenführung der Pflegeausbildungen, auch als vorbereitende Maßnahme zur Bewältigung zukünftiger Pflegebedarfe, angestrebt. Zum gegenwärtigen Zeitpunkt ist neben einer integrierten Phase eine Differenzierungsphase einzuhalten, mit der Konsequenz, dass Inhalte der Krankheitslehre – jetzt als Lerneinheiten in Form einer Pflege von PatientInnen mit ... – erst im dritten Ausbildungsjahr erfolgen dürfen. (Vgl. Ausbildungsrichtlinie [...] NRW 2003, S. 121 f.) Dieses Vorgehen entbehrt jeglichen pädagogischen Verständnisses, da die Schüler bereits in ihrem ersten Einsatz mit Krankheitsbildern konfrontiert werden und sie zur Gestaltung eines verantwortungsbewussten Beobachtungsprozesses ein Bezugssystem – beispielsweise krankheitstypische Symptomatiken und Behandlungsverfahren – benötigen.

Für die praktische Ausbildung ist nach wie vor kein Curriculum vorzuweisen. Auch dies ist vor dem Hintergrund der Herabsetzung der Zugangsvoraussetzung auf den Hauptschulabschluss, der Verkürzung der praktischen Ausbildung um 500 Stunden (zugunsten der Theorie), der deutlichen Verlängerung der ambulanten Pflegeeinsatzzeiten (von 160 auf 500 Std.), der Verweildauerreduzierung der Patienten infolge des G-DRG-Systems (vgl. Kapitel VI.1.), unverständlich. Dem scheint der Gesetzgeber begegnen zu wollen, indem Praxisanleitungen von entsprechend qualifiziertem Personal zu übernehmen sind, das von den Pädagogen des Lernortes Schule Beratung erfahren soll. Warum Anleitungssituationen dann doch nur „gelegentlich" zu erfolgen haben – 10 Prozent der praktischen Ausbildungszeit gemäß der DVO-KrPflG NRW vom 07.03.2006 –, bleibt unbeantwortet. (Vgl. § 2 KrPflAPrV, BGBl I Nr. 55 vom 19.11.2003, S. 2263) Die Forderung nach der Notwendigkeit eines Gesamtcurriculums zur Gestaltung der Ausbildung besteht weiter. (Vgl. Becker 2003, S. 15 ff.)

Nach wie vor wird dem Pflegeberuf – als nichtärztlichem Heilberuf – die Erstellung einer eigenen Pflegeexpertise untersagt. Das wiederum wäre für das Pflegepersonal erforderlich, um als gleichberechtigtes Mitglied im therapeutischen Team agieren zu können.

VI. Sterben und Tod im Lernort Krankenhaus[381] in ökonomischer Perspektive

Die praktische Ausbildung in der Gesundheits- und Krankenpflege findet zu 80 Prozent in Krankenhäusern statt.[382] (Vgl. Ausbildungs- und Prüfungsverordnung für die Berufe in der Krankenpflege 2003, § 1 und Anlage 1 B Praktische Ausbildung) Um Kennzeichen dieses Lernortes aufzuzeigen, in dem – wie bereits erörtert – Auszubildende in einer Doppelrollenfunktion (Lernender und Arbeitnehmer) tätig werden, ist es erforderlich, den gesetzlichen Auftrag von Kliniken zu erfassen. Das Gesetz zur wirtschaftlichen Sicherung der Krankenhäuser und zur Regelung der Krankenhauspflegesätze (Krankenhausfinanzierungsgesetz) erklärt, was unter Krankenhäusern zu verstehen ist: „Einrichtungen, in denen durch ärztliche und pflegerische Hilfestellung Krankheiten, Leiden oder Körperschäden festgestellt, geheilt oder gelindert werden sollen oder Geburtshilfe geleistet wird und in denen die zu versorgenden Personen untergebracht und verpflegt werden können." (§ 2 Krankenhausfinanzierungsgesetz, BGBl I 1999, S. 2626) Als Bestandteil des Gesundheitswesens unterliegen Krankenhäuser den ordnungspolitischen Vorgaben des Sozialgesetzbuches V zur Gesetzlichen Krankenversicherung. Im § 70 SGB V werden die Krankenkassen und Leistungserbringer, die für die Krankenhausbehandlung verantwortlich sind, im Zusammenhang mit Qualität, Humanität und Wirtschaftlichkeit aufgefordert, „eine bedarfsgerechte und gleichmäßige, dem allgemein anerkannten Stand der medizinischen Erkenntnisse entsprechende Versorgung der Versicherten zu gewährleisten. Die Versorgung der Versicherten muß ausreichend und zweckmäßig sein, darf das Maß des Notwendigen nicht überschreiten und muß in der fachlich gebotenen Qualität sowie wirtschaftlich erbracht werden." Und weiter heißt es: „Die Krankenkassen und die Leistungserbringer haben durch geeignete Maßnahmen auf eine humane Krankenbehandlung ihrer Versicherten hinzuwirken." (www.sozialgesetzbuch.de/gesetze/05 – § 70, abgerufen am 20.05.08) Wie ist eine

---

381 Krankenhäuser können klassifiziert werden, beispielsweise nach dem Krankenhausträger (öffentlich, privat, freigemeinnützig), nach den Anforderungs- und Versorgungsstufen (Maximal-, Schwerpunkt-, Regel-, Grundversorgung), nach dem Leistungsspektrum (allgemeines Krankenhaus, Fachklinik, Universitätsklinik und sonstige Krankenhäuser (z.B. Behandlung ausschließlich psychiatrischer Erkrankungen). (Vgl. Statistiken – Gesundheitswesen, unter www.statistik-berlin.de, abgerufen am 28.06.08)

382 Von den 2500 Stunden, die in der praktischen Ausbildung zu absolvieren sind, entfallen 500 Stunden auf den ambulanten Bereich. (Vgl. Ausbildungs- und Prüfungsverordnung für die Berufe in der Krankenpflege 2003, Anlage 1 B Praktische Ausbildung)

solche Erklärung einzuordnen, die Zustandsbeschreibungen aneinanderreiht, ohne sie zu konkretisieren? Der „allgemeine Stand der medizinischen Erkenntnisse" wird aus den gegenwärtigen Diskursen abzuleiten sein. Wer entscheidet allerdings über eine „bedarfsgerechte Versorgung, die ausreichend, zweckmäßig zu sein hat und das Maß des Notwendigen nicht überschreiten darf" (sic!)? Wer erhält die Definitionsmacht, über dieses Ausmaß zu entscheiden? Nach welchen validen Kriterien erfolgt die Beschlussfassung? Hier wird ein Spannungsverhältnis zwischen Ökonomie und Ethik bewusst initiiert, ohne auf flankierende Gestaltungsmaßnahmen zu verweisen. Ist prospektiv davon auszugehen, dass sukzessiv einem 90-jährigen, dann einem 80-jährigen, dann einem 70-jährigen Patienten eine Hüftprothese oder ein Dialyseplatz untersagt werden, weil diese Behandlungsformen nicht mehr als „notwendig" bewertet werden und der diffamierende Begründungskontext des „unproduktiven Kostgängers des Sozialstaates" (vgl. Künemund, in: Gersemann/Grabitz 2008) auf den Plan tritt?[383] Werden diese Maßnahmen in den sog. IGeL-Katolog[384] überführt, mit dem sichergestellt wird, dass medizinische Maßnahmen durchzuführen sind, wenn sie selbst bezahlt werden (können)? Bei dem Gesetzgeber müssen – so ist zu vermuten – selbst Bedenken aufgetreten sein. Wie ist sonst zu erklären, dass er die Leistungserbringer aufruft, „auf eine humane Krankenbehandlung [...] hinzuwirken" (§ 70 SGB V, www.sozialgesetzbuch.de/gesetze/05, abgerufen am 20.05.08)? Synonyme für *bewirken* sind *anstreben, versuchen, einsetzen*, d.h. ein auf Freiwilligkeit und Engagement beruhendes Postulat. Interessant, dass § 70 SGB V die Leistungsumsetzung auf den medizinischen Bereich begrenzt. Pflege kommt gar nicht mehr vor, obwohl diese in der Krankenhausdefinition angeführt wird. Bedenkenswert erscheint auch, dass in beiden Erklärungen der Patient als Subjekt seiner Gesundheits- und Krankheitsanteile unberücksichtigt bleibt. Prosaistisch betrachtet wird damit die ökonomische Ausrichtung des Gesundheitswesens (in Reinkultur) gesetzlich legitimiert. Ist das den Bundesbürgern bewusst, schließ-

---

383   Dieser Gedanke ist gar nicht so abwegig, wie es beim Lesen vielleicht erscheint. Im Jahr 2008 wurde medial Zündstoff verbreitet, als beispielsweise die gesellschaftlichen Herausforderungen einer älter werdenden Bevölkerung mit einem „Generationenkrieg" umschrieben wurden, weil die angeblich Jungen sich mit den Alten zukünftig beKRIEGen würden. In der Sprache der Welt am Sonntag: „Binnen weniger Jahre wird gegen den Willen der Alten in Deutschland politisch nichts mehr möglich sein. Die Jüngeren sind dann auf den Großmut der Senioren angewiesen." (Gersemann/Grabitz 2008, S. 6)

384   IGeL ist das Kürzel für individuelle Gesundheitsleistungen, die Ärzte ihren gesetzlich krankenversicherten Patienten gegen Selbstzahlung anbieten können. Sie reichen über das vom Gesetzgeber definierte Ausmaß einer ausreichenden und notwendigen Versorgung hinaus und werden demzufolge nicht von den gesetzlichen Krankenkassen finanziert. (Vgl. www.abc-der-krankenkassen.de/IGEL.htm, abgerufen am 01.06.08) Ob der Paradigmenwechsel innerhalb des Gesundheitssystems zu der befürchteten Zwei-Klassen-Medizin führen wird, gilt es wachsam zu beobachten. (Vgl. Lauterbach/Bahr 2008)

lich sind sie potenzielle Patienten? Wohl kaum! Dem Verfasser sind diesbezüglich keine dauerhaften Protestkundgebungen bekannt. Über solch ein Erfordernis
lässt sich streiten, da die Bundesregierung zunehmend Patientenrechte stärkt.
Hier sind beispielhaft anzuführen: Charta der Rechte hilfe- und pflegebedürftiger Menschen,[385] Patientenverfügung,[386] Patientenrechte in Deutschland,[387] Pa-
tientenvertreter im Gemeinsamen Bundesausschuss[388] und Patientenbeauftragter
der Bundesregierung.[389] Zu klären ist allerdings, welche politischen bzw. alltagstauglichen Konsequenzen damit einhergehen, um die Ebene der „Hochglanzbro-
schüre" zu verlassen.

Schauen wir uns die „Charta der Rechte hilfe- und pflegebedürftiger Menschen" genauer an, in der u.a. Aussagen zur „individuelle[n] Sterbebegleitung"
(BMFSFJ und BMG 2007, S. 20) getätigt werden. Im Wortlaut der Staatsorgane
heißt es in Artikel 8: „Palliative Begleitung, Sterben und Tod. Jeder hilfe- und
pflegebedürftige Mensch hat das Recht, in Würde zu sterben." Im Weiteren wird
der Interessent selbst angesprochen: „Es soll alles getan werden, um den Sterbeprozess für Sie so würdevoll und erträglich wie möglich zu gestalten. Personen,
die Sie in der letzten Phase Ihres Lebens behandeln und begleiten, sollen Ihre
Wünsche beachten und so weit wie möglich berücksichtigen. Dazu gehört, dass
wirkungsvolle Maßnahmen und Mittel gegen Schmerzen und andere belastende Symptome angewendet werden. [...] Unabhängig davon, ob Sie zu Hause, im
Krankenhaus, in einem Hospiz, Pflege- oder Seniorenwohnheim sterben, sollen
seitens der Institutionen alle Möglichkeiten ausgeschöpft werden, damit dies
in einer Umgebung geschieht, die Ihren Vorstellungen von einem würdevollen
Sterben am ehesten entspricht. [...]" Weiter heißt es: „Ärztinnen, Ärzte und Pflegende sollen – Ihrem Wunsch entsprechend – Ihre Angehörigen oder sonstige
Vertrauenspersonen in die Sterbebegleitung einbeziehen und diese professionell
unterstützen." (Ebd., S. 20 f.) Im Anschluss daran sind der Charta Aussagen zur
Selbstbestimmung am Lebensende und zur Patientenverfügung/Vorsorgevoll-
macht zu entnehmen. (Vgl. ebd.) Damit ist eine Abschiedskultur zwischen Indi-

---

385 Herausgeber: Bundesministerium für Familie, Senioren, Frauen und Jugend sowie Bundes-
     ministerium für Gesundheit, 2007.
386 Herausgeber: Bundesministerium der Justiz, 2007. Seit dem 01.09.09 erhalten Patientenver-
     fügungen eine (zunehmende) gesetzlich verankerte Rechtssicherheit. (Vgl. www.bmg.bund.
     de – Patientenverfügungen, abgerufen am 21.09.09; vgl. Kapitel II.2.)
387 Im Untertitel: Leitfaden für Patienten und Ärzte, herausgegeben vom Ministerium für Ge-
     sundheit, Soziales, Frauen und Familie des Landes Nordrhein-Westfalen, 2003. Dass die Pfle-
     gefachgruppe im Titel unerwähnt bleibt, ist nicht nachvollziehbar, richtet sich die Publikation
     gemäß Einleitung auch an das Pflegepersonal. (Vgl. ebd., S. 7)
388 Die Implementierung erfolgte im Rahmen der Gesundheitsreform 2004.
389 Die Implementierung erfolgte im Rahmen der Gesundheitsreform 2004. Erste Patientenbeauf-
     tragte war die Bundestagsabgeordnete Helga Kühn-Mengel, SPD.

vidualität, Würde, Schmerz-, Symptombehandlung und Angehörigenbegleitung aufgezeigt. Wie haben sich Krankenhäuser dieser Thematik zu stellen?

Unter Bezugnahme auf das Statistische Bundesamt ist die Antwort eindeutig: Im Jahr 2006 verstarben hierzulande 821627 Bürger, davon allein 393439 Menschen als Patienten in Krankenhäusern, immerhin 47,8 %. (Vgl. Statistisches Bundesamt 2008, Fachserie 12 Reihe 6.1.1; vgl. Statistisches Bundesamt 2007, Fachserie 12 Reihe 4) Diese Zahl verdeutlicht, dass gegenwärtig beinahe jeder zweite Sterbende seine letzte Lebensphase in einem Krankenhaus erlebt. Damit nehmen Krankenhäuser die führende Position unter den Sterbeorten[390] ein – und das, obwohl seit den 1970er Jahren immer wieder die nachfolgenden Kritikpunkte auf den Plan treten: Die zunehmende Apparatemedizin verhindert einen menschenwürdigen Sterbeprozess. Sterbende werden in Abstellräume und Badezimmer abgeschoben und verstorbene Patienten unverzüglich in die Kühlräume der Leichenhalle „entsorgt". (Vgl. Göckenjan 2008, S.10) Göckenjan betont, „es [wäre] [...] jedoch naiv anzunehmen, dass es die kritisierten Sterbeumstände nicht mehr gäbe." (Ebd.) Hierauf wird in den nachfolgenden Ausführungen einzugehen sein. Dieses angedeutete Spannungsverhältnis zwischen Anspruch und Wirklichkeit, letztlich zwischen Ethik und Ökonomie, ist wahrscheinlich am sensibelsten in den Bereichen wahrzunehmen, in denen sog. „weiche Faktoren" der Interaktion das Krankenhaushandeln kennzeichnen (sollen). (Vgl. Berg 2008, S. 7) So ist eine Abschiedskultur im Ausdruck einer individualisierenden Lebensbegleitung Sterbender und der Bezugspersonen, zu denen sowohl das unmittelbare personale Umfeld des Betroffenen als auch die professionellen Helfer zu subsumieren sind, nur dann von den Beteiligten wahrzunehmen, wenn sie realiter als Selbstverständnis und innewohnende Grundhaltung erfahrbar wird. Es scheint die größte Herausforderung zu sein, Humanität und Qualität und Wirtschaftlichkeit als gleichberechtigte Parameter im Setting Krankenhaus auch in der Auseinandersetzung mit der Endlichkeit des Lebens und des Todes in Form einer Abschiedskultur, zu vereinen. Humanität ohne Wirtschaftlichkeit ist nicht finanzierbar, Wirtschaftlichkeit ohne Qualität bleibt risikobehaftet, Qualität ohne Humanität ist wenig adressatengerecht ...

---

390 Eine bundesweite Statistik über die Sterbeorte fehlt, da das Ausstellen der Totenscheine von Bundesland zu Bundesland unterschiedlich erfolgt. Zwischenbilanzen sind auf regionaler Ebene erhoben worden, wie beispielsweise in Sachsen, Rheinland-Pfalz oder für die Städte Mannheim und Mainz. In der Literatur schwanken die Angaben zu dem Sterbeort Altenheim zwischen 10 und 40 %, über den Sterbeort des eigenen Zuhauses zwischen 5 und 30 %. Vor diesem Hintergrund ist die Forderung der Enquete-Kommission 2005 zu unterstützen, eine bundesweite Erfassung der Sterbeorte zu implementieren. (Vgl. Alsheimer/Augustyn 2006, S. 4; vgl. Schmidt/Albrecht 2007, S. 5) Damit kann allerdings lediglich erhoben werden, an welchem Ort der betreffende Mensch verstorben ist. Aussagen zum Sterbeprozess sind damit nur bedingt zu tätigen, es sei denn, dieser wird auf die unmittelbare Zeit vor dem Eintreten des Todes reduziert.

In diesem aufgezeigten Gegenstandsbereich findet Ausbildung statt. Die im konkreten betrieblichen Krankenhausarbeitsprozess gemachten Erfahrungen, die das Verhältnis der Pflegepersonen und Auszubildenden zu ihren Arbeitsinhalten, Arbeitsbedingungen und Arbeitsergebnissen verdeutlichen, leiten bewusstseinsbildende, persönlichkeitsfördernde bzw. -verändernde Auswirkungen ein. (Vgl. Heinz 1995, S. 42 ff.) Diesbezüglich ist die Krankenhauswirklichkeit in den nächsten Kapiteln zu analysieren. Entsprechend sind die folgenden Punkte zu thematisieren: Welche Krankenhaus(medizin/pflege)leistungen, die der Patient erhält bzw. erhalten sollte, sind gesetzlich abzurechnen? Ist eine Abschiedskultur in Leistungsparameter zu überführen, die abgegolten werden können? An dieser Stelle wird es interessant: Das Bundesministerium für Gesundheit ist einerseits Mitherausgeber der oben angeführten Charta und hat das Recht auf „individuelle Sterbebegleitung" einschließlich „professioneller Angehörigenbetreuung" (a.a.O., S. 20 f.) verbrieft. Andererseits ist diese Behörde verantwortlich für die Umstrukturierung der Krankenhausfinanzierung. Liegen hier lediglich schönfärberisch klingende Vorstellungen würdevollen Sterbens in Zeiten vor, in denen aus dem individuellen Patienten der verallgemeinerte G-DRG-Fall[391] zu werden hat?[392] Mit der veränderten Finanzierung entstehen möglicherweise (zusätzliche) Belastungsmomente für das Pflegepersonal. Da diese Gruppe für die praktische Ausbildung (mit)verantwortlich ist und als pädagogisches Modell Lern- und Sozialisationseffekte initiiert (vgl. Ekert/Ekert 2005, S. 111; vgl. Stangl 2007, S. 8), ist die Bezugnahme auf pflegewissenschaftliche Studien zur Klärung gegenwärtiger Arbeitsbelastungen erforderlich. Aus den genannten Aspekten, die den Lernort Krankenhaus beeinflussen, werden im weiteren Verlauf Hypothesen gewonnen, die im Anschluss daran an der Realität Auszubildender überprüft werden. (Vgl. Kapitelfolge VII.) Diese Befundlage wiederum ist Grundlage, mögliche Verbesserungen aufzuzeigen. Konsequenterweise wird ein pädagogisches Konzept entwickelt, dass der emanzipatorischen Bewusstseins- und Bildungsarbeit folgt, um eine abschiedskulturelle Haltung bei den Pflegeschülern zu fördern. (Vgl. Kapitel VIII.ff.) Der Parameter, der derzeitig das Krankenhaussystem maßgeblich beeinflusst und strukturiert ist die Finanzierung in Form der G-DRGs.

---

391 Vgl. dazu Kapitel VI.1.

392 An dieser Stelle ist die sozialwissenschaftliche Betrachtung der Krankenhäuser als „totale Institution[en]" (Goffmann 1972, S. 11) des Kapitels III.2. zu vergegenwärtigen.

1. Krankenhausfinanzierung – Vom (Nicht) Vorkommen der Pflege und vom (Weg)Gang des Patienten zum G-DRG-Fall

Nachfolgend wird die gegenwärtige Krankenhausfinanzierung dargestellt. Grundlage ist das Gesetz zur wirtschaftlichen Sicherung der Krankenhäuser und zur Regelung der Krankenhauspflegesätze (Krankenhausfinanzierungsgesetz).[393]

---

393 Das Krankenhausfinanzierungsgesetz wurde 1972 als Bundesgesetz erlassen und verfolgt das Ziel, Krankenhäuser wirtschaftlich zu stabilisieren, um eine bedarfsgerechte Versorgung der Bevölkerung sicherzustellen. Die Krankenhäuser sollen sich durch Leistungsfähigkeit und wirtschaftliche Eigenverantwortlichkeit auszeichnen. Darüber hinaus strebt das Gesetz sozial verträgliche Pflegesätze an. Mit der Einführung dieser Vorgaben unterliegen Krankenhäuser einer dualen, staatlich regulierten Finanzierung: Investitions- und Vorhaltungskosten werden als öffentliche Aufgabe durch die jeweiligen Bundesländer aufgebracht (Erfordernis der Aufnahme in den Krankenhausbedarfsplan mit entsprechendem Kontrahierungszwang für gesetzliche Krankenkassen). Laufende Betriebs- und Behandlungskosten sind von den Pflegesätzen zu tragen, die die Patienten im Rahmen ihrer Krankenkassenversicherung aufbringen. (Vgl. §§ 1 und 4 Krankenhausfinanzierungsgesetz in der Fassung vom 21.07. 2004, www.bmg.bund.de – Krankenhausfinanzierungsgesetz, abgerufen am 19.05.2008) Die Krankenhausfinanzierung ist in dem Zeitraum von 1972 bis 1999 durch zahlreiche Gesetze und Verordnungen gekennzeichnet, um der festzustellenden Kostenexplosion infolge des Nachholbedarfs notwendiger Investitionen, Anstieg laufender Kosten im ambulanten und stationären Bereich – nicht zuletzt vor dem Hintergrund der medizinischen Entwicklung – zu begegnen. Aus den Gesetzesvorgaben ist das Krankenhaus-Neuordnungsgesetz aus dem Jahr 1984 zu nennen: Wenn bis dahin die Pflegesätze staatlich festgesetzt waren, hatten die Krankenkassen und das individuelle Krankenhaus diese nun selbst auszuhandeln. Des Weiteren wurde das Selbstkostendeckungsprinzip aufgehoben (Erstattung der ex post Istkosten) mit der Folge, dass nur noch die vorauskalkulierten Selbstkosten eines leistungsfähigen und sparsam wirtschaftenden Krankenhauses gedeckt waren. Aus den zahlreichen Gesundheitsstrukturgesetzen der Jahre 1993–97 ergaben sich für die Krankenhäuser weitere zahlreiche Konsequenzen. Zu erwähnen sind: Einführung von Fallpauschalen und Sonderentgelten als pauschalisiertes Vergütungssystem, Teilung der Pflegesätze in Basis- und Abteilungspflegesatz sowie die Einführung eines Budgets. Mit der Budgetierung ging die Kostenbegrenzung einher, da die Budgets der Krankenhäuser nicht stärker steigen durften als die Einnahmen der Krankenkassen. Bei dieser „Deckelung" blieben Veränderungen der Leistungs- und Kostenstruktur der jeweiligen Krankenhäuser unberücksichtigt. De facto sah es in dem Zeitraum 1992–1995 allerdings so aus, dass die Ausgaben der Krankenhausleistungen doppelt so stark anstiegen, als die Einnahmenseite der Krankenversicherungen auswies. Zu erklären ist dies u.a. mit der Einführung der Pflegepersonalregelung (PPR) in den Krankenhäusern, mit der – erstmalig – die Leistungen der Pflege transparenter gemacht werden sollten, um eine Berechnungsgrundlage für den Personalbedarf zu erhalten und dem zunehmenden Mangel an Pflegepersonal zu begegnen. Nach damaligen Expertenschätzungen sei ein Personalmehrbedarf im fünfstelligen Bereich erforderlich; infolge der nicht zu tragenden Mehrkosten kam es Ende 1996 (nach nur drei Jahren Gültigkeit) zur Einstellung der PPR.

Diese Auseinandersetzung ist erforderlich, da die praktische Gesundheits- und Krankenpflegeausbildung hauptsächlich in Akutkrankenhäusern stattfindet und ökonomische Aspekte den Ausbildungsarbeitsalltag, auch den der examinierten Pflegepersonen und Ärzte, maßgeblich beeinflussen. Des Weiteren ist zu überlegen, in welcher Form Pflegeleistungen abgebildet und kostenmäßig erfasst bzw. erstattet werden. Damit wird eine Grundlage für die Analyse einer abrechnungs(un)fähigen Abschiedskultur geschaffen. Demzufolge ist zu eruieren, ob Indikatoren für die Implementierung von Vorbehaltsaufgaben der Pflegegruppe zu identifizieren sind. Und wie ist es bestellt um den Patienten, auf den sich letztlich alles auszurichten hat: Wird dieser als Mensch in seiner Individualität wahrgenommen oder als Organträger verortet, der – bildlich gesprochen – zur Reparatur in die (Krankenhaus)Werkstatt kommt und Kosten verursacht? Diese aufzuzeigenden Faktoren beeinflussen das Pflegeverständnis der examinierten Fachkräfte und haben eine Auswirkung (Lern- und Sozialisationseffekte) auf die zu entwickelnde Pflegehaltung der Auszubildenden in dem Lernort der Krankenhauspraxis. (Vgl. Ekert/Ekert 2005, S. 111; Stangl 2007, S. 8)

Krankenhäuser sind Wirtschaftsunternehmen und benötigen aus betriebswirtschaftlicher Perspektive Planungssicherheit, die allerdings vor dem Hintergrund der häufig erfolgenden Gesetzesänderungen nur bedingt gegeben ist und die Umsetzung des oben dargestellten Versorgungsauftrages erheblich erschwert bzw. verlagert. (Vgl. Fleßa 2007, S. 139) Ein Blick auf die letzte Dekade verdeutlicht, dass Krankenhäuser seit dem Gesundheitsreformgesetz (BGBl 1999, S. 2626),[394] dem Fallpauschalengesetz (BGBl 2002, S. 1412),[395] dem 2. Fallpauschalenänderungsgesetz (Deutscher Bundestag Drucksache 15/4272 vom 24.11.04)[396] sowie dem Gesetz zur Modernisierung der Gesetzlichen Krankenversicherung (BBGl 2003, S. 2190)[397] zahlreiche ökonomisch fokussierte Herausforderungen anzunehmen haben, die mit verkürzten Liegezeiten der Patienten, medizinisch-pfle-

---

Wie war die Krankenhausfinanzierung bis zu dem Zeitpunkt der dualen Finanzierung geregelt? Bis 1936 bestand die Freie Krankenhausfinanzierung mit einer weitestgehenden Vertragsfreiheit zwischen Krankenkassen, Patienten und Ärzten. In den Jahren 1936 bis 1972 erfolgte die Krankenhausfinanzierung monistisch, in der Bedeutung der (erstmaligen) Einflussnahme des Staates, die Preisentwicklung aus einer Hand regulieren zu wollen. Interessant zu wissen, dass die Nationalsozialisten dieses Vorgehen nutzten, um einerseits den Krankenhäusern Finanzmittel zu entziehen bzw. auf ein notwendiges Mindestmaß zu reduzieren (Kanalisierung des Geldes zur Kriegsvorbereitung) und andererseits jüdischen und sozialdemokratischen Ärzten – infolge der Aufhebung der Vertragsfreiheit – die Leistungserbringung zu untersagen. (Vgl. Fleßa 2007, S. 106 ff., 130 ff.)

394 Die Inkraftsetzung erfolgte zum 01.01.2000.
395 In der genauen Bezeichnung: Gesetz zur Einführung des diagnoseorientierten Fallpauschalensystems für Krankenhäuser, in Kraft getreten am 01.01.2003.
396 Die Inkraftsetzung erfolgte zum 01.01.2005.
397 Die Inkraftsetzung erfolgte zum 01.01.2004.

gerischer Leistungsverdichtung, pauschalierenden Abrechnungsmodalitäten und Veränderungen der Rolle Patient zu skizzieren sind.[398] Nachfolgend ist näher auf die Einführung eines pauschalierenden Entgeltsystems – in Form sog. G-DRGs – einzugehen, dass ab 2003 zur sukzessiven Realität wurde.[399] (Vgl. § 17b Kranken-

---

398 Zu den Modifikationen, die beispielhaft angeführt werden:
Zum einen werden traditionelle Stationsbehandlungen in den ambulanten Bereich verlagert. So sind Operationen – gemäß eines Kriterienkatalogs – zunehmend ambulant durchzuführen. (Vgl. § 115b SGB V) Des Weiteren dürfen Leistungen im Kontext strukturierter Behandlungsprogramme für Chronisch-Kranke angeboten werden, ebenso spezialisierte Dienstleistungen bei Krankheitsbildern wie Krebs, Aids und Tuberkulose. Krankenhäuser können auch dann ambulant tätig sein, wenn eine spezifische Facharztunterversorgung regional zu verzeichnen ist. Damit erhalten Kliniken ein neues Tätigkeitsfeld im ambulanten Sektor, der dem gesundheitspolitischen Postulat ‚ambulant vor stationär' entspricht. (Vgl. Fleßa 2007, S. 138)
Zum anderen hat die Krankenhausablauforganisation nach qualitätsorientierten Aspekten zu erfolgen, indem nachweislich qualitätssichernde Maßnahmen implementiert und weiterentwickelt werden müssen, um den Mindestanforderungen der Ergebnis-, Prozess- und Strukturqualität zu genügen. Ebenso ist eine qualitativ-wirtschaftlich zu verantwortende Leistungserbringung (Mindestmengenkataloge) sicherzustellen. (Vgl. §§ 137, 137c-d SGB V; Fleßa 2007, S. 137 f.)
Darüber hinaus sind integrierte Versorgungsformen zur interdisziplinären Begutachtung der jeweiligen Patienten und ihrer Stationierung lediglich im Rahmen der Krankheitsakutphase aus- und aufzubauen. (Vgl. §§ 140a-g SGB V) Unnötige bzw. unnötig lange Liegezeiten werden im Rahmen der Fehlbelegungsprüfung – durch den Medizinischen Dienst der Krankenkassen – budgetkürzend sanktioniert. (Vgl. § 275 SGB V; Fleßa 2007, S. 139 f.) Die Sicherstellung einer verantwortlichen Anschlussversorgung (Entlassungsmanagement) ist – gemäß Gesundheitsreform 2007 – nach einem Krankenhausaufenthalt zu gewährleisten. (Vgl. Fleßa, 2007, S. 139 f., www.die-gesundheitsreform.de, abgerufen am 28.05.08; vgl. § 112 SGB V) Zudem können interdisziplinäre Gesundheitszentren eingerichtet werden. Beispielhaft ist das „Kooperative Darmzentrum Paderborn" zu nennen, das 2007 gegründet wurde und aus den Mitgliedern Brüderkrankenhaus St. Josef Paderborn, St. Vincenzkrankenhaus Paderborn, St. Josef Krankenhaus Salzkotten und St. Marien-Hospital Marsberg sowie niedergelassenen Fachärzten besteht. Damit soll der Darmkrebs – als zweithäufigste Krebserkrankung – mit standardisiert qualitätsorientierten Behandlungsverfahren frühzeitig erkannt und interdisziplinär behandelt werden. (Vgl. www.bk.paderborn.de – Darmzentrum, abgerufen am 28.5.08)
399 Zum Zeitplan des auf der Grundlage der G-DRGs (German Diagnosis Related Groups) orientierten pauschalierten Entgeltsystems: Bis Ende 2002 wurden die Entgeltkataloge (bundeseinheitliche Fallgruppen und Bewertungsrelationen, Ausgestaltungsmöglichkeit der Punktwerte in regionaler Differenzierung) fertiggestellt. Diese sind jedoch jährlich zu ergänzen, um medizinische Fortschritte und ökonomische Entwicklungen integrieren zu können. Damit erhebt das G-DRG System den Anspruch, ein lernendes System zu sein. In 2003 griff das Optionsrecht, demnach konnten Krankenhäuser die neuen Fallpauschalen auf freiwilliger Ebene abrechnen. 2004 kam es zu einer verpflichtenden Implementierung der G-DRGs, allerdings in budgetneutraler Auswirkung (Vereinbarung konventioneller Budgets und Entwicklung der Preise der Fallpauschalen aus dem krankenhausspezifischen Budget). Der Zeitraum 2005–2009 ist die Phase der Konvergenz, da eine sukzessive Anpassung der krankenhausindividuellen Preise an die landeseinheitlichen Preise zu erfolgen hatte. Ab 2010 wird dieses Abrechnungssystem konsequent umgesetzt. (Vgl. Fleßa 2007, S. 136 ff., 39 ff.; Clade unter www.aerzteblatt.de, S. 1, abgerufen am 29.05.08)

hausfinanzierungsgesetz, BGBl. I 1999, S. 2626; Fallpauschalengesetz BGBl 2002, S. 1412) Zuvor ist jedoch zu überlegen, nach welchen Kriterien Krankenhausleistungen idealiter abzubilden und – unter Berücksichtigung des individuellen Behandlungsverlaufs – entsprechend zu vergüten sind. Die Antwort scheint offensichtlich: Medizinische respektive pflegerische Leistungen sind zu klassifizieren und in der Patientenbezogenheit nachzuweisen und abzurechnen. Diesbezüglich sind unterschiedlichste Erfassungssysteme[400] zu nutzen, wie beispielsweise für den medizinischen Bereich die International Classification of Diseases (ICD),[401] für den pflegerischen Bereich die Pflegepersonalverordnung[402] und die Pflegediagnosen.[403] Bei diesen Eingruppierungen wird der Fokus auf medizinische bzw. pflegerische Homogenität gelegt, die dann vorliegt, wenn gleiche Behandlungsanforderungen und -methoden gegeben sind. Die Kosten der zu erbringenden Leistungen sind kein originäres Erfassungskriterium. Darin liegt der entscheidende Unterschied zum gegenwärtigen Klassifizierungsinstrument der G-DRGs (German Diagnosis Related Groups),[404] auf das nun näher einzugehen ist.

---

400 Bei Klassifizierungssystemen werden Objekte mit übereinstimmenden Eigenschaften in Gruppen zusammengeführt. Infolgedessen zeichnet sich eine Gruppe durch Homogenität aus. (Vgl. Fleßa 2007, S. 40)

401 Die ICD (Internationale Klassifikation der Krankheiten) wird von der Weltgesundheitsorganisation herausgegeben und von den jeweiligen Ländern sprachlich und inhaltlich angepasst (ICD-10-GM SGB V, Bearbeitung durch das Deutsche Institut für medizinische Dokumentation und Information). Die ICD-10-GM Version 2008 besteht aus 2035 dreistelligen Codes und bildet die Basis für das pauschalierende Vergütungssystem der G-DRGs. (Vgl. Fleßa 2007, S. 141)

402 Im Rahmen der Pflegepersonalregelung wird jeder Patient täglich anhand eines Leistungsnachweises der Allgemeinen und Speziellen Pflege in jeweils drei Schweregrade eingestuft, die mit Minutenwerten hinterlegt sind. Infolgedessen ist der Pflegestellenbedarf zu ermitteln, der an einem ganzheitlichen Pflegekonzept ausgerichtet ist. Die Personalbemessung erhebt konkret den leistungsorientierten pflegerischen Aufwand und ersetzt damit die Bezugsgröße der durchschnittlich belegten Betten. Der nach der Einführung 1993 zu konstatierende Pflegestellenzuwachs wurde – wie in einer der vorherigen Fußnoten dieses Kapitels festgestellt – nach nur drei Jahren gedeckelt. (Vgl. Pschyrembel Wörterbuch Pflege 2003, S. 504 f.)

403 Pflegediagnosen werden im weiteren Textverlauf näher erläutert.

404 Der Ursprung des DRG-Systems ist in Amerika zu finden. An der Yale University entwickelte Fetter in den Jahren 1965–1969 Kategorien, um die Vielfalt des stationären Leistungsvermögens abzubilden. Die bis dahin benutzten Kategorien der Fallzahl und Liegedauer als Maßstab für Krankenhausleistungen waren nach seinem Verständnis nicht aussagekräftig genug. 1983 wurde erstmalig in den USA das G-DRG Vergütungssystem angewandt. In den letzten Jahrzehnten erfolgte die Weiterentwicklung dieses Systems, sodass unterdessen vom DRG-System der vierten Generation gesprochen wird. In den Benutzerländern werden unterschiedliche DRG-Systeme verwendet, um die nationalen Behandlungswirklichkeiten zu berücksichtigen. So benutzen beispielsweise Schweden, Finnland, Norwegen und Dänemark die Nord-DRG. Australien verwendet die AR-DRG, die die Ausgangsbasis der deutschen G-DRG bildet. Lagen im Jahr 2003 bei der Einführung der G-DRG 824 Fallgruppen vor, sind es fünf

Auch wenn im ersten Schritt medizinisch zu vergleichende Fälle im Kontext eines Körperorgans bzw. Organsystems (z.B. Krankheiten und Störungen der Lunge oder des Nervensystems) erfasst werden, erfolgt die abschließende (Ein) Gruppierung anhand der Fallkosten. In einer G-DRG werden die Fälle subsumiert, die vergleichbare durchschnittliche Kosten verursachen. Eine medizinische Vergleichbarkeit von Fällen innerhalb einer G-DRG ist nicht inbegriffen. Damit wird deutlich, dass ausschließlich die Kostentransparenz beabsichtigt ist und medizinische oder pflegerische Handlungsweisen zur untergeordneten Bezugsgröße erklärt werden. (Vgl. Fleßa 2007, S. 140 ff.) So sagt der Wissenschaftler für Gesundheitsmanagement und Betriebswirtschaftslehre Fleßa: „Eine Eingruppierung in eine Klasse impliziert, dass alle Fälle dieser Klasse in Zukunft als identisch angesehen werden. Jeder Fall einer DRG soll damit die durchschnittlichen Kosten aufweisen." (Ebd., S. 142) Die durchschnittlichen Kostenerfassungen für die jeweiligen Fälle wurden bundes- bzw. landesweit festgelegt. Wie bereits in einer der Anmerkungen erwähnt, befanden sich die Krankenhäuser bis 2009 in der sog. Konvergenzphase, um sukzessiv die Differenz zwischen dem ursprünglichen Budget und dem künftigen G-DRG-Erlösvolumen (Landesbasisfallwert) abzubauen.

Wie erfolgt die Zuordnung eines Krankenhauspatienten in eine abrechnungsfähige G-DRG? An dieser Stelle wird darauf verzichtet, dezidiert das konkrete Verfahren der Eingruppierung vorzustellen, hier wird auf die Publikationen von Fleßa verwiesen. Dennoch ist eine kurze Erläuterung des Verfahrens notwendig, um einerseits den Rollenwechsel des Patienten zum ökonomisch abrechnungsfähigen Fall und andererseits die (Un)Sichtbarkeit von Pflegeleistungen zu verdeutlichen. Für jeden Fall (Patienten) sind die Aspekte Hauptdiagnose (z.B. Erkrankung des Kreislaufsystems), durchgeführte Prozeduren (z.B. Ultraschalluntersuchung der Gefäße, Operation), Nebendiagnosen (z.B. Hyperthyreose, Diabetes mellitus) und Entlassungsart (normal, verstorben, verlegt) zu dokumentieren und in eine spezielle Software (Grouper) einzugeben. Die dazu benötigten Patientendaten sind nach dem sog. ICD-10 Code[405] zu verschlüsseln. In einigen Fällen sind zusätzlich Alter, Geschlecht, Geburtsgewicht, Beatmungszeit und Verweildauer anzugeben. Der dokumentierte Fall wird – nach Überprüfung von Fehlergruppen und Sondertatbeständen – einer Hauptgruppe (MDC – Major Diagnostic Category) zugeordnet, die überwiegend nach Organ(system)en aufgebaut

---

Jahre später bereits 1137 DRGs, um die medizinische Leistungserbringung zunehmend besser abzubilden. (Vgl. Fleßa 2007, S. 142 ff.)

405 Die genaue Bezeichnung lautet: ICD-10-GM, Version 2008, wie bereits in einer vorherigen Fußnote erläutert wurde. Gemäß § 301 SGB V ist ein Krankenhaus bzw. der behandelnde Mediziner verpflichtet, die Patientendaten (Hauptdiagnose, Prozeduren, Nebendiagnosen) nach dem ICD-10 Code zu verschlüsseln. (Vgl. www.dimdi.de, Pressemitteilung vom 19.10.07, abgerufen am 31.05.2008; www.sozialgesetzbuch.de – SGB V – § 301, abgerufen am 31.05.08)

ist. Für diese Zuordnung ist die Hauptdiagnose entscheidend. Aus den 23 MDCs sind beispielhaft zu nennen: MDC 01 – Erkrankungen und Störungen des Nervensystems, MDC 06 – Erkrankungen und Störungen des Verdauungssystems, MDC 17 – Tumorerkrankungen (Hämatologische und solide Neubildungen). Nach dieser ersten Einordnung wird der Fall dahingehend analysiert, ob es sich um eine chirurgische, medizinische oder sonstige Partition handelt, um eine weitere Zuordnung vorzunehmen. Damit ist die sog. Basis-DRG erhoben, die ausschließlich nach medizinischen Kriterien vorgenommen wird. Im nächsten Schritt werden für diesen konkreten Fall sämtlich vorliegende Nebendiagnosen ermittelt und auf ihren Schweregrad hin überprüft, um sie einer Gesamtfallschwere zuzuführen. Erst dann erfolgt ausschließlich nach ökonomischen Kriterien die Zuordnung zu einer G-DRG.[406] (Vgl. Fleßa 2007, S. 144 ff.) Das G-DRG-Entgelt ist so berechnet, „dass das durchschnittliche Krankenhaus seine Durchschnittskosten gerade noch decken kann, wenn der Patient nach der durchschnittlichen Verweildauer entlassen wird. Beim Erreichen der oberen Grenzverweildauer ist der Falldeckungsbetrag bereits stark negativ, so dass auch die (relativ geringen) Zuschläge für das Überschreiten der Grenzverweildauer kaum eine Kostendeckung erlauben. Das Krankenhaus hat damit einen starken Anreiz zur Verweildauerreduktion." (Ebd., S. 154)[407] Damit wird deutlich, dass die präzise Codierung von größter Bedeutung für die Erlössituation eines Krankenhauses wird.

Berücksichtigt dieses System neben medizinischen und ökonomischen Parametern auch pflegerische Leistungen? Diese Frage ist zugleich zu bejahen und zu verneinen. Das bedarf der Erläuterung. Generell werden Pflegeleistungen im Rahmen der bundesweiten Kostenkalkulation[408] bei der jährlichen Ermittlung der G-DRGs eingerechnet. Grundlage ist die Pflegepersonalregelung. (Vgl. von Reibnitz 2006, S. 23) So wird „für jede DRG festgelegt, wie hoch der Pflegeaufwand bei [...] dem Patienten ist, um daraus die Kosten für das Personal berechnen zu können." (Peters-Alt 2005, S. 40) Allerdings ist darauf zu verweisen, dass nur einzelne Aspekte der tatsächlichen Pflegeleistung abgebildet werden.[409] So stellt Peters-Alt fest: „53,3 % der Tätigkeiten werden in der PPR

---

406 Der jährlich aktualisierte Fallpauschalenkatalog der G-DRG ist unter www.g-drg.de einzusehen.

407 Beabsichtigt ist ein staatlich gewollter Konzentrationswettbewerb, der zum langfristigen Überleben der monetär günstigsten Krankenhäuser führen wird. (Vgl. Fleßa 2007, S. 163)

408 Grundlage ist das Kostenkalkulationsbuch, dessen aktuelle Version auf der Internetseite www.g-drg.de veröffentlicht wird. (Kalkulation – Kalkulationshandbuch)

409 Die Pflegekosten im Krankenhaus werden zurzeit über die Daten der Pflegepersonalregelung einbezogen. Die PPR ist allerdings als Kostenkalkulationsverfahren im Bereich der G-DRG-Fallkalkulation als unzureichend zu bewerten. Zum einen erfasst die PPR lediglich die Pflegeleistungen im Tagesdienst, die nächtlichen Pflege- und Behandlungsleistungen entfallen. Zum anderen wird Pflege als Handwerk abgebildet, festgemacht an der Unterstützung des

zur Einstufung der [...] Patienten nicht berücksichtigt. Es ist davon auszugehen, dass daraus innerhalb der DRGs große Zeit- und Kostenunterschiede resultieren." (2005, S. 74)[410] Mit anderen Worten: Ein patientenbezogener höherer pflegerischer Aufwand wird innerhalb des G-DRG-Systems nicht berücksichtigt, ergo auch nicht abgerechnet. (Vgl. von Reibnitz 2006, S. 23) Ebenso bleiben bereits bestehende Pflegeprobleme in der G-DRG Gruppierung unberücksichtigt. (Vgl. ebd., S. 26) Vor dem Hintergrund der Zunahme chronisch erkrankter, zunehmend multimorbider und älterer Patienten ist dies ein eklatanter Missstand. Pflege wird lediglich im Rahmen sog. pflegerelevanter Nebendiagnosen erfasst. Dabei handelt es sich um medizinische Diagnosen, die einen – je nach Schweregradzuordnung der Nebendiagnose – höheren Pflegeaufwand nach sich ziehen. Die Funktion der pflegerelevanten Nebendiagnosen ist die Untermauerung der medizinischen Diagnose, indem der Pflegeaufwand durch Nutzung des medizinischen ICD-10 Codes erfasst[411] und in der Entlassungscodierung einbezogen wird. Die Abbildung des eigentlichen Ressourcenverbrauchs der Pflege erfolgt damit nicht. (Vgl. Schanz/Schreiber 2008, S. 265 f.) Darüber hinaus erzeugt es eine kognitive Akrobatik, Pflegeleistungen, die originär auf medizinische Leistungen ausgerichtet sind, in einem monodisziplinären Klassifikationssystem abbilden zu wollen.[412] (Vgl. Hunstein 2007, S. 19) Zu dieser Erkenntnis kommt

---

Patienten in den Bereichen Ausscheidung, Nahrungszufuhr, Körperpflege und Bewegung. Des Weiteren erscheinen Pflegehandlungen im Kontext ärztlicher Diagnostik und Therapie, wie beispielsweise Infusionsüberwachung, Verbandwechsel und Vitalzeichenkontrolle. Tätigkeiten in Form der Gesprächsführung zur Krisenbewältigung, Beratung und Anleitung, Pflegeprävention, Entlassungsmanagement bleiben unberücksichtigt. (Vgl. Hunstein 2007, S. 3 f., www.deutscher-pflegerat.de – Projektinitiative, abgerufen am 01.06.08)

410 Der Mediziner Herr Y., Leiter des Medizincontrollings des Krankenhauses X der Regelversorgung schätzt in einem Telefonat mit dem Verfasser am 12.06.08, dass ca. 70–80 % der Pflegeleistungen in dem DRG-System kalkuliert sind. Der Unmut der Pflegegruppe, im bestehenden System nur unzureichend vorzukommen, sei für ihn nicht nachvollziehbar. Er spricht sich entschieden gegen die Einführung eines Pflegefaktors aus, mit der Begründung einer „unnötigen Belastung der Budgetverhandlungen".

411 Die pflegerelevanten Nebendiagnosen (2008) heißen: Lähmungen und deren Auswirkungen, Versorgung künstlicher Körperöffnungen, Verdauungsfunktionen, Wund- und Dekubitusbehandlung (Auswahl des Dekubitusgrades und der Anzahl), Bewusstseinstörungen und Sonstiges (schwere Thrombophlebitis nach Infusion; prophylaktische Isolierung bei Infektionen; Mundsoor, Candida-Stomatitis). (Vgl. MCC-Software, eingesehen am 05.06.08. MCC ist ein skalierbares Informationssystem der Meierhofer AG, siehe www.meierhofer. de)

412 Versuche dazu werden beispielsweise von den Asklepios Kliniken unternommen. Sie haben einen Erfassungsbogen für die Pflege auf der Grundlage der ICD-10 Codes entwickelt. Damit soll die Pflege aus ihrer Beobachtungs- und Beurteilungsperspektive den tatsächlich erfolgten Pflegeaufwand dokumentieren, der letztlich zu einer vollständigen Entlassungscodierung beizutragen hat. Damit wird die Erlössituation gesichert bzw. sogar gesteigert. (Vgl. Asklepios, unter www.askepios.com/zddrg/ DRG_Pflegerelevante-Nebendiagnosen/default.asp, abgerufen am 31.05.08; vgl. von Reibnitz 2006, S. 24) Warum Pflegefachleute bei der Weiterent-

auch der Deutsche Berufsverband für Pflegeberufe (DBfK), der die ICD-10-Codes dahin gehend analysiert hat, ob „pflegeauslösende Zustände [...] abgebildet werden können und [...] Pflegende [diese] selbst anwenden können." (Vgl. www.dbfk.de/bv/icd-drg/dpricd10htm, S. 2 ff., abgerufen am 31.05.08). Es wurden (ICD-10-„Pflege") Listen[413] erstellt, deren Nutzung allerdings problematisiert wird. Vielmehr sei – so der DBfK – eine optimale Patientendokumentation zu führen, aus der dann die benötigten Informationen zur Codierung abzuleiten sind. (Vgl. ebd. S. 2 ff.)

Diesem unbefriedigenden Zustand begegnet der Deutsche Pflegerat, in dem er einerseits die Aufnahme eines Pflegefaktors in das Klassifikationssystem von den politischen Entscheidungsträgern einfordert (vgl. Müller,[414] S. 8 unter www.vdgh.de/internet/Informationen_und_Publikationen/Tagungsbaende/vkd_vdgh/15/mueller.pdf, abgerufen am 02.05.08) und andererseits den Prozess durch Entwicklung eines Codierungsinstruments forciert, um eine „adäquate Abbildung des Pflegeaufwandes im G-DRG-System durch NRGs (Nursing Related Groups)" zu ermöglichen.[415] Des Weiteren wird zunehmend die Implementierung der Pflegediagnosen (nicht gleichzusetzen mit pflegerelevanten Nebendiagnosen) als Pflegeleistungserfassungssystem diskutiert.

---

wicklung der ICD-10-GM Version 2008 nicht einbezogen wurden, ist unverständlich. In der Sprache des Deutschen Instituts für Medizinische Dokumentation und Information, zuständig für die ICD-10-GM: „In die neue Version flossen über 60 Vorschläge [...] von Fachleuten aus Ärzteschaft, Krankenkassen und Kliniken ein." (www.idw-online.de/pages/de/news231297, abgerufen am 31.05.08) Ebenso scheint der OPS-Code „die Varianzen der Pflegekosten nur in einem unzureichenden Maße zu erklären." (www.deutscher-pflegerat. de – Projektinitiative, S. 6, abgerufen am 01.06.08) OPS ist das Kürzel für den Operationen- und Prozedurenschlüssel, einsehbar unter www.dimdi.de. – Klassifikation – Prozeduren – OPS, abgerufen am 01.06.08)

413 Die Listen sind einsehbar unter www.dbfk.de/bv/icd-drg/drgsgr-liste.htm.

414 Marie-Luise Müller war zu dieser Zeit Präsidentin des Deutschen Pflegerates e. V. – Bundesarbeitsgemeinschaft Pflege- und Hebammenwesen. (Vgl. www.deutscher-pflegerat.de, abgerufen am 02.05.08) Der Deutsche Pflegerat hat beim Bundesministerium für Gesundheit 01/08 einen Forschungsantrag eingereicht, zur „Aufhebung der PPR-Anwendung zu Gunsten eines validen Instrumentensets zur Feststellung des relevanten pflegerischen Ressourcenbedarfs". (Müller, S. 7 unter www.vdgh.de/internet/Informationen_und_Publikationen/Tagungsbaende/vkd_vdgh/15/mueller.pdf, abgerufen am 02.05.08)

415 2007 startete der Deutsche Pflegerat e. V. seine Projektinitiative „Adäquate Abbildung des Pflegeaufwandes im G-DRG-System durch Pflegeindikatoren". Es sollen „kostenrelevante Pflegeindikationen, mit denen durch Kostenhomogenität im G-DRG-System ökonomische Risiken reduziert werden können", entwickelt werden. Damit wird der Erkenntnis begegnet, dass gegenwärtig „der Anteil der Pflege an den Gesamtkosten pro Fall je nach DRG unterschiedlich stark ausfällt". (www.deutscher-pflegerat.de – Projektinitiative, S. 8; vgl. ebd., S. 4, beide Angaben abgerufen am 02.05.08) Dazu ist die Akquirierung von mindestens 300 teilnehmenden Kliniken erforderlich, um den Forschungsauftrag finanzieren zu können. Der gegenwärtige Entwicklungsstand ist der Internetseite www.deutscher-pflegerat.de zu entnehmen.

Pflegediagnosen beschreiben Situationen, aus denen einerseits abzuleiten ist, warum ein Patient Pflege benötigt und andererseits, welche Pflegeinterventionen erforderlich sind. Mit dieser Erhebung – als Professionalisierungsinstrument einer zu fordernden originären Aufgabe des Pflegepersonals – wird die eigenverantwortliche pflegerische Praxis dokumentiert.[416] Die Einführung der Pflegediagnosen ist nach wie vor fakultativ und hängt vom Engagement der Pflegedirektoren ab, da in Deutschland kein explizites Recht der Pflege auf Diagnostik besteht. (Vgl. Pschyrembel Wörterbuch Pflege 2003, S. 496 f.) Im Unterschied dazu entsprechen pflegerelevante Nebendiagnosen im Rahmen des G-DRG Systems „nicht dem pflegewissenschaftlichen Grundverständnis der pflegerischen Diagnostik". (Schanz/Schreiber 2008, S. 265) Sie werden ausschließlich zur ökonomischen Codierung benötigt. „Immer dann, wenn der Pflegebedarf mit den ärztlichen Diagnosen und Therapien eng verknüpft ist, kann er über Nebendiagnosen abgebildet werden." (Peters-Alt 2005, S. 51) Pflegediagnosen hingegen haben nicht nur die akute Diagnose- und Therapiesituation im Blick, sondern vielmehr die Lebenssituation des Patienten. Die Kompatibilität zwischen Pflegediagnosen und dem zu benutzenden ICD-10-Diagnoseschlüssel ist allerdings begrenzt. (Vgl. von Reibnitz 2006, S. 24 f.)

Somit kann festgehalten werden: Mit dem G-DRG-System werden relativ homogene Behandlungsfälle in Gruppen zusammengefasst. Die Homogenität ergibt sich aus medizinisch vergleichbaren Fällen mit ähnlichen durchschnittlichen Kosten. Damit stellen die G-DRGs in erster Linie die ökonomische Homogenität sicher, eine echte Vergleichbarkeit der Fälle untereinander ist nicht gegeben. Pflegerische Leistungen sind im Rahmen der pflegerelevanten Nebendiagnosen zu integrieren, die den Pflegebedarf nur dann erfassen, wenn dieser mit den ärztlichen Leistungen zu verknüpfen ist. Diese Ausrichtung führt dazu, dass lediglich ca. 50 % der erbrachten Pflegeleistungen abrechnungsfähig

---

416 Zu nennen ist das Konzept der Pflegediagnosen, das vom Weltbund der Krankenschwestern und Krankenpfleger in den 1990 Jahren entwickelt wurde: ICNP (International Classification für Nursing Practice) und Pflegediagnosen, Pflegehandlungen und Pflegeergebnisse umfasst. Ausgehend von den Pflegephänomenen, die aus den Aspekten des Menschseins im Kontinuum zwischen Kranksein und Gesundsein abzuleiten sind, werden diese in sog. Achsen (Oberbegriffe für Merkmalsbeschreibungen) unterteilt: Pflegefokus, Beurteilung, Häufigkeit, Dauer, Topologie, Körperteil, Wahrscheinlichkeit, Träger/Inhaber. Eine Pflegediagnose muss mindestens eine Bezeichnung aus der Fokusachse sowie eine Bezeichnung aus der Beurteilungs- oder Wahrscheinlichkeitsachse enthalten. Im Gegensatz dazu hat die NANDA-Klassifikation (North American Nursing Diagnosis Association) die bisher größte Verbreitung (seit den 1980er Jahren) erfahren und setzt sich zusammen aus: Diagnosetitel; Definition: Reaktion eines Patienten auf sein Gesundheitsproblem; Kennzeichen und Symptome: unmittelbare Empfindungen eines Patienten als subjektive Daten, beobachtbare und messbare Phänomene als objektive Daten sowie den beeinflussenden Faktoren: Einflüsse, die den veränderten Zustand erklären. (Vgl. Pschyrembel Wörterbuch Pflege 2003, S. 497)

bzw. in der jeweiligen G-DRGs kalkuliert sind. (Vgl. Peters-Alt 2005, S. 74) Mit anderen Worten: Geleistete Pflegearbeit wird als solche stellenweise nicht vergütet – mit der Konsequenz, dass das Pflegepersonal als Erfüllungsgehilfen eines Krankenhauses Gratisleistungen erbringt bzw. dass die Strukturqualität (personelle Ressourcen) nicht auf die realen Bedarfe ausgerichtet ist. Da Pflegeleistungen nach wie vor nicht systematisch erfasst werden müssen bzw. nicht erfasst werden „dürfen", zeigt sich einmal mehr die (gewollte) Uneigenständigkeit[417] des Berufes.

Diese Problematik betrifft letztlich auch die Auszubildenden, die mit einem bestimmten Pflege(ideal)bild in den Arbeitsalltag gehen und mit einem Pflege(real)bild konfrontiert werden, das ein Spannungsverhältnis auslösen kann, dem sie tendenziell mit einer moralischen Desensibilisierung begegnen. (Vgl. Kersting 2002, S. 24 ff., 30 ff., 131 ff.) Notwendig ist, dass sie bereits im ersten Ausbildungsjahr ausführlich mit der Krankenhausfinanzierung vertraut zu machen sind, damit ihnen Begründungswissen zur Verfügung steht, welche Faktoren die Krankenhausrealität beeinflussen. Des Weiteren ist an dieser Stelle erneut die berufliche Sozialisation zu thematisieren: Die Art und Weise, wie die Auszubildenden mit den Pflegearbeitsinhalten im Alltag konfrontiert werden, ob eine Auseinandersetzung (auch im Lernort Krankenhaus) erfolgt (z.B. Pflegerealbild versus Pflegeidealbild), beeinflusst das Bewusstsein, die Persönlichkeit und damit die Pflegehaltung eines jeden Schülers. (Vgl. Ekert/Ekert 2005, S. 111; Stangl 2007, S. 8) Und diese erfährt u.a. in der Interaktion zum Patienten, der letztlich abrechnungstechnisch zum generalisierten Fall (s)einer Krankheit wird, an Bedeutung. Ob er sich im Kontakt mit Pflegepersonen und Medizinern als ebensolcher erfährt, gilt es wachsam zu beobachten.

Generell sind die Ausbildungslernorte zu ermutigen, einen regelmäßigen Austausch untereinander unter aktivem Einbezug der Auszubildenden zu initiieren, um miteinander (un)veränderbare Bedingungen und Strategien zu deren Bewältigung zu thematisieren. Dazu ist der im Kapitel IV.3. eingeführte und abgebildete Impulsleitfaden zur prozessualen Begleitung Auszubildender in ihren Lernorten hinzuzuziehen.

Die Frage, ob die Lebensbegleitung Sterbender – zentraler Aspekt einer Abschiedskultur – im G-DRG System abgebildet, kostenmäßig erfasst und infolge-

---

[417] Die ungewollte Uneigenständigkeit ist auf zwei Ebenen festzumachen: Einerseits die nach wie vor staatlich gestützte Vormachtstellung der Medizin und die staatlich nicht auf dem Weg gebrachte umfassende Pflegeleistungserfassung, beispielsweise in Form der Implementierung von Pflegediagnosen oder Nursing Related Groups. Andererseits durch die Berufsgruppe selbst: Pflegedirektionen, Pflegeabteilungsleitungen, Stationsleitungen sind aufgefordert, sich zu positionieren und vorhandene Erfassungsinstrumente zu adaptieren, um Pflege sichtbarer zu machen. Dieser Nachweis ist eine notwendige Diskussionsgrundlage im Prozess interner Budgetverteilungen.

dessen Wirksamkeitseffekte auf die Strukturqualität entfaltet, wird im folgenden behandelt.

2. Die Lebensbegleitung Sterbender – eine Serviceleistung?

Warum wird auf die Befürchtung des „hospitalisierten (institutionalisierten) Sterbens" eingegangen (vgl. Schmidt/Albrecht 2007, S. 5), wenn doch ca. 90 % der Menschen angeben, in ihrem eigenen Zuhause versterben zu wollen? (Vgl. ebd.; Alsheimer/Augustyn 2006, S. 5) Einer der bedeutenden Gründe ist sicherlich die Gewährleistung einer rund um die Uhr Versorgungssicherheit, insbesondere in solchen Situationen, in denen ambulante Symptombehandlungen in ihrer Effizienz nachlassen, wie beispielsweise bei zunehmender Atemnot oder intensivierter Schmerzintervalle. Aber auch infolge unbefriedigender privater Betreuungsmöglichkeiten muss eine Rundumversorgung gesichert sein. Des Weiteren ist zu bedenken, dass die ambulante Palliativ- und Hospizversorgung nach wie vor flächendeckend aufzubauen ist[418] bzw. vorhandene Ressourcen von den Betroffenen unzureichend angefragt werden. Letzteres ist wahrscheinlich in Verbindung zu bringen mit dem u.a. defizitären Wissen über die (Lebens)Ausrichtung der Hospize,[419] Schnittstellenproblematiken in der Versorgungsstruktur[420] bzw. mit der Vor-

---

418 Das erste Hospiz wurde in Deutschland 1986 in Aachen gegründet, die erste Palliativstation 1983 in Köln. Nachfolgend statistische Angaben für das Jahr 2007: Anzahl ambulanter, ehrenamtlicher Hospizdienste: 1103; Anzahl stationärer Hospize: 158; Anzahl Palliativstationen: 156. (Vgl. Hospizliche Begleitung und Pallitative-Care-Versorgung in Deutschland 2007. Deutsche Hospiz Stiftung 2008, abzurufen unter wwww.hospize.de)
Der Hospizgedanke geht auf Cicily Saunders (1918–2005) zurück. Sie gründete 1967 das erste Hospiz in London mit dem Ziel, sog. „austherapierten" Krebspatienten eine optimale Schmerzbehandlung zu ermöglichen. Anfang der 1970er Jahre wurde über diese Arbeit in der BRD berichtet. Die Dokumentation erhielt den unsäglichen Titel „Noch 16 Tage ..." und löste eine unglückliche Debatte aus, in der der Hospizgedanke mit „Sterbeklinik" und „Sterbeghetto" verkürzt verortet wurde. 15 Jahre später konnte dann auch in Deutschland das erste Hospiz eröffnet werden. (Vgl. Dreßke 2008, S. 15)
419 Dreßke formuliert: „Zunächst ist das Hospiz durchaus etwas Befremdliches in unserer Gesellschaft. Hier wird das Lebensende organisiert, und das als ausschließliches Ziel." (Dreßke 2008, S. 14)
420 Die Lebensbegleitung Sterbender („weil Sterben auch Leben ist" – Deutsche Hospizstiftung 2008) ist eine nahtlose Betreuung der betreffenden Menschen, unabhängig von den jeweiligen Institutionen. Mit entsprechend medizinisch-pflegerischen Überleitungen wird eine Zusammenarbeit zwischen den Beteiligten der ambulanten und stationären Pflege sichergestellt, unter aktivem Einbezug des Adressaten und seiner Bezugsperson(en). Damit wird eine individualisierende Zuwendungskultur angestrebt.

stellung, dass eine Entscheidungsfindung noch warten kann. Im Jahr 2007 wurden lediglich 6,2 % der Verstorbenen durch ehrenamtliche Hospizdienste betreut; 2,2 % der Verstorbenen haben eine professionelle Sterbebegleitung in einem Hospiz erfahren bzw. 4,1 % durch Palliative-Care-Teams. Mit anderen Worten: Der Anteil Verstorbener ohne eine hospizliche Begleitung oder Palliative-Care-Versorgung betrug für das Jahr 2007 unvorstellbare 87,5 %.[421] (Vgl. Deutsche Hospizstiftung 2007[422]) Dieses Ergebnis lässt sich verschiedenartig interpretieren: Die betreffenden Personen bekunden aus den oben dargestellten Problematiken keinen Bedarf bzw. sind mit der institutionalisierten Sterbebegleitung zufrieden. Wenn dem zuletzt genannten Gedanken zuzustimmen ist, müsste das G-DRG-System eine Kategorie enthalten, die die Tätigkeiten und Handlungsweisen einer Sterbebegleitung vice versa Lebensbegleitung Sterbender subsumiert. Hat das federführende Bundesministerium für Gesundheit dem Rechnung getragen? Schließlich ist davon auszugehen, dass sich die Verantwortlichen über die herausgegebene Datenlage des Statistischen Bundesamtes zur Sterbe(begleitungs)situation in den Krankenhäusern informieren. Zudem hat die Behörde Bedingungen zu schaffen, damit die (mit) zu verantwortende „Charta der hilfe- und pflegebedürftigen Menschen" umgesetzt werden kann. Krankenhäuser werden in diesem Kontext aufgefordert, „alle Möglichkeiten auszuschöpfen, damit würdevolles Sterben im Ausdruck u.a. einer individuellen Sterbebegleitung, wirkungsvolle Maßnahmen gegen Schmerzen und anderer Belastungssymptome sowie professionelle Angehörigenbegleitung" erfolgen kann. (Vgl. BMFSFJ und BMG 2007, S. 20 f.)

Die Analyse des umfangreichen „G-DRG-Version 2008: Fallpauschalen-Katalogs" ist zunächst einmal ernüchternd: Den Dokumenten ist keine originäre Kategorie der holistischen Sterbebegleitung zu entnehmen. Davon musste allerdings auch ausgegangen werden, da – wie bereits festgestellt – die Eingruppierung in die Basis-DRG nach Organsystemen erfolgt. Sterbende Patienten werden in diesem Paradigma zu Fällen reduziert, deren Organe sich durch zunehmende Insuffizienz auszeichnen und entsprechend medizinisch-pflegerische Unterstützung (Prozeduren, pflegerelevante Nebendiagnosen) benötigen.[423] Werden die

---

421 Die Deutsche Hospizstiftung schätzt, dass infolge der Einführung des Rechtsanspruchs auf eine spezialisierte ambulante Palliativversorgung in den nächsten Jahren von einem Anstieg des palliativen Versorgungsgrades von mehr als 10 % auszugehen ist. (Vgl. Deutsche Hospiz Stiftung 2008 – Hospiz und Palliativstatistik)

422 Einsehbar unter www.hospize.de/servicepresse/hospizstatistik.html, abgerufen am 24.06.08.

423 Die häufigsten Todesursachen des Jahres 2006 in absteigender Reihenfolge: Chronische ischämische Herzkrankheit, akuter Myokardinfarkt, Herzinsuffizienz, bösartige Neubildungen der Bronchien und der Lunge, Schlaganfall (nicht als Blutung oder Infarkt bezeichnet), sonstige chronische obstruktive Lungenkrankheit, Pneumonie (Erreger nicht näher bezeichnet), bösartige Neubildung des Dickdarms, hypertensive Herzkrankheit sowie bösartige Neubildungen der Brustdrüse. (Vgl. Statistisches Bundesamt 2007, Fachserie 12 Reihe 4)

Sonderregelungen für außergewöhnlich hohe Fallkosten hinzugezogen, ändert sich die Situation. (Vgl. Fleßa 2007, S. 155) Mit ihnen erhalten Krankenhäuser die Möglichkeit, für eine genau beschriebene Patientengruppe Zusatzentgelte[424] erstattet zu bekommen. Diese sind bundeseinheitlich geregelt und bedürfen bei Inanspruchnahme des Nachweises festgelegter Umsetzungskriterien. (Vgl. ebd.) Übertragen auf das Sujet Sterbender wurde 2005 der Prozedurenschlüssel (OPS) für eine palliativmedizinische Komplexbehandlung eingeführt, der – systembedingt – erst ab 2007 monetär Wirksamkeit entfalten konnte. (Vgl. Deutscher Bundestag, Drucksache 16/3991 vom 02.01.2007, S. 8; vgl. Schindler 2008, S. 15) Damit reagierte der Gesetzgeber auf Interventionen u.a. der Deutschen Gesellschaft für Palliativmedizin, die in der Umstellung der Krankenhausfinanzierung auf das G-DRG-System die Finanzierung der Palliativstationen gefährdet sah und Nachbesserungsbedarf einforderte. (Vgl. DGP, Stellungnahmen vom 02.05.2001 / 08.08.2002 / 02.01.2009; vgl. Schindler 2008, S. 23, 28) Die Nutzung der palliativmedizinischen Komplexbehandlung setzt die nachfolgenden Aspekte voraus: Zum einen haben die jeweiligen Krankenhausträger diese mit den Kostenträgern im Vorfeld in den Budgetverhandlungen vertraglich zu vereinbaren. Zum anderen sind Mindestmerkmale in der konkreten Sterbebegleitung nachzuweisen,[425]

---

424 Die zusätzlichen Entgelte sind einerseits für die Krankenhäuser erforderlich, um kostendeckend wirtschaften zu können, andererseits unterlaufen sie das DRG-System: „Die Ausweitung der Zahl der sonstigen Entgelte [...] lässt das Ziel der DRG-Einführung einer einheitlich pauschalierten Vergütung verblassen." (Fleßa 2007, S. 156)

425 Zur palliativmedizinischen Komplexbehandlung und ihren Mindestmerkmalen:
„– Durchführung eines standardisierten palliativmedizinischen Basisassessments (PBA) zu Beginn der Behandlung
– Aktive, ganzheitliche Behandlung zur Symptomkontrolle und psychosozialen Stabilisierung ohne kurative Intention und im Allgemeinen ohne Beeinflussung der Grunderkrankung von Patienten mit einer progredienten, fortgeschrittenen Erkrankung und begrenzter Lebenserwartung unter Einbeziehung ihrer Angehörigen und unter Leitung eines Facharztes mit der Zusatzweiterbildung Pallitativmedizin
– Aktivierend – oder begleitend – therapeutische Pflege durch besonders in diesem Bereich geschultes Pflegepersonal
– Erstellung und Dokumentation eines individuellen Behandlungsplans bei Aufnahme
– Wöchentliche multidisziplinäre Teambesprechung mit wochenbezogener Dokumentation bisheriger Behandlungsergebnisse und weiterer Behandlungsziele
– Einsatz von mindestens zwei der folgenden Therapiebereiche: Sozialarbeit/Sozialpädagogik, Psychologie, Physiotherapie, künstlerische Therapie (Kunst- und Musiktherapie), Entspannungstherapie, Patienten-, Angehörigen- und/oder Familiengespräche mit insgesamt mindestens 6 Stunden pro Patient und Woche in patientenbezogenen unterschiedlichen Kombinationen. (Die Patienten-, Angehörigen- und/oder Familiengespräche können von allen Berufsgruppen des Behandlungsteams durchgeführt werden." (http://ops.icd-code.de/ ops/code/8-982.html, abgerufen am 18.02.2010) Darüber hinaus wird eine abrechnungsspezifische Eingruppierung an den Behandlungstagen festgemacht. (Vgl. ebd.)

die das Palliative Care[426] Verständnis beinhalten. Dieses wiederum erfordert von dem Krankenhausdirektorium, eine Grundsatzentscheidung innerhalb des Sterbebeistands (Wertehaltung) vorzunehmen und Anpassungen auf struktureller (personelle Ressourcen und Qualifikation der Mitarbeiter in Palliative Care), prozesshafter (multidisziplinär zusammengesetzte Teamsitzungen) und ergebnisorientierter (Assessmentüberprüfung[427]) Ebene einzuleiten. Der Nachweis einer palliativen Komplexbehandlung führt aber nicht per se zu einer Erlössteigerung des Antragsstellers, da diese wiederum von der Eingruppierung des betreffenden Patienten in die G-DRG abhängt.[428] Mit diesem komplizierten Verfahren erhalten Krankenhäuser erstmalig die Möglichkeit, palliative Leistungen geltend zu machen, ohne eine Palliativstation[429] vorhalten zu müssen. Da sich jedoch der Min-

---

426 In der Definition der WHO von 2002: „Palliative Care ist ein Ansatz zur Verbesserung der Lebensqualität von Patienten und ihren Familien, die mit den Problemen konfrontiert sind, die mit einer lebensbedrohlichen Erkrankung einhergehen, und zwar durch Vorbeugen und Lindern von Leiden, durch frühzeitiges Erkennen, sorgfältige Einschätzung und Behandlung von Schmerzen sowie anderen Beschwerden körperlicher, psychosozialer und spiritueller Art." (www.who.int/cancer/palliative/definition/en, abgerufen am 19.02.2010; vgl. Schindler 2008, S. 5)

427 Gemäß des Prozedurenschlüssels der palliativen Komplexbehandlung sind mindestens fünf Aspekte der palliativen Versorgung zu erfassen: Anamnese des Schmerzes, Mobilität, Intensität der Symptome, Lebensqualität, Ernährung, Stimmungslage, Belastung im psychosozialen Bereich, Alltagskompetenz. (Vgl. Stellungnahme der Deutschen Gesellschaft für Palliativmedizin vom 02.01.2009)

428 Auf diesen Aspekt machte ein stellvertretender Vorstandsvorsitzender einer Paderborner Krankenkasse den Autor dieser Arbeit in der Auseinandersetzung mit dem Zusatzentgelt der palliativen Komplexbehandlung am 18.02.2010 aufmerksam.

429 Seit 2005 besteht für Palliativstationen die Möglichkeit, als „Besondere Einrichtung" anerkannt zu werden und über tagesbezogene Entgelte abzurechnen. Diese Möglichkeit wurde 2008 lediglich von ca. 25–30 Prozent aller Krankenhäuser mit integrierten Palliativstationen genutzt, da mit dieser Finanzierungsform kein ökonomischer Vorteil einhergeht. Bei Nichtnutzung erfolgt deren Abrechnung über das dargestellte G-DRG-System, einschließlich der Zusatzentgelte. (Vgl. Schindler 2008, S. 13, 15) Dazu bemerkt die Deutsche Krankenhausgesellschaft in ihrem Report 2007 des Wissenschaftlichen Instituts der AOK (WidO): „Die palliativmedizinische Versorgung sei bislang nicht befriedigend abgebildet, weil nach DRG-Systematik der therapeutische Einsatz von ‚Zeit' nicht ausreichend berücksichtigt werden könne. Der Einsatz von ‚Zeit' sei aber ein notwendiges therapeutisches Instrument der Palliativmedizin. [...] Als problematisch sehen Ewald, Maier, Amelung, Schindler und Schneider weiterhin die einheitliche Vergütung trotz des unterschiedlichen Niveaus der Versorgung. So würde bei der Vergütung durch die Fallpauschale palliativmedizinische Komplexbehandlung nicht unterschieden zwischen Leistungen einer spezialisierten Palliativstation, einer Mitbehandlung durch einen multiprofessionellen Konsiliardienst oder dem einfachen Zusatzangebot einer sonstigen Fachabteilung. Durch die undifferenzierte Kalkulation aller Versorgungsstufen könnten die hohen Verwaltungskosten der spezialisierten bzw. multiprofessionellen Versorgung nicht abgebildet werden." (Deutsche Krankenhaus Gesellschaft [DKG] mit Bezug auf Ewald, Maier, Amelung, Schindler und Schneider vom 20.02.2008, abgerufen am 19.02.2010)

destanforderungskatalog durch eine Komplexität auszeichnet, ist zu befürchten, dass Krankenhäuser – zumindest auf den regulären Stationen – diese nur bedingt umsetzen können. Begrenzte strukturelle und prozesshafte Qualitätsmerkmale können wiederum dazu führen, dass nur eine bestimmte Gruppe von Sterbenden die Dienstleistung der palliativen Komplexbehandlung aspirieren kann und so entsteht der Eindruck des „Sterbebeistands erster Klasse". Hier stellt sich zudem die Frage, wer Entscheidungsträger für eben dieses Leistungsangebot ist. Wird der sterbende Patient aktiv miteinbezogen bzw. kann ein Patient selbst dieses Leistungsspektrum vom Klinikstab erwarten und einfordern? Des Weiteren ist zu überlegen, wann eine solche Komplexbehandlung zu beginnen hat.[430] Zudem ist auf die Gefahr hinzuweisen, dass Mitarbeiter des Klinikstabs – ohne Qualifikation in Palliative Care – die Begleitung Sterbender und deren Bezugspersonen auf die entsprechend fortgebildete Mitarbeitergruppe „abschieben". Ein wahrhaftiger Sterbebeistand gehört in den Aufgabenbereich aller (sic!) Pflegenden und Mediziner und sollte eine allen Berufsgruppen innewohnende Grundhaltung sein. Generell sind – unter Bezugnahme des Erfahrungswissens Kübler-Ross' (vgl. Kapitel III.2.b.) – den unmittelbar am Sterbeprozess Beteiligten Zeitressourcen zur Verfügung zu stellen, um den Beziehungsprozess individualisierender gestalten zu können. Da insbesondere das Pflegepersonal den häufigsten Patientenkontakt hat und als Sprachrohr zwischen dem Patienten und dem Mediziner agiert, ist auch an dieser Stelle die Einbindung eines Pflegefaktors in das DRG-System zu fordern. Dieser soll neben den bisherigen Erfassungsinstrumenten als ein „weiteres Fallmerkmal in den [DRG] Eingruppierungsprozess integriert werden" (Peters-Alt 2005, S. 39), um den Pflegeaufwand der Patienten wiedergeben zu können und damit zur Steigerung der Kostenhomogenität durch zusätzliche Pflegeinformationen beizutragen. (Vgl. ebd.)

Nun gilt es zu überlegen, ob die palliative Komplexbehandlung gegenwärtig überhaupt zum Einsatz kommt. Um dieser Frage nachzugehen, ist der Verfasser dieser Arbeit mit einem stellvertretenden Vorstandsvorsitzenden einer Paderborner Krankenkasse am 19.02.2010 in Kontakt getreten. Es galt zu überprüfen, für wie viele der Versicherten in der hiesigen Region die palliative Komplexbehandlung codiert und letztlich abgerechnet wurde. Zu den Zahlen: Für das Jahr 2008 ist zu konstatieren, dass 27 sterbende Patienten eine (abrechnungstechnisch nachgewiesene) palliativmedizinische Komplexbehandlung (mit Ausnahme eines Falles auf einer internistischen Station in Ausschließlichkeit im onkologisch-hämatologischen Bereich) in der Region Hochstift (Paderborn/Höxter) und Lippe erhielten. Davon wirkten sich drei Fälle nicht erlössteigernd aus. Gleichzeitig sind

---

430 Im Palliative Care Ansatz beginnt die holistische Begleitung eines Menschen bereits zum Zeitpunkt seiner Diagnosemitteilung (unheilbare Erkrankung) und intensiviert sich im weiteren Verlauf. (Vgl. Schindler 2008, S. 6)

in diesem Zeitraum, bezogen auf die spezifische Versichertengruppe, 320 Verstorbene in den Krankenhäusern der genannten Region zu beklagen. Folglich erhielten gerade einmal 8,4 % der Sterbenden in diesem Setting die Dienstleistung einer palliativ ausgerichteten Komplexversorgung. Somit kann die Hypothese aufgestellt werden, dass der größte Teil der Sterbenden nicht die Lebensbegleitung erfährt, die wünschenswert wäre. Diese Annahme ist mit nachfolgenden Befunden zum Umgang mit Sterben und Tod in Krankenhäusern zu untermauern.

Palliativmediziner verweisen auf unzureichende Kenntnisse ihrer eigenen Berufsgruppe in der Schmerztherapie. (Vgl. Giegerich, Informationsdienst Wissenschaft 2004, S. 2)[431] Dazu äußern sich Palliativmediziner im Rahmen des Weltschmerztages 2004: „Der Schmerz spielt eine besondere Rolle in der letzten Lebensphase unheilbar kranker Menschen. Die so genannte Palliativmedizin, die den Menschen in dieser letzten Lebensphase begleitet, hat in erster Linie die Schmerzlinderung zum Ziel." (Ebd.) „Die Qualität der Palliativmedizin entscheidet letztendlich darüber, ob ein Mensch in Würde sterben kann oder nicht." (Weber, zit. nach Giegerich, ebd.) Es existiert eine Vorstellung von Sterben und Tod, die einerseits institutionellen, will sagen: ökonomischen Zwängen unterliegt, und andererseits medizinwissenschaftlichen Kriterien einer somatischen Lebenserhaltung entspricht. Zur Verdeutlichung ist das von Göckenjan durchgeführte Forschungsprojekt „Patientenrolle und Sterberolle in der Palliativversorgung" eines Akutkrankenhauses[432] hinzuzuziehen. Der Wissenschaftler konstatiert: „Todes-

---

431 So genannten Schmerzpatienten, unabhängig davon, ob sie sich im Finalstadium befinden, erhalten i.d.R. zu geringe Medikamentendosierungen gegen ihre Schmerzen. Am Beispiel des Morphinverbrauchs ist dieser Zustand in erschreckender Weise zu dokumentieren: Der tatsächliche Verschreibungsbedarf bei Schmerzpatienten, die starke Opioide benötigen, wird auf ca. 80 kg Morphin pro 1 Million Einwohner geschätzt, in Deutschland wurden lediglich 18,9 kg pro 1 Million Einwohner im Jahr 2003 verordnet. (Vgl. Alsheimer/Augustyn 2006, S. 11) Vor diesem Hintergrund sind Aussagen wie „der Patient ist medikamentös abgedeckt", obwohl dieser Schmerzen äußert, zu problematisieren, da sie immer auch als Ausdruck einer potenziellen Gewalthandlung bewertet werden müssen. 1997 konnte nachgewiesen werden, dass gerade einmal ca. ein Drittel der befragten Ärzte den WHO-Stufenplan zur Schmerzbehandlung kennt und etwas mehr als ein Drittel über die notwendigen Rezeptvordrucke für eine Betäubungsmittelverordnung verfügt. (Vgl. Enquete-Kommission 2005, nach ebd.) Ein weiterer Faktor untermauert die desolate Schmerzbehandlung: „Den rund 13 Millionen Menschen in Deutschland, die zum Teil ein kompliziertes Krankheitsbild haben, das den hoch qualifizierten Spezialisten erfordert, stehen kaum mehr als 1000 Schmerzspezialisten gegenüber." (Giegerich, Informationsdienst Wissenschaft 2004, S. 2) Darüber hinaus ist das Gebiet der Palliativmedizin an nur wenigen Universitäten Pflichtbestandteil des Medizinstudiums. (Vgl. Alsheimer/Augustyn 2006, S. 11) Das erklärt das schwierige Unterfangen, einen in Palliativmedizin ausgebildeten Arzt für die Begleitung zu finden. Circa 40 Prozent der Krebspatienten leiden an chronischen Schmerzen infolge von Knochenmetastasen. (Vgl. Menche/ Hein 2007, S. 916)

432 In diesem vom DFG geförderten Forschungsprojekt sind u.a. 3–6 wöchige teilnehmende Beobachtungen auf drei Normalstationen absolviert worden. Die Beobachter waren als

fälle [sind] kein Anlass dafür [...], sterbebegleitende und palliativmedizinische Routinen zu entwickeln. Tatsächlich sind Todesfälle Sonderereignisse im Stationsalltag, die das herrschende sachfunktionale, auf ununterbrochenen Durchfluss von ‚Patientengut' eingestellte Milieu nicht ernsthaft beeindrucken oder irritieren." (Göckenjan 2008, S. 11) Und weiter heißt es: „Die Arbeit von Stationen basiert auf strikten, habitualisierten Routinen. Grundpflege, Diagnostik und Therapie gliedern die Verläufe, Abweichungen sind nur begrenzt zugelassen, da sie das Ineinandergreifen von Diensten und Schichten erschweren. Entsprechend bleiben Sterbeverläufe in die Stationsroutinen eingewoben, als wäre der Patient nicht sterbend." (Ebd.) Eine weitere Betrachtung seiner Ergebnisse ist aufschlussreich:

– In Einzelfällen erhielten sterbende Patienten im fortgeschrittenen Finalstadium Blutkonserven bzw. in einem Fall sogar eine Magenspiegelung.
– Pflegepersonen reagierten auf einzelne Patienten, die sich infolge abweichenden Verhaltens weniger kooperativ zeigten, mit „Vermeidungs- und Bestrafungsstrategien". (Ebd.) Dieses Verhalten wurde vonseiten dieser examinierten Pflegepersonen im Finalstadium der Betroffenen fortgesetzt.
– Sterbende Patienten wurden häufig in – vom Stationszimmer aus betrachtet – abgelegene Räume untergebracht.
– Die Sterbeumstände gleichen grundsätzlich der „normalen" Patientenversorgung, die sich durch geringe Zuwendung und Kommunikation auszeichnet. (Vgl. ebd.)

Wie bewerteten professionell Beteiligte diese Befundlage? Auch dem wurde in dem Forschungsprojekt nachgegangen. Nur vereinzelte Pflegekräfte sahen eine Notwendigkeit, die gegebenen Sterbeumstände verbessern zu wollen. Lediglich die Stationsleitungen ließen ein Problembewusstsein erkennen. Die verantwortlichen Pflegedirektoren sprachen zwar häufiger von Sterbebegleitung, mussten jedoch die fehlenden Implementierungen als erforderliche Konsequenz von Fortbildungsmaßnahmen der Mitarbeiter einräumen. (Vgl. ebd., S. 11) Und wie stehen die ärztlichen Leitungen dazu? Diese „verstanden ihre Tätigkeit als konventionelle, spezialistische Medizin ohne Interesse an ‚ganzheitlichen' Perspektiven." (Ebd.) Die dargestellten Inhalte decken sich mit den Zwängen von Krankenhausinstitutionen, die Alsheimer und Augustyn mit Bezug auf Heller anführen: „einseitige somatische Orientierung (Reparaturprinzip); gleich(gültig)e Versorgung aller (Gleichheitsprinzip); zeitlich limitierte und stark strukturierte Leistungserbringung (ökonomisches Prinzip) [...]." (Alsheimer/Augustyn 2006, S. 5; vgl. Goffman 1972, S. 11)

Praktikanten in die Stationsschichten eingebunden. Der Forschungsauftrag zur Feststellung palliativmedizinischer Versorgungschancen war allen Stationsmitgliedern bekannt. Die Publikation erfolgte 2005. (Vgl. Göckenjan 2008, S. 11 f.)

Somit kann festgehalten werden: Der Gesetzgeber hat – u.a. auf Intervention der Deutschen Gesellschaft für Palliativmedizin – im Jahr 2005 eine Sonderregelung der Zusatzentgelte für eine palliative Komplexversorgung eingerichtet, die erst 2007 Wirksamkeit entfalten konnte. Die Nutzung setzt voraus, dass die Leistungsträger (Krankenhaus und Krankenkassen) diese im Vorfeld im Rahmen der Budgetverhandlungen vereinbaren und in der Umsetzung festgelegte Mindestkriterien einer Palliative Care-orientierten Sterbebegleitung nachweisen. Da diese eine gewisse Komplexität aufweist, sind Krankenhausträger gefordert, Qualitätsmerkmale des Sterbebeistandes in den Bereichen Struktur, Prozess und Ergebnis[433] zu evaluieren und ggf. Modifikationen einzuleiten. Die Notwendigkeit wird deutlich, wenn die nachfolgenden Befunde integriert werden.

Das originäre Ziel der Palliativmedizin ist die optimale (nicht nur somatische) Schmerzbehandlung. Wird in diesem Kontext das unzureichende Wissen der Mediziner bzgl. der Schmerzbehandlung hinzugezogen (vgl. Giegerich 2004, S. 1 f.) (Strukturqualität), stellt sich die Frage, wie würdelos Patienten ihre letzte Lebensphase erleben müssen (Ergebnisqualität). Und das in einer Institution, die eigentlich für gebündeltes Fachwissen stehen sollte (Strukturqualität), um den Menschen in seiner letzten Lebensaktivität des Sterbens qualitativ zu unterstützen (Prozessqualität).

Die Ablauforganisation in der Institution Krankenhaus scheint ausschließlich darauf ausgerichtet zu sein, ineinandergreifende Routinen der Diagnostik und Therapie sicherzustellen (Prozessqualität), um dem alles umfassenden Postulat „Heilung und Lebenserhalt unter Einhaltung ökonomischer Vorgaben" zu entsprechen. Todesfälle sind ein nicht zu umgehender (Stör)Faktor in diesem kybernetischen System. Nach entsprechender „Behebung", also einer schnellstmöglichen Entfernung des Toten aus dem stationären Blickfeld (vgl. Göckenjan 2008, S. 10), läuft der Regelkreis wieder ohne größere Problematiken (Prozessqualität). Damit wird die gesellschaftliche Marginalisierung des Sterbens und Todes im Setting Krankenhaus fortgesetzt (Ergebnisqualität).

Eine individualisierende Lebensbegleitung Sterbender und der unmittelbar Beteiligten ist nur dann zu gewährleisten, wenn die genannten Qualitätsbereiche miteinander verzahnt werden. Ob ein Sterbebeistand nur dann als abrechnungswürdig eingestuft werden kann, wenn ein Mindestkriterienkatalog erfüllt wird, gilt es zu problematisieren. Des Weiteren ist mit Wittkowski zu bedenken, dass eine Sterbebegleitung nur dann Wirkung entfalten kann, wenn sie mehrdimensional ausgerichtet wird. (Vgl. Wittkowski 2003, S. 277; Kapitel IV.3.)

---

[433] Diese Qualitätseinteilung geht auf Donabedian zurück und wird im Rahmen der in dieser Arbeit vorgelegten Studie (Kapitelfolge VII.) aufgegriffen. (Vgl. Schröder-Siefker 2009, S. 167 f.)

Zum Abschluss dieses Kapitels wird ein Exkurs eingefügt, um eine Verbindung zwischen der dargestellten Finanzierungsproblematik, insbesondere in Korrelation zur Sterbebegleitung, und der Ausbildung der Gesundheits- und Krankenpflege herzustellen. Dazu ist die Frage zu stellen, ob die aufgezeigte, brisante Problematik in den Lerneinheiten der Ausbildungsrichtlinie für die staatlich anerkannten Kranken- und Kinderkrankenpflegeschulen in NRW – Pflichtbestandteil schulspezifischer Curricula – thematisiert wird. Des Weiteren ist zu eruieren, ob die Pflegestandardwerke in ihren Ausführungen diesen Aspekt aufgreifen und sich kritisch damit auseinandersetzen. Die nachfolgenden Seiten zeigen auch hier ein eher ernüchterndes Ergebnis.

3. Exkurs:

(Nicht)Thematisierung der Auswirkungen der G-DRG-Implementierung auf die Lebensbegleitung Sterbender und ihrer Bezugspersonen in den Lerneinheiten der Ausbildungsrichtlinie für die staatlich anerkannten Kranken- und Kinderkrankenpflegeschulen in NRW sowie in den Pflegestandardwerken.

Um die Übersichtlichkeit zu wahren, wird zur Darstellung ein Tableau gewählt.

Lerneinheit	Inhalte zu den Auswirkungen der G-DRG-Implementierung auf die Lebensbegleitung Sterbender und ihren Bezugspersonen
II.4 Einführung in die praktischen Ausbildungseinsätze (Vgl. MGSFF / NRW 2003, S. 56 f.)	Institution Krankenhaus: – Zielsetzung und Auftrag – Rahmenbedingungen – spezifische Therapie- und Pflegekonzepte *Die Auswirkungen der G-DRG-Implementierung werden nicht explizit angeführt.*

II.6 Persönliche Ge- sunderhaltung (Vgl. ebd., S. 58 f.)	Ausbildungsgruppe entscheidet, welche konkreten Fragen der Gesunderhaltung bzw. -förderung bearbeitet werden Empfehlung: – Arbeitsbelastungen und Gesundheitsprobleme von Pflegenden (Erfahrungsaustausch und Auseinander-setzung mit Ergebnissen der Forschung sowie An-regungen zur Belastungsreduktion) – Stress und Stressreduktion (Erfahrungs- und Ge-dankenaustausch, Impulse und Übungen zur Stress-reduktion) *Die Auswirkungen der G-DRG-Implementierung wer-den nicht explizit angeführt.*
II.11 Ethische Herausforderungen für Angehörige der Pflegeberufe (Vgl. ebd., S. 62 f.)	Ausbildungsgruppe wählt selbst ethische Grenzsitua-tionen aus, um der Notwendigkeit einer spezifischen Berufsethik nachzugehen – Pflegerisches Handeln in ethischen Grenzsituationen: Lebensverlängerung/Therapieabbruch – Übereinstimmung bzw. Diskrepanz persönlicher, pro-fessioneller und gesellschaftlicher Normen und Werte *Die Auswirkungen der G-DRG-Implementierung wer-den nicht explizit angeführt.*
II.23 Helfen und Hilflos sein (Vgl. ebd., S. 70)	– Reflexion: Situationen des Sich-Hilflos-Fühlens – Helfen als Beruf im gesellschaftlichen Wandel *Die Auswirkungen der G-DRG-Implementierung wer-den nicht explizit angeführt.*
III.6 PatientInnen und „Bewohner- Innen" stationärer Einrichtungen (Vgl. ebd., S. 77)	– Rollenzuschreibung – Veränderungspotenziale: Routine, Rituale – institutionell-strukturelle Grenzen, Regeln und Aus-wirkungen auf die Patienten *Die Auswirkungen der G-DRG-Implementierung wer-den nicht explizit angeführt.*

III.8 Institutionen des Gesundheits- wesens (Vgl. ebd., S.79)	Institution Krankenhaus:
	– Bedarfsplanung, Finanzierung, Aufbau- und Ablauf- organisation, Personalbedarfsermittlung
	Die Auswirkungen der G-DRG-Implementierung wer- den nicht explizit angeführt.
III. 13 Wirtschaft- liche Rahmenbedin- gungen (Vgl. ebd., S. 81 f.)	– „Zusammenhang zwischen betriebswirtschaftlichen Rahmenbedingungen und Pflegehandeln erkennen" (Ebd. S. 81)
	– „Beziehung zwischen wirtschaftlichen Voraussetzun- gen und Pflegequalität bestimmen" (Ebd.)
	– „Vor dem Hintergrundwissen zu Entgeltsystemen [...] soll ihnen die Bedeutung der Erfassung pflegerischer Leistung bewusst werden" (Ebd. S. 81 f.)
	– Vergütungssysteme: DRG, ihre Vor- und Nachteile
	Die Auswirkungen der G-DRG-Implementierung werden genannt, ohne jedoch auf Korrelationen zu verweisen.

Die (Nicht)Thematisierung der Auswirkungen der G-DRG-Implementierung auf die Lebensbegleitung Sterbender und ihren Bezugspersonen in den Standardpfle- gewerken der Ausbildung zur Gesundheits- und Krankenpflege[434]

Um die Übersichtlichkeit zu wahren, wird auf der nachfolgenden Seite zur Dar- stellung ein Tableau gewählt.

---

434 In einem Gespräch am 15.09.2008 erhielt der Verfasser die Bestätigung von der Fachbuch- handlung Richter aus Münster, dass die angeführten Publikationen die Pflegestandardwerke ausmachen. Weitere Angaben sind dem Literaturverzeichnis zu entnehmen.

Pflege heute (2007)	Thiemes Pflege (2004)	Menschen pflegen (2007)	In guten Händen (2007/08)	Pflege lernen (2008)
Die Auswirkungen der G-DRG-Implementierung auf die Begleitung Sterbender werden nicht explizit angeführt.	*Die Auswirkungen der G-DRG-Implementierung auf die Begleitung Sterbender werden nicht explizit angeführt.*	*Die Auswirkungen der G-DRG-Implementierung auf die Begleitung Sterbender werden nicht explizit angeführt.*	*Die Auswirkungen der G-DRG-Implementierung auf die Begleitung Sterbender werden nicht explizit angeführt.*	*Die Auswirkungen der G-DRG-Implementierung auf die Begleitung Sterbender werden nicht explizit angeführt.*
Strukturbedingte Schwierigkeiten (personale Unterbesetzung, knappe Zeitressourcen) werden genannt, ohne eine Korrelation zum G-DRG-System herzustellen. (S. 283)	Auf die Korrelation G-DRGs und Pflegeleistung wird auf allgemeiner Ebene verwiesen: „Ein eindeutiger Rückschluss auf den Pflegebedarf eines Behandlungsfalles ist momentan nicht zu erkennen. Es muss jedoch geklärt werden, wie groß der Anteil der Pflegeleistung in den DRGs ist. Das ist wichtig für die Gestaltung der Pflege und den daraus resultierenden Personalbedarf." (S. 144)	Auf die Korrelation G-DRGs und Pflegeleistung wird auf allgemeiner Ebene verwiesen: „Derzeit sind jedoch keine Pflegebelange in den DRGs berücksichtigt." (Band 1, S. 79)	Auf die Korrelation G-DRGs und Pflegeleistung wird auf allgemeiner Ebene verwiesen: „So hat die Einführung der DRGs die Krankenhausversorgung ganz erheblich verändert und auf Grund der neuen Kostenstruktur zu einem deutlichen Personalabbau – gerade in der Pflege – geführt." (Band 3, S. 596)	Auf die Korrelation G-DRGs und Pflegeleistung wird auf allgemeiner Ebene verwiesen: „Bestimmte Aufgaben (Psychiatrie, Kommunikation) können (noch) nicht über Fallgruppen abgerechnet werden." (Band 1, S. 244)

Dass der Umgang mit Sterben und Tod in Krankenhäusern in seiner ökonomischen Perspektive zu begutachten ist, wird vollständig ausgeblendet und bestätigt letztlich die von Kersting beschriebenen unterschiedlichen Realitäten der Ausbildungslernorte und die damit einhergehende, sytembedingte Gefahr der moralischen Desensibilisierung. Darauf wird im Kontext der vorgelegten Studie im Kapitel VII.2.b. ausführlich eingegangen.

Welche (Aus)Wirkung der ökonomisch zu verortende Paradigmenwechsel des Gesundheitswesens (im Ausdruck einer Gesundheitswirtschaft, vgl. Haubrock 2009a, S. 25 ff.) auf das Pflegepersonal hat und wie diese Gruppe selbst mit Sterbenden umgeht, wird in den nachfolgenden Ausführungen thematisiert. Damit sind Faktoren aufgezeigt, die den Lernort der praktischen Ausbildung (mit)gestalten.

4. Die Arbeitsbelastung des Pflegepersonals

Der nächste Aspekt, der die Krankenhauswirklichkeit wiedergibt, ist die Stellensituation mit ihren Auswirkungen auf die Pflegearbeit und Abschiedskultur. Die Personalsituation in den Krankenhäusern hat sich in den letzten zehn Jahren deutlich verschärft. Jede 7. Stelle wurde im Pflegedienst ersatzlos gestrichen, das sind immerhin 48.000 Stellen oder 13,5 Prozent des Gesamtpflegepersonalvolumens. Im ärztlichen Bereich kam es in dieser Zeitspanne zu einem Stellenzuwachs von 19,5 Prozent.[435] In dieser Phase mussten eine Million zusätzlicher Patienten versorgt werden, infolgedessen stiegen die diagnostisch-therapeutischen Maßnahmen bei gleichzeitiger Kürzung der Verweildauer von 10,4 Tagen (1997) auf 8,5 Tage (2006). (Vgl. Isfort 2008, S. 500; Isfort/Weidner 2007, S. 4; Stratmeyer 2007, S. 2; Statistisches Bundesamt 2006, Fachserie 12 Reihe 6.1.1) Dieses personelle Ungleichgewicht konnte bereits in den 1980er Jahren von Alber des Max-Planck-Institutes nachgewiesen werden. In einem Vergleich von 18 OECD-Staaten rangierte die BRD bzgl. ihrer Arztdichte im oberen Viertel, bezogen auf die Pflegepersonaldichte hingegen auf dem drittletzten Platz.[436] (Vgl. Alber nach

---

435 Die deutliche Zunahme des ärztlichen Personals erklärt Bartholomeyczik u.a. mit dem relativen Überangebot an Ärzten in den 1990er Jahren und deren Machtposition in Form politischer Interessensvertretungen. (Vgl. Bartholomeyczik 2007, S. 1)

436 In der von Alber angeführten Studie wird zudem der Bundesrepublik ein arztlastiges teures Gesundheitssystem attestiert. Im Unterschied zu den anderen untersuchten OECD-Ländern korreliert hiesig die hohe Arztdichte nicht mit dem Arzteinkommen. Üblich ist allerdings die Korrelation von hoher Arztdichte und geringerem Arzteinkommen. Schon damals befürchtete Alber die hohe Kostenbelastung für das Gesundheitswesen und prognostizierte einen personellen Engpass im Pflegebereich in diesem Land. (Vgl. Alber, in: Stratmeyer 2007, S. 2)

Stratmeyer 2007, S. 2) Hunstein verortet den massiven Stellenabbau im Pflegebereich im Fehlen von Pflegedaten: „Pflege kann weder ihren (Kosten-)Anteil
an den DRGs ausweisen noch ihren (Nutzen-)Anteil an der Gesundheitsversorgung." (Hunstein 2007, S. 1) Diesbezüglich bestätigt Peters-Alt: „Die Pflege kann
zur Modifikation von DRGs beitragen. Voraussetzung ist die Verfügbarkeit von
Daten über den Pflegeaufwand." (Peters-Alt 2005, S. 42) Dazu ist die Erfassung
der jeweils durchgeführten Pflege einschließlich des benötigten Zeitfensters erforderlich: Der Pflegeprozess mit seinen verschrifteten Teilschritten der Prob-
lemformulierung und Zielsetzung dient der Leistungslegitimation; die erwähnten
Pflegediagnosen sind als effektives Unterstützungsinstrument hinzuzuziehen.
(Vgl. ebd., S. 43)

Welche Auswirkungen hat ein solcher Stellenabbau auf den Pflegealltag in
einem Krankenhaus? Bartholomyczek führt unterschiedliche Pflegestudien[437] aus
den Jahren 2003–2006 zusammen und zieht folgendes Fazit (vgl. Bartholomyczek 2007, S. 1 ff.):

– Pflegende agieren zunehmend weniger direkt am Patienten. Auffallend ist
  die Abnahme der originären Kommunikation, die vor der Erhebung lediglich knapp 7 Prozent der Pflegetätigkeiten ausmachte und in einem Zeitraum
  von nur zwei Jahren auf unter 3 Prozentpunkte abfiel. (Vgl. Kaltenborn 2006,
  S. 1) Darunter werden nicht die kommunikativen Anteile subsumiert, die bei
  der Ausführung bestimmter Pflegetätigkeiten „nebenbei" erfolgen, sondern
  vielmehr bewusst initiierte Gesprächssituationen. Vor dem Hintergrund zunehmender Multimorbidität der Patienten mit einzuhaltender Verweildauerreduktion nimmt diese Tatsache problematische Formen an, da gerade hier eine
  effektive Pflegeunterstützung in Form von Aufklärung, Beratung und Anleitung einen nicht unerheblichen Beitrag leistet, um den Behandlungserfolg –
  auch außerhalb des Krankenhauses – fortzusetzen.
– Die Zusammenarbeit mit der Berufsgruppe der Mediziner wird als dysfunk-
  tional erlebt, obwohl Ärzte und Pfleger über die größte Schnittmenge in der
  Patientenversorgung verfügen und ein effektives Miteinander den Genesungsprozess des Patienten unterstützen würde. Zu dieser Erkenntnis kommt auch

---

437   Zu den ausgewerteten Studien gehören: Das DRG-Projekt der Universität Witten/Herdecke
      in der Zeitspanne 2003–2005 zur Erfassung von Informationen über die Pflegearbeit in drei
      deutschen Kliniken der Maximalversorgung. Erhebungsinstrumente: Befragung nach den
      subjektiven Eindrücken sowie Durchführung einer Multimomentaufnahme der pflegerischen
      Arbeit. Hier wurden über eine Woche alle 5–10 Minuten festgehalten, welche Aufgaben die
      Pflegenden gerade zu bewältigen hatten. Verantwortlich zeichnet u.a. Bartholomeyczik selbst.
      Im beinah gleichen Zeitraum erfolgte die Erhebung beruflicher Belastungen und Beanspru-
      chungen bei Pflegenden mit dem Instrument des (COPSOQ) Fragebogens (vgl. Nübling et al.
      2005) sowie das Projekt der Universität Witten/Herdecke: Arbeitsbedingungen im Kranken-
      haus ArbiK 2005–2006 (vgl.uni-wh.de).

der Sachverständigenrat der Bundesregierung zur Begutachtung der Entwicklung im Gesundheitswesen, auf den im weiteren Textverlauf eingegangen wird.

– Die Pflegearbeit wird im Kontext ansteigender ökonomischer Handlungsvorgaben mit dem Gefühl der Fremdbestimmung konnotiert, die Arbeitsverdichtung mit einem zunehmenden Qualitätsverlust, der kaum zu beeinflussen ist. Darüber hinaus wird die Sinnhaftigkeit bestimmter, nicht beeinflussbarer Arbeitsvorgänge angezweifelt.

(Vgl. Bartholomyczek 2007, S. 1 ff.)

Diese Forschungsergebnisse sind mit Isfort und Weidner im Rahmen ihrer repräsentativen Studie „Pflege-Thermometer 2007"[438] zu ergänzen. (Vgl. Isfort/Weidner 2007, S. 4 ff.) Aus den Einschätzungen, der in dieser Erhebung befragten Pflegedirektoren ergibt sich:

– 52 % erwarten einen weiteren Stellenabbau beim Pflegepersonal. Gleichzeitig konstatieren 42 % einen Mehrbedarf an pflegerischen Fachpersonen.

– 92 % beobachten einen kontinuierlichen Anstieg des Pflegearbeitsaufwandes, der einerseits mit der Zunahme der Aufgabenbereiche Koordination, Dokumentation und Administration und andererseits mit der Zunahme der direkten Patientenversorgung infolge steigender Pflegebedürftigkeit erklärt wird. Folglich hat die Mehrarbeit für die beschäftigen Pflegefachkräfte ein Volumen von ca. 5000 Vollzeitstellen allein für das Jahr 2006 eingenommen. Die problematische Personalsituation wirkt sich unterdessen direkt auf die Patientenversorgung aus:

– 30 % geben an, dass die Mobilisierung der Patienten nicht in der erforderlichen Anzahl erfolgt. 55 % konstatieren, dass dies zwar selten, aber dennoch vorkomme.

– Nur ein Drittel der Institutionen können eine vollständige grundpflegerische Versorgung (z.B. Körperpflege) und die Durchführung regelmäßiger Lagerungen gewährleisten.

– 37 % geben an, dass die Verabreichung der Nahrung i.d.R. nicht an dem Esstempo des jeweiligen Patienten ausgerichtet ist.

– Nur ein Viertel der Krankenhäuser können generell engmaschige Kontrollen der Patienten, z.B. nach Operationen, sicherstellen.

– Ein Drittel konstatiert, dass die Sicherstellung einer verantwortlichen Patientenüberwachung gesunken sei.

---

438 Das Deutsche Institut für angewandte Pflegeforschung e. V. in Köln führte „eine bundesweite repräsentative Befragung zur Situation und zum Leistungsspektrum des Pflegepersonals sowie zur Patientensicherheit im Krankenhaus" durch. Befragt wurden leitende Pflegekräfte aus 263 bundesdeutschen Krankenhäusern. (Vgl. Pflege-Thermometer 2007 – Isfort/Weidner, S. 4)

- Insgesamt wird eine Reduktion der Kontakthäufigkeit zwischen Pflegepersonal und Patienten angeführt.
- In ca. drei Viertel der Krankenhäuser müssen die Patienten manchmal länger als 15 Minuten warten, um erforderliche Schmerzmittel verabreicht zu bekommen.
- 40 % konstatieren, dass die Möglichkeit, eine qualitativ hochwertige Pflege anzubieten, gesunken sei. 30 % befürchten sogar, dass noch nicht einmal eine ausreichende Versorgung (sic!) offeriert werden kann. In diesem Kontext ist allerdings darauf zu verweisen, dass 50 % der Befragten die Anzahl von Dekubiti, Sturzereignissen oder nosokomiale Infektionen als leicht gesunken einstufen. (Vgl. Isfort/Weidner 2007, S. 4 ff.)

Diese Wahrnehmung ist mit internationalen Studien – in der Analyse Isforts – zu untermauern, die eine Korrelation zwischen hoher Arbeitsbelastung des Pflegepersonals und dem Einfluss auf die Patientensicherheit und den Krankenhausbehandlungserfolg andeuten: Erhöhung der Mortalität, verzögerte Hilfe im Notfall, zunehmende Komplikationen wie Medikamentenverwechselungen, aber auch Stürze und Dekubiti. (Vgl. Isfort 2008, S. 499; Isfort/Weidner 2007, S. 5 f.) In einer Ende 2009 durchgeführten Befragung bei 9719 Pflegenden aus hiesigen Krankenhäusern konnten die Belastungsfaktoren des Pflegepersonals erneut bestätigt werden. Die Autoren Isfort/Weidner et al. konstatieren einen empirisch zu belegenden Zusammenhang: „In Krankenhäusern, in denen eine besonders ausgedünnte Personaldecke oder ein weiterhin betriebener Personalabbau in der Pflege und höhere Patientenzahlen zusammentreffen und damit der Anteil der hoch belasteten Pflegenden größer ist, treten vermehrt Probleme in der Patientenversorgung und -sicherheit auf." (Isfort/Weidner et al. 2010, S. 535)

Auch wenn die Studie „Pflege-Thermometer" keinen Anstieg der Personalfluktuation belegen konnte (vgl. Isfort/Weidner 2007, S. 7) und die Berufsverweildauer des Pflegepersonals als konstant zu bezeichnen ist (vgl. Horbach 2007, in: Isfort 2008, S. 499), muss allerdings auf die gesundheitlichen Auswirkungen verwiesen werden. Die befragten Pflegedirektoren nehmen in Bezug auf ihre Mitarbeiter gleich bleibende bzw. leicht ansteigende Werte der Krankenhäufigkeit und -dauer (im Vergleich zum Vorjahr) wahr, obwohl in wirtschaftlich angespannten Zeiten der Krankheitsstand generell aus Sorge um den eigenen Arbeitsplatz zurückgeht.[439] (Vgl. Isfort/Weidner 2007, S. 21 f.) Diese Besorgnis wird unterdessen auch von Pflegepersonen geäußert. (Vgl. DRG-Projekt der Universität Witten/Herdecke 2003–2005; Batholomyczek 2007, S. 3) Scheinbar

---

439 2006 erreichte der Krankenstand mit 3,0 Prozentpunkten das Niveau des Jahres 1997. Der Trend des sinkenden Krankenstandes scheint sich fortzusetzen. (Vgl. DAK Gesundheitsreport 2007, S. 5, 7)

sind die Belastungsfaktoren derart ausgeprägt, dass eine Arbeitsunfähigkeit unumgänglich wird. Diese Vermutung bestätigt der DAK-Gesundheitsreport von 2007. Gesundheitsberufe nehmen gegenwärtig die Spitzenposition im Krankheitsgeschehen ein. Im Wortlaut der DAK: „Wesentliche Ergebnisse der Studien sind, dass Pflegende noch immer überdurchschnittlich stark von Krankheiten und Gesundheitsstörungen betroffen sind. Dabei spielen Muskel-Skelett-Erkrankungen und psychische Störungen eine besonders wichtige Rolle. Beide Krankheitsarten stehen häufig im Zusammenhang mit Belastungen aus der Arbeitswelt [...]." (DAK-Gesundheitsreport 2007, S. 96[440]) Und weiter ist zu lesen: „Ob diese Belastungen im Laufe der Zeit zu gesundheitlichen Beschwerden und schließlich zu Erkrankungen führen, hängt auch wesentlich davon ab, ob dem Beschäftigten Möglichkeiten der Bewältigung von Arbeitsanforderungen und zum Ausgleich von belastenden Situationen zur Verfügung stehen. Eine hohe Arbeitszufriedenheit durch die Möglichkeit der Einflussnahme auf die Organisation und die Arbeitsinhalte, [...] können den Umgang mit belastenden Arbeitssituationen und die Entwicklung von Bewältigungsstrategien positiv beeinflussen." (Ebd., S. 112) Die eingeräumten Möglichkeiten der Mitgestaltung im Prozess der Strukturveränderungen in Krankenhäusern für das Pflegepersonal sind den DAK-Befragungen der Jahre 1999 und 2005 zu entnehmen. Ein Vergleich der Ergebnisse verdeutlicht, dass die examinierten Pfleger die Gelegenheit zur Partizipation in der letzten Befragung deutlich schlechter einschätzen. Des Weiteren ist die Arbeitszufriedenheit, insbesondere in der Gruppe der älteren Beschäftigten, deutlich zurückgegangen. Dass eine Interdependenz zwischen Partizipation und Arbeitszufriedenheit besteht, verdeutlichen die Mitarbeiter, die infolge einer wahrgenommenen Mitsprache- und Beteiligungsmöglichkeit ihre eigene Arbeitssituation deutlich zufriedener bewerten und dem Strukturwandel positive Effekte, wie beispielsweise die zunehmende Übernahme vielfältiger und anspruchsvollerer Aufgaben, zuordnen. (Vgl. DAK-BGW 2005, S. 13 ff.[441]) Das darf allerdings nicht darüber hinweg täuschen, dass „selbst unter günstigen Rahmenbedingungen [...] sich zwei Drittel der befragten Pflegekräfte in ihrer Einrichtung nicht ermutigt [fühlen], Verbesserungsvorschläge einzubringen." (Ebd., S. 78)

Nolting verweist auf die nicht zu unterschätzende Problematik der fehlenden Einflussnahme bzgl. der vorgegebenen organisatorischen Faktoren und ihrer Auswirkung auf die Berufszufriedenheit und bestätigt damit die Ergebnisse der DAK-BGW Erhebung. (Vgl. Nolting, in: Isfort 2008, S. 499) Wird darüber hinaus

---

440 Berichterstellung im Auftrag der DAK: IGES Institut für Gesundheits- und Sozialforschung GmbH Berlin

441 Berichterstellung im Auftrag der DAK und der BGW: Grabbe/Nolting/Loos, IGES Institut für Gesundheits- und Sozialforschung GmbH Berlin

die NEXT-Studie[442] hinzugezogen, werden nicht nur die belastenden Momente im Pflegehandeln bestätigt, sondern ebenso die Sorge des Pflegefachpersonals um die Qualität der Pflege. Als Erklärungen werden von der Betroffenengruppe „die als unzulänglich empfundenen Rahmenbedingungen mit zu hohen quantitativen Arbeitsanforderungen und die mangelnde gesellschaftliche Bereitschaft, mehr Ressourcen für die Pflege zur Verfügung zu stellen" (Hasselhorn et al. 2008, S. 460) benannt.

Und damit ist – einmal mehr – die Problematik des von Domnowski formulierten „Überdrussproblems" aufgezeigt. Zunehmenden Erwartungshaltungen und permanenten Überlastungen innerhalb der Berufsausübung stehen unzureichende Abwehrmöglichkeiten und stark negative Berufseinstellungen gegenüber. (Vgl. NEXT-Studie, in: Isfort 2008, S. 499; Hasselhorn et al. 2008, S. 458) Daraus ergibt sich konsequenterweise: Die „Abkehr von der Sorge um die Belange des Patienten". (Isfort 2008, S. 499; vgl. Domnowski 2005, S. 99, 133)

Wie bewertet der von der Bundesregierung eingerichtete Sachverständigenrat diese Situation? In seiner Expertise zur „Begutachtung der Entwicklung im Gesundheitswesen – Kooperation und Verantwortung. Voraussetzungen einer zielorientierten Gesundheitsversorgung aus dem Jahre 2007" wird insbesondere die zentrale Schlüsselstellung von Ärzten kritisiert, die der hocharbeitsteiligen personenbezogenen Dienstleistung nicht gerecht wird. Insbesondere zwischen Medizinern und Pflegefachkräften ist die Arbeitsteilung durch ein hohes Maß an Rechtsunsicherheit gekennzeichnet. (Vgl. Sachverständigenrat 2007, S. 17 ff.) Fortsetzend mit Stratmeyer, der ebenfalls auf den Sachverständigenrat Bezug nimmt, kann diese Aussage dahingehend erweitert werden: „Die historisch gewachsene Vormachtstellung der Ärzte in der Gesundheitsversorgung wird bis heute durch eine konservative Gesetzgebung und Rechtsprechung gestützt, in der dem Arzt eine zentrale Position in Therapie und Diagnostik zukommt. Ein besonderes Problem ist allerdings v.a., dass nach dem Krankenversicherungsrecht der Arzt im hohen Maße zur persönlichen Leistungserbringung verpflichtet wird. Hieraus ergibt sich eine Rechtsunsicherheit nicht nur für Ärzte und Pflegende, sondern auch für die Träger von Einrichtungen im Gesundheitswesen. Dem Alltag der Krankenversorgung wird diese ärztliche Dominanz heute jedoch längst nicht mehr gerecht, da an der Krankenversorgung natürlich eine große

---

442 In der europäischen NEXT-Studie (Nurses early exit study, 2002–2006) wurden allein in Deutschland 3500 Pflegekräfte zu Arbeitsbedingungen, Berufsbelastungen und Berufsausstieg befragt. Bei zahlreichen Belastungs- und Beanspruchungsindikatoren z.B. Gedanken über einen Berufswechsel, Zusammenarbeit mit Leitungen, Vereinbarkeit von Beruf und Familie weist das deutsche Pflegepersonal im europäischen Vergleich negative Werte auf und betonte die Belastungen. Zugleich ist zwar eine hohe, im internationalen Vergleich allerdings relativ niedrige Bindung an den Beruf festzustellen; die Arbeitszufriedenheit im Ländervergleich fiel ebenfalls niedriger aus. (Vgl. Isfort 2008, S. 499; Hasselhorn et al. 2008, S. 458)

Zahl von Gesundheitsberufen sowohl an der Feststellung als auch an Heilung und Linderung von Krankheiten und damit auch an der Heilkunde direkt beteiligt sind." (Stratmeyer 2007, S. 1) Warum dann ausgerechnet diese Kommission im gleichen Gutachten die Vorbehaltsaufgaben für Pflegepersonen ablehnt und als Begründung die Gefahr der Implementierung neuer „unflexibler Strukturen" anführt, ist nicht nachvollziehbar. Der Rat spricht sich hingegen für sog. „Poolkompetenzen" aus, „die jeweils einer Gruppe von geeigneten Gesundheitsberufen eine Tätigkeitsausführung ermöglichen". (Sachverständigenrat 2007, S. 25, abgerufen am 31.05.08) Die Ratsmitglieder konstatieren zwar einerseits, dass eine größere Handlungsautonomie der Pflege nicht zu umgehen sei (vgl. ebd., S. 23), vertreten aber andererseits eine Entwicklungsbedürftigkeit des Pflegepersonals in der Übernahme von Verantwortung. Im genauen Wortlaut heißt es: „In Modellversuchen sollte verstärkt pflegerische Verantwortung erprobt [sic!] werden. In Zukunft sollte die Pflege eigenständig erstens den pflegerischen Bedarf einschätzen, zweitens Verantwortung für die Durchführung der Pflege tragen [sic!], und drittens die Überprüfung der Resultate der pflegerischen Versorgung übernehmen." (Ebd., S. 25) Das Gutachten stammt immerhin aus dem Jahr 2007. Die Inhalte, die im Modellverfahren erprobt werden sollen, sind seit Jahrzehnten Gegenstand täglicher Pflegearbeit.[443] Hier zeigt sich das Dilemma unzureichender pflegerischer Dokumentation und die (un)ausgesprochene Aufrechterhaltung der Macht(medizin)strukturen, die sich auch in der medizinlastigen Besetzung des Sachverständigenrates äußert.[444]

Damit ist festzuhalten: Das gegenwärtige Krankenhausmilieu ist, bei zeitgleicher Zunahme des Patientendurchlaufs und Veränderung der Tätigkeitsfelder zulasten des kommunikativen Patientendialogs, durch eine angespannte personelle Aufstellung der Pflege gekennzeichnet.[445] Hinzu kommt das Gefühl der Fremdbestimmung, auch infolge unzureichender Mitgestaltungsmöglichkei-

---

443 Beispielhaft zu nennen sind: Erhebung des Pflegebedarfs anhand der ATL's; ggf. tägliche Eingruppierung des Patienten in die Kategorien der Allgemeinen und Speziellen Pflege (PPR). Darüber hinaus gilt das juristische Postulat der Durchführungsverantwortung in der Ausführung sämtlicher Pflegetätigkeiten.

444 Die Professionen, aus denen sich der Sachverständigenrat zusammensetzt, gehören in erster Linie der Medizin an; in Ergänzung der Volkswirtschaft, Pharmazie (Arzneimittelversorgungsforschung), Medizinischen Soziologie und Sozialwissenschaften (Gesundheitspolitik). (Vgl. www.svr-gesundheit.de, abgerufen am 31.05.08) Die Pflegeprofession ist nicht vertreten. Ein eklatanter Zustand, da unterdessen in der Bundesrepublik zahlreiche Pflegewissenschaftler zur Verfügung stehen.

445 Der Verfasser negiert nicht, dass auch die ärztliche Besetzung in bundesdeutschen Krankenhäusern als problematisch zu bewerten ist. (Vgl. die zahlreichen Veröffentlichungen der Bundesärztekammer, unter: www.bundesaerztekammer.de – Ärztemangel, abgerufen am 03.07.08) Der Schwerpunkt der vorliegenden Arbeit konzentriert sich allerdings auf den Pflege(ausbildungs)bereich.

ten im jetzigen Strukturwandel. Werden die Empfehlungen des Sachverständigenrates hinzugezogen, dann ist der Pflege eine größere Handlungsautonomie zuzuweisen, nicht nur um die dringend erforderliche Professionalisierung des Pflegeberufes zu fördern (Vorbehaltsaufgaben), sondern auch als Kompensation ärztlicher Überlastung bzw. um auch den Anforderungen des Gesundheitssystems aus der Patientenperspektive zu genügen. (Vgl. Sachverständigenrat 2007, S. 22) Interessant ist, dass Pflege zunächst in Modellversuchen unter Beweis stellen soll, zunehmende Verantwortung übernehmen zu können. Dabei wird völlig ausgeblendet, dass angestrebte Tätigkeitsübertragungen längst schon von den Pflegefachkräften selbstständig durchgeführt werden. Einmal mehr ist das Desaster der unzureichenden Pflegeprofession und kargen Dokumentation pflegerischer Handlungen anzuführen. Dass diese aufgezeigten Bedingungen und prospektiven Erwartungen (Stellenabbau, Veränderung des Pflege„profils") nicht folgenlos bleiben, ist an unterschiedlichen Parametern abzuleiten. Einerseits sind abnehmende Werte in den Bereichen der Berufsidentifikation und Arbeitszufriedenheit, bei gleichzeitigem Anstieg der Ausfallzeiten (Zunahme psychischer Störungen), festzustellen. Andererseits wird die Gefahr geäußert, dass sich die Pflegequalität und infolgedessen die Patientensicherheit verschlechtern könnten. Damit sind Faktoren aufgezeigt, die das sog. Überdrussphänomen fördern, das sich in einer zunehmenden Abwendung von den Sorgen und Belangen der Patienten äußert und das Ergebnis eines Missverhältnisses darstellt: zunehmender Erwartungsdruck versus unzureichende Copingstrategien.

Bisher ist der Fokus auf die Belastungssituationen gelegt worden, die der „normale" Krankenhausalltag auslösen kann. Was aber passiert, wenn Pflegepersonen mit Sterben und Tod konfrontiert werden? Dazu werden unterschiedliche Studien hinzugezogen.

Schweidtmann (1998, S. 16 ff.) führte eine Studie durch, um berufsethische Einstellungen von Pflegepersonal und Ärzten in der Sterbebegleitung zu erfassen. Aus den Ergebnissen seiner empirischen Untersuchung (Auswertung von 650 Fragebögen aus bundesweit verteilten Kliniken unterschiedlicher Versorgungsstufen und der Konzentration ausschließlich auf die Abteilungen, in denen Patienten regelmäßig versterben) geht hervor:

- Drei Viertel der befragten Pflegepersonen und Ärzte erleben die Arbeit mit Sterbenden belastender als die Versorgung anderer Erkrankter.
- 79,8 % der Pflegenden und 73,1 % der Ärzte äußern ein großes Bedürfnis nach mehr Sicherheit im Umgang mit Sterbenden.
- 32,4 % des Pflegepersonals und 25,4 % der Mediziner konstatieren, dass die Sterbebegleitung einen hohen Stellenwert in ihrem Krankenhaus hat. Lediglich 3,4 % der Pflegepersonen und 4,8 % der Mediziner betrachten das Krankenhaus als einen geeigneten Sterbeort.

– Zur Wahrheit am Patientenbett: Knapp 80 % beider Berufsgruppen stimmen einer wahrheitsgemäßen Patientenaufklärung zu und folgen damit dem berufsethischen Postulat der Autonomie des Patienten mit dem Anspruch auf eine vollständige Informationsvermittlung, insbesondere in existenziell bedrohlichen Situationen. In der Realität zeigt sich allerdings ein anderes Bild: Die Frage nach einer gut umgesetzten Patientenaufklärung bejahen 45 % der Pflegenden, jedoch 74,7 % der Ärzte. Wie gestaltet sich der Rapport nach der Durchführung an das Pflegepersonal? 77,9 % der Ärzte geben an, dass sie die Pflegepersonen informieren. Gerade mal 25,2 % der Pflegepersonen konstatieren, dass dies de facto zutrifft.

– Zur Maximaltherapie im Finalstadium: Knapp 70 % des Pflegepersonals und fast 75 % der Ärzte signalisieren die Bereitschaft, bei einer als nicht sinnvoll erachteten Therapie im Endstadium eines Patienten Veto einlegen zu wollen. Damit wird eine weitere berufsethische Haltung deutlich, den Sterbeprozess eines Patienten nicht durch Therapieverfahren zu verkomplizieren. Und realiter? Knapp 70 % der Ärzte geben an, häufig auf weitere therapeutische Maßnahmen zu verzichten, damit der Patient in Ruhe sterben kann. Knapp 70 % des Pflegepersonals erleben diese Situation allerdings genau entgegengesetzt und sprechen in diesem Zusammenhang von „künstlicher" Lebensverlängerung durch ärztliche Maßnahmen.

– 84,7 % des Pflegepersonals und 74,5 % der Ärzte bekunden die Bereitschaft zur persönlichen Auseinandersetzung mit Sterben und Tod, wenn dadurch die Qualität der professionellen Sterbebegleitung durch die eigene Person verbessert werden kann. 72,5 % des Pflegepersonals und 79,5 % der Ärzte sind überzeugt, dass die Begleitung Sterbender erlernbar ist. (Vgl. Schweidtmann 1998, S. 16 ff.)

Diese Befunde verdeutlichen, dass die Arbeit mit Todkranken als Belastung erlebt wird.[446] Zugleich kristallisiert sich das Bedürfnis eines sicheren Umgangs mit Sterbenden heraus. Bemerkenswert ist die ausgeprägte Bereitschaft, die Sterbebegleitung erlernen zu wollen, auch in der Auseinandersetzung mit der eigenen Endlichkeit. Problematisch sind die Diskrepanzen in der Wahrnehmung bzgl. Wahrheit gegenüber einer Maximaltherapie bei Sterbenden. Die Mediziner, deren Aufgabenbereich diese Aspekte zuzuordnen sind, bewerten das eigene Verhalten deutlich positiver als die Berufsgruppe der Krankenpflegenden. Ein Erklärungsgrund ist aus dem unterschiedlichen Patientenkontakt abzuleiten. Reduziert sich die Interaktion zwischen Arzt und Patient lediglich auf die tägliche Visite, ggf. auf Untersuchungszeiten, hat das Pflegepersonal die Möglichkeit, den Patienten

---

446 Diese Befundlage deckt sich mit internationalen Studien, die Wittkowski zusammen getragen hat. (Vgl. Wittkowski 2003, S. 177 f.)

bei grund- und behandlungspflegerischen Tätigkeiten in seinen subjektiven Reaktionen zu unterschiedlichen Zeiten wahrzunehmen. Damit wird in dieser Erhebung die Gefahr einer Dysfunktionalität zwischen diesen beiden Helfergruppen bestätigt. (Vgl. dazu die Ergebnisse des oben angeführten Sachverständigenrats) Die Effektivität der Zusammenarbeit wiederum ist ein wesentlicher Bestandteil einer individualisierenden Begleitung Sterbender. Erschreckend ist, dass weniger als 5 % der Befragten das Krankenhaus als einen geeigneten Sterbeort betrachten, obwohl diese Institution nach wie vor die führende Position unter den Sterbeorten einnimmt.

ZAROF (Zentrum für Arbeits- und Organisationsforschung e.V.) führte von November 1999 bis Oktober 2004 die Studie „Sterbebegleitung in Sachsen" durch, um Arbeits- und Belastungssituationen Pflegender und Ärzte zu erfassen. (Gegenstand der flächendeckenden Studie mit Beteiligung von über 4200 Personen an schriftlichen und mündlichen Befragungen waren Inhalt, Bedingungen, Faktoren, Stellenwert, Schmerzbehandlung, Angehörigenarbeit, institutionelle Zusammenarbeit in der Begleitung Sterbender im häuslichen Bereich, Pflegeheim und Krankenhaus sowie Belastungsaspekte und Bewältigungsstrategien beteiligter Berufsgruppen). (Vgl. Kaluza/Töpferwein 2005, S. 40 ff.)

Daraus ergibt sich:

– Obwohl beim Pflegepersonal als auch bei den Medizinern die Sterbebegleitung einen hohen Stellenwert einnimmt, lehnen 73 % der Pflegenden und 60 % der Ärzte das Krankenhaus, in dem sie tätig sind, als potenziellen Sterbeort für sich selbst ab. Faktoren, die ein selbstbestimmtes Sterben in einer ruhigen Atmosphäre erschweren, sind Defizite bezüglich Zeit, Privatsphäre, Räumlichkeiten, Qualifikation, menschlicher Zuwendung, Schmerztherapie, lebensverlängernder Maßnahmen. Als Hauptproblem wird die unzureichende Zeit für die Sterbebegleitung genannt.

– In der Selbstwahrnehmung der geleisteten Sterbebegleitung schätzen sich Ärzte deutlich besser ein, als die Fremdwahrnehmung des Pflegepersonals wiedergibt: Jeder zweite Arzt behauptet häufig sterbebegleitend tätig zu sein, ein Viertel der Pfleger hingegen beobachtet, dass Mediziner häufig keine bzw. gar keine Sterbebegleitung durchführen.

– Kooperation und Kommunikation zwischen den Berufsgruppen Pflege und Medizin werden als unzureichend eingeschätzt. Jede fünfte Pflegeperson konstatiert, sich mit den behandelnden Ärzten nur unzureichend über die Sterbebegleitung des jeweiligen Patienten austauschen zu können.

– Mehr als die Hälfte beider Berufsgruppen fühlt sich belastet, wenn ein Patient verstirbt.

– In der Sterbebegleitung erleben jüngere Mitarbeiter (in dieser Studie bis 35 Jahre) der Pflege im Allgemeinen größere Unsicherheiten, insbesondere im kommunikativen Bereich. Ältere Mitarbeiter (ab 46 Jahre) signalisieren weniger Unsicherheiten, allerdings die höchsten Belastungswerte. Damit kann nicht generell davon ausgegangen werden, dass zunehmende Berufserfahrung mit geringerer Belastung korreliert.

– Beide Berufsgruppen äußern Probleme in der Interaktion mit Angehörigen. Pflegende geben an, vor Angehörigen sterbender oder verstorbener Patienten regelrecht zu flüchten. Ärzte hingegen benennen Versagensängste und Ohnmachtsgefühle.

– Beide Helfergruppen konstatieren eine unzureichende Vorbereitung auf die Sterbegleitung im Rahmen ihrer Grundausbildungen.

– Die Mitarbeiter, die zusätzliche Bildungsangebote nutzen konnten, fühlen sich einerseits sicherer im Umgang mit Sterbenden, andererseits weniger belastet und klagen seltener über zu knappe Zeitressourcen.

– In den Institutionen, in denen die Sterbebegleitung einen hohen Stellenwert einnimmt, werden Synergien innerhalb und außerhalb der eigenen Berufsgruppe selbstverständlicher genutzt und tragen dazu bei, Belastungsindikatoren bei den jeweiligen Mitarbeitern zu reduzieren.

– Ein Vergleich der Versorgungsstrukturen Krankenhäuser, Pflegeheime, ambulante Pflegedienste zeigt, dass die größten Unsicherheiten und Defizite in der Sterbebegleitung in Krankenhäusern vorliegen. Angesichts der Tatsache, dass dies der Ort ist, an dem die meisten Menschen versterben, offenbart sich hier ein bedenkenswerter Befund.

(Vgl. Kaluza/Töpferwein 2005, S. 116 ff., 375 ff., 381 ff.)

Ochsmann verweist auf einen weiteren beeinflussenden Faktor in der Sterbebegleitung, der auch von Göckenjan (2008, S. 11) in die Diskussion eingebracht wurde: Vermeidungsstrategien im Pflegehandeln. Ochsmann konnte belegen, dass Pflegepersonen in den Zimmern Sterbender weniger Zeit verbringen und länger zögern, bis sie auf das Klingeln der Betroffenen reagieren. Dieses Verhalten schien dem Pflegepersonal nicht bewusst zu sein. Nachdem sie jedoch darüber informiert wurden, stellte Ochsmann in einer Nachfolgeerhebung die Kontinuität des Verzögerungsverhaltens fest. (Vgl. Ochsmann 1991, S. 128) Die Befundlage erklärt sich möglicherweise aus den bereits angeführten erhöhten Todesangstwerten und Verdrängungstendenzen, die insbesondere in den Berufsgruppen nachzuweisen sind, die ihren Auftrag aus der Lebenserhaltung ableiten und infolgedessen den Tod zu ihrem beruflichen Gegner „erklären". (Vgl. Feifel et al. 1967, S. 201 ff.; Feith et al. 1999(a), Feith et al. 1999(b), S. 34 ff.) Bei den angehenden Medizinern bemerkt Schmied, dass die Todesangst mit jedem Semester zu steigen scheint und Ärzte dazu neigen, sich aus Selbstschutz in die Distanz zu begeben. (Vgl. Schmied 1988, S. 46 ff.) In diesem Kontext ist die Aussage eines Oberarztes einer Intensivstation beachtenswert: Dass es tödliche Krankheiten gibt, wird gelernt, „aber es wird im Regelfall nie davon gesprochen, dass ein Mensch auch daran stirbt." (Wettreck 2001, S. 130)

Damit wird deutlich, dass die Konfrontation mit Sterben und Tod nicht automatisch zu einer beruflichen und persönlichen Auseinandersetzung führen muss. Gemäß den Erkenntnissen der Death Education (vgl. Gliederungspunkte IV.2.ff.) ist jedoch die persönliche Auseinandersetzung mit der eigenen Endlichkeit erforderlich, um eine Sensibilität zu entwickeln, Bedürfnisse, Fragen, Ängste Sterbender und ihrer Bezugspersonen erkennen zu können und patientenzentriertes Handeln zu ermöglichen. Was aber passiert im Krankenhausalltag? Zeitdruck und vorgegebene Handlungsroutinen tragen wesentlich dazu bei bzw. können (un)bewusst als Legitimation benutzt werden, sich dieser notwendigen Auseinandersetzung zu entziehen. (Vgl. Schubert 2003, S. 47 f.)

5. Zusammenfassung und Gewinnung von Hypothesen zur Durchführung einer eigenen Studie

Das 1972 erlassene und bis heute bundesweit gültige Krankenhausfinanzierungsgesetz verfolgt die Zielsetzung, Krankenhäuser wirtschaftlich zu stabilisieren, um eine bedarfsgerechte Versorgung der Bevölkerung sicherzustellen. Demzufolge haben sich Kliniken durch Leistungsfähigkeit und wirtschaftliche Eigenverantwortlichkeit auszuzeichnen. Um der Kostenexplosion entgegenzuwirken, wurden in der letzten Dekade zahlreiche gesetzliche Ergänzungsvorschriften beschlossen, die den staatlich gewollten Konzentrationswettbewerb erkennen lassen, der letztlich zum langfristigen Überleben der Hospitäler, die am günstigen wirtschaften, führen soll. (Vgl. Fleßa 2007, S. 163) Kennzeichen dieser Entwicklung sind im Ausdruck des G-DRG-Systems verkürzte Liegezeiten der Patienten, medizinisch-pflegerische Leistungsverdichtungen und pauschalierende Abrechnungsmodalitäten. In einer Diagnosis Related Group werden die Krankheitsfälle subsumiert, die vergleichbare durchschnittliche Kosten verursachen. Damit wird erstmalig in der Geschichte der Krankenhausfinanzierung die Kostentransparenz nach Bundes- bzw. Landesregelsätzen erklärtes Primat, wohingegen die medizinischen und pflegerischen Handlungsweisen zur untergeordneten Bezugsgröße in unterschiedlicher Gewichtung erklärt werden. (Vgl. § 17b Krankenhausfinanzierungsgesetz, BGBl. I 1999, S. 2626: Fallpauschalengesetz BGBl 2002, S. 1412)[447]

---

447 In einer von Sens/Wenzlaff/Pommer/Gerd/Hardt vorgelegten repräsentativen Studie aus Niedersachsen wird belegt, „dass sich die unmittelbare Qualität der Patientenversorgung aufgrund der DRG-Einführung nicht verschlechtert hat – es hat aber auch keinen Qualitätssprung gegeben." (2010, S. 3). Bezogen auf das Pflegepersonal und dessen Einschätzung zur Versorgungsqualität stellen die Autoren fest, dass diese Gruppe eine Verschlechterung wahrnimmt,

Medizinische Leistungen werden im Rahmen des ICD-10 Kataloges umfangreich erfasst (vgl. Mende et al. 2010), pflegerische Leistungen hingegen lediglich zu ca. 50 %, obwohl in jeder G-DRG der zu erwartete Pflegebedarf einkalkuliert wurde. Bemessungsgrundlage ist die Pflegepersonalregelung, die nur einen gewissen Bereich der Pflege abbildet. Tätigkeiten der Gesprächsführung zur Krisenbewältigung, Beratung, Anleitung, Pflegeprävention, Entlassungsmanagement bleiben unberücksichtigt, obwohl diese zum Pflegealltag gehören. (Vgl. Peters-Alt 2005, S. 74; Hunstein 2007, S. 3 f.) Dass damit Pflegehandlungen den Status der Gratisleistung erhalten, ist ein nicht nachvollziehbarer Problembereich, der durch einen weiteren zu ergänzen ist: Ein patientenbezogener, individuell höherer pflegerischer Aufwand wird innerhalb des G-DRG-Systems genau so wenig berücksichtigt wie bereits bestehende Pflegeprobleme. (Vgl. von Reibnitz 2006, S. 23, 26) Vor dem Hintergrund der Zunahme chronisch erkrankter, zunehmend multimorbider und älterer Patienten ist dies ein eklatanter Missstand. Pflege wird lediglich im Rahmen pflegerelevanter Nebendiagnosen erfasst, dazu ist eine Verknüpfung zu den ärztlichen Leistungen unabdingbar. Die Funktion pflegerelevanter Nebendiagnosen ist die Untermauerung medizinischer Diagnosen und nicht die Abbildung des eigentlichen Pflegeressourcenverbrauchs. (Vgl. Schanz/Schreiber 2008, S. 265 f.) Dieser Widerspruch in Form erbrachter, aber nicht abrechnungsfähiger Pflegehandlungen ruft u.a. den Deutschen Pflegerat auf den Plan, der die Integration eines Pflegefaktors in die Ermittlung der entsprechenden G-DRGs einfordert, dabei als Codierungsinstrument die sog. NRGs (Nursing Related Groups) favorisiert und sich generell für ein Pflegeerfassungssystem, beispielsweise durch Nutzung von Pflegediagnosen, einsetzt. (Vgl. Müller 2007, S. 50; Deutscher Pflegerat – Projektinitiative 2007, S. 4, 8, abgerufen am 02.05.08)[448]

---

insbesondere in der Umsetzung ihrer Erwartungshaltung an die eigene Leistung bezüglich Zuwendung und Zeit gegenüber den Patienten. Die Wissenschaftler konstatieren, dass sich hier „in den letzten Jahren eine Diskrepanz zwischen professionellem Selbstverständnis [...] und erforderlichen prozessualem Denken und Handeln entwickelt [zu] haben [scheint] – allenfalls getriggert, aber nicht ausschließlich ausgelöst durch die DRG-Einführung." (a.a.O., S. 2)

448 Unterdessen sind erste Erfolge der beharrlichen Intervention des Deutschen Pflegerates zu verzeichnen: Der „OPS 2010 Pflegekomplexmaßnahmen-Score – PPR A4" (PKMS) wurde 2010 in den Krankenhäusern eingeführt und soll ab 2012 in das Abrechnungssystem überführt werden. Damit erhalten Kliniken erstmalig die Möglichkeit, Leistungen für eine hochaufwendige Pflege der „Normalstationen" zu codieren. Damit wird ein Paradigmenwechsel im G-DRG-System angebahnt, denn neben medizinisch erbrachten Tätigkeiten können sich nun auch pflegerische Interventionen monetär auswirken und stärken damit die Position der Pflege, auch bzgl. der personellen Ausstattung. (Vgl. Caritasverband Münster 2010, S. 1 f.) Um eine gefürchtete Kostenexplosion zu vermeiden, dürfen maximal fünf Prozent der Patienten als hochaufwendig codiert werden. (Vgl. ebd.) Hochaufwendigkeit ist nur dann gegeben, wenn die Pflegearbeiten für einen Patienten über die „normale volle Übernahme von Pflegetätigkeiten in den Leistungsbereichen Körperpflege, Ernährung, Ausscheidung, Bewegung hinausge-

Obwohl fast jeder zweite Sterbende seine letzte Lebensphase in einem Krankenhaus verbringt und in der „Charta der hilfe- und pflegebedürftigen Menschen" Krankenhäuser explizit aufgefordert werden, eine individuelle Sterbebegleitung und professionelle Angehörigenbegleitung umzusetzen, erhält der
„G-DRG-Version 2008: Fallpauschalen-Katalogs" keine originäre Kategorie der
holistischen Sterbebegleitung. Das nimmt Wunder, da sowohl die Charta als auch
das Krankenhausfinanzierungssystem in den Verantwortungsbereich des Bundesministeriums für Gesundheit fallen. (Vgl. BMFSFJ und BMG 2007, S. 20 f.)
Sterbende Patienten werden im G-DRG System zu Fällen reduziert, deren Organe sich durch zunehmende Insuffizienz auszeichnen und entsprechend medizinisch-pflegerische Unterstützung benötigen. Allerdings hat der Gesetzgeber
2005 im Rahmen der Sonderregelungen für außergewöhnlich hohe Fallkosten
die palliativmedizinische Komplexbehandlung eingerichtet. (Vgl. Deutscher
Bundestag, Drucksache 16/3991 vom 02.01.2007, S. 8; Schindler 2008, S. 15) Zusatzentgelte können allerdings nur beansprucht werden, wenn diese im Vorfeld
im Rahmen der Budgetverhandlungen zwischen den Leistungsträgern vereinbart wurden und der Palliative Care ausgerichtete Mindestkriterienkatalog in der
Umsetzung nachgewiesen wird. (Vgl.http://ops.icd-code.de/ops/code/8-982.html,
abgerufen am 18.2.2010) Diese Komplexität fordert die Krankenhausträger auf,
Qualitätsmerkmale des Sterbebeistandes in den Bereichen Struktur, Prozess und
Ergebnis zu evaluieren und Modifikationen einzuleiten. (Vgl. Schröder-Siefker
2009, S. 167 f. mit Bezug auf Donabedian) Diese Notwendigkeit ist mit zwei Aspekten zu untermauern: Wird die entwicklungsbedürftige Schmerzbehandlung
in Deutschland hinzugezogen (Strukturqualität), die Alsheimer und Augustyn
am Beispiel des Morphinverbrauchs aufdeckten (vgl. genannte Autoren 2006,
S. 11), besteht die Befürchtung, dass Patienten der Gefahr ausgesetzt sind, in
Krankenhäusern würdelos(er) sterben zu müssen (Ergebnisqualität). Zudem ist
mit Göckenjan zu belegen, dass Todesfälle die Stationsroutine weder durchbrechen, noch dazu beitragen, die Entwicklung palliativmedizinischer Standards anzuregen. (Prozessqualität) (Vgl. Göckenjan 2008, S. 11)
Kommen wir zu den Mitarbeitern des Klinikstabs. Aus den Untersuchungs-
ergebnissen ist hervorzuheben, dass die professionellen Helfer insbesondere in
Krankenhäusern mit der Aufgabe der Sterbebegleitung überfordert sind. Die

---

hen und/oder im Bereich der Kommunikation einen wesentlich höheren Bedarf als der durchschnittliche Patient haben". (Wieteck 2009, S. 10) Entsprechend sind neben der Codierung
der Gründe hochaufwendiger Pflege auch adäquate Pflegeinterventionsprofile nachzuweisen.
(Vgl. ebd.) Der Deutsche Pflegerat macht allerdings deutlich, dass mit den entwickelten PKMS
„nur" ein erstes, weiterzuentwickelndes Instrument vorliegt, Pflegeintensitäten zu erfassen.
Ob die Befürchtung Wietecks – „Leistungsverschiebung von Pflege bei Patienten mit norma-
lem Pflegeaufwand hin zu hochaufwändigen Patienten" (2009, S. 14) – eintreten könnte, gilt
es kritisch zu begutachten.

Ursachen sind vielfältig und verschiedenen Ebenen zuzuordnen, die wiederum hinzugezogen werden können, um gezielte Interventionen zu planen. Auf der Ebene der Bildung wurde deutlich, dass eine unzureichende Thematisierung des Umgangs mit der Todeswirklichkeit in der Grundausbildung erfolgt. Fortbildungsbedarfe werden insbesondere im pädagogisch-psychologischen Bereich angegeben. Die Ebene der berufsgruppenübergreifenden Zusammenarbeit zeichnet sich durch Dysfunktionalität zwischen Medizinern und Pflegern aus, die sich vor allem im kommunikativen Austausch manifestiert. Auf der Ebene der Institution wird die Abschiedskultur eines Krankenhauses erfasst und als defizitär bewertet: Ein Großteil der pflegerischen und ärztlichen Belegschaft lehnt das Krankenhaus, in dem sie tätig sind, als potenziellen Sterbeort für sich selbst ab. Als Hauptgrund werden unzureichende Zeitressourcen genannt. Auf der Ebene des Pflegehandelns sind Vermeidungsstrategien und Verzögerungsverhalten in der Interaktion mit Sterbenden zu konstatieren. Dies korreliert mit erhöhten (Todes) Angstwerten, die die Ebene der personalen Auseinandersetzung kennzeichnen. Dabei ist bemerkenswert, dass Pflegende und Mediziner eine hohe Bereitschaft signalisieren, sich mit dem Thema persönlich auseinandersetzen zu wollen, wenn dies die Qualität der professionellen Sterbebegleitung verbessert. (Vgl. Schweidtmann 1998, S. 16 ff.; Kaluza/Töpferwein 2005, S. 116 ff., 375 ff., 381; Ochsmann 1991, S. 128; Feifel et al. 1967, S. 201 ff.)

Die pflegerische Versorgung sterbender Patienten ist im „normalen" Stationsalltag eingebunden, der zahlreiche Belastungsfaktoren für das Pflegepersonal mit sich bringt: Stellenabbau bei zeitgleicher Zunahme des Patientendurchlaufs, Veränderung der Tätigkeitsfelder zulasten des kommunikativen Patientendialogs, Fremdbestimmung infolge unzureichender Mitgestaltungsmöglichkeiten, nachlassende Pflegequalität und Gefährdung der Patientensicherheit, reduzierte Berufsidentifikation und Abnahme der Arbeitszufriedenheit, Anstieg der Ausfallzeiten und Zunahme psychischer Störungen. (Vgl. Bartholomyczek 2007, S. 1 ff.; Kaltenborn 2006, S. 1; Isfort/Weidner 2007, S. 4 ff., 21 f.; DAK-Gesundheitsreport 2007, S. 96, 112; DAK-BGW 2005, S. 13 ff., 78; NEXT-Studie, in: Isfort 2008, S. 499)

Aus der vorangegangenen Befundlage lassen sich Hypothesen gewinnen. These 1: Sterben gilt in einem auf Gesundheit ausgerichteten System als Störfaktor. These 2: Unzureichende zeitliche Ressourcen und Verhaltensunsicherheiten der Akteure verhindern ein adäquates Verhalten gegenüber Sterbenden und ihren Bezugspersonen. These 3: Fehlende Entlastungsmöglichkeiten durch ritualisierte, abschiedskulturelle Handlungen erschweren den Umgang mit Sterbenden und ihren Bezugspersonen. Daraus ergibt sich als Haupthypothese: In der Institution Krankenhaus sind Bedingungen für ein individualisierendes Sterben nicht gegeben.

Da die Pflegeschüler bereits in ihrer Ausbildung die Möglichkeit erhalten sollten, eine abschiedskulturelle Haltung als Grundlage einer holistischen Sterbebegleitung zu erlernen, bedarf es pädagogischer Konsequenzen. In einer eigens durchzuführenden Studie wird eruiert, wie die betreffenden Schüler den Umgang mit Sterben und Tod im Lernort Krankenhaus erleben. Davon abgeleitet können die aufgestellten Hypothesen an der Realität Auszubildender überprüft werden, um adäquate pädagogische Interventionen zu entwickeln.

VII. Studie zur Überprüfung von Hypothesen zum Umgang mit Sterben und Tod im Lernort Krankenhaus am Beispiel der Realität Auszubildender nach der qualitativen Inhaltsanalyse Philipp Mayrings

Die quantitative und qualitative Pflegeforschung hat in den letzten Jahren infolge der Implementierung pflegewissenschaftlicher Studiengänge in Deutschland deutlich zugenommen. (Vgl. Kapitel VI.4.) Dabei ist die Forderung von Schröck nach wie vor zu vergegenwärtigen, die – unter Bezugnahme einer international angelegten Analyse zu Inhalten pflegewissenschaftlicher Forschungsaktivitäten – darauf verweist, dass lediglich ca. zehn Prozent der Forschungsanliegen auf die konkrete Pflegepraxis ausgerichtet sind. Schröck betont, dass sich der Pflegeforschungsprozess letztlich über den Wissensgewinn aus der Praxis für die Praxis zu legitimieren habe. (Vgl. Schröck, in: Olbrich 1999, S. 34)[449] Wird dabei der Blick auf Auszubildende der Pflege gerichtet und der Frage nachgegangen, ob diese als Adressatengruppe pflegewissenschaftlicher Surveys auftreten, fällt auf, dass insbesondere berufspädagogische Fragestellungen im Kontext der im Kapitel V.2. angeführten Modifikationen gegenwärtiger Ausbildungsgesetze bearbeitet werden. Beispielhaft werden angeführt: Erhebung zur Situation und Zukunft der Krankenpflegeausbildung,[450] Lernortkooperation in der Altenpflegeausbildung – ein curriculares und strukturelles Konzept zur Qualitätssicherung,[451] Einschätzung der Auszubildenden zur generalistischen Ausbildungsperspektive im Rahmen der Bundesmodellprojektverfahren,[452] Berufsauswahl und

---

449 Glaser und Strauss rufen ebenso dazu auf, die konkrete Wirklichkeit zum Gegenstand der wissenschaftlichen Forschung zu erklären, indem die Datenerhebung zur induktiven Entwicklung von Hypothesen und Theorien aus ebensolcher erfolgt. Dabei verstehen sie die Generierung einer Theorie als ein prozessuales Forschungsgeschehen. (Vgl. Glaser/Strauss 2005, S. 12 ff.)

450 Vgl. Blum/Isfort/Schilz/Weidner – Pflegeausbildungsstudie Deutschland (PABiS) 2006.

451 Vgl. Bundesministerium für Familie, Senioren, Frauen und Jugend: Lernortkooperation in der Altenpflegeausbildung 2008.

452 Stellvertretend wird auf die Abschlussbefragung der Schülerinnen und Schüler des Modellprojektes zur Weiterentwicklung der Pflegeberufe „Erprobung einer Ausbildung in der Alten-, Kranken-, und Kinderkrankenpflege mit generalistischem Ansatz" 2007 verwiesen. Als Projektbeteiligte sind zu nennen: Krankenpflegeschule am Brüderkrankenhaus St. Josef Paderborn, Kinderkrankenpflegeschule am St. Vincenzkrankenhaus Paderborn, Fachseminar

Motivation.[453] Des Weiteren sind Empfehlungen für die Ausgestaltung zukünftiger Ausbildungsgänge unterschiedlichen Publikationen zu entnehmen, wie etwa der Beitrag von Heidecker,[454] der sich u.a. mit der Studie zur Selbsteinschätzung gesundheitsfördernder Kompetenzen von Pflegenden befasst.[455] Diplom(Bachelor/Master)arbeiten[456] hingegen nehmen tendenziell stärker die konkretere Pflegesituation Auszubildender zum Gegenstand der Auseinandersetzung, wie etwa bei Krey, die die Gefühlsregulierung am Beispiel des Ekelempfindens aus der Sicht von Oberkursschülern erfasst und auswertet.[457] Bei all den Bestrebungen (pflege)wissenschaftlicher Auseinandersetzung fehlen fundierte Daten, um Aussagen zu tätigen, wie Pflegeschüler den Umgang mit sterbenden Patienten und ihren Bezugspersonen im Lernort Krankenhaus erleben. Diesem Forschungsdesiderat wird mit der vorliegenden qualitativ ausgerichteten Studie begegnet. Die Entscheidung, einen qualitativ ausgerichteten Forschungsprozess zu initiieren, ist auf den in dieser Arbeit fokussierten subjektorientierten Bildungsanspruch zurückzuführen (vgl. Kapitel VIII.2.) und dem damit einhergehenden Postulat, Auszubildenden Raum zu geben, sich reflektierend mit ihren (Berufs)Erfahrungen zur Bewältigung gegenwärtiger und zukünftiger Alltagswirklichkeiten einbringen zu können. Übertragen auf das Forschungsanliegen bedeutet dies, eine Praxis (Ausgangssituation) – Theorie (Forschungsprozess) – Praxis (Zielsituation) – Verzahnung innerhalb des konkreten Ausbildungsalltags zu fokussieren, die dem Postulat Lamneks folgt: „Das qualitative Paradigma ist bemüht, den Objektbereich (Mensch) in seinem konkreten Kontext und seiner Individualität zu verstehen." (Lamnek 1988, S. 204)

1. Untersuchungsplan

Mit der Untersuchungsplanung werden zwei Intentionen verfolgt, die sich aus den vorangegangenen Auseinandersetzungen ergeben.

---

für Altenpflege Geseke in Kooperation mit dem Deutschen Caritasverband Paderborn unter wissenschaftlicher Begleitung des Deutschen Instituts für angewandte Pflegeforschung e.V., An-Institut der Katholischen Fachhochschule NW.

453 Vgl. Erste Diakonie-Studie über die Motivation Pflege-Auszubildender, Diakonisches Werk der Evangelischen Kirche in Deutschland e.V. 2006.

454 Vgl. Heidecker 2007, S. 20 f.

455 Vgl. Jacob 2004

456 Weitere Forschungsprojekte sind der Internetseite www.pflegewissenschaft.org/projekte.html zu entnehmen, abgerufen am 23.07.08.

457 Vgl. Krey 2003

Hypothesenüberprüfung

Haupthypothese: In der Institution Krankenhaus sind Bedingungen für ein individualisierendes Sterben nicht gegeben.

These 1: Sterben gilt in einem auf Gesundheit ausgerichteten System als Störfaktor. (Vgl. Göckenjan 2008, S. 11; Alsheimer/Augustyn 2006, S. 5; Goffman 1972, S. 11; Kapitel VI.2.)

These 2: Unzureichende zeitliche Ressourcen und Verhaltensunsicherheiten der Akteure verhindern ein adäquates Verhalten gegenüber Sterbenden und ihren Bezugspersonen. (Vgl. Schweidtmann 1998, S. 16 f.; Kaluza/Töpferwein 2005, S. 375 f., 382 f.; Ochsmann 1991, S. 128; Kapitel VI.4.)

These 3: Fehlende Entlastungsmöglichkeiten durch ritualisierte, abschiedskulturelle Handlungen erschweren den Umgang mit Sterbenden und ihren Bezugspersonen. (Vgl. Schweidtmann 1998, S. 17; Wittkowski 2003, S. 177 f.; Kaluza/Töpferwein 2005, S. 375 f.; Kapitel VI.4.)

Entwicklung von Empfehlungen für eine handlungsgeleitete Konzeption in der Pflegeausbildung zur Förderung einer abschiedskulturellen Haltung

Damit wird deutlich, dass sich die Untersuchungsplanung an der Handlungsforschung orientiert. Diese zeichnet sich durch drei Kriterien aus:

a) „Direktes Ansetzen an konkreten sozialen Problemen" (Mayring 2002, S. 51)
Dazu werden die in der Krankenhauspraxis tätigen Auszubildenden aufgefordert, ihre Erfahrungen zum Umgang mit Sterben und Tod als Situationsbeschreibungen[458] einzubringen.

b) „Praxisverändernde Umsetzung der Ergebnisse im Forschungsprozess" (ebd., S. 51)
Eine unmittelbare Rückkopplung von Ergebnissen bereits während des Forschungsprozesses in die Praxis erfolgt nicht. Das Praxisfeld wird jedoch insofern integriert, in dem im pädagogischen Konzept sichergestellt wird, dass Akteure der Praxis (Praxisanleiter) aktiv miteinbezogen werden und ein Handlungsprodukt (Impulsleitfaden) zur Verfügung gestellt wird, mit dem das Pflegesystem angeregt werden kann, Strukturen zu modifizieren, um abschieds-

---

458   Auf eine qualitative Studie ist zu verweisen, in der ebenfalls Situationsbeschreibungen zum Ausgangspunkt einer Untersuchung gewählt werden: Pflegekompetenz von Christa Olbrich. Im Unterschied zu der in dieser Arbeit vorliegenden Erhebung sind bei Olbrich die nachfolgenden Aspekte anzuführen: Entwicklung einer Theorie der Pflegekompetenz, Befragung ausschließlich von examinierten Pflegepersonen der Kranken-, Kinderkranken- und Altenpflege, Integration sowohl ambulanter als auch stationärer Versorgungsbereiche, Aufforderung zur schriftlich fixierten Reflexion, Bearbeitung außerhalb der Dienstzeit sowie die Auswertung von 55 Situationsbeschreibungen nach dem Verfahren der Grounded Theory als qualitative Datenanalyse zur induktiven Theoriebildung. (Vgl. Obrich 1999, S. 42 ff.; Glaser/Strauss 2005)

kulturelle Handlungen zu ermöglichen. (Vgl. Olbrich 1999, S. 34)

c) „Gleichberechtigter Diskurs Forscher – Betroffene" (Mayring 2002, S. 51)
Der Gleichberechtigung wird entsprochen, indem der Forscher sich „lediglich"
als Interpret einbringt und die Daten an die betreffenden Schüler rückmeldet.

2. Untersuchungsverfahren

– Zur Datenerhebung

Auswahl

Es wurde eine Krankenpflegeschule eines freigemeinnützigen Krankenhausträgers in der Bundesrepublik Deutschland ausgewählt, da diese Art der Trägerschaft die Spitzenposition in der Bestellung von Krankenhäusern einnimmt.
Bezogen auf das Jahr 2008 waren 37,5 % aller Krankenhäuser in Deutschland in
freigemeinnütziger Trägerschaft; in Nordrhein-Westfalen sogar 68,7 %.[459] (Vgl.
dkgev.de – Eckdaten Krankenhausstatistik 2007/2008, S. 4)[460] Insbesondere das
Menschenbild – beispielsweise die christliche Ausrichtung in Form einer bedin-
gungsfreien Wertschätzung – bestimmt (in den schriftlich formulierten Leitlinien) das Interaktionsgeschehen der in diesem Setting handelnden Menschen.
(Vgl. Fleßa 2007, S. 94 f.) Davon bleibt die Notwendigkeit der wirtschaftlichen
Führung unberührt: „Wirtschaftliche Tätigkeit mit Gewinnerzielung sind für die
Erreichung von gemeinwohlorientierten Zwecken im Krankenhaus erlaubt und
zwingend nötig." (Müschenich 2005, S. 8)[461] Dieser Spannungszustand zwischen
ethischen Interessen und ökonomischen Bedingungen veranlasste den Verfasser,
in gerade diesem System eine Erhebung durchzuführen.

---

459 Vergleichszahlen: 32,2 % der Krankenhäuser waren zu diesem Zeitpunkt bundesweit (19,9 %
in NRW) in öffentlicher Trägerschaft; 29,5 % (11,5 % in NRW) in privater Trägerschaft. (Vgl.
www. dkgev.de – Eckdaten Krankenhausstatistik 2007/2008, S. 4)

460 Freigemeinnützigkeit leitet sich aus dem Gemeinnützigkeitsrecht ab (Steuerrecht/Abgaben-
ordnung): „Eine Körperschaft verfolgt gemeinnützige Zwecke, wenn ihre Tätigkeit darauf
gerichtet ist, die Allgemeinheit auf materiellem, geistigem oder sittlichem Gebiet selbstlos zu
fördern. [...] Unter den Voraussetzungen [...] sind als Förderung der Allgemeinheit anzuerken-
nen: [...] die Förderung des öffentlichen Gesundheitswesens und der öffentlichen Gesundheitspflege, [...] auch durch Krankenhäuser." (§ 52 Abgabenordnung zuletzt geändert durch Art. 2
G v. 30.07.2009 / 2474, Bundesministerium der Justiz) Freigemeinnützige Krankenhausträger
(Wohlfahrtspflege in kirchlicher und freier Ausrichtung, Kirchengemeinden, Vereine, Stif-
tungen) zeichnen sich durch eine „wertebezogene Selbstverpflichtung" (Müschenich 2005,
S. 7) aus, die in den Grundsatzentscheidungen der betrieblichen Führung zum Ausdruck
kommt. (Vgl. Schär 2009, S. 134)

461 Auch wenn Nächstenliebe kostenlos ist, muss sich ein kirchlicher Träger diese – bilanztech-
nisch – leisten können.

Hilfreich für die Kontaktaufnahme zu einer Krankenpflegeschule war das Netzwerk, das sich infolge einer beinah 30jährigen Berufszugehörigkeit entwickelt hat. Die angesprochene Schulleitung, zu deren Verantwortungsbereich mehr als 180 besetzte Ausbildungsplätze gehören, zeichnet sich durch Interesse an (pflege)wissenschaftlichen Studien aus. Diese genehmigte dem Verfasser, eine Erhebung in einer Klasse des zweiten Ausbildungsjahres mit 27 Schülern durchführen zu können. Dabei wurde aus Gründen des Datenschutzes vereinbart, in der wissenschaftlichen Publikation weder den Namen der Schule, des Krankenhauses oder des Trägers zu nennen. Damit sollte eine mögliche Konfliktsituation vermieden werden, die sich aus dem Widerspruch zwischen der öffentlich bekundeten Patientenorientierung des Trägers und einer diametral zu interpretierenden Pflegealltagswahrnehmung der Auszubildenden ergeben könnte.

Methodisches Vorgehen

Am 30. Juni 2008 wurde der Verfasser von der Kursleitung in der ausgewählten Klasse vorgestellt. Alle 27 Teilnehmer waren anwesend. Nach Präsentation des Forschungsanliegens – Verteilung des im Anhang B einzusehenden Anschreibens an jeden Auszubildenden – und Zusicherung der Freiwilligkeit, Anonymität und Ersteinsicht in das ausgewertete Datenmaterial entstand eine Diskussion. Ein Kursteilnehmer regte an, den schulinternen Computerraum zur Beantwortung des Forschungsauftrages zu nutzen, um sicherzustellen, dass nach der Erhebung niemand vom Schriftbild auf den Verfasser schließen könne. Dem stimmten die übrigen Teilnehmer zu. In einer offenen, schriftlichen Befragung in Einzelerhebung im Rahmen einer Klassensituation erfolgte die Bearbeitung des nachfolgenden Impulses:
„Beschreiben Sie bitte eine Situation aus Ihren bisherigen Stationseinsätzen im Krankenhaus zum Umgang mit Sterben und Tod, die für Sie von besonderer Bedeutung war."
Die Auszubildenden erhielten 45 Minuten Zeit, die in der regulären Stundenplanfolge integriert waren. Als Besonderheit wurde darauf geachtet, die Erhebung in die Unterrichtsstunde vor einer Pause zu platzieren, um die Möglichkeit eines Austausches zu gewährleisten. Die Rücklaufquote der Situationsbeschreibungen lag bei 100 Prozent. Ein Anspruch auf Repräsentativität kann nicht erhoben werden.

– Datenaufbereitung und -auswertung[462]

Da das Datenmaterial bereits als niedergeschriebener Text in einer zusammengeführten Word Datei vorliegt, erübrigten sich Überlegungen zur Wahl der Dar-

---

462 Die vollständigen Situationsbeschreibungen als Grundlage der Studie und die Kategorienbildung aus dem Datenmaterial sowie die Fundstellenzuordnung liegen dem Promotionsausschuss vor. Diese dienen ausschließlich dem wissenschaftlichen Nachweis.

stellungsmittel, Protokollierungstechniken bzw. Konstruktion deskriptiver Systeme. (Vgl. Mayring 2002, S. 85) Als Verfahren zur Materialauswertung wird die qualitative Inhaltsanalyse nach Mayring genutzt. Diese Auswertungsmethode zeichnet sich dadurch aus, dass sie bereits fixierte Kommunikation analysiert und dabei ein systematisches, d.h. regel- und theoriegeleitetes Vorgehen verfolgt, um Rückschlüsse auf bestimmte Kommunikationsaspekte zu ziehen. (Vgl. Mayring 1993, S. 12) Aus den Grundformen des Interpretierens[463] wird die inhaltsanalytische Strukturierung gewählt.

Hauptkategorien

Wie bereits im Kapitel VI. dargestellt, sind Krankenhäuser seit Ende Juli 2004 nach § 70 und § 12 SGB V verpflichtet, ihre Leistungen nach dem Wirtschaftlichkeitsgebot auszurichten. In Ergänzung durch § 135a SGB V werden Kliniken zu qualitätssichernden Maßnahmen – einschließlich der Implementierung eines einrichtungsinternen Qualitätsmanagement mit dem es insbesondere zu einer Verbesserung der Ergebnisqualität kommen soll – verpflichtet. (Vgl. www.sozialgesetzbuch.de, abgerufen am 26.02.2010) Dieses Qualitätskriterium ist jedoch ohne Hinzuziehung der Struktur- und Prozessqualität nicht erreichbar. Das bedarf der Erläuterung. Die Ergebnisqualität beschreibt den Erfüllungsgrad der Zielsetzung bzgl. des Behandlungserfolgs bei den entsprechenden Patienten. (Vgl. Haubrock 2009b, S. 291 f.) Darüber hinaus sind spezifische Intentionen des Krankenhausträgers, wie beispielsweise gesund erhaltende Maßnahmen für die Mitarbeiter zu evaluieren. Mit Prozessqualität werden die unzähligen Teilschritte der Leistungserbringung umfasst, die während eines Krankenhausaufenthaltes durchgeführt werden, einer organisatorisch-technischen Abstimmung bedürfen und sich auf diagnostisch-therapeutische, pflegerische, hotelunterbringungsspezifische Prozesse beziehen. (Vgl. ebd., S. 291) Strukturqualität hingegen zeigt die Grundlagen auf, mit der eine Leistungserbringung ermöglicht wird und subsumiert personelle Ressourcen und deren Leistungspotenziale, die technisch-räumliche Ausstattung sowie die Arbeitsbedingungen. (Vgl. ebd.) Diese auf Donabedian zurückzuführenden Qualitätsdimensionen gehören zu den Ordnungskriterien gegenwärtigen Krankenhausmanagements und beeinflussen maßgeblich das interaktive Handeln. (Vgl. ebd., S. 291 f.; Schröder-Siefker 2009, S. 167) Da mit der Impulssetzung „Beschreiben Sie bitte eine Situation aus Ihren bisherigen Stationseinsätzen im Krankenhaus zum Umgang mit Sterben und Tod, die für Sie von besonderer Bedeutung war." insbesondere die Prozesse im Krankenhausalltag angesprochen werden, ist die Prozessqualität konsequenterweise als Haupt-

---

463 Neben der Strukturierung sind Zusammenfassung und Explikation Grundformen der qualitativen Inhaltsanalyse. (Vgl. Mayring 2002, S. 115)

kategorie anzuführen. Die Qualitätskriterien, die sich auf die Struktur und das Ergebnis beziehen, sind bei der abschließenden Interpretation des ausgewerteten Datenmaterials zu berücksichtigen.

Unterkategorien[464]

Die induktiv aus dem Datenmaterial abgeleitete Kategorienbildung wurde in Probeläufen schrittweise überprüft und ausdifferenziert. Die Revisionen, einschließlich der einzelnen Durchgänge werden nicht gesondert aufgeführt. Die endgültigen Kategorien werden nachfolgend definiert und mit charakterisierenden Beispielen (Ankerbeispiele) verdeutlicht. Die Kodierregeln werden nur dort, wo es notwendig erscheint, dargestellt, um eindeutige Zuordnungen vornehmen zu können. (Vgl. Mayring 2002, S. 119)

„Die Verwandlung": Der Lebende verwandelt sich in den Toten

In dieser Kategorie werden alle Aussagen festgehalten, die die sichtbaren Veränderungen eines sterbenden Patienten benennen. Ankerbeispiel: *„Ich ging in das Zimmer, um ihm bei seiner Grundpflege zu helfen und fand einen nicht ansprechbaren, unruhigen und sich windenden Patienten vor, der mit seinen Händen etwas zu greifen versuchte, aber immer ins Leere fasste. Auf meine Fragen reagierte er nicht, sondern gab nur ein leises Stöhnen von sich."* (14/08) Des Weiteren werden die Beobachter und Begleiter, die einer solchen Verwandlung des Lebenden in den Toten beiwohnen, der Unterkategorie ,Der begleitende Beobachter' zugeordnet: *„Das Pflegepersonal hat dem Ehemann angeboten, Tag und Nacht bei seiner Frau zu bleiben. Dazu wurde ein Zustellbett organisiert und Mahlzeiten für ihn mitbestellt. Wenige Tage später ist Frau X dann im Beisein ihrer Familie verstorben."* (11/08) Die Handlungsweisen examinierter Pflegepersonen gegenüber dem Sterbenden werden der Unterkategorie ,Verhaltensweisen professionell Pflegender' zugeführt: *„Vielleicht sind wir, die Krankenschwestern und ich, aus diesem Grund in den vergangenen Tagen so selten zu der Patientin gegangen. Wir haben das Essen in das Zimmer gestellt, dann haben es die Angehörigen ihr angereicht."* (5/08)

Auszubildende als Erfüllungsgehilfen (struktureller Abläufe und Prozesse)

Unter dieser Kategorie werden alle Aussagen subsumiert, die dem Auszubildenden die Rolle des Arbeitnehmers zuweisen, um den sachorientierten Stations-

---

464 Ich danke Professorin Dr. Hannelore Bublitz für ihre kritischen Anmerkungen zu der ursprünglich vorgelegten induktiven Unterkategorienbildung. Ihre Modifikationen bestimmen maßgeblich die aktualisierte Fassung.

ablauf zu gewährleisten. Ankerbeispiele: *„Aber ich wurde einfach immer wieder alleine in das Zimmer geschickt."* (1/08) *„Ich wurde gefragt, ob ich dort aushelfen könnte, wusste aber nicht, was mich erwarten würde. Als ich auf der fremden Station war, sagte man mir, dass ich gemeinsam mit einem Pfleger eine dort verstorbene Patientin in die Leichenhalle bringen sollte."* (5/08)

Routinen versus Emotionen

In dieser Kategorie werden alle Aussagen festgehalten, die die Befindlichkeiten des Auszubildenden im Umgang mit Sterben und Tod ausblenden bzw. der systemrationalen Stationsroutine unterwerfen. Ankerbeispiele: *„Obwohl ich damals erst im Unterkurs war und nicht gerade viel Erfahrung im Umgang mit Sterben und Tod hatte, wurde die Situation seitens der Station als ‚pflegerischer Alltag' abgehandelt und auf meine Gefühle in der Situation nicht eingegangen."* (3/08) *„Als ich aus dem freien Wochenende wieder zum Dienst kam, erfuhr ich, dass Herr X gestorben war. Daraufhin habe ich noch ein paar Fragen an die Schwester gestellt, z.B. ob die Angehörigen dabei waren, aber das konnte sie mir nicht sagen. Das war sehr frustrierend für mich."* (10/08)

Kontrollierter Ablauf (der Tätigkeiten)

Diese Kategorie hält Aussagen fest, die die standardisierte Umsetzung von Pflege- und Behandlungsmaßnahmen ohne Einbezug einer individuellen Patientenorientierung veranschaulichen. Ankerbeispiele: *„Völlig irritiert von dem desolaten Zustand des Patienten führte ich mit erläuternden Worten eine Ganzkörperwaschung durch."* (14/08) *„In diesem Zustand wurde sie vom Stationsarzt sachlich nüchtern aufgeklärt und fiel danach förmlich in sich zusammen, sodass es notwendig war, einen Psychologen hinzuzuziehen."* (15/08)

Routinisierter Alltag versus Aufklärung

Unter diese Kategorie fallen Äußerungen, die das Informationswesen an die Auszubildenden auf ihren funktionalen Nutzen zur Erledigung angeordneter Tätigkeiten reduzieren. Ankerbeispiele: *„Mir hatte niemand erklärt, dass der Patient qualvoll ersticken würde und so war ich auf eine so beängstigende Situation absolut nicht vorbereitet."* (1/08) *„Nach diesem Frühdienst und dem darauffolgenden Schultag wurde mir bei der morgendlichen Übergabe nur gesagt, dass sich der Patient in einem schlechten Allgemeinzustand befindet. Informationen zur Diagnose oder zum Behandlungsplan erfolgten nicht."* (14/08)

Ungeschehenmachen des Sterbens/Todes

In dieser Kategorie werden Aussagen zusammengeführt, die ein Hinausschieben bzw. Ausblenden der Todeswirklichkeit verdeutlichen. Ankerbeispiele: *„Auch wenn ich sehr bemüht um sie war und mich wirklich intensiv mit ihr beschäftigte, hoffte ich inständig, dass sie bitte nicht während meines Dienstes versterben würde. Ich hatte Angst vor meiner eigenen Reaktion."* (4/08) *„Die Angehörigen von Herrn X waren jeden Tag da, allerdings hatte ich das Gefühl, dass sie die Situation nicht richtig einschätzten."* (10/08)

Raumordnungen: Trennung der Lebenden von den Toten

Unter dieser Kategorie werden Aussagen festgehalten, die die räumliche Auslagerung des unmittelbaren Todesereignisses veranschaulichen. Ankerbeispiele: *„Unmittelbar wurde eine Reanimation eingeleitet, die erfolglos verlief. Zeitgleich wurden die Mitpatientinnen ohne Aufklärung in andere Zimmer verlegt und kamen zur Mittagszeit in ihr Ursprungszimmer zurück."* (7/08) *„Da sie in einem Dreibettzimmer lag, schoben wir das Bett aus dem Zimmer, zunächst ins Bad und auf meinen Wunsch dann in einen Untersuchungsraum, da dieser abzuschließen war. Dort stellten wir ein Kreuz und eine Kerze auf [...].* (13/08)

„Fertigmachen" und „Frischmachen" der Toten

In dieser Kategorie werden die Aussagen benannt, die die Ästhetik des klinischen Umgangs mit dem Tod beschreiben. Ankerbeispiele: *„Eine Patientin war verstorben und ich sollte ihm nun helfen, sie noch einmal frisch zu machen."* (17/08) *„Als wir dann – mit Handschuhen und Schürze ausgestattet – den Patienten fertiggemacht haben, fand ich lauter Briefe und Bilder von den Kindern für ihren Papa. Mir gefiel, wie schön und liebevoll die ganze Familie den Abschied gestaltet hat."* (12/08)

Sich im Sterbenden und Toten spiegeln

Diese Kategorie beinhaltet Äußerungen, die ein Reflexionsprozess zum Umgang mit der (eigenen) Endlichkeit andeuten. Ankerbeispiele: *„Es war schrecklich für mich, das mit anzusehen, da die Patientin im Alter meiner Eltern war und so jung plötzlich ihren Lebensalltag nicht mehr eigenständig meistern konnte."* (11/08) *„Aus dieser Situation habe ich gelernt, dass ich mich zukünftig für sterbende Patienten einsetzen werde, damit sie in Ruhe und Geborgenheit von uns gehen können."* (26/08)

a. Durchführung

In einem Hauptdurchlauf werden die Kategorien an das Datenmaterial herangetragen und die Fundstellen unterschiedlich farblich gekennzeichnet und herausgeschrieben. Anhand der Kategorienzuordnung und der vorzunehmenden Interpretation werden die Hypothesen geprüft.

b. Interpretation

„Die Verwandlung": Der Lebende verwandelt sich in den Toten

Sichtbare Veränderungen

Soma

„Wochenlang lag Herr X zur Tumortherapie bei uns auf der Station. Stetig konnte das Pflegeteam beobachten, dass sich sein Allgemeinzustand stark verschlechterte." (9/08) *„Vor der OP war Herr X körperlich und psychisch noch fit, danach verschlechterte sich sein Zustand von Tag zu Tag."* (10/08) *„Ein 36jähriger Patient hat auf unserer Station von Tag zu Tag mehr und mehr abgebaut, bis er schließlich starb."* (12/08) Das Fortschreiten des Sterbeprozesses wird an somatischen Veränderungen festgemacht und folgt der medizinischen Sichtweise des Sterbens als „Vorgang des Erlöschens der Lebensfunktionen" (Pschyrembel 2007, S. 1828), an dessen Ende der Tod steht und den irreversiblen Zusammenbruch der miteinander agierenden Organsysteme markiert. (Vgl. ebd.) Dabei nehmen Auszubildende insbesondere solche Patienten wahr, bei denen sich eine Zustandsverschlechterung rapide vollzieht – Zunahme der Atemnot, die mit Unruhezuständen einhergeht (vgl. 18/08; 26/08)[465], starke Schmerzen (vgl. 25/08)[466], Organausfälle infolge einer Metastasierung des Körpers (vgl. 15/08)[467] – und die sich demzufolge in der Terminalphase befinden. Damit werden die letzten Lebenstage bezeichnet, die mit sichtbaren Veränderungen (nicht nur)

---

465 „Einer der Patientinnen ging es an dem Morgen sehr schlecht und es wurde vermutet, dass sie bald sterben würde. Diese Patientin war sehr unruhig und bekam schlecht Luft." (18/08) „Er brodelte deutlich und ich hatte das Gefühl, dass der Patient auch unruhig war." (26/08)

466 „Der Patient war bei der Übernahme sehr schlecht zurecht, klagte über starke Schmerzen und erhielt sofort Morphium über einen Perfusor. [...] Im Verlauf der Nacht verschlechterte sich sein Zustand deutlich. Am frühen Morgen verstarb der Patient." (25/08)

467 „Inzwischen hatte die Diagnostik ergeben, dass es sich um Metastasen in der Wirbelsäule handelte. Als Primärtumor wurde ein Bronchialkarzinom angegeben. Zusehens verlor die Patientin ihre Gefühlswahrnehmung in den Beinen und rutschte mehr und mehr in eine Querschnittslähmung." (15/08)

des körperlichen Verhaltens und Erscheinens einhergehen. (Vgl. Kulbe 2008, S. 10 f.)

Bewusstheitszustand

„Ihr Zustand wurde von Tag zu Tag schlechter und es schien als wüsste sie, dass es bald mit ihr zu Ende gehen würde. Sie schellte alle paar Minuten, doch sie wollte niemanden bei sich haben. Bei allen verweigerte sie das Essen und die Medikamente, nur bei mir versuchte sie es.“ (2/08) Es ist zu vermuten, dass die Patientin über ihre Situation ärztlicherseits nicht informiert wurde. Dieser sog. geschlossene Bewusstheitskontext, der die fehlende bzw. unzureichende Informationsweitergabe über den Gesundheits- bzw. Krankheitszustand umfasst, findet in existenziell bedrohlichen Situationen Anwendung.[468] Mitglieder des Klinikstabs gehen davon aus, dass der Patient insgeheim selbst erahnt, wie schlecht es um ihn steht.[469] (Vgl. Glaser/Strauss 1974, S. 35 f.) In weiteren Situationsbeschreibungen wird von Patienten berichtet, deren Bewusstseinseintrübung sich als ein schleichender Prozess darstellt, vermutlich infolge insuffizienter Organsysteme: *„Am Anfang war er noch ansprechbar, irgendwann dann gar nicht mehr.“* (10/08; vgl. (11/08)[470] Ein präfinaler Zustand zeigte sich für einen Auszubildenden wie folgt: *„Gegen 9 Uhr stellte ich fest, dass sie eine blasse und kalte Haut hatte und dass der Puls peripher nicht mehr zu tasten war. Die scheinbar normale Atmung war bei genauerer Beobachtung bereits eine Schnappatmung, bis sich gar nichts mehr tat.“* (13/08)

---

468 „… zum anderen scheute man [die Ärzte] sich oft, den Patienten ein Todesurteil zu verkünden, das sie der Verzweiflung auslieferung mußte.“ (Gottlieb 1999, S. 205) „Brigitte Reimann wird ihre wahre Diagnose durch einen schlimmen Zufall erst im November 1971 erfahren. Die Wände des Hauses Gartenstraße 6 sind dünn. Kollegen ihres Mannes reden im Nebenzimmer über ihren Zustand. Brigitte Reimann muß alles mit anhören und steht wie unter Schock, kann oder will es nicht glauben. Sie sieht sich durch das Schweigen von Professor Gummel und Frau Dr. Matthes um die Möglichkeit beraubt, *sich einzurichten und eine Haltung zu erarbeiten.* Bald wird sie noch fassungsloser sein, als die Krebsfürsorgerin ins Haus kommt, die nicht unterrichtet ist, daß die Patienten bisher über den Charakter ihrer Krankheit getäuscht worden ist.“ (von Törne 2001, S. 276, Hervorhebungen im Original)

469 „… manchmal denke ich, daß ich in Wirklichkeit Krebs habe.“ (Reimann, in: Gottlieb 1999, S. 206)

470 „Von Tag zu Tag konnte man merken, wie sich der Zustand von Frau X verschlechterte. Sie ging desorientiert über die Station, wusste nicht mehr, wie sie mit den Infusionsschläuchen umgehen sollte, und ganz zuletzt fand sie ihr Zimmer nicht mehr. […] Der Zustand verschlechterte sich immer weiter, bis sie bettlägerig wurde.“ (11/08)

„Sprache"/Anzeichen des Sterbens/Todes

In der akuten Sterbephase ist bei Sterbenden eine veränderte (non)verbale Sprache wahrzunehmen, die für die unmittelbar am Sterbeprozess Beteiligten unlogisch und unverständlich erscheinen kann und eine Decodierung erschwert (vgl. Kulbe 2008, S. 52, 74; Münch/Schwermann 2005, S. 13): *„Ich ging in das Zimmer, um ihm bei seiner Grundpflege zu helfen und fand einen nicht ansprechbaren, unruhigen und sich windenden Patienten vor, der mit seinen Händen etwas zu greifen versuchte, aber immer ins Leere fasste. Auf meine Fragen reagierte er nicht, sondern gab nur ein leises Stöhnen von sich."* (14/08) Dass die Grenzerfahrung eines Sterbenden mit seinem Tod ein unfriedlich erscheinendes Bild zurücklassen kann – Metapher des Todeskampfes –, zeigt diese Beobachtung: *„Zehn Minuten später kam sie wieder zur Station zurück, ging ins Zimmer und fand ihren gerade verstorbenen Vater in einer unangenehmen Position im Bett vor. Er hatte die Schelle um seinen Nacken liegen, die Beine hingen aus dem Bett und der Oberkörper war an der Wand gelehnt. Die Tochter kam auf den Flur gerannt und rief nach einer Schwester."* (9/08)

Der Sterbende verändert sich: Zum einen reagiert er im Verlauf nicht mehr offensichtlich auf Ansprache, zum anderen verändert sich sein Aussehen dergestalt, dass eine zunehmende Blässe, spitze und eingefallene Gesichtszüge, stellenweise aufgerissene Augen (mit der Verunsicherung des Beobachters, ob dieser Sinneskanal noch Reize aufnimmt)[471] und eine langsam bis aussetzende Atemfrequenz wahrnehmbar sind. Wenn der Sterbeprozess beendet ist, bleibt die Leiche zurück. Ab diesem Augenblick breitet sich der Schrecken des Todes aus, der zur Grenzerfahrung wird: Der soziale Körper zeigt sich in seiner Verletzlichkeit, in seinem kommunikativen Zusammenbruch. (Vgl. Macho 1987, S. 408 f.)

Der beobachtende Begleiter

Obwohl Angehörige mit der oft unerwarteten Aufgabe der Sterbebegleitung überfordert sein können (vgl. Kulbe 2008, S. 39; Balck et. al 2006, S. 183), werden Anteilnahme und Begleitung von ihnen (un)ausgesprochen erwartet: *„Das Pflegepersonal hat dem Ehemann angeboten, Tag und Nacht bei seiner Frau zu bleiben. Dazu wurde ein Zustellbett organisiert und Mahlzeiten für ihn mitbestellt. Wenige Tage später ist Frau X dann im Beisein ihrer Familie verstorben."* (11/08) *„Dieser wurde Tag und Nacht von seiner Familie begleitet, da sich sein Zustand beinah stündlich verschlechterte."* (20/08; vgl. 1/08, 8/08, 12/08, 19/08)[472]

---

471 Zu den Verhaltensweisen der Anwesenden gehörte es in vergangenen Zeiten, ihren Blick vom Sterbenden abzuwenden, damit dieser im persönlichsten Augenblick allein sein konnte. (Vgl. Illich 1979, S. 193)

472 „Die ganze Familie durfte rund um die Uhr anwesend sein und wurde von uns mit Essen und Trinken versorgt." (1/08) „Einige Zeit später meldete sich der Ehemann erneut, sagte, dass es

Keiner Situationsbeschreibung ist zu entnehmen, dass Bedarfe der Angehörigen thematisiert werden oder ihnen – abgesehen von der Bewirtung – psychosoziale Unterstützung zuteil wurde. Es ist zu vergegenwärtigen, dass sich diese nicht nur kognitiv und emotional mit dem Verlust eines Menschen auseinanderzusetzen haben, sondern auch mit der eigenen Endlichkeit konfrontiert werden. Die von ihnen ausgeübten Verrichtungen des Essenanreichens, der (schweigenden) Gespräche, der emotionalen Befindlichkeiten des Sterbenden ihnen gegenüber, können zu belastenden Faktoren werden. (Vgl. Balck et. al 2006, S. 186) Steinglass fordert, dass u.a. die Ressourcen der Angehörigen zu stärken sind, damit sie ihre sterbenskranken Partner realiter unterstützen können und sieht eine Notwendigkeit darin, das Verständnis zu den Mitgliedern des Behandlungsteams und vice versa zu fördern. (Vgl. Steinglass, in: ebd.) Angehörige sind als Patienten der 2. Ordnung eine (mit) zu betreuende Einheit (Unit of Care). (Vgl. Kulbe 2008, S. 39; Borasio/Volkenandt 2006, S. 219)

Verhaltensweisen professionell Pflegender

Angehörige stellen für Mitglieder des medizinischen und pflegerischen Klinikstabs – insbesondere auf der Beziehungsebene – eine Herausforderung dar, auf die sie tendenziell mit Vermeidungsverhalten reagieren. (Vgl. Kaluza/Töpferwein 2005, S. 382) Eine Möglichkeit des Umgangs ist es, dem Zugehörigen die Rolle des Pflegehelfers zu übertragen bzw. ihn in sie (ungefragt) hineinzudrängen. Mit dieser Delegierung der Betreuungsarbeit ergibt sich zudem die Legitimation, dem Sterbezimmer weitestgehend fernzubleiben. Dieser Eindruck entsteht, wenn die folgende Situationsbeschreibung hinzugezogen wird: *„Tag und Nacht waren immer mindestens ein Angehöriger bei ihr, sodass sie nicht alleine war. Vielleicht sind wir, die Krankenschwestern und ich, aus diesem Grund in den vergangenen Tagen so selten zu der Patientin gegangen. Wir haben das Essen in das Zimmer gestellt, dann haben es die Angehörigen ihr angereicht."* (5/08) Diese Verhaltensweise mutet zudem kafkaesk an. In der Erzählung „Die Verwandlung"[473] heißt es:

---

ihr zwar besser gehen würde, aber er dennoch das Gefühl habe, dass es bald mit ihr zu Ende gehen wird. Daraufhin informierte er seine Kinder, Angehörige und den Pastor der Gemeinde. All diese Personen konnten bei ihr sein, um mit ihr die letzte Zeit zu verbringen." (8/08) „Seine Ehefrau wich in den letzten Tagen nicht mehr von seiner Seite." (12/08) „Auf Station X lag ein Patient im Sterben. Seine Angehörigen umsorgten ihn fürsorglich." (19/08)

473 Der als Vertreter arbeitende Gregor Samsa erlebt über Nacht eine Metamorphose zu einem „ungeheueren Ungeziefer" (Kafka 1994, S. 56), das infolge familiärer Zurückweisung zugrunde geht. Kafkas Protagonisten nehmen – kognitiv nicht immer eindeutig zu erklärende – Bedrohungen wahr, die vom Vorgesetzten (Vater) und von Institutionen (Arbeitgeber) ausgehen. (Vgl. Brockhaus multimedia 2007) Nachfolgend werden Zitate aus der Erzählung ‚Die Verwandlung' angeführt, die – übertragen auf die Institution Krankenhaus und der in ihr Agierenden im Interaktionshandeln mit sterbenden Patienten – nachdenklich stimmen kön-

„Ohne jetzt mehr nachzudenken, womit man Gregor einen besonderen Gefallen machen könnte, schob die Schwester eiligst [...] mit dem Fuß irgendeine beliebige Speise in Gregors Zimmer hinein, um sie am Abend, gleichgültig dagegen, ob die Speise vielleicht nur verkostet oder – der häufigste Fall – gänzlich unberührt war, mit einem Schwenken des Besens hinauszukehren. Das Aufräumen des Zimmers, das sie nun immer abends besorgte, konnte gar nicht mehr schneller getan sein." (Kafka 1994, S. 87 f.) Wird aus dem Sterbenden ein sich verwandelnder „Moribunder", der wie Gregor Samsa als Käfer zwar Duldung erfährt, dessen Tod jedoch einem Befreiungsschlag über das Unwirkliche gleichkommt? „Sehen Sie nur mal an, es ist krepiert; da liegt es, ganz und gar krepiert." (Ebd., S. 96)

Auszubildende als Erfüllungsgehilfen (struktureller Abläufe und Prozesse)

„Gerne hätte ich mir jemanden gewünscht, der mit mir darüber redet und mir mal alles über das Krankheitsbild erzählt und mir zeigt, wie man mit so einer Situation umgehen soll. Aber ich wurde einfach immer wieder alleine in das Zimmer geschickt." (1/08) *„Ich wurde gefragt, ob ich dort aushelfen könnte, wusste aber nicht, was mich erwarten würde. Als ich auf der fremden Station war, sagte man mir, dass ich gemeinsam mit einem Pfleger eine dort verstorbene Patientin in die Leichenhalle bringen sollte. Für mich war es mit großer Angst verbunden, da ich die Verstorbene nicht kannte. Es war so unerwartet für mich und außerdem hatte ich eine solche Tätigkeit noch nicht durchgeführt."* (5/08) *„Während eines Dienstes rief mich ein Pfleger zu sich auf Station, da ich die Funktion des Springers hatte. Eine Patientin war verstorben und ich sollte ihm nun helfen."* (17/08) *„Ich wünschte mir, dass sich jemand von uns Pflegenden oder von den Seelsorgern an das Bett des Sterbenden hätte setzen können, um ihn in seinen letzten Stunden zu begleiten, aber wir hatten einfach zu viel zu tun."* (26/08) Die vorangegangenen Situationsbeschreibungen Auszubildender verdeutlichen die nicht unproblematischen Bedingungen des Lernortes Krankenhaus. Pflegeschüler sind Bestandteil des Stellenplans und haben neben der Rolle des Lernenden

---

nen, weil mit ihnen realiter zu erfahrende Strukturen sichtbar(er) werden: „Sein Zimmer, ein richtiges, nur etwas zu kleines Menschenzimmer ..." (S. 56) – „Ich glaubte Sie als einen ruhigen, vernünftigen Menschen zu kennen, und nun scheinen Sie plötzlich anfangen zu wollen, mit sonderbaren Launen zu paradieren." (S. 63) – „Man verstand zwar [...] seine Worte nicht mehr, trotzdem sie ihm genug klar, klarer als früher, vorgekommen waren ..." (S. 64) – „Wer hatte in dieser abgearbeiteten und übermüdeten Familie Zeit, sich um Gregor mehr zu kümmern, als unbedingt nötig war? (S. 86) – „[...] wir müssen versuchen, es loszuwerden. Wir haben das Menschenmögliche versucht, es zu pflegen und zu dulden, ich glaube, es kann uns niemand den geringsten Vorwurf machen." (S. 94) – „Aber Gregor fiel es doch gar nicht ein, irgend jemandem und gar seiner Schwester Angst machen zu wollen." (S. 95) – „Kaum war er innerhalb seines Zimmers, wurde die Tür eiligst zugedrückt, festgeriegelt und versperrt." (S. 96)

auch die Rolle des Arbeitnehmers zu übernehmen. (Vgl. Artikel 2 des Krankenhausfinanzierungsgesetzes enthalten im Krankenpflegegesetz, Bundesgesetzblatt Nr. 36, 2003, S. 1448 f.) In diesem Kontext ist darauf zu verweisen, dass die Durchführungsverordnung des Krankenpflegegesetzes durch das Land NRW lediglich den Nachweis von 10 Prozent gezielter Anleitungssituationen durch qualifizierte Praxisanleiter für notwendig erachtet – gerade einmal 84 Stunden pro Ausbildungsjahr –, ohne die pädagogisch notwendige Implementierung eines Curriculums für die praktischen Einsatzorte vorauszusetzen. (Vgl. Ministerium für Arbeit, Gesundheit, Soziales, DVO-KrPflG NRW vom 07.03.2006) Dabei ist zu vergegenwärtigen, dass sich zum einen der Stationsalltag durch eine zunehmende Arbeitsverdichtung auszeichnet (Abnahme der Patientenverweildauer, Anstieg der Behandlungsfälle) (vgl. Fleßa 2007, S. 157 f.), zum anderen das gegenwärtige G-DRG-Abrechnungssystem geleistete Pflegearbeit nur unzureichend abbildet und sich letztlich auf das zur Verfügung stehende Stellendeputat Pflegender ungünstig auswirkt. (Vgl. Peters-Alt 2005, S. 74; von Reibnitz 2006, S. 23; Schanz/Schreiber 2008, S. 265 f.) Wird vergegenwärtigt, dass in den letzten 10 Jahren bereits ein genereller Abbau von Arbeitsplätzen im stationären Pflegedienst erfolgte, sind die in unterschiedlichen Studien nachgewiesenen defizitären Arbeitsleistungen – Erhöhung der Mortalität, verzögerte Hilfe im Notfall, Medikamentenverwechselungen, Stürze, Dekubiti – eine alarmierende Konsequenz und ernstzunehmende Besorgnis; auch für die Gestaltung von Lehr- und Lernprozessen in der Pflegeausbildung. (Vgl. Isfort 2008, S. 500; Isfort/Weidner 2007, S. 4; Isfort/Weidner et al. 2010, S. 535; Stratmeyer 2007, S. 2; Statistisches Bundesamt 2006, Fachserie 12 Reihe 6.1.1) Es scheint sich für Auszubildende der Pflege die Bewertung Keuchels im Hinblick auf die Lernortgestaltung zu bewahrheiten: „‚In der Praxis wird gearbeitet' ‚In der Schule wird gelernt'." (Keuchel 2006, S. 8) Kersting hat die lernortimmanenten Verständnisse der Patientenversorgung analysiert und herausgearbeitet, dass systembedingte Unvereinbarkeiten eine moralische Desensibilisierung bei den Schülern der Pflege begünstigen können.[474] [475]

---

[474] Die Studie entstand innerhalb des Forschungsprojektes ‚Moralische Krisenerfahrung in Kindheit und Jugend' (1995–2000) und wurde auf den Bereich der beruflichen Bildung (1996) ausgeweitet. Dazu führte Kersting 40 Interviews mit Auszubildenden der Krankenpflege unterschiedlicher Kursjahre, später auch mit examinierten Pflegekräften. Grundlage war ein Szenario des Pflegealltags, das einen moralischen Konflikt beinhaltete. Die Probanden wurden aufgefordert, dazu Stellung zu beziehen. Die Auswertung erfolgte nach einer modifizierten Form der objektiven Hermeneutik nach Overmann. (Vgl. Kersting 2002, S. 13 f., S. 85, 92 f.)

[475] Mit der moralischen Desensibilisierung greift Kersting eine von Schröck initiierte Diskussion auf. Schröck vermutet im moralischen Handeln der Pflege einen Prozess der moralischen Desensibilisierung, der sich im Verlauf der Berufstätigkeit fortsetzt und verstärkt. Der Terminus

Im Krankenhaus bestehen die Normen der Zweckrationalität, Effektivität und Funktionalität. Dabei wird die (Pflege)Handlungsorientierung nach ökonomischen Prinzipien normiert. (Vgl. Kersting 2002, S. 24 ff.) In der Krankenpflegeschule hingegen besteht die Norm der Patientenorientierung, die sich aus einer holistischen Beobachtungsperspektive zur Ermittlung individueller (Pflege)Bedarfe, Förderung und Integration vorhandener Fähigkeiten, Beratung und Anleitung zu gesundheitsförderndem Verhalten, Einbezug der Angehörigen, Wissenschaftsanbindung und christlichem Menschenbild zusammensetzt. Die (Pflege) Handlungsorientierung wird nach pflegewissenschaftlichen Prinzipien normiert und stabilisiert ihr Pflegeideal. (Vgl. ebd., S. 30 ff.) Auszubildende werden mit beiden Realitäten konfrontiert. Sie lernen in der einen Wirklichkeit, was eine „gute" Pflege ausmacht und in der anderen Wirklichkeit lernen sie, dass diese „gute" Pflege nur bedingt bzw. nicht umzusetzen ist. „Die Auszubildenden sind die Adressaten der pflegepädagogischen Bemühungen, über die der Anspruch vermittelt wird, und sie stehen im Stationsalltag unter Handlungsdruck: Sie sollen praktisch umsetzen, was sie lernen, und sind Mitarbeiter in einem Team auf den Stationen, deren Abläufe gesichert sein müssen." (Kersting 2005, S. 20) Des Weiteren ist zu lesen: „Beide Forderungen [Patientenorientierte Pflege und Systemrationalität im Stationsalltag] gelten für den Schüler als legitim. Orientiert er sich zur Seite des normativen Anspruches der Pflege, so wird er dieser Patientin gerecht, aber seinen Kollegen und den anderen Patienten nicht. Orientiert er sich an den normativen Erwartungen eines geregelten Stationsablaufes, so wird er Zugeständnisse an der Pflege machen, was streng genommen dazu führt, dieser Patientin bezüglich des pflegerischen Anspruches nicht gerecht zu werden, jedoch seinen Teil zur Sicherung der Arbeitsabläufe beizutragen." (Ebd., S. 32) Dazu ist auf eine Situationsbeschreibung zu verweisen: „*Mir fiel es schwer, die Sterbenskranke in dieser Situation alleine zu lassen und setzte mich an ihr Bett, versuchte sie zu beruhigen und war einfach nur da. Weil wir aber mit der Morgenpflege noch nicht fertig waren, hatte ich trotzdem immer das Gefühl, gehen zu müssen, um meinen Kollegen zu helfen.*" (18/08)

Es ist nicht davon auszugehen, dass in der Lernortkooperation eine systemkritische Auseinandersetzung erfolgt, die die Umsetzung geforderter (Schul) Normen in einer Pflegerealität thematisiert und infolge stationärer Rahmenbedingungen einen Zwang auslöst, ebendiese Normen permanent unterwandern zu müssen. Dieser Kontroverse wird auch im Unterrichtsgeschehen nur unzurei-

---

technicus umfasst den Sensibilitätsverlust gegenüber Verhaltensweisen, die vor dem eigenen Gewissen nicht zu legitimieren sind, weil sie dem Normativen widersprechen. Parallel dazu scheinen sich Mechanismen auszubilden, mit deren Hilfe diese Verhaltensweisen umzusetzen und auszuhalten sind, ohne dass diese grundsätzlich hinterfragt werden bzw. beunruhigend wirken. (Vgl. Schröck 1995, S. 321 f.)

chend Raum gegeben. (Vgl. Kersting 2002, S. 34; Stöhr/Trumpetter 2006, S. 46).
Hier zeigt sich ein eklatanter Zustand, da somit jeder Schüler für sich selbst Sorge tragen muss, einerseits einander widersprechende Ansprüche zu erfüllen und andererseits mit diesem Widerspruch umzugehen. Die von Kersting interviewten Schüler passten sich dabei mit verschiedenartigen Reaktionsmustern den Anforderungen der Stationspraxis an. Ausmachen konnte sie:

1.[476] Fraglose Übernahme: Nicht-Bewusstwerdung der objektiv Kälte verursachenden Struktur,[477] wobei beim 2. Reaktionsmuster – der Ahnung von Kälte – Unstimmigkeiten im Pflegealltag wahrgenommen werden.

3. a) Opfer, 3. b) Täter und 4. Verdrängung falscher Praxis: Wahrnehmung des Widerspruchs. Da dieser allerdings als nicht lösbar erachtet wird, kommt es zu einer praktischen Hinnahme desselben im Stationsalltag. Dazu ist eine Situationsbeschreibung anzuführen: *„Nach drei Tagen verstarb der Patient während unserer Abendbrotpause. Den Angehörigen wurde Beileid bekundet und dann wurde weitergegessen und nicht darüber gesprochen. Danach wurde der Patient versorgt und es ging mit der anderen Arbeit dann so weiter, wie sonst auch. Ich stand aber mit meinen Gefühlen immer noch alleine da. Das ist kein Vorwurf, den ich der Station mache. Ich glaube, dass man nach vielen Jahren in der Krankenhauspflegearbeit seine Sensibilität verliert. Für die Examinierten war der Tod des Patienten fast ‚Alltag‘, für mich aber nicht.“* (19/08)

5. a) Virtuelle Auflösung, 5. b) Definitorische Auflösung und 5. c) Fallweises Aussteigen: Der Widerspruch wird als auflösbar erachtet, jedoch nur in der fiktionalen Vorstellung der Auszubildenden.

6. Idealisierung falscher Praxis, 7. Kompensation für falsche Praxis und 8. Individuelle Auflösung: Es handelt sich um Versuche praktischer Negation. Diese enthalten praktische Lösungsstrategien für den Pflegealltag.

9. Reflektierte Hinnahme: Einsicht in die Unauflösbarkeit des strukturell verankerten Widerspruchs. (Vgl. Kersting 2002, S. 131 ff.)[478 479]

---

476 Die von Kersting gewählte numerische Aufzählungssystematik zur Darstellung der unterschiedlichen Reaktionsmuster wird zur Wahrung der Übersichtlichkeit übernommen.

477 Aus dem unlösbaren Widerspruch, der sich aus dem Sollen und Sein des Pflegealltags ergibt, entwickeln Auszubildende Strategien der Kälte. Sie lernen, das auszuhalten und zu akzeptieren, wogegen sie aufbegehren müssten, weil es dem widerspricht, was sie im Pflegealltag umsetzen sollen und wollen. Kersting nennt es Kälte verursachende Strukturen, die zu moralischen Konfliktsituationen führen. Dabei ist die begrenzt zur Verfügung stehende Zeit für die konsequente Umsetzung einer Patientenorientierung als Hauptverursacher der Kälte auszumachen. (Vgl. Kersting 2002, S. 50 f.)

478 In ihrer Studie ermittelt Kersting die Idealisierung falscher Praxis als häufigste Form. Die Schüler erkannten die Defizite des Stationsalltags und den Widerspruch Patientenorientierung und Systemfunktionalität. Die Norm der Patientenorientierung wurde zwar bejaht, unter den Stationsbedingungen aber als schwer umsetzbar erlebt. Verbesserungspotenziale sahen sie in der Arbeitsorganisation, -koordination, Routine, Erfahrung und in Form von Kompromissen.

„Diese Mechanismen setzen früh in der Ausbildung ein, und sie besagen nicht, dass Pflegende immer unsensibler gegenüber der Verletzung des normativen Anspruchs werden. Die Reaktionsmuster sind mit ihren Merkmalen so angelegt, dass sie sowohl unempfindlich machen gegenüber der Normverletzung, als auch für eine neue Sensibilisierung offen sind. Es wurde darauf hingewiesen, dass sie nicht in ‚bessere‘ und ‚schlechtere‘ unterschieden werden, sondern alle resultieren aus den objektiv Kälte verursachenden Strukturen und schützen vor diesen zumindest so lange, bis (un)bestimmte Erfahrungen und vielleicht erworbene theoretische Kenntnisse dazu führen, die Kälte wieder stärker wahrzunehmen und einen neuen Schutzmechanismus zu entwickeln." (Ebd., S. 297 f.)[480] Mit dem dargestellten Prozess der moralischen Desensibilisierung darf trotz (scheinbarer)

Mithilfe dieser Interventionen — so deren Annahme — könne die Norm der Patientenorientierung innerhalb des bestehenden Systems erreicht werden. Die Rahmenbedingungen wurden nicht hinterfragt. (Vgl. Kersting 2002, S. 181 f.) Die Rolle des Opfers als Reaktionsmuster war ebenfalls häufig auszumachen: Der Widerspruch der Normen wurde erkannt, die Praxis jedoch als übermächtig angesehen, sodass die Situation letztlich so blieb, wie sie war. (Vgl. ebd., S. 148) In beiden Reaktionsformen wird der Widerspruch zwischen Anspruch und Wirklichkeit erkannt. Dies erfolgt jedoch nicht im Reaktionsmuster der fraglosen Übernahme. Hier wurden beide Normen als richtig und wichtig erachtet; der innewohnende Widerspruch jedoch nicht wahrgenommen. (Vgl. ebd., S. 139)

479 Zur beispielhaften Verdeutlichung: Infolge pflegeintensiver Patienten und personeller Unterbesetzung kann die Arbeit nur deshalb bewältigt werden, weil die Ressourcen der Patienten ignoriert werden (der Patient wird vom Pflegepersonal im Bett gewaschen, anstatt ihn ans Waschbecken zu setzen und seine Fähigkeiten zu fördern; der sich im Sterben befindende Patient wird aufs Becken gesetzt, anstatt ihn zur Toilette zu führen bzw. einen sog. „Toilettenstuhl" anzubieten; bei der Nahrungsanreichung beeinflusst die Pflegeperson das Esstempo, anstatt sich an dem Schluckrhythmus des Patienten zu orientieren). Wenn das Pflegepersonal in solchen Situationen weiterhin von der Umsetzung einer bedürfnisorientierten Pflege spricht und die tatsächlichen Bedingungen nicht hinterfragt bzw. ausblendet, liegt das Reaktionsmuster der fraglosen Übernahme vor. Ein weiteres Beispiel: Ein Auszubildender wird kritisiert, weil er während der Essensausgabe in einem Zimmer zu lange mit einem „todkranken" Patienten und dessen Ehefrau gesprochen hat. Am Folgetag – bei der Ausübung der gleichen Tätigkeit – vermeidet der Schüler Gesprächsauslöser, um einem erneuten Vorwurf zu entgehen. Er bemerkt den Widerspruch zwischen Ideal- und Realpflegebild, sieht sich aber nicht in der Lage, etwas zu verändern. Die Patientenorientierung kann nicht umgesetzt werden. In seiner Wahrnehmung fühlt er sich als Opfer der Examinierten, die einen anderen Anspruch vertreten; hier zeigt sich das Reaktionsmuster Opfer. Ein letztes Beispiel: Ein Auszubildender erkennt, dass es – trotz zahlreicher Überlegungen seinerseits – wenig Möglichkeiten im Pflegealltag gibt, sterbende Patienten bedürfnisorientiert zu versorgen, weil strukturelle Bedingungen dem gegenüberstehen. Er nimmt hin, dass er nicht so pflegen kann, wie er es in der Schule lernt; das Reaktionsmuster der reflektierten Hinnahme kommt zum Tragen.

480 Zur Darstellung der Diskrepanz zwischen Sein und Sollen wird die Metapher der Kälte gewählt. Kersting greift auf Vorarbeiten Gruschkas zurück. Er verweist darauf, „dass die Menschen selbst ihr Leben nach der Funktionslogik der Wirtschaftlichkeit und der damit einhergehenden Kälte gegeneinander organisieren." (Kersting 2002, S. 45)

Sicherung der Handlungsfähigkeit und (scheinbarer) Vermeidung intrapersonaler Konflikte nicht verkannt werden, dass diese Reaktionsweisen letztlich system-stabilisierend wirken. (Vgl. ebd., S. 297 ff.) Folglich bedarf es einer Ergänzung pädagogischer Prozesse durch die Thematisierung der komplexen Verknüpfun-gen und Muster, die für das jeweilige System sinnstiftend sind, um infolgedessen systembeeinflussend zu agieren, denn die alleinige Vermittlung einer patienten-orientierten Pflege verstärkt letztlich den Prozess der moralischen Desensibili-sierung. Es ist pädagogisch nicht haltbar, einen hohen Pflegeanspruch – auch in der Lebensbegleitung Sterbender – aufrechtzuerhalten, ohne diesen im Kontext der Diskrepanz zwischen Sollen und Sein in der Pflegeausbildung zu besprechen und Handlungsräume in beiden Lernorten zu entwickeln.[481] Darüber hinaus ist nicht davon auszugehen, dass Auszubildende Kritik gegenüber Arbeitsweisen und -verhalten examinierter Pflegepersonen üben werden, da sie nach ihrem Sta-tionseinsatz ein Zeugnis erhalten und sich infolgedessen in einer Abhängigkeits-beziehung befinden.

Abschließend ist auf drei Situationsbeschreibungen zu verweisen (vgl. 18/08, 22/08, 25/08)[482], in denen Auszubildende angeben, dass trotz ungünstiger sta-tionärer Rahmenbedingungen eine patientenorientierte Sterbebegleitung ermög-licht wurde.

Routinen versus Emotionen

„Obwohl ich damals erst im Unterkurs war und nicht gerade viel Erfahrung im Umgang mit Sterben und Tod hatte, wurde die Situation seitens der Station als ‚pflegerischer Alltag' abgehandelt und auf meine Gefühle in der Situation nicht eingegangen." (3/08) *„Als ich aus dem freien Wochenende wieder zum Dienst kam, erfuhr ich, dass Herr X gestorben war. Daraufhin habe ich noch ein paar*

---

481 In diesem Kontext ist auf das Überdrussproblem hinzuweisen, das sich infolge steigender Ansprüche und permanenter Überlastung innerhalb der Pflegeberufsausübung bei unzurei-chenden Abwehrmöglichkeiten entwickeln kann, bis zur negativen Empfindung dem eigenen Beruf gegenüber. In der Manifestation einer „Abkehr von der Sorge um die Belange des Pati-enten". (Isfort 2008, S. 499; vgl. Domnowski 2005, S. 99, 133)

482 „Als dann die examinierte Pflegeperson die Situation wahrnahm, bestätigte sie mich, das Richtige getan zu haben und forderte mich auf, auch weiterhin bei der Patientin zu bleiben. Die Reaktion der Schwester hat mir sehr gut getan und erleichterte die Zusammenarbeit. Durch eine gute Absprache und ein Hand-in-Hand-Arbeiten konnten wir den Frühdienst gut bewältigen, obwohl viel zu tun war." (18/08) „Sie weinte, da ihr Mann am frühen Morgen verstorben war. Sie bedanke sich bei mir, da ich ihren Mann und sie selbst so freundlich auf-genommen hätte und dazu beitrug, dass sie herzhaft miteinander lachen konnten. Das sei das letzte Mal der Unbeschwertheit gewesen." (22/08) „Ich habe diese Situation dennoch als sehr positiv in Erinnerung, da die Beteiligten (Pflegepersonal, diensthabender Arzt und die An-gehörigen) zum Wohle des Sterbenden miteinander agiert haben, sodass dieser schmerzfrei seine letzten Lebensstunden verbringen konnte." (25/08)

Fragen an die Schwester gestellt, z.B. ob die Angehörigen dabei waren, aber das konnte sie mir nicht sagen. Das war sehr frustrierend für mich." (10/08) *„Durch den arbeitsintensiven Alltag konnte ich meine Sorgen und Befürchtungen nicht aussprechen, da ich bis zu diesem Zeitpunkt noch nie mit einem Sterbenden konfrontiert worden war. Ich war verunsichert im Umgang mit den Angehörigen und dem Patienten. Ich bemerkte, dass ich mit einem gesenkten Kopf in das Zimmer ging und mit einer leisen Stimme sprach. Zu Hause konnte ich nicht abschalten."* (19/08) *„Der Ehemann und die Tochter bedankten sich bei der Schwester und mir für die gute Begleitung und Versorgung ihrer Frau und Mutter und gingen dann. Wir beide sahen uns an und mussten schlucken, doch dann ging es mit der alltäglichen Arbeit weiter."* (2/08) *„Als ich von der Pause zurückkam, sagt mir der Pfleger auf dem Flur, dass der Patient verstorben sei."* (14/08) Mit diesen Situationsbeschreibungen wird deutlich, dass Todesfälle Sonderereignisse im Stationsgeschehen darstellen, die nicht dazu beitragen, die Sachfunktionalität zu hinterfragen und Strategien zu entwickeln, um unmittelbar Beteiligten des Sterbeprozesses unterstützend begegnen zu können. (Vgl. Göckenjan 2008, S. 11) Die Stationsarbeit beruht auf der Umsetzung habitualisierter Routinen, die Abweichungen im pflegerischen, diagnostischen und therapeutischen Kontext nicht bzw. nur bedingt zulassen. (Vgl. Streckeisen 1993, S. 1404) Göckenjan konstatiert, dass ein sterbender Patient in dieser Stationsroutine so eingebunden ist, „als wäre der Patient nicht sterbend." (Göckenjan 2008, S. 11) Befindlichkeiten, die sich aus einer Konfrontation mit der Todeswirklichkeit ergeben, scheinen in einer (zeit)ökonomisch ausgerichteten Ablauforganisation Unordnung auszulösen, sodass dieser Störfaktor unterbunden wird, indem Emotionen und damit einhergehende Auseinandersetzungsprozesse dem Produktivitätsziel des Krankenhauses (Lebenserhalt und -steigerung) unterworfen werfen. Welche Reaktionsweisen damit einhergehen können, ist der nächsten Situationsbeschreibung zu entnehmen: *„Sie [die Tochter des Verstorbenen] war zur Mittagszeit immer noch da. Das rief offensichtlich Argwohn bei einer Pflegeperson hervor, die das Ritual der Waschung kommentierte mit: ‚Muss das sein, wir haben auch noch was anderes zu tun.' bzw. ‚Man kann es auch übertreiben.' Diese Aussagen bestürzen mich bis zum heutigen Tag."* (14/08) Nur ein Auszubildender berichtet von einer selbst erfahrenen Begleitung: *„Für mich war es wichtig, dass er [der Stationsarzt] auch meinen Mitschüler und mich direkt ansprach. Er fragte nach unserem Befinden und erklärte uns, dass Herr X genau den Zeitpunkt zum Sterben ausgesucht habe, in dem seine Tochter nicht bei ihm war. Er sagte, dass dies häufiger passieren würde."* (9/08) Dass (emotional konnotierte) Erfahrungen Reflexionsprozesse auslösen und prospektive Handlungsweisen beeinflussen können, ist der Kategorie „Sich im Sterbenden und Toten spiegeln" zu entnehmen.

Kontrollierter Ablauf (der Tätigkeiten)

In den nachfolgenden Situationsbeschreibungen werden standardisierte Durchführungen von Pflegetätigkeiten beschrieben, die den Zustand bzw. die Bedarfe sterbender Patienten unberücksichtigt lassen: *"Die Vitalzeichenkontrolle, unmittelbar nach dem Betreten des Patientenzimmers, ließ bereits erkennen, dass die Patientin sich im Vergleich zum Vortag weiter verschlechtert hatte. Eine Schnappatmung war auch bereits vorhanden. Trotzdem sollte die Patientin eine komplette Ganzkörperwaschung erhalten, wobei sie letztlich verstarb. Beruhigend erschien in dem Moment, dass die Patientin nicht alleine war, als sie eingeschlafen ist. Dennoch war der Gedanke bedrückend, dass man ihr überhaupt eine Ganzkörperwaschung zugemutet hat und es nicht beim Waschen von Gesicht und Intimbereich belassen hat, um unnötige Schmerzen durch Lagerung und Drehen im Bett zu vermeiden."* (3/08) *"Völlig irritiert von dem desolaten Zustand des Patienten führte ich mit erläuternden Worten eine Ganzkörperwaschung durch."* (14/08) Um diese Verhaltensweisen Auszubildender und examinierter Pflegepersonen zu erklären, ist auf die im Einführungskapitel beschriebene Disziplin als Technik der Machtausübung und die Anordnung gelehriger Körper in Disziplinarräumen zu verweisen. Übertragen auf die Ausbildungssituation in Krankenhäusern bedeutet das: Der Körper des Schülers wird im Rahmen seiner Ausbildung einer „Dressur" unterzogen, um „auf diese Weise unterworfene und geübte Körper, fügsame und gelehrige Körper [zu fabrizieren]. Die Disziplin steigert die Kräfte des Körpers (um die ökonomische Nützlichkeit zu erhöhen) und schwächt diese selben Kräfte (um sie politisch fügsam zu machen). Mit einem Wort: sie spaltet die Macht des Körpers; sie macht daraus einerseits eine ‚Fähigkeit', eine ‚Tauglichkeit', die sie zu steigern sucht; und andererseits polt sie die Energie, die Mächtigkeit, die daraus resultieren könnte, zu einem Verhältnis strikter Unterwerfung um. Wenn die ökonomische Ausbeutung die Arbeitskraft vom Produkt trennt, so können wir sagen, daß der Disziplinarzwang eine gesteigerte Tauglichkeit und eine vertiefte Unterwerfung im Körper miteinander verkettet." (Foucault 1977, S. 177) Interessanterweise erfolgt dies als „Macht der milden Mittel" (Ruoff 2007, S. 41), d.h. personenunabhängig, indem zahlreiche Maßnahmen und Regelungen als Verhaltensanweisungen, Zeitvorgaben, regelgeleitete Arbeitsvorgänge und Pflegestandards ineinandergreifen. Schüler lernen, dass Standards Ausdruck einer anzustrebenden Pflegeprofessionaliät sind. Sie lernen, dass eine betriebswirtschaftlich ausgerichtete straffe Ablauforganisation im Rahmen von Zertifizierungsverfahren positiv bewertet wird. Sie beobachten, dass in einem Krankenhaus zahlreiche Prozesse ineinandergreifen und die Stationsarbeit wiederum von der Ablauforganisation anderer Funktionsbereiche notwendigerweise beeinflusst wird, damit Operations- und Untersuchungsverfahren schnellstmöglich umgesetzt werden können. Und sie stellen fest, dass die Fähigkeit zur Integration in die Stationsabläufe sowie zeitökonomische Handlungsweisen anerkennend in ihren Stationszeugnissen zum Ausdruck kommen. Deutlich wird, dass hiermit die Sicherstellung eines reibungslosen, auf Effizienz ausgerichteten (Tages)Ablaufes mit Auswirkung auf den Zeit- und Arbeitsrhythmus der gelehrigen Körper und einer Unterordnung der Individual(für)sorge in der Patientenbetreuung und Sterbebegleitung erfolgt. (Vgl. Foucault 1977, S. 193 f.) Dieser Mechanismus zeigt sich auch in den Situationsbeschreibungen 2/08 und 10/08[483] sowie in der nachfolgenden: *„Leise Musik, die ich anstellte, wurde von anderen Pflegekräften ausgestellt. Aufenthalte in seinem Zimmer wurden begrenzt und es hieß: „Wir haben keine Zeit."* (26/08) Hier wäre zu analysieren, ob die Zeitstruktur sich nicht als eine Chiffre entlarvt, die Auseinandersetzung mit dem Tod zu vermeiden (vgl. Schubert 2003, S. 47 f.), die infolge einer dominanten Lebenssteigerungslogik in der Ablauforganisation auch nicht umgesetzt bzw. eingefordert werden (darf). Initiiert der Klinikstab selbst eine Unordnung, erfolgt eine unverzügliche Intervention zur Wiederherstellung der Ordnung: *„In diesem Zustand wurde sie [die sterbende Patientin] vom Stationsarzt sachlich nüchtern aufgeklärt und fiel danach förmlich in sich zusammen, sodass es notwendig war, einen Psychologen hinzuzuziehen."* (15/08) In dem Disziplinarraum des Krankenhauses (vgl. Kategorie Raumordnungen) wird jedem Mitglied ein vorgeschriebener Platz zugewiesen, der Kontrolle und Ordnung sicherstellt. Dieses Phänomen zeigt sich in Situationsbeschreibungen, die den Umgang mit Angehörigen thematisieren: *„Eine Krankenschwester und ich gingen in das Zimmer, um den Patienten zu lagern. Dazu schickten wir die Familienangehörigen auf den Stationsflur. Nach der Lagerung blieb ich allein bei Herrn X, da ich noch eine Mundpflege durchführen wollte. Während der Verrichtung verstarb der Patient. Die Familie war sehr aufgebracht. Ich konnte das nachempfinden, da ich es war, der sie hat draußen vor dem Zimmer warten lassen und somit verhinderte, dass sie beim Übergang in den Tod dabei sein konnten."* (20/08) Pflegetätigkeiten können standardisierter und zügiger ausgeführt werden und erfordern keine Rechtfertigung, wenn den Angehörigen ein potenziell kritischer Blick auf die Handlungsweisen verwehrt wird. Dabei scheint es unbedeutend zu sein, ob der Patient sich in einem terminalen Stadium befindet und die Zugehörigen sterbebegleitend tätig sind. *„Die Angehörigen standen auf dem Flur, aufgelöst in ihrer Trauer. Dabei drängten sich Pflegekräfte, Ärzte, Patienten an ihnen vorbei, um andere Dinge erledigen zu können. Alles spielte sich auf diesem Flur ab, es gab keine Rückzugsmöglichkeiten*

---

483   „Dann kam der Tag der Operation, sie hatte Angst und fühlte sich nicht besonders gut. Ich versuchte ihr Mut zu machen, dass sie in guten Händen sei, usw." (2/08) „Da Herr X viel Flüssigkeit aus der Bauchwunde verlor und oft abführte, musste er mehrmals am Tag frisch gemacht werden. Es tat mir sehr Leid für den Patienten, da das ständige Drehen eine große Qälerei für ihn bedeutete und er sich dabei auch häufiger erbrach." (10/08)

für die Verwandten. " (16/08) Diese Beschreibung verdeutlicht, dass kein geeigneter Platz für trauernde Angehörige zur Verfügung steht bzw. organisiert wird, da scheinbar an einer ökonomisch ausgerichteten Ablauforganisation zwingend festgehalten wird. In einem System des unaufhörlichen Fortschrittbestrebens scheint ein (Lebens)Ende undenkbar zu sein und macht bei einer unmittelbaren Konfrontation sprachlos: *„Mitten im Geschehen zwischen dem Stationsarzt und zwei Schwestern stand plötzlich der Sohn des Patienten im Zimmer. Obwohl nicht das ganze Stationspersonal an der Reanimation beteiligt war, hat sich niemand um den Angehörigen gekümmert und den Vorfall erklärt. Er wurde lediglich in den Tagesraum und später dann – immer noch uninformiert – zur Intensivstation geschickt.* " (27/08) In nur einer Situationsbeschreibung wird die Sterbebegleitung als eine individuell fürsorglich ausgerichtete bewertet und lässt vermuten, dass sich diese aus einem kausalen Zusammenhang zur Persönlichkeitsstruktur und zum Berufsrollenverständnis professionell Pflegender ergibt (vgl. Ekert/Ekert 2005, S. 301, 309): *„Auch nach dem Tod vermittelte das Pflegepersonal den Angehörigen eine ruhige und nicht hektische Atmosphäre, obwohl viel zu tun war. Der sterbende Patient stand hier im Mittelpunkt.* " (23/2008)

Routinisierter Alltag versus Aufklärung

„Mir hatte niemand erklärt, dass der Patient qualvoll ersticken würde und so war ich auf eine so beängstigende Situation absolut nicht vorbereitet. Nur hätte ich mir damals gewünscht, dass mir mal jemand erklärt, was hier gerade passiert, denn bis zu dieser Frühschicht war mir noch nicht mal bewusst, dass es diesem Mann so schlecht ging. Dass so eine rapide Verschlechterung überhaupt möglich ist, habe ich damals nicht gewusst, und dass man für diesen Mann nichts mehr tun kann auch nicht. " (1/08) *„Dabei war mir das Ausmaß der Erkrankung und der in greifbarer Nähe gerückte Tod, überhaupt nicht klar.* " (4/08) In diesen Situationsbeschreibungen wird das Informationsdefizit Auszubildender bezüglich des Krankheitsbildes und der Tragweite für die zu versorgenden Patienten deutlich. Dieser Zustand wird in der gegenwärtigen Pflegeausbildung strukturell initiiert: Wesentliche Inhalte der Krankheitslehre sind als „Lernbereich Gesundheits- und Krankenpflege bei bestimmten PatientInnengruppen" dem dritten Ausbildungsjahr vorbehalten, um damit die sog. Differenzierungsphase sicherzustellen, die sich nach einer gemeinsamen Grundphase – als erster Schritt der Zusammenführung der Pflegeausbildungen – ergibt. (Vgl. Ausbildungsrichtlinie [...] NRW 2003, S. 121 f.) Demzufolge können Auszubildende bis zu diesem Lehrjahr in der Pflegesituationsbewältigung bzgl. des Krankheitsbildes lediglich auf ihr Erfahrungswissen zurückgreifen und sind darauf angewiesen, im Lernort Praxis krankheitslehrespezifisches Wissen zu erwerben. Abgesehen von Lernaufgaben für die praktische Ausbildung, Praxisbesuchen durch die Pädagogen

des Lernortes Krankenpflegeschule und dem Nachweis von lediglich 10 Prozent gezielten Anleitungssituationen durch pädagogisch qualifizierte Praxisanleiter, ist einmal mehr darauf zu verweisen, dass für den praktischen Ausbildungslernort kein Curriculum vorzuhalten ist. (Vgl. ebd., S. 12; § 2 KrPflAPrV, BGBl I Nr. 55 vom 19.11.2003, S. 2263; DVO-KrPfleG NRW vom 07.03.2006; Becker 2003, S. 15 ff.) Damit wird den Pflegeschülern ein systematischer Aufbau eines (Wissens)Bezugssystems, das die Grundlage bildet, um gezielte Patientenbeobachtungen durchführen zu können, verwehrt. (Vgl. Hobmair et al. 1998, S. 42 ff.; Ekert/ Ekert 2005, S. 107 f.) Problematisch ist es auch, dass lediglich 1,1 Prozent der theoretischen Ausbildungsinhalte für den Umgang mit Sterben, Tod und Trauer empfohlen werden. (Vgl. Ausbildungsrichtlinie [...] NRW 2003, S. 52 f.) Folglich ist davon auszugehen, dass Pflegeschüler bewusst Situationen ausgesetzt werden, die sie infolge eines unzureichenden Wissens und Könnens nicht bzw. nur mit großen Unsicherheiten zu bewältigen haben: *„Ich wusste nicht, wie ich mit den Angehörigen umgehen sollte. Sie standen da und weinten um ihre Frau, Mutter, Oma."* (2/08) *„Ich versuchte ihn zu trösten, wusste aber auch nicht richtig, wie ich das machen sollte. Bis zu diesem Zeitpunkt hatte ich kaum Kontakt zu sterbenden Patienten. Aber ich hatte den Eindruck, dass es dem Ehemann gut tat, jemanden zu haben, der zuhört."* (11/08) Dass Auszubildende zur Bewältigung struktureller Abläufe einer Funktionalisierung anheim fallen (vgl. Kategorie Pflegepersonal als Erfüllungsgehilfen) und nur die Informationen erhalten, die notwendig sind, um systemrationale, auf Leben ausgerichtete Abläufe sicherzustellen, verdeutlichen weitere Situationsbeschreibungen: *„Nach diesem Frühdienst und dem darauffolgenden Schultag wurde mir bei der morgendlichen Übergabe nur gesagt, dass sich der Patient in einem schlechten Allgemeinzustand befindet. Informationen zur Diagnose oder zum Behandlungsplan erfolgten nicht."* (14/08) *„Und ferner fand ich es für mich beschämend, nicht informiert worden zu sein. Ahnungslos in das Arztzimmer zu stolpern und mit einem Verstorbenen konfrontiert zu werden."* (16/08) *„Als ich nach dem Schultag wieder auf die Station kam und mich nach dem Patienten erkundigte, ob er noch leben würde oder gestorben sei, bekam ich Antwort von einer examinierten Pflegeperson: „Weiß ich gar nicht, ich glaube irgendwann morgens."* (26/08) In der letztgenannten Erfahrungsschilderung wird dem Auszubildenden verwehrt, eine Beziehung beenden zu können, Grundlage einer – auch vom Pflegepersonal zu leistenden – Trauerarbeit. Diese dient der Selbstpflege (Psychohygiene), um die Grenzsituation bewältigen zu können. (Vgl. Kulbe 2008, S. 102 f., 106 f.) Warum zeigen professionelle Pflegende beschriebene Verhaltensweisen? Eine Antwort lässt sich aus den Überlegungen Foucaults ableiten: „Das Prinzip der Macht liegt weniger in einer Person als vielmehr in einer konzertierten Anordnung von Körpern, Oberflächen, Lichtern und Blicken; in einer Apparatur, deren innere Mechanismen das Verhältnis herstellen, in welchem die Individuen gefangen sind." (Foucault 1977, S. 259) Und weiter wird verdeutlicht: „Derjenige, welcher der Sichtbarkeit unterworfen ist und dies weiß, übernimmt die Zwangsmittel der Macht und spielt sie gegen sich selber aus; er internalisiert das Machtverhältnis, in welchem er gleichzeitig beide Rollen spielt; er wird zum Prinzip seiner eigenen Unterwerfung." (Ebd., S. 260)

Ungeschehenmachen des Sterbens/Todes

„Einen Tag später, als ich zum Spätdienst kam, war die Patientin nicht mehr da. Ich bekam einen Schrecken und dachte nur „Oh nein, sie wird doch nicht ..." Da erfuhr ich, dass sie noch auf der Intensivstation sei, und konnte durchatmen." (2/08) *„Auch wenn ich sehr bemüht um sie war und mich wirklich intensiv mit ihr beschäftigte, hoffte ich inständig, dass sie bitte nicht während meines Dienstes versterben würde. Ich hatte Angst vor meiner eigenen Reaktion. Und das Schicksal entschied auch, dass es wenige Minuten vor meinem Dienstbeginn geschah. Ich hatte viele offene Fragen, ungewollte Gefühle, wirklich ein unglaublich leeres Gefühl."* (4/08) Mit diesen Situationsbeschreibungen wird deutlich, dass die Konfrontation mit sterbenden Patienten, zu denen Auszubildende eine Beziehung aufgebaut haben, eine Belastung darstellen, die den Wunsch des Ungeschehenmachens auslösen. Wie ist das zu erklären? Unter Bezugnahme auf die Terror-Management-Theorie (vgl. Kapitel III.3.) ist es nicht die Sterblichkeit des anderen, sondern die damit einhergehende Bewusstwerdung der eigenen (Lebens)Verletzbarkeit und Endlichkeit, die einen lähmenden Angstzustand auslösen kann. Um diese bedrückende Emotionalität abzuwehren, wird ein Angstpuffer benötigt, dessen schützende Funktion dem Selbsterhalt dient und die Handlungsfähigkeit stabilisiert. Dazu werden zum einen Sicherheit gebende Verhaltensvorschriften benötigt. Diese leiten sich aus der kulturellen Weltanschauung mit ihren Wertestandards, Sozialordnungen, Wissensbeständen und Vorhersagbarkeiten ab, die die (symbolische) Unsterblichkeit fokussieren. (Vgl. Bauman 1994, S. 21) Zum anderen fördert die Anerkennung und Umsetzung ebendieser gesellschaftlich-kulturellen Standards die Selbsterhaltung und den Aufbau des Selbstwertes. Dieser Prozess wird verstärkt durch sich ähnlich bzw. gleich verhaltende Gesellschaftsmitglieder. (Vgl. Ochsmann 1993, S. 33, 150ff; Tomer/Eliason 2003, S. 38 f.; Neimeyer/Moser/Wittkowksi 2003, S. 119 f.) Das Krankenhaus hat den gesellschaftlichen Auftrag der Lebenserhaltung und folgt mit seinen institutionellen Ablaufstrukturen einer Lebenssteigerungslogik. Diametral verlaufende Verhaltensweisen lösen eine Verunsicherung der Systemmitglieder aus, auf die mit Verteidigung der „richtigen" Haltung bzw. sanktionierender Konsequenz reagiert wird. Dieser Prozess deutet sich in der nachfolgenden Situationsbeschreibung an, die sich dadurch auszeichnet, dass eine Patientin nach dem Verbleib ihrer (für sie unwissentlich verstorbenen) Mitpatientin fragte: *„Eine Mitpatientin*

schien von der ganzen Situation wenig mitbekommen zu haben, nur die zwei-
te Patientin fragte, was geschehen sei und warum der Bettplatz ihrer Nachba-
rin jetzt mit einer neuen Patientin belegt sei. Es schien für das Pflegepersonal
schwierig zu sein, mit dieser Situation umzugehen." (7/08) Es ist davon auszugehen, dass dieser Patient keine Gefühlsarbeit (Berichtigungsarbeit) angeboten
wurde und die betreffenden Pflegenden mit ausweichenden bzw. ignorierenden
Verhaltensweisen die Situation zu „bewältigen" versuchten, um zu der sicheren
Tagesablaufordnung übergehen zu können. (Vgl. Giesenbauer/Glaser 2006, S. 76)

Ein weiterer Aspekt, der das Ungeschehenmachen des Todes verdeutlicht, leitet sich aus den Überlegungen der Todesursache ab, um mögliche Konsequenzen
für zukünftiges (auf Lebenserhalt ausgerichtetes) Handeln abzuleiten. Der Tod
wird i.d.R. mit unumstößlich „objektiven Fakten" – juristisch legitimiert am Körpertod im Ausdruck des Zell- und Hirntodes – begründet und entzieht sich einer
kritischen Reflexion der Begleitumstände. (Vgl. Feldmann 2004, S. 20) Diese
wiederum finden sich in den Erklärungsversuchen der Auszubildenden wieder:
„Ich denke immer noch über Herrn X nach, auch weil ich denke, dass durch eine
im Vorfeld bessere Diagnostik Folgekomplikationen, die letztlich zu seinem Tod
führten, hätten vermieden werden können." (10/08) Hier wird die Prozessqualität hinterfragt, insbesondere unter dem Aspekt einer interdisziplinären Begutachtung bei Patienten mit einer uneindeutigen Krankheitssymptomatik. *„Wenige*
Tage später war die Patientin tot. Ich fragte mich, ob es der fehlende Lebenswille,
die Krankheit oder andere Umstände waren, die zu so einem schnellen Tod führ-
ten." (15/08) Mit dieser Beobachtung wird ein differenziertes Menschenbild angedeutet: „Homo triplex" mit den sich interdependent verhaltenden Aspekten des
physischen Systems, des psychischen Systems und der sozialen Identität. (Vgl.
Feldmann 2004, S. 20 ff.) Ein kritisches Reflexionsvermögen ist auch in weiterer
Situationsbeschreibungen vorfindbar, in denen Beweggründe für eigene, unver-
ständliche Verhaltensweisen sondiert werden. (Vgl. 17/08, 19/08)[484]

Darüber hinaus konzentrieren sich die Beobachtungen der Pflegeschüler auf
die Umgangsweisen Angehöriger, die mit der Todeswirklichkeit konfrontiert
werden: *„Die Angehörigen von Herrn X waren jeden Tag da, allerdings hatte*
ich das Gefühl, dass sie die Situation nicht richtig einschätzten." (10/08) Hier

---

484 „Als ich von der Station ging, hatte ich immer noch dieses Gefühl. Das hätte ich sicher nicht
entwickelt, wenn der Pfleger auf diese Anspielung [potenzielle Angst vor Verstorbenen] verzichtet hätte. Aus dieser Situation habe ich für mich gelernt, dass man keine Angst vor Verstorbenen haben muss." (17/08) „Es war eine neue Situation, die ich ganz alleine bewältigen
musste. Diese Hilflosigkeit und diese Machtlosigkeit haben mich im Nachhinein geprägt. Ich
habe viel zu dem Thema gelesen und mit anderen Kurskollegen darüber gesprochen, weil ich
mich nicht noch einmal so fühlen möchte. Die Begleitung Sterbender und deren Angehöriger
möchte ich zu meinem Aufgaben machen, auch wenn es die Zeit auf der Station nicht immer
zulässt." (19/08)

stellt sich die Frage, in welchem Bewusstheitskontext die pflegerischen und ärztlichen Mitglieder des Klinikstabs mit den Zugehörigen kommunizieren. Es ist zu vermuten, dass ein geschlossener Bewusstheitskontext (Betroffene werden nicht informiert und wiegen sich in einer Ahnungslosigkeit) bzw. die Bewusstheit der wechselseitigen Täuschung (Angehörige und professionelle Helfer wissen um den bevorstehenden Tod, richten ihr Verhalten jedoch darauf aus, als sei dieses Faktum nicht existent) vorliegt. Denkbar ist aber auch, dass die Angehörigen umfassend informiert wurden (offene Bewusstheit) und sich in der psychologischen Verarbeitungsphase befinden, die nach Kübler-Ross mit dem Nichtwahrhabenwollen einsetzt. Diese Phase ist als Schutzfunktion zu interpretieren, um Fassung zu bewahren bzw. diese wieder zu erlangen sowie nach Wegen der Auseinandersetzung zu suchen, um den eigenen Ängsten begegnen zu können. (Vgl. Glaser/ Strauss 1974, S. 17 f., 35 f., 63 f.; Kübler-Ross 1977, S. 42) Interessanterweise werden auch Verhaltensweisen von Kindern beschrieben und deren Unbefangenheit im Umgang mit dem Tod, sowie der metaphorischen Verortung ihrer Grenzerfahrung, herausgestellt: *„So sagte der 10jährige Sohn zu seiner Mama: „Die Engel passen bestimmt auf Papa auf." [...] Sie brachten Kerzen und Blumen mit und sangen ihm ein Abschiedslied. Dabei hörte ich, wie sie zu ihrem Papa sagten, dass er nicht traurig sein soll, denn im Himmel sei er bestimmt nicht allein. Die Kinder sprachen mit ihrem Vater so, als ob er noch am Leben ist."* (12/08) Der Einbezug der Kinder, die scheinbar ohne Furcht und Angst bedingungsfrei und einfühlend verstehend agieren, trägt lerntheoretisch dazu bei, dass sie den Umgang mit der Todeswirklichkeit erlernen können, wenn sichergestellt ist, dass auch postventiv eine Auseinandersetzung erfolgt. (Vgl. Ochsmann 1993, S. 34)

Raumordnungen: Trennung der Lebenden von den Toten

Sterbende, die in Abstellräumen und Badezimmern (ab)geschoben und Verstorbene, die unverzüglich in die Kühlräume der Leichenhalle gebracht (entsorgt) werden, sind tradierte Vorstellungen des Umgangs mit der Todeswirklichkeit in Krankenhäusern. Göckenjan betont, „es [wäre] [...] jedoch naiv anzunehmen, dass es die kritisierten Sterbeumstände nicht mehr gäbe." (Göckenjan 2008, S. 10) Diese Einschätzung ist mit zwei Situationsbeschreibungen Auszubildender zu bestätigen: *„Da sie in einem Dreibettzimmer lag, schoben wir das Bett aus dem Zimmer, zunächst ins Bad und auf meinen Wunsch dann in einen Untersuchungsraum, da dieser abzuschließen war. Dort stellten wir ein Kreuz und eine Kerze auf [...]."* (13/08) *„Dabei erschrak ich, denn zwischen den beiden Schreibtischen [des Arztzimmers] stand ein Bett und darin lag ein Verstorbener, der mit einem Laken zugedeckt war."* (16/08) Andererseits geben Auszubildende an, dass Verstorbene in reguläre Einzelzimmer geschoben wurden (vgl. 21/08)[485], auch unter Nutzung frei stehender Patientenzimmer anderer Stationen (vgl. 14/08, 24/08)[486]. Handelt es sich bei dem Betroffenen um einen klinisch Toten, erfolgt die Auslagerung seines Umfelds: *„Unmittelbar wurde eine Reanimation eingeleitet, die erfolglos verlief. Zeitgleich wurden die Mitpatientinnen ohne Aufklärung in andere Zimmer verlegt und kamen zur Mittagszeit in ihr Ursprungszimmer zurück."* (7/08) Die Trennung der Lebenden von den Toten setzt bereits in der Finalphase des Sterbeprozesses ein: *„Er [der Sterbende] lag ganz alleine in einem Zimmer, in dem keine Geborgenheit zu spüren war."* (26/08) Diese Segregation wird in einer weiteren Situationsbeschreibung als Ausdruck individualisierender Sterbebegleitung bewertet, da sie dem Sterbenden und seinen Angehörigen ermöglicht, sich in aller Ruhe voneinander verabschieden zu können. (Vgl. 23/2008)[487] An diesen Situationsbeschreibungen lässt sich – unter Bezugnahme auf Foucault – eine Raumordung ableiten, die letztlich ein Machtverhältnis, einschließlich der Beziehungskontrolle und Vermischungsentflechtung, verdeutlicht, indem zum einen die Sterbenden von den Lebenden und die Verstorbenen von den Sterbenden getrennt werden (Ausschließung), zum anderen aber jede dieser Gruppen sorgsam erfasst und differenziert wird (Disziplinierung). (Vgl. Foucault 1977, S. 254 f.) „Die Ordnung schreibt jedem seinen Platz, jedem seinen Körper, jedem seine Krankheit und seinen Tod, jedem sein Gut vor: kraft einer allgegenwärtigen und allwissenden Macht, die sich einheitlich bis zur letzten Bestimmung des Individuums verzweigt – bis zur Bestimmung dessen, was das Individuum charakterisiert, was ihm gehört, was ihm geschieht." (Ebd., S. 253 f.) „Das psychiatrische Asyl [...] und zum Teil auch die Spitäler – alle diese der Kontrolle des Individuums dienenden Instanzen funktionieren gleichermaßen als Zweiteilung und Stigmatisierung [...] sowie als zwanghafte Einstufung und disziplinierende Aufteilung." (Ebd., S. 256)

Wie bereits in der Einleitung dieser Arbeit deutlich wurde, verweist diese Ausschließung und Disziplinierung auf eine entpersonalisierte und anonymisierte Machtanordnung. (Vgl. Ruoff 2007, S. 161; Foucault 2005, S. 117) Hinzu kommt das Bewusstsein der „Insassen", einer permanenten Fremdbeobachtungsmöglich-

---

485   „Ich erinnere mich, dass dieser [sterbende Patient] in ein Einzelzimmer verlegt wurde [...]." (21/08)

486   „... dass der Patient verstorben sei und jetzt im Einzelzimmer auf der gegenüberliegenden Station liegen würde. Dahin sollte ich doch seine Sachen bringen." (14/08) „Wir erhielten auf unserer Station einen Anruf. Die Schwester von der Nachbarstation suchte ein Einzelzimmer, da bei ihnen ein Patient verstorben war. Da wir ein freies Zimmer hatten, wurde der Tote dort hingeschoben." (24/08)

487   „Die examinierten Schwestern haben trotzdem eine Möglichkeit geschaffen, ein Einzelzimmer für den Sterbenden herzurichten, damit er selbst und seine Angehörigen die Möglichkeit erhielten, sich in aller Ruhe voneinander verabschieden zu können." (23/2008)

keit ausgesetzt zu sein. Dies führt zu einer verstärkten Selbstbeobachtung und – kontrolle und infolgedessen zu einer Stabilisierung der Machtverhältnisse. (Vgl. Ruoff 2007, S. 161; Foucault 1977, S. 260 f.) Diesen Mechanismus verdeutlichen Glaser und Strauss, indem sie darauf verweisen, dass Mitglieder des Klinikstabs vom Sterbenden „richtiges" Sterbeverhalten erwarten: Der Sterbende soll während seines Sterbeprozesses Fassung und Ausgeglichenheit bewahren und seinem Tod mit Würde entgegen treten. Dabei soll er sich bemühen, ein „gutes" und „nettes" Mitglied zu sein und am sozialen Leben der Station teilzunehmen. (Vgl. Glaser/ Strauss 1974, S. 82) „Er sollte dem [Klinik]Stab seine Tätigkeit durch Kooperation erleichtern und alles vermeiden, was einzelne in Verlegenheit bringen könnte. Ein Patient, der sich weitgehend an diese Normen hält, wird respektiert. Er beweist einen [...] ‚angemessenen Lebensstil während seines Sterbens'." (Ebd.) Zuwiderhandlungen werden einerseits in Form von Appellen, Informationen über (un)angemessene Erwartungshaltungen sowie dem Einbezug entlastender Helfer – der Angehörigen –, andererseits durch Vernachlässigung sanktioniert. (Vgl. ebd., S. 86 ff.)

In einer Situationsbeschreibung wird der Transport in die Leichenhalle thematisiert. Ein Arbeitsvorgang, der i.d.R. mit Unbehaglichkeitsgefühlen Auszubildender einhergeht: „Der Pfleger, mit dem ich gemeinsam die Patientin nach unten in die Leichenhalle brachte, merkte, dass ich etwas ängstlich war. Er erzählte, dass sie stark gelitten habe, jedoch im Beisein ihrer Familie schmerzfrei sterben konnte. Ich war froh, dass er mir dies sagte, denn seine Worte beruhigten mich etwas. In der Leichenhalle verabschiedete ich mich von der Patientin. Für mich war es sehr schade, dass ich sie vorher nicht gekannt habe." (5/08) Hier wird das wachsame Beobachtungsvermögen der examinierten Pflegeperson deutlich, die mit Informationen zum Sterbeprozess dazu beitrug, dass der „Ent-Individualisierung" der Verstorbenen (vgl. Pfeffer 1998, S. 127) entgegenwirkte wurde, zumal diese für die Schülerin (als Aushilfe) eine fremde Person darstellte. Es ist zu vermuten, dass insbesondere die Verobjektivierung eines verstorbenen Patienten größere Bewältigungsanstrengungen Auszubildender nach sich zieht. Eine andere Raumordnung ist einem weiteren Erfahrungsbericht zu entnehmen: „Wir bekamen einen Patienten zu uns auf Station, der wegen akuter Verschlechterung seines allgemeinen Zustandes aus dem Altenheim verlegt wurde. Dabei wurde deutlich, dass sich der Patient bereits in einem präfinalen Stadium befand." (26/08) Gronemeyer konstatiert, dass sich der letzte Lebensabschnitt durch Mobilität auszeichnet, indem bis zum Schluss die Suche nach der Lebensrettung erfolgt. (Vgl. Gronemeyer 2007, S. 16) Verstärkend wird sich dabei die betriebswirtschaftliche Perspektive auswirken: Der Sterbende könnte als (unnötige) Kostenquelle bewertet und einer scheinbar zutreffenderen Kostenstelle zugeführt werden, sodass die Problematik eines Verschiebebahnhofs (vgl. Beck 1986, S. 55) für Sterbende entsteht.

„Fertigmachen" und „Frischmachen" der Toten

„Eine Patientin war verstorben und ich sollte ihm [dem Krankenpfleger] nun helfen, sie noch einmal frisch zu machen." (17/08) *„Als wir dann – mit Handschuhen und Schürze ausgestattet – den verstorbenen Patienten fertiggemacht haben, [...]."* (12/08) Die zweckrationale Versorgung Verstorbener kommt einer „rituelle[n] Ent-Individualisierung" (Pfeffer 1998, S. 127) gleich und wird in der pflegerischen Umgangssprache despektierlich – und letztlich doppeldeutig – als „Fertigmachen" und „Frischmachen" bezeichnet. (Vgl. Kulbe 2008, S. 80) Dies sind Betrachtungs- und Handlungsweisen, die Auszubildende beobachten und übernehmen (müssen). (Vgl. Wiesner 2010, S. 648; Treibel 1997, S. 164) Beim „Fertigmachen" und „Frischmachen" der Toten benutzen Pflegepersonen Schutzhandschuhe und Schutzschürzen, losgelöst davon, ob sie realiter mit Ausscheidungen in Berührung kommen. (Vgl. Pfeffer 1998, S. 123 f., 129 f.) Eine Erklärung ist darin zu suchen, dass der Tod Hygienevorstellungen des – reinen, unversehrten – Körpers verletzt. Dieser wird durch den Tod als unreines Objekt stigmatisiert, vom dem Leichengift und eine potenzielle Infektionsgefahr[488] ausgeht. Eine weitere Erklärung ergibt sich aus der Verletzung des – geordneten und gesunden – sozialen Körpers, der sich dem Kommunikationsaustausch verweigert. (Vgl. Macho 1987, S. 408)

Interessant ist, dass die „Versorgung" des Verstorbenen im Gesicht[489] mit dem (stellenweise gewaltsamen) Zudrücken der Augen beginnt. Dabei muss sichergestellt sein, dass diese auch geschlossen bleiben.[490] Das trifft auch auf den Mund zu, der durch die Fixierung des Kinns – beispielsweise mittels Plastikschiene – geschlossen (gehalten) wird.[491] Dass gerade diese Organe zeitnah „verriegelt" werden, lässt sich aus dem (in der Pflege unausgesprochenen) Unbehagen ableiten, das sich aus dem tradierten Volksglauben ergibt: Der starre Blick der Leiche

---

488 Eine Einordnung der (Un)Gefährlichkeit des sog. Leichengiftes wird in Kapitel II.1.b. vorgelegt.

489 Insbesondere das Gesicht des Leichnams steht am Anfang einer furchterregenden Grenzerfahrung, weil zum einen aus ihm die sichtbaren Spuren der Verwandlung des Sterbenden in den Toten abzulesen sind (spitzes Kinn, blasse Hautfarbe, eingefallene Gesichtszüge) und zum anderen die Gesichtsstarre einen unwiderruflichen Kommunikationsabbruch signalisiert. (Vgl. Macho 1987, S. 408)

490 Dazu werden beispielsweise feuchte Lappen auf die Augenlider gelegt. Retrospektiv betrachtet wurde die Sicherstellung der dauerhaften Augenschließung erreicht, indem branntweingetränkte Lappen, Kastanien, Feuersteine, Scherben, Geldstücke oder (bei Kindern) Pferdebohnen (schmetterlingsblütenartige Hülsenfrucht) benutzt wurden. (Vgl. Macho 1987, S. 412)

491 Um den Verschluss des Mundes sicherzustellen, wurde um das Kinn ein Tuch gebunden oder unter das Kinn eine Zitrone, eine Bibel, ein Gesangbuch gelegt. Überliefert ist aber auch, dass in bestimmten Regionen den Toten der Mund verstopft wurde, z.B. mit Erde, insbesondere bei plötzlich Verstorbenen. (Vgl. Macho 1987, S. 413)

bzw. der nicht verschlossene Mund könnten den Todesnachfolger bestimmen. (Vgl. Macho 1987, S. 412) Überliefert ist aber auch, dass mit den genannten Maßnahmen das Entweichen der Seele durch ebendiese Öffnungen verhindert werden soll. (Vgl. ebd., S. 413) Solche Annahmen beeinflussen (un)bewusst pflegerisches Handeln,[492] auch wenn physiologische Begründungen für die „Ruhigstellung der sog. Kommunikationsorgane" angeführt werden: Die Totenstarre setzt als erstes im Bereich der Unterkiefermuskulatur ein und führt dazu, dass der offenstehende Mund sich nicht mehr schließen lässt. Um das zu verhindern, wird das Gesicht in einer ästhetisch ansprechenden Form gehalten. (Vgl. Simon-Jödicke 2007, S. 286; Augustyn/Simon-Jödicke, S. 287) Dazu wurde jahrzehntelang, stellenweise immer noch beobachtbar, in Kauf genommen, den Verstorbenen pietätlos zu verunstalten, indem das Kinn mit einem Wickel hochgebunden wurde. (Vgl. Menche/ Bazlen/Kommerell, in: Münch/ Schwermann 2005; Tanzler, in: ebd.) Der Versorgungsstandard des „Fertigmachens" endet gewöhnlich mit dem Falten der Hände, der situativen Beigabe eines Rosenkranzes, Engels, Talismans oder von Blumen, mit dem Aufstellen eines Kreuzes und dem Anzünden einer Kerze. (Vgl. 24/08[493]; Münch/Schwermann 2005 S. 37; Menche/Bazlen/Kommerell, in: ebd.; Tanzler, in: ebd.)

Das Bedürfnis der Angehörigen, eine Reinigung bei ihren Verstorbenen durchführen zu wollen, zeigen die nachfolgenden Situationsbeschreibungen: *„Als dann die Ehefrau nach mehreren Stunden verstarb, äußersten die Angehörigen den Wunsch, unter Beisein einer Pflegeperson, sie waschen und neu ankleiden zu dürfen."* (8/08) *„Kurze Zeit später kam die Tochter und fragte mich nach einer Waschschüssel und nach Handtüchern zur Durchführung einer Waschung ihres Verwandten."* (14/08) Hier sind unterschiedliche Vermutungen anzuführen: Zum einen wird in dieser Tätigkeit eine Möglichkeit erkannt, ein letztes Mal mit dem Verstorbenen in Kontakt zu treten (Berührung und Wertschätzung, das Ausspre-

---

492   Sudnow berichtet in seiner Studie, die die soziale Organisation in Krankenhäusern zum Gegenstand hat: „Eine Krankenschwester wurde beobachtet, wie sie zwei oder drei Minuten lang versuchte, die Augenlider einer Patientin zu schließen. Die Schwester erklärte, die Frau liege im Sterben. Sie versuchte die Lider geschlossen zu halten. Nach mehreren erfolglosen Versuchen gelang es der Schwester, sie zu schließen, und sie sagte mit einem befriedigten Seufzer: ‚Jetzt sind sie richtig.' Als sie nach ihrem Tun befragt wurde, meinte sie, die Augen des Patienten müßten im Tod geschlossen bleiben, damit die Leiche einem schlafenden Menschen gleiche. Dies sei schwieriger zu erreichen, wenn Haut und Muskeln bereits in Erstarrung übergingen. Daher versuchte sie, erklärte sie, die Augen stets *vor* Eintritt des Todes zu schließen. Damit würden Zeit und Mühe gespart, wenn das Stationspersonal käme, die Leiche abzuholen. Es sei eine Sache der Rücksicht auf die Arbeiter, die am liebsten so wenig wie möglich mit den Leichen umgingen." (Sudnow, in: Illich 1979, S. 209, Hervorhebung im Original)

493   „Wir zündeten eine Kerze für ihn an und die Angehörigen erhielten die Möglichkeit, sich in aller Ruhe zu verabschieden. Dabei wurden Stress und Hektik seitens des Pflegepersonals bewusst vermieden." (24/08)

chen ungesagter Dinge, das Bitten um Verzeihung bzw. diese selbst zu bekunden …). Zum anderen ist darin ein Werk der Barmherzigkeit zu sehen, auch in der religiös-metaphorischen Vorstellung, den jetzt toten Körper für die leibliche Auferstehung am Tage des Jüngsten Gerichts vorzubereiten. (Vgl. Kulbe 2008, S. 82; Simon-Jödicke 2007, S. 288; Kaldewey/Niehl 2009, S. 153; Weimer 2010, S. 1 ff.) Dieses Verhalten kann aber auch vom Aberglauben motiviert werden, der sich in diesem Fall zwar auf den Tod im eigenen Zuhause bezieht, aber durch die Ver- und Auslagerung des Sterbens/Todes in Krankenhäuser Gültigkeit erfährt: „Die Anwesenheit einer Leiche ‚macht das Haus und die Angehörigen unrein, dieser Zustand greift oft aufs ganze Dorf über'. Solche Unreinheit erzwingt ein bestimmtes Verhalten der ‚Hinterbliebenen, Unterlassen verschiedener Tätigkeiten, Kenntlichmachen des gefährlichen Hauses, Abwehrmaßregeln besonders, wenn die Leiche das Haus verlassen hat'." (Macho 1987, S. 413 f. mit Bezug auf das Handwörterbuch des deutschen Aberglaubens V) Dass Verstorbene stellenweise in abzuschließende Zimmer geschoben werden (vgl. 13/08)[494] und schnellstmöglichst (i.d.R. nach zwei Stunden) aus dem Blickfeld der Station entfernt werden (vgl. Göckenjan 2008, S. 10; Pfeffer 1998, S. 123 f.), könnte mit dieser tradierten Vorstellung assoziiert werden.

Die pflegerische Versorgung des Verstorbenen ist eine originäre Arbeitshandlung der Pflege und wird – zumindest bzgl. der körperlichen Herrichtung – tendenziell ohne Einbezug der Zugehörigen durchgeführt:[495] *„[...] die Angehörigen standen auf dem Flur und weinten. Im Zimmer wurde die Verstorbene gerade von zwei Schwestern liebevoll versorgt. Sie führten ihre Arbeit zügig durch und verständigten sich fast nur durch Gesten."* (2/08) Mit dieser Situationsbeschreibung wird auf eine typische Verhaltensweise hingewiesen, den still verlaufenden Handlungsvollzug. Dieser wird in der Fachliteratur mit der Wahrung der Würde des verstorbenen Patienten begründet. (Vgl. Simon-Jödicke 2007, S. 286; Kulbe 2008, S. 81) Dass die Konfrontation mit einem Verstorbenen tendenziell Schweigen auslöst, bewertet Macho als ein Ergebnis des Kommunikationsabbruches des Toten. Sein Schweigen löst gleichsam Schweigen bei den unmittelbar Anwesenden aus. Schweigen kann zum einen Verlegenheit, Verhaltensunsicherheit signalisieren, kann aber auch Ausdruck sein, sich mit dem Leichnam zu verbinden, in dem die schweigende Rhetorik des Verstorbenen zur Interaktionsform wird. Der Lebende spricht mit dem Verstorbenen in dessen Sprache, der Sprache des

---

494 Vgl. Raumordnungen: Trennung der Lebenden von den Toten

495 Durch das Umlagern des Verstorbenen werden letzte Lebensspuren beseitigt: i.d.R. kommt es zu einem Entweichen der verbliebenden Luft aus den Atemwegen, das mit einem seufzerähnlichen Geräusch des Verstorbenen einhergeht. Des Weiteren ist davon auszugehen, dass infolge der Erschlaffung der Harnblasen- und Darmmuskulatur letzte Ausscheidungen abgesondert werden. (Vgl. Münch/Schwermann 2005, S. 36; Simon-Jödicke 2007, S. 286 f.)

Schweigens und könnte als Ausdruck der Solidarität interpretiert werden. (Vgl. Macho 1987, S. 11, 17)

Mit der Tätigkeit des „Fertigmachens" wird die Intention verfolgt, sämtliche sichtbaren Spuren der Medikalisierung zu beseitigen: Entfernung venöser Zugänge, Katheter, Drainagen, der technischen Geräte zur Medikamenten- oder Sauerstoffverabreichung. Es wird ein schöner Toter – „frisch" gekämmt und ggf. rasiert, in „frischer" Kleidung auf einem „frischen" Laken mit einem friedvoll assoziierten Gesichtsausdruck – präsentiert,[496] der ohne Schmerzen und nach Möglichkeit im Beisein seiner Familie den Sterbeprozess beenden konnte: *„Er [examinierter Pfleger] erzählte, dass sie stark gelitten habe, jedoch im Beisein ihrer Familie schmerzfrei sterben konnte. Ich war froh, dass er mir dies sagte, denn seine Worte beruhigten mich etwas."* (5/08) Interessant ist es, die Empfehlung Kulbes im Umgang mit Angehörigen verstorbener Patienten hinzuzuziehen, die sie als einen „Palliative Care – Pflegetipp" ausgibt: „[...] Begleiten zum Leichnam, gemeinsames Betreten des Sterbezimmers; z.B. erzählen, wie schön die Verstorbene aussieht [sic!] / Ängste nehmen." (Kulbe 2008, S. 82) Und weiter weiß die Autorin zu berichten: „Für viele ist das Bild des Sterbenden mit Schläuchen, Pflegemitteln oder medizinischen Geräten verbunden, sie wünschen sich danach beim Toten, ein Bild des Friedens vorzufinden." (Ebd., S. 81) Es entsteht der Eindruck, dass ein Verstorbener den ästhetischen Bedürfnissen des Betrachters zu entsprechen hat.[497] Dazu ist die Konstruktion der Projektionsfläche des „Schön-Schlafenden" erforderlich: Der hässliche Tod entzieht sich dem Blick des Betrachters. Im Feld der Sichtbarkeit angeordnet soll der Tote aussehen wie der Lebende, ja, schöner noch! Diese Sichtbarkeit ist ein Beleg für die Ausgrenzung/ Verdrängung des Todes. Der Tote soll nicht wie ein Toter/Leidender aussehen, sondern „erstrahlen" und dadurch mit den Lebenden in Verbindung bleiben. Die schöne Erinnerung an den Noch-Lebenden wird aufrecht gehalten, um die Lücke, die dieser im Leben der Hinterbliebenen hinterlässt, schließen zu können. (Vgl. Belting/Macho 2007, S. 237)

Entgegengesetzt zu dieser Einschätzung bewertet ein Auszubildender den Gesichtsausdruck Verstorbener als Zeichen ihrer Autonomie: *„Seit dem habe ich*

---

496 Ein Paderborner Bestattungsunternehmer teilte dem Verfasser dieser Arbeit mit, dass es üblich ist, die Lippen der Verstorbenen (unsichtbar) zuzunähen. Begründet wird diese Maßnahme mit der ästhetischen Ausstrahlung, die von der Leiche auf die Angehörigen übergehen soll. (Das Gespräch wurde am 21.01.2009 geführt.)

497 Beate Lakotta und Walter Schels haben in ihrem Projekt „Noch mal leben vor dem Tod. Wenn Menschen sterben." 25 Menschen kurz vor ihrem Lebensende und unmittelbar nach Eintritt des Todes fotografiert. Ihre, auf das 19. Jahrhundert zurückzuführende Totenfotografie, verfolgte die Intention, dem Betrachter schöne Bilder zu vermitteln, die mit einem friedlichen Tod zu assoziieren sind und „eine Verbindung zwischen ‚noch leben' und ‚schon gestorben sein' [herstellen]." (Schels/Lakotta/Macho 2007, S. 194; vgl. ebd., S. 187, 195)

einige Menschen sterben sehen und bin fest davon überzeugt, dass die Betreffenden ihren Todeszeitpunkt selbst bestimmen. Manche warten Stunden oder Tage, bis der gewünschte Angehörige bei ihnen ist, und sterben dann in seinem Beisein. Andere suchen sich einen Zeitpunkt des Alleinseins aus, auch wenn es nur ein kurzer Augenblick ist, wie in dem beschriebenen Fall. Ich bin der Ansicht, dass sterbende Menschen ihre Autonomie behalten und somit den Tod zu etwas Beeinflussbarem machen. Wenn man sich die friedlichen Gesichter der Verstorbenen ansieht, weiß man sicherlich, was ich meine. " (20/08) Der Zeitpunkt des Todes – im (Übergangs)Raum des ansonsten Unverfügbaren –, das zeichnet den Menschen (wie das Tier) aus: im Tod eins mit sich sein wollen.

Sich im Sterbenden und Toten spiegeln

Auszubildende der Pflege können selten auf Primärerfahrungen zum Umgang mit der Todeswirklichkeit zurückgreifen. (Vgl. Sitzmann 2004, S. 441) Es ist zu vermuten, dass ihre Vorstellungen von der Endlichkeit und vom Tod medial beeinflusst und ausgeformt sind. (Vgl. Fischer 2001, S. 91; von Brück 2007, S. 22; Schneider 2010, S. 121). Im Lernort Krankenhaus ändert sich diese Situation. Erstmalig werden Pflegeschüler mit konkret Sterbenden/Verstorbenen konfrontiert und müssen feststellen, dass das Leben tatsächlich endlich ist und der Sterbeprozess sichtbare Spuren hinterlässt (Kausalität zwischen somatischer Insuffizienz und Hilfsbedürftigkeit): *„Wir hatten dort einen noch jungen Patienten, Vater eines zwölfjährigen Sohnes, der im Sterben lag. [...] Jemanden so leiden zu sehen, wie er um jeden Atemzug kämpft und nachher den Kampf doch verliert, darauf war ich nicht vorbereitet.* " (1/08) *„Es war schrecklich für mich, das mit anzusehen, da die Patientin im Alter meiner Eltern war und so jung plötzlich ihren Lebensalltag nicht mehr eigenständig meistern konnte.* " (11/08) Der Sterbende/Verstorbene wird zur Projektionsfläche des eigenen Sterbens/Todes und kann einen Angst machenden Prozess auslösen. (Vgl. Ochsmann 1993, S. 29, 37; Kübler-Ross 1977, S. 10) Es ist nicht davon auszugehen, dass Auszubildende im Lernort Praxis generell auf Ansprechpartner treffen, die die Notwendigkeit des Austausches signalisieren, denn bei Mitgliedern des Klinikstabs sind höhere Werte der Todesangst und Todesverdrängung im Vergleich zur sog. „Normalbevölkerung" festzustellen.[498] (Vgl. Feifel et al. 1967, S. 201 ff.; Feith et al. 1999a; Feith et al. 1999b, S. 34 ff.) Ängste wiederum begünstigen Vermeidungsstrategien in der Sterbebegleitung, indem die Sachgerichtetheit der Krankenhausablauforganisation fokussiert wird. (Vgl. Kübler-Ross 1977, S. 15 f., 35 f., 38, 53 f.) „Liegt die Ursache dieser immer mehr mechanischen, unpersönlichen Behandlung in uns

---

498   Rest geht davon aus, dass die Werte in jüngeren Jahren ausgeprägter sind und die Ausbildung i.d.R. in diesen Zeitraum fällt. (E-Mail Korrespondenz vom 19.03.08)

selbst, in unserer eigenen Abwehrhandlung? Können wir vielleicht nur auf diese Weise mit den Ängsten fertig werden, die ein schwer oder hoffnungslos Erkrankter in uns selbst auslöst? Konzentrieren wir uns auf Blutdruckmesser und andere Instrumente, weil wir den drohenden Tod nicht sehen wollen, der so furchtbar und erschreckend ist, dass wir unser ganzes Wissen auf Apparaturen übertragen? Denn Instrumente bedrücken uns weniger als die leidenden Züge eines menschlichen Wesens, das uns wieder einmal an die eigene Ohnmacht erinnert, an unsere Grenzen, unser Versagen, unsere eigene Sterblichkeit." (Ebd., S. 16) In zwei Situationsbeschreibungen scheint dieser Prozess beobachtet worden zu sein, denn Auszubildende leiten Konsequenzen für eigene Verhaltensweisen ab: *„Aus dieser Situation habe ich gelernt, dass ich mich zukünftig für sterbende Patienten einsetzen werde, damit sie in Ruhe und Geborgenheit von uns gehen können."* (26/08) *„Ich habe daraus gelernt, dass es die kleinen Gesten sind, die einem kranken Menschen und seinen Angehörigen vielleicht helfen können, das Kranksein und die Sorgen für einen Augenblick zu vergessen."* (22/08) Aus nur einer Situationsbeschreibung lässt sich ein modellierender Lerneffekt ableiten, da ein Auszubildender mit einer ihm nicht vertrauten Verhaltensweise konfrontiert wurde und der er einen Wirksamkeitseffekt zuordnet (vgl. Hobmair et. al 1996, S. 158): *„Als wir bei der Patientin im Zimmer waren, fragte sie die Sterbende, ob sie an Gott glauben würde. Als sie dies bejahte, beugte sich die Pflegeperson zu ihr hinüber, hielt ihre Hand und sagte einige biblische Verse auf. Diese Verse werden mir immer in Erinnerung bleiben, da sie Trost und Zuversicht spendeten, auch mir."* (6/08)

Die Pflegeschüler lernen in ihrer Ausbildung, die Wahrung professioneller Nähe und Distanz als Schutzmechanismus für sich selbst und gegenüber den Pflegebedürftigen auszugestalten. Bis sie jedoch in der Lage sind, eine professionelle Beziehungsgestaltung zum Patienten aufzubauen, können ihre Interaktionen von einer unausgewogenen Relation zwischen Nähe und Distanz bestimmt werden, wie der nachfolgenden Situationsbeschreibung zu entnehmen ist: *„Der Kontakt zu dieser Patientin hat mir trotz ihres schweren Schicksals unglaublich viel gegeben. Dabei kann ich meine gemachten Erfahrungen und Gefühle nicht einmal genau in Worte fassen. Als mir nach und nach bewusster wurde, wie schlecht es um die Patientin stand und ich durch die vertrauten Gespräche immer mehr Einblicke in ihr privates Leben, ihr Leiden, ihre Ängste erhielt, merkte ich, wie nah ich diese Situation schon an mich persönlich habe herankommen lassen. Ich ertappte mich dabei, wie ich jeden Tag für sie betete, dass sie ein Gespräch mit ihren kleinen Kindern und ihrem Mann wird führen können, und dass sie die Kraft erhält, ihre Situation akzeptieren oder eher annehmen zu können."* (4/08) Einmal mehr ist auf die Notwendigkeit zu verweisen, Auszubildende in der Praxis – insbesondere bei der Konfrontation mit schwerstkranken Patienten (Nähe-

und Distanzbedürfnisse) – prä-, inter- und postventiv zu begleiten, damit sie eine emotionale Professionalität erlernen können. Diese setzt sich aus der professionellen Nähe, im Sinne von äußerer (körperlicher) Nähe und innerem Kontakt (Empathie) sowie – als Korrektiv – der professionellen Distanz, dem temporären Ausschalten bzw. Überschreiten eigenen Erlebens und reflexiven Bearbeitung eigener Emotionen, zusammen. (Vgl. Oelke 2008, S. 696 ff.) Damit bleibt der betreffende Auszubildende trotz emotionaler Belastungen handlungsfähig, ohne dabei seine persönliche Gesunderhaltung zu vernachlässigen.

Mit der vorangegangenen Kategorienzuordnung und der vorgenommenen Interpretation konnten die Hypothesen geprüft und bestätigt werden: Sterben gilt in einem auf Gesundheit ausgerichteten System als Störfaktor. Unzureichende zeitliche Ressourcen und Verhaltensunsicherheiten der Akteure verhindern ein adäquates Verhalten gegenüber Sterbenden und ihren Bezugspersonen. Fehlende Entlastungsmöglichkeiten durch ritualisierte, abschiedskulturelle Handlungen erschweren den Umgang mit Sterbenden und ihren Bezugspersonen. Infolgedessen kann auch aus der Perspektive Auszubildender der Gesundheits- und Krankenpflege die Haupthypothese gesichert werden, dass in der Institution Krankenhaus Bedingungen für ein individualisierendes Sterben nicht gegeben sind.

3. Zusammenfassung

Mit der vorangegangenen qualitativ ausgerichteten Studie wurde die Perspektive Auszubildender eingenommen, um Hypothesen, die den Umgang mit Sterben und Tod in Krankenhäusern kennzeichnen, zu überprüfen. Dazu wurden Pflegeschüler aufgefordert, eine Situation zu beschreiben, die für sie von besonderer Bedeutung war. Die Auswertung erfolgte theorie- und regelgeleitet nach der strukturierten Inhaltsanalyse Mayrings. Deutlich wurde, dass nicht nur (sterbende) Patienten mit der Systemrationalität konfrontiert werden, sondern auch die Auszubildenden. Krankenhäuser bestehen aus Disziplinarräumen, in denen sämtliche Details Kontrollmechanismen unterzogen werden, um einen reibungslosen, auf Effizienz ausgerichteten Ablauf zu gewährleisten. Dabei werden Auszubildende einer Disziplinierung unterworfen, damit sie ihre gelehrigen Körper – als Erfüllungsgehilfen struktureller Abläufe – ökonomisch und nützlich einbringen. (Vgl. Foucault 1977, S. 177) Die fokussierte Lebenssteigerungslogik wirkt sich auf den Zeit- und Arbeitsrhythmus des einzelnen Mitarbeiters aus und führt zu einer Unterordnung der Individualfürsorge, sowohl in der Patienten-, Sterbendenbetreuung als auch in der Auszubildendenbegleitung. (Vgl. ebd., S. 190 ff.; Ruoff 2007, S. 103) Den Berichterstattungen der Pflegeschüler ist zu entnehmen, dass sie oftmals nur die Informationen erhalten, die zur Sicherstellung sachorientierter Abläufe erforderlich sind. Damit wird ihnen die Möglichkeit entzogen, ein holistisches Menschenbild in ihr Pflegehandeln zu integrieren, das gerade bei der Versorgung von Patienten in der Terminalphase unabdingbar wäre. Befindlichkeiten und Belastungsfaktoren, die sich aus der Konfrontation mit sterbenden Patienten und ihren Angehörigen ergeben, scheinen Unordnung in der Ablauforganisation auszulösen, so dass emotionale Auseinandersetzungsprozesse dem Produktivitätsziel des Krankenhauses unterworfen werden und folglich einer Nicht-Thematisierung anheim fallen. (Vgl. Göckenjan 2008, S. 11; Streckeisen 1993, S. 1404) Die Lebenden werden von den Sterbenden und Toten getrennt, dies ist an der Raumordnung festzumachen, mit der eine Ausschließung (Beziehungskontrolle und Vermischungsentflechtung), Disziplinierung (Erfassung und individualisierte Differenzierung) und Kontrolle der Patienten erfolgt. (Vgl. Foucault 1977, S. 254 f.) Ein gerade Verstorbener wird „frisch und fertig gemacht", um die Assoziation eines „Schön-Schlafenden" zu erzeugen, der dann doch schnellstmöglich aus dem Blickfeld der Station zu entfernen ist. (Vgl. Göckenjan 2008, S. 10; Pfeffer 1998, S. 123 f.) Mit diesen Aspekten sind Defizite auf allen Ebenen der Qualitätssicherung zu konstatieren: Sterben und Tod können in Krankenhäusern weder individualisiert stattfinden (Ergebnisqualität), noch stehen den Akteuren, die zudem Unsicherheiten in ihren Verhaltensweisen signalisieren (Prozessqualität), ausreichende Ressourcen zur Verfügung. Erforderliche Entlastungsmöglichkeiten scheinen nicht ritualisiert implementiert zu sein (Strukturqualität).

Auszubildende der Pflege werden einer strukturell bedingten Dilemmasituation ausgesetzt: Im Lernort Theorie werden sie mit dem Pflegeverständnis einer individualisierten Patientenorientierung konfrontiert, gleichzeitig sind sie gehalten, systemfunktional zu agieren. Dabei ist zu vermuten, dass die Interdependenz wirtschaftlicher Einflussfaktoren auf das konkrete Pflegehandeln nur unzureichend thematisiert wird. Im Lernort Krankenhaus wird von den Pflegeschülern jedoch (un)ausgesprochen erwartet, die patientenorientierte Ausrichtung einer Systemrationalität unterzuordnen. Es ist zu befürchten, dass Auszubildende wenig Unterstützung erfahren, um mit diesem Widerspruch umgehen zu können. Infolge kognitiver Dissonanzen reagieren sie tendenziell mit dem Muster der moralischen Desensibilisierung. (Vgl. Kersting 2002, S. 24 ff., 30 ff., 34 ff., 131 ff.) Dieser bedenkenswerte Zustand sollte in Überlegungen zur Förderung der Lernortkooperation Berücksichtigung finden. Dazu werden Empfehlungen für eine handlungsgeleitete Konzeption entwickelt, in der eine Verzahnung der Praxis (Ausgangssituation) mit der Theorie (systemische Auseinandersetzung) und dem Transfer in die Praxis (Zielsituation) fokussiert wird. Pflegeschüler und Vertreter der Praxis sollten die Möglichkeit erhalten, Bedingungen für ein (Nicht)Handeln

in der Begleitung Sterbender und deren Bezugspersonen zu eruieren, eine Annäherung der Pflegeverständnisse anzuregen und eine abschiedskulturelle Haltung
im Prozess der Auseinandersetzung für sich selbst zu erarbeiten.

VIII. Pädagogische Konsequenzen zur Förderung einer abschiedskulturellen Haltung

1. Einstellung als sozialpsychologische Kategorie

Um der Frage nachzugehen, wie eine abschiedskulturelle Haltung[499] bei den Auszubildenden der Pflege gefördert werden könnte, ist eine Auseinandersetzung mit der sozialpsychologischen Kategorie der Einstellung erforderlich. Dazu wird auf den kognitiven Einstellungsbegriff zurückgegriffen.[500] Prozesse der Einstellungsbildung sind jedoch nicht losgelöst von den sozialen Räumen bzw. Feldern, in denen sie entstehen und wirksam werden, zu betrachten. Demzufolge ist der Begriff des Habitus nach Bourdieu hinzuzuziehen.

a. Kognitives Einstellungskonzept

Peukert erklärt die sozialpsychologische Kategorie der sozialen Einstellung als „die von einem Individuum durch Erfahrung erworbene, relativ stabile Tendenz, auf ein soziales Objekt (Personen, Gruppen, soziale Situationen) mit bestimmten Gefühlen, Vorstellungen und Verhaltensweisen zu reagieren." (Peukert 2003, S. 63a) Erläuternd ist dazu festzuhalten: Die Einstellungsbildung erfolgt im direkten Kontakt mit dem Einstellungsgegenstand infolge von Informationen anderer Personen, der spezifischen Situation oder bestehender (gesellschaftlicher) Anschauungen. Neben diesen externalen Faktoren sind persönlichkeitsspezifische-internale Faktoren entscheidend, wie beispielsweise die bereits vorhandenen Einstellungen, Motivumstände sowie die Bedeutsamkeit, die einer – zu erwerbenden – Einstellung entgegengebracht werden. (Vgl. ebd., S. 64) Der Prozess

---

499   „Haltung – die Gesamtheit der weitgehend beständigen Verhaltenselemente eines Menschen. Haltung ist somit der Inbegriff der Grundeinstellung dem Leben gegenüber [...]. In der Sozialpsychologie wird die Haltung einer Person gegenüber bestimmten Objekten, Personen, Normen und Meinungen unter dem Konzept der Einstellung untersucht." (Brockhaus multimedial 2007; vgl. Peukert 2003, S. 63a) Und weiter heißt es: „Einstellungen beeinflussen (bewusst oder unbewusst) die Auswahl und Wertung von Wahrnehmungsinhalten sowie die Art der Reaktion auf diese Inhalte." (Brockhaus multimedia 2007)

500   Im behavioristischen Verständnis wird die Einstellung als beobachtbares Verhalten infolge einer Reiz-Reaktions-Einheit verortet und unter Bezugnahme von Lerntheorien – der sozial-kognitiven Theorie nach Bandura bzw. der Konditionierungstheorien – erklärt. (Vgl. Hobmair et al. 1999, S. 127)

der Einstellungsbildung ist nicht das Ergebnis eines Reifungsprozesses, sondern erfolgt weitestgehend im Rahmen der Sozialisation und wird von Werthaltungen, Verhaltensweisen und Erwartungen der wichtigsten Mitglied- bzw. Bezugsgruppen beeinflusst. (Vgl. ebd.) Die berufliche Sozialisation subsumiert zwei aufeinander zu beziehende Dimensionen. Da ist zum einen die Sozialisation für den Beruf: Sie zeigt sich in der schicht- und geschlechtsspezifischen Sozialisation in Familie und Schule, die das Interesse, die Fähigkeit und die Wertvorstellung für bestimmte Berufe fördert bzw. einschränkt und einen Beitrag leistet zur Reproduktion gesellschaftlicher Ungleichheit.[501] Das Ergebnis der vorberuflichen Sozialisation ist die Berufswahl und Berufsausbildung. Zum anderen ergibt sich die Sozialisation durch den Beruf: Darunter sind die im konkreten betrieblichen Arbeitsprozess gemachten Erfahrungen zu verstehen, die das Verhältnis der Arbeitnehmer zu ihren Arbeitsinhalten, Arbeitsbedingungen und Arbeitsergebnissen verdeutlichen und bewusstseinsbildende, persönlichkeitsfördernde bzw. -verändernde Auswirkungen einleiten. Beide Formen der beruflichen Sozialisation treffen auf Auszubildende der Krankenpflege infolge ihrer Doppelrolle zu, da sie die Rolle des lernenden Auszubildenden und die des arbeitenden Auszubildenden (Arbeitnehmerstatus und Bestandteil des Stellenplans) inne haben. Berufsbezogene Lern- und Entwicklungsprozesse (als Aneignung und Veränderung von Fachwissen, Motivation, Fähigkeiten, Deutungsmuster und Einstellungen) umfassen somit die Qualifizierung für den Arbeitsbereich, aber auch die Entwicklung der Persönlichkeit. (Vgl. Heinz 1995, S. 42 ff.)

Eine internalisierte Einstellung wird dauerhaft beibehalten und auf andere, in Verbindung stehende Objekte transferiert. So korreliert die positive Einstellung eines Menschen bezüglich einer Abschiedskultur i.d.R. mit Einstellungen zu Erfordernissen klinischer Ethikkomitees, der Notwendigkeit von Patientenrechten im Krankenhausalltag und der Einführung regelmäßiger Supervisionen für das Stationsteam. (Vgl. Peukert 2003, S. 63a; Hobmair et al. 1999, S. 129 f.) Einstellungen beziehen sich auf konkrete Subjekte (sterbende Patienten, Angehörige, Auszubildende) bzw. abstrakte Objekte (Abschiedskultur eines Krankenhauses, festgemacht beispielsweise an fehlenden Abschiedszimmern). (Vgl. Peukert 2003, S. 63a)

Soziale Einstellungen besitzen eine Struktur, die sich aus verschiedenen Komponenten zusammensetzt. Unter die kognitive- bzw. Wissenskomponente fallen

---

501 Bildungspolitische Diskussionen erfolgten im Rahmen der international angelegten Vergleichsstudie PISA in dem Zeitraum der Jahre 2000 bis 2006, die durch eine nationale PISA-Ergänzungsstudie auf der Basis der Bundesländer absolviert wurde. Die Abhängigkeit der Leistungen der Schüler von ihrer sozioökonomischen und kulturellen Herkunft – (auch) in Deutschland – ist ein bedenkenswertes Ergebnis. (Vgl. Brockhaus multimedial 2007; Bourdieu/Passeron, in: Baumgart 2004, S. 232 ff.)

die Wahrnehmung, das Wissen, die Meinung, die Vorstellung und die Überzeugung, die dem Einstellungsobjekt entgegengebracht werden, aber auch die Erkenntnis, bestimmte Wissensbereiche vertiefen zu wollen: Ein Auszubildender nennt und erläutert beispielsweise die Phasen eines Sterbeprozesses und äußert den Wunsch, adäquate pflegerische Verhaltensweisen lernen zu wollen. Die affektive bzw. evaluative Komponente umfasst Emotionen und Bewertungen, die mit dem Einstellungsobjekt verknüpft werden und festzumachen sind an der Zuneigung/Abneigung, Beliebtheit/Unbeliebtheit bzw. an etwas, das als angenehm/ unangenehm empfunden wird: Ein Auszubildender nimmt bei sich das Gefühl der Unsicherheit wahr, wenn er in das Zimmer eines sterbenden Patienten geht oder er bekundet, wie hilfreich das Ritual des Gesprächskreises für ihn ist, um belastende Situationen bewältigen zu können. Mit der konativen- bzw. Handlungskomponente wird die Verhaltensbereitschaft und -tendenz fokussiert, die das Einstellungsobjekt auslöst: Unterstützung/Ignorierung und Zerstörung, Annäherung/Ablehnung, indem beispielsweise Angehörige sterbender Patienten nach ihrer Befindlichkeit befragt werden und ihnen (auf Wunsch) ein Gesprächstermin (mit den Seelsorgern) anboten wird oder die Durchführung einer Literaturrecherche, um die (non)verbale Sprache Todkranker besser verstehen zu können. (Vgl. Hobmair et al. 1999, S. 131 ff.; Peukert 2003, S. 63a) Die Einstellungskomponenten befinden sich i.d.R. in einem konsonanten Zustand. Falls ein dissonantes Verhältnis entsteht, wird die betreffende Person Abwehrhandlungen entwickeln, um eine Konsistenz zu erreichen. (Vgl. ebd., S. 63a; Hobmair et al. 1999, S. 128 f.)

b. Theorie der kognitiven Dissonanz

Die Veränderung von Einstellungen kann auch mit der Theorie der kognitiven Dissonanz erklärt werden, die Festinger in den wissenschaftlichen Diskurs einbrachte. (Vgl. Festinger 1957/1978) Dieses Konzept, den Konsistenztheorien[502] zuzuordnen, geht von den nachfolgenden Grundannahmen aus: Ausgangspunkt sind kognitive Elemente, die die Gedanken einer Person über sich selbst und ihre Umwelt in Form von Einstellungen, Meinungen, Wissenseinheiten, Wertehaltun-

---

502 Die Konsistenztheorien gehen davon aus, dass der Mensch a priori nach psychologischem Gleichgewicht strebt. So geht beispielsweise die Balancetheorie von dem psychologischen Feld einer Person aus, das sich aus Menschen, Objekten und Ereignissen zusammensetzt. Sie betrachtet die sog. P-O-X Einheit (Zielperson – andere Person – Objekt bzw. Thema). Inkonsistente Triaden verursachen aversive Spannungen, die die betreffende Person zu minimieren versucht. (Vgl. Kessler 2006, S. 2)

gen subsumieren.[503] Diese Kognitionen sind vollständig bzw. teilweise miteinander verbunden und folgen dem Prinzip der Homöostase (harmonisch-widerspruchsfreie Bezugnahme). (Vgl. ebd., S. 22 ff.; Peukert 2003, S. 65a; Olbrich, abgerufen am 12.12. 2008; Kessler 2006, S. 2) Die Beziehung der kognitiven Elemente zeichnet sich durch ihren Zusammenhang aus, der durch Relevanz bzw. Irrelevanz gekennzeichnet ist.[504] (Vgl. Festinger 1978, S. 24 ff.; Hobmair et al. 1999, S. 148) Eine relevante Beziehung gestaltet sich konsonant, wenn aus einem kognitiven Element ein weiteres folgt und Stabilität im kognitiven Einstellungssystem verursacht. Geht jedoch aus einer kognitiven Komponente ihr Gegenteil hervor und bewirkt psychische Spannungen – die als unangenehm erlebt werden –, ist diese Beziehung als dissonant zu bezeichnen.[505] (Vgl. ebd.; Kessler 2006, S. 2; Festinger 1978, S. 25 f.) Die Dissonanzstärke ergibt sich aus der Anzahl der miteinander nicht zu vereinbarenden kognitiven Elemente gegenüber dem Einstellungsobjekt im Verhältnis zu denen, die sich einschließlich ihrer Bedeutsamkeitszuschreibung in Konsonanz befinden. Damit wird deutlich, dass Konsistenzen / Dissonanzen nicht aus objektiv zu beschreibenden kausalen Zusammenhängen abzuleiten sind, sondern aus dem Ergebnis, das sich aus der subjektiven Bewertung der Unvereinbarkeiten ergibt.[506] (Vgl. ebd., S. 28 ff.; Kessler 2006, S. 6 ff.; Hobmair et al. 1999, S. 149) Kognitive Dissonanzen entstehen durch Erfahrungen, neue Informationen bzw. infolge allgemein üblicher Norm- und Wertvorstellungen. (Vgl. ebd.) Kognitive Dissonanzen lösen – in Abhängigkeit ihres Ausmaßes – die Tendenz aus, Widersprüchlichkeiten beseitigen, zumindest jedoch reduzieren zu wollen, indem Kognitionen so umstrukturiert werden, dass eine Konsistenz wiederhergestellt werden kann. (Vgl. ebd.; Festinger 1978, S. 17, 256; Kessler 2006, S. 2, 4) Es wurde bereits herausgearbeitet, dass die Pflegeausbildung strukturell bedingt kognitive Dissonanzen initiiert (Patientenorien-

---

503 Beispiele für kognitive Elemente: „Ich habe vor meiner Ausbildung noch nie einen Toten gesehen.", „Wir haben eine gute Klassengemeinschaft.", „Ich freue mich auf das nächste freie Wochenende."

504 Beispiel für eine relevante Beziehung: „Angehörige sterbender Patienten werden psychologisch zu Mit-Sterbenden." – „Ich begegne den Angehörigen freundlich und hilfsbereit." Beispiel für eine irrelevante Beziehung: „Der sterbende Patient hat nach wie vor starke Schmerzen." – „Der Kinofilm gestern Abend war echt klasse."

505 Beispiel für eine Konsonanz: „Würdevolles Sterben setzt Schmerzfreiheit voraus." – „Ich sorge dafür, dass der Patient seine Medikamente gegen Schmerzen pünktlich verabreicht bekommt." Beispiel für Dissonanz: „Würdevolles Sterben setzt Schmerzfreiheit voraus." – „Wenn der Patient medikamentös abgedeckt ist und trotzdem Schmerzen hat, muss er lernen, diese auszuhalten."

506 Dass die individualisierende Lebensbegleitung Sterbender im G-DRG-System keine abrechnungsfähige Leistung ist, kann für den Auszubildenden X mit seinem ökonomischen Verständnis vereinbar sein; nicht jedoch für den Auszubildenden Y, der diesen Zustand für bedenkenswert hält.

tierung versus Systemrationalität), die infolge moralischer Desensibilisierungen zu Einstellungsänderungen führen können. (Vgl. Kersting 2003, S. 24 ff., 30 ff., 131 ff.)

Das Aktivitätspotenzial der betreffenden Person kann sich auf verschiedene Arten äußern. So kann es zu Ignorierung, Verdrängung, Abwehr der Informationen bzw. dissonanter kognitiver Elemente kommen, die die Unvereinbarkeit ausgelöst haben. Eine beispielhafte Aussage eines Schülers kann das verdeutlichen:[507] „Solange keiner der Pädagogen aus der Schule mich hier auf Station besucht, werde ich so arbeiten wie die Examinierten. Und da hat ein reibungsloser Ablauf des Stationsgeschehens Vorrang gegenüber holistischen Patientenorientierungen." Zum anderen werden Situationen vermieden, die bestehende Dissonanzen verstärken: „Ich spreche die Angehörigen der Sterbenden nicht an, weil ich dann mit meiner Unsicherheit konfrontiert werde." Es kann zu Veränderungen eines oder mehrerer Elemente kommen, die zueinander in Dissonanz stehen: „Auch wenn wir keine Zeit haben, Angehörige sterbender Patienten in die Betreuung einzubeziehen, werde ich ihnen zukünftig zumindest einen Kaffee anbieten." Oder „Wenn die Mitarbeiter der Station verstorbene Patienten während der Übergabe nicht besonders erwähnen, werde ich zukünftig signalisieren, dass die bewusste Nennung eines verstorbenen Patienten für mich Wertschätzung dem gelebten Leben gegenüber ausdrückt und mir die Beziehungsbeendigung erleichtert." Neue kognitive Elemente können hinzugefügt werden: „Ich habe den sterbenden Patienten warten lassen, da ich erst noch die Blutproben ins Labor bringen wollte." Oder „Ich werde zukünftig, nachdem ein Patient verstorben ist, in der Kapelle ein Licht anzünden, um mich gedanklich zu verabschieden und ihm göttliches Geleit zu wünschen." Einstellungen können sich ändern: „Das Pflegeideal, mit dem ich meine Ausbildung begonnen habe, ist ein anderes. Ich lerne gegenwärtig zu akzeptieren, dass Krankenhäuser kein Ort sind, in dem eine individualisierende Sterbebegleitung durchzuführen ist. Dazu wäre eine Kooperation mit stationären und ambulanten Hospizdiensten erforderlich, wofür ich mich zunehmend einsetzen werde." (Vgl. Festinger 1978, S. 31 ff., 256; Peukert 2003, S. 65a; Hobmair et al. 1999, S. 149 f.)

Ob eine Einstellungsänderung möglich ist, hängt vom Änderungswiderstand der Kognitionen ab, der Bedeutsamkeitszuschreibung gegenüber dem Einstellungsobjekt sowie dem psychischen Aufwand, den die betreffende Person aufzubringen bereit ist. Es ist davon auszugehen, dass diejenige Möglichkeit umgesetzt wird, die die geringste psychische Anstrengung einfordert. (Vgl. ebd., S. 150) Festinger interpretiert die Einstellungsmodifikation als Resultat eines Dissonanz-

---

507 Zur Verdeutlichung dieser und der nachfolgenden Möglichkeiten zur Dissonanzreduktion wird die Perspektive Auszubildender zum Umgang mit Sterben und Tod eingenommen.

reduktionsprozesses. (Vgl. Festinger 1978, S. 17, 256; Peukert 2003, S. 64a)[508]
Dazu kann zum einen eine Analyse der Einstellung vorgenommen werden, die es zu modifizieren gilt. Dabei sind bereits vorliegende kognitive Elemente, die sich auf den einstellungsrelevanten Sachverhalt beziehen, zu erfassen und das Ausmaß der Einstellungsvernetzung (Einstellungssystem) zu erheben. (Vgl. Hobmair et al. 1999, S. 150 f.) Zum anderen ist es möglich, eine kognitive Dissonanz zu initiieren. Dieses Vorgehen folgt dem Grundsatz, dass Menschen ihre Einstellung dann verändern, wenn sich eine Möglichkeit ergibt, eine bereits bestehende kognitive Dissonanz verringern bzw. beseitigen zu können. Widersprüche können initiiert werden durch die Bezugnahme auf eigene bzw. fremde Erfahrungen oder durch den Erwerb neuer Informationen. (Vgl. ebd., S. 151)

Prozesse der Einstellungsbildung sind mit den sozialen Räumen bzw. Feldern, in denen sie entstehen und wirksam werden, in Verbindung zu bringen.

c. Begriff des Habitus'[509] nach Pierre Bourdieu

Habitus und sozialer Raum (soziales Feld) sind zentrale Begriffe in der Theorie der Praxis nach Pierre Bourdieu. (Vgl. Bourdieu 1987, S. 171 ff., 277 ff.; Krais 2008, S. 98) Bourdieu vertritt die These, dass der soziale Raum, in den ein Mensch hineingeboren wird und in dem er sich bewegt, zu seiner sozialen Konditionierung führt. Es bildet sich ein Bezugssystem (praktischer Operator) heraus, der Wirksamkeitseffekte in den Bereichen des Wahrnehmens, Denkens, Bewertens, Mitteilens, des (non)verbalen Ausdrucks und der Bildung kultureller Bedürfnisse entfaltet. Folglich entstehen – in Abhängigkeit der jeweiligen sozialen Räume – unterschiedliche Verhaltensformen sowie Verhaltenseinschränkungen und -begrenzungen. (Vgl. Bourdieu 1987, S. 278 ff.; Hradil 2003, S. 207 f.; Arend 1995, S. 141; Baumgart 2004, S. 199 f., S. 203; Krais 2008, S. 98 f.) Dieses prozessuale Geschehen ist Ausdruck der Sozialisation, die Bourdieu als schichtenspezifische Habitualisierung[510] bezeichnet, da „klassenspezifische Zwänge und Freiheiten"

---

508 Einstellungsänderungen sind auch auf der Grundlage von Wirkweisen kommunikativer Prozesse zu initiieren. So stellt die persuasive Kommunikation die Frage „Wer sagt was auf welchem Weg zu wem mit welcher Wirkung?" (Peukert 2003, S. 64a) Dazu werden die folgenden Strategien als besonders wirkungsvoll bewertet: Erzeugung persönlicher Betroffenheit, zweiseitige argumentative Vorgehensweise bei effektiver Platzierung der Argumente, Ermöglichung von Eigenaktivität der Empfänger, Sicherung der Glaubwürdigkeit des Senders sowie Berücksichtigung von Gruppeneinflüssen. (Vgl. Hobmair et al. 1999, S. 140 ff.)

509 Habitus ist aus dem Lateinischen ableitbar und bedeutet Haltung, Einstellung, Verhalten, Aussehen, Gesinnung. (Vgl. Krais 2008, S. 98; Menge/Pertsch 1984, S. 243)

510 Wenn zur Bewältigung von sozialen Situationen ganz selbstverständlich immer wieder bestimmte Handlungs- und Verhaltenstendenzen eingesetzt werden (Gewohnheiten) – der Ha-

(Baumgart 2004, S. 202) erworben werden. Der Habitus ist nicht zu verstehen als Ansammlung spezifischer Fähigkeiten und Fertigkeiten, sondern als Inkorporierung all dessen, was das soziale Feld ausmacht[511] und als Lebensstil unbewusst (re) produziert wird (Werte- und Normenausrichtung und Geschmacksweisen bzgl. u.a. Musik, Kleidung, Ernährung, Wohnungseinrichtung). (Vgl. ebd.; Bourdieu 1987, S. 277 ff.; Bourdieu, in: Arend 1995, S. 142) Im Habitus wird die Vergangenheit, die ihn konstruierte, in der Gegenwart fortgesetzt. (Vgl. Krais 2008, S. 99)

Zu den sozialen Räumen führt Bourdieu aus: Die Bevölkerung setzt sich – in Abhängigkeit der (ungleich verteilten) Ressourcen[512] – aus Hauptgruppen zusammen, die sich wiederum in Klassenfraktionen[513] ausdifferenzieren lassen. (Vgl. Hradil 2003, S. 207) Das Kapitalvolumen – als konkreter und prospektiver Besitz – besteht aus dem ökonomischen Kapital (Geldwerte: Jahreseinkommen, Immobilienbesitz, Erbschaften), dem symbolischen Kapital, wozu das kulturelle Kapital (Bildungsabschlüsse und -titel, einverleibte und konkrete Kulturgüter wie Bilder, Bücher) sowie das soziale Kapital (Verfügbarkeit über soziale Beziehungen, die genutzt werden können, um eine – bessere – Position zu erreichen) subsumiert werden. (Vgl. Baumgart 2004, S. 200 f.; Bourdieu 1987, S. 174 ff., 187 ff., 193 ff.; Bourdieu, in: Baumgart 2004, S. 218 ff.) Auch wenn das ökonomische Kapital nach wie vor den höchsten Marktwert besitzt, verweist Bourdieu in seiner Analyse auf die Bedeutsamkeit immaterieller (symbolischer) Marktwerte und auf die Möglichkeit der Kapitalkonvertierung. Damit werden Strategien evident, die soziale Gruppen, aber auch die Personen innerhalb einer Gruppe, einsetzen, um infolge der Maximierung von Gewinnchancen ihre Positionen in den gesellschaftlichen Räumen zu verbessern. (Vgl. Baumgart 2004, S. 200 f.; Bourdieu, in: Arend 1995, S. 140 f.) Trotz zu nutzender Gestaltungsspielräume bleiben jedoch gruppenspezifische (Ordnung schaffende) Spielregeln bestehen, die nicht bzw. nur bedingt unterwandert werden können.[514] (Vgl. Arend 1995,

---

bitus als generierendes Prinzip –, die zudem automatisiert sind und vom Bewusstsein nicht mehr bzw. nur in Ausnahmefällen registriert werden – ähnlich wie der Einsatz der Grammatik im Sprachgebrauch –, liegt eine Habitualisierung vor. (Vgl. Peuckert 2003, S. 256; Baumgart 2004, S. 202; Krais 2008, S. 98)

511 Es geht nicht nur um die Verinnerlichung, sondern auch um deren Wirksamkeitseffekte im äußeren Handeln (bis in die feinsten Verästelungen der menschlichen Struktur, beispielsweise im Ausdruck seines Geschmacks). (Vgl. Baumgart 2004, S. 203)

512 „Kapital ist akkumulierte Arbeit, entweder in Form von Material oder in verinnerlichter, „inkorporierter" Form." (Bourdieu, in: Baumgart 2004, S. 217)

513 Klassenfraktionen, beispielsweise festgemacht am Bürgertum, sind das Besitzbürgertum und Bildungsbürgertum sowie die Facetten des Kleinbürgertums. (Vgl. Hradil 2003, S. 207)

514 Ein Lottogewinn eines Arbeiters garantiert nicht automatisch die (echte) Zugehörigkeit zur oberen Schicht. (Vgl. Baumgart 2004, S. 201) Hier gilt die (un)ausgesprochene Spielregel, dass sich ein guter Geschmack nicht kaufen lässt, sondern hart zu erarbeiten ist – wobei zu analysieren wäre, welche Branche mit welchem Wert belegt wird – bzw. dieser in einer familiär-generationsübergreifenden Tradierung zu stehen hat.

S. 141) So richtet die obere Schicht ihr Handeln danach aus, den sozialen Abstand zu den anderen sozialen Gruppen zu erhalten. Ihr Lebensstil zeichnet sich durch Erhabenheit und Distinktion aus. Ihre Machtposition ermöglicht die Normvorgabe, was einen sog. „guten Geschmack", der sich in einem gehobenen Lebensstil artikuliert, ausmacht. Dieser wiederum wird einem permanenten Wechsel unterzogen, um für die Masse unerreichbar zu bleiben. (Vgl. Hradil 2003, S. 208; Baumgart 2004, S. 200) Die Mittelschicht ist jedoch bemüht, ihren Lebensstil der oberen Schicht anzupassen, um sozial aufsteigen zu können. Entsprechend orientiert sich ihr engagiertes Handeln auf die Erfüllung der Orthodoxien. (Vgl. Hradil 2003, S. 208) In der Arbeiterklasse hingegen bildet sich eine Kultur des „Mangels" und des Funktionsdenkens heraus, um ihre Existenz (überhaupt) erhalten zu können. Anschaffungen werden vornehmlich an Kriterien des Preises, des Nutzens und der Haltbarkeit und weniger an ästhetischen Gesichtspunkten festgemacht. Letztlich zielt das Verhalten der Arbeiter auf ein sich Einrichten in bestehenden Verhältnissen ab. (Vgl. Baumgart 2004, S. 200; Bourdieu, in: Baumgart 2004, S. 211 f.; Hradil 2003, S. 208)

Bourdieu vertritt die These, dass ein Mitglied sehr früh den Stil der Gruppe übernimmt, in der es aufwächst und sich verhält, wie „man" es tut. Werte und Normen werden übernommen und nicht generell reflektiert und begründet. (Vgl. Baumgart 2004, S. 199) Demzufolge bezweifelt Bourdieu, ob eine handelnde Person, die für sich freie Willensentscheidungen in Anspruch nimmt, tatsächlich als autonom handelndes Subjekt auf den Plan tritt. Handlungen sind vielmehr das Ergebnis des „sozialen Schicksals" (Baumgart 2004, S. 199). Das Subjekt ist ein vergesellschaftetes Subjekt. (Vgl. ebd., S. 201, 203; Bourdieu, in: Baumgart 2004, S. 210; Krais 2008, S. 99; Schwingel 2005, S. 61)

Bourdieu ist es ein Anliegen, den Begriff des Habitus' nicht als einen statisch und deterministisch wirkenden zu verkürzen. Trotz sozialer Konditionierung befindet sich der Habitus in einem permanenten Wandel, insbesondere dann, wenn im sozialen Raum neuartige Situationen zu bewältigen und Handlungsmöglichkeiten zu sondieren sind. Das soziale Feld befindet sich in Bewegung, Veränderung ist möglich und findet statt. Somit erhält der Habitus den Status eines dynamischen Konditionierungsproduktes. (Vgl. Bourdieu 1987, S. 739; Bourdieu, in: Baumgart 2004, S. 210 f.; Baumgart 2004, S. 203; Krais 2008, S. 99) Auch wenn der Habitus ein grenzsetzendes System ist, erhält das soziale Gruppenmitglied innerhalb dieses Systems einen gewissen Gestaltungsspielraum (vgl. Baumgart 2004, S. 207, 213): „Man kann sehr wohl einsehen, daß in dem Spiel, in dem man drinsteckt, kein Platz für Freiheit ist, und gleichzeitig versuchen, sich historischer Notwendigkeiten zu bedienen in der Hoffnung, die historische Notwendigkeit ein klein wenig zu verändern." (Bourdieu, in: Baumgart 2004, S. 204)

In Bezug auf die Situation von Auszubildenden der Gesundheits- und Krankenpflege ist davon auszugehen, dass die Berufsanfänger in der beruflichen Sozialisation die Verhaltenseigenschaften und Handlungsweisen inkorporieren, die
das soziale Feld ihnen vorgibt bzw. von ihnen erwartet. (Vgl. Baumgart 2004,
S. 201; Bourdieu, in: Baumgart 2004, S. 206) Der (sich beruflich ausgestaltende)
Habitus wird zur Instanz der Vermittlung zwischen Individuum und Kollektivi-
tät, zwischen Struktur und Praxis. Er vermittelt zwischen den objektiven und
subjektiven Dimensionierungen der sozialen und beruflichen Existenz.[515] (Vgl.
Bourdieu, in: Arend 1995, S. 142; Baumgart 2004, S. 202) Konsequenterweise
sollte in pädagogischen Lehr- und Lernprozessen thematisiert werden, wie Auszubildende den Lernort Krankenhaus im Allgemeinen und sich selbst im Konkreten wahrnehmen. Welche Erfahrungen machen sie, um sich in diesem sozialen
Feld zu orientieren und zurechtzukommen? Erkennen die Pflegeschüler, dass in-
korporierte „strukturierte Strukturen […] als strukturierende Strukturen [pro-
spektiver Handlungsweisen] […] wirken (Bourdieu, in: Schwingel 2005, S. 61)
können und dass der Habitus innerhalb seiner Grenzsetzung (un)möglicher Pra-
xisformen Gestaltungsspielräume zulässt? (Vgl. Schwingel 2005, S. 70 f.)

2. Bearbeitung von Situationsbeschreibungen aus dem Lernort Krankenhaus zum Umgang mit Sterben und Tod

In diesem Kapitel wird der Frage nachgegangen, wie pädagogische Prozesse
strukturiert werden können, um die Ausgestaltung des Habitus' – im Ausdruck
einer abschiedskulturellen Haltung bei den Auszubildenden der Pflege – anzu-
regen. Als Bezugsgröße sind zunächst die Kriterien der Death Education zur
Gestaltung von Lehr- und Lernprozessen hinzuzuziehen, die in der Kapitelfolge
IV.2 herausgearbeitet wurden. Zu nennen ist die Förderung des Theorie-Praxis-
Transfers, um Differenzen in der Sterbebegleitung zu sondieren, förderliche und
hemmende Faktoren in der Umsetzung zu antizipieren und situationsbezogene
Handlungsoptionen zu entwickeln. (Vgl. Krauß 2003, S. 9; Huck/Petzold 1984,
S. 532) Huck und Petzold betonen das Erfordernis, die konkrete berufliche Praxis
der Betroffenen in den Blick zu nehmen (vgl. ebd., S. 551 f.) und „realistische
Perspektiven" (Plieth 2007, S. 238) aufzuzeigen. Sinnvoll erscheint, die zu be-

---

515 „Die soziale Realität existiert sozusagen zweimal, in den Sachen und in den Köpfen, in den
     Feldern und im Habitus, innerhalb und außerhalb der Akteure." (Bourdieu, in: Krais 2008,
     S. 100)

wältigenden Pflegesitutationen einer Problemanalyse zu unterziehen und praxisrelevante Verhaltensweisen einzuüben. (Vgl. Wittkowski/Krauß 2000, S. 187 f.) Um kooperatives Agieren zu fördern, kann die Teilnehmergruppe heterogen erweitert werden: Auszubildende im Lernort Theorie werden beispielsweise mit examinierten Pflegepersonen konfrontiert, damit sie unter „Realbedingungen" ihre Standpunkte zur Sterbebegleitung vertreten und Haltung zeigen können. (Vgl. Huck/Petzold 1984, S. 538) Des Weiteren berücksichtigt die Death Education die Kontextbedingungen der Teilnehmer, um eine adressantenbezogene Planung bzgl. der mehrdimensional auszurichtenden Zielsetzungen, der Inhaltsauswahl unter Berücksichtigung erfahrungsorientierter Prozesse sowie methodischer Verfahrensweisen vornehmen zu können. (Vgl. Huck/Petzold 1984, S. 535; Krauß 2003, S. 9; Plieth 2007, S. 234; Wittkowski/Krauß 2000, S. 188) Maßnahmen zur Evaluierung sind als ein weiterer Aspekt anzuführen, um Faktoren – vor dem Hintergrund ihrer Wirkweise auf die Einstellungsänderung der Teilnehmer (Habitus) bezogen auf den Tod – untersuchen und eliminieren zu können sowie in Follow up-Erhebungen Wirksamkeitseffekte im Praxisfeld nachzuweisen. (Vgl. Wittkowski/Krauß 2000, S. 188; Durlak 2003, S. 217) Ein letztes Kriterium der Death Education bezieht sich auf das Menschenbild, das der Sterbebegleitung zugrunde liegt. Eine Lebensbegleitung Sterbender, die das Individuum mit seinen Befindlichkeiten und Potenzialen – auch bzgl. des Behandlungsgeschehens – fokussiert, wird begünstigt, wenn der einzelne Mitarbeiter des Klinikstabs die Umsetzung dieser Postulate bei sich selbst erfahren kann. (Vgl. Huck/Petzold 1984, S. 550) Konsequenterweise bedarf es Lehr- und Lernprozesse, in denen sich die Auszubildenden als Subjekte erfahren, um eine individuelle abschiedskulturelle Haltung erarbeiten zu können, die sich wiederum in der primären Sterbebegleitung (Interaktion Sterbender und [professionelle] Bezugsperson) bemerkbar macht. (Vgl. Kübler-Ross 1977, S. 35, 150, 223)

Wie kann der Subjektstatus Auszubildender in Bildungsprozessen berücksichtigt und erhöht werden? Dazu ist es erforderlich Didaktiken hinzuzuziehen, die die Subjektorientierung fokussieren und diese mit einer Auseinandersetzung real zu bewältigender Situationen bzw. gesellschaftlich thematischer Herausforderungen verbinden. Dies erfolgt in den Theorien Meuelers und Klafkis. Meuelers „Wege zum Subjekt" (Meueler 1998) basieren auf einer dialogischen Didaktik und einer Demokratisierung des Lehr- und Lernverfahrens und der Bearbeitung realitätsbezogener (beruflicher) Situationen. (Vgl. ebd., S. 175, 229 ff.) Klafkis kritisch-konstruktive Didaktik greift epochaltypische Schlüsselprobleme auf – zu denen der Umgang mit der Endlichkeit zu subsumieren ist – und befähigt die Schüler im Prozess der Auseinandersetzung zur Selbst-, Mitbestimmung und Solidarität. Klafki bietet zudem ein (vorläufiges) Perspektivenschema an, um diese Intentionen didaktisch konkretisieren zu können. (Vgl. Klafki 2007, S. 56 ff., 97 f., 270 ff.)

a. Subjektorientierte Lehr- und Lernprozesse nach Erhard Meueler

Ziel der von Meueler vertretenden Subjektorientierung in Bildungsprozessen ist es, Strukturen zu schaffen, damit Schüler zu Experten ihres eigenen Lernens werden können.[516] Dazu greift Meueler auf ein Lernverständnis zurück, das der Erziehungswissenschaftler Scheilke vorlegte: „Lernen ist ein Prozeß der Aneignung von Wissen und Fertigkeiten, Einstellungen und Haltungen in aktiver Auseinandersetzung mit der eigenen Erfahrung: Weder übernimmt man Gedanken von außen, verleibt sie sich einfach ein, noch paßt sich ein Individuum einfach an die äußeren Verhältnisse an. Lernen ist nicht einmal nur der wechselseitige Prozeß von Übernahme und Anpassung, sondern ein aktives Neuproduzieren von Verarbeitungsmustern und Ergebnis. Lernen verändert nicht nur das Individuum, sondern auch seine Umwelt, indem es aktiv in sie eingreift." (Scheilke, in: Meueler 1998, S. 119) Folgerichtig wird in der Theorie Meuelers die Lebenssituation der Schüler zum Ausgang und zum Ziel pädagogischer Prozesse. Diese werden mit dem Verfahren der Hermeneutik analysiert, um die Sinnhaftigkeit und Konsequenzen des Handelns zu eruieren. Dazu wird der Blick auf zwei Ebenen gerichtet: Zum einen auf die Verhaltensweisen des jeweiligen Schülers und der ihnen zugrunde liegenden Deutungsmuster, die wiederum auf die gesellschaftliche Beeinflussung und Vernetzung des Menschen verweisen, womit die zweite Ebene aufgezeigt ist. Unter Anleitung des Lehrers reflektiert der Schüler – bei gleichzeitiger Ergänzung bisher nicht zur Verfügung stehender Informationen – die Gegenwart, um Verstehens- und Verhaltensweisen zur Bewältigung (zukünftiger) Situationen entwickeln zu können. Damit wird die Lebenspraxis für den Einzelnen erklärbarer und verfügbarer. (Vgl. Meueler 1992, S. 46 f., 53) Mit den eingeleiteten Bildungsprozessen wird das Erfahrungswissen der betroffenen Person zum subjektiven Faktor, zur Gefühlsarbeit, und das benötigte Expertenwissen zum objektiven Faktor, zur Denkarbeit, wobei die Interpretationsmuster der hinzugezogenen Fachdisziplinen ebenfalls analytisch zu betrachten sind. Erfahrungsorientierung und Wissenschaftsorientierung werden zu Bildungsinstrumenten, die – bildlich betrachtet – sich spiralförmig verbinden.[517] Meueler

---

516 Adressaten der von Meueler entwickelten „Wege zum Subjekt" (Meueler 1998) sind vornehmlich Teilnehmer der Erwachsenenbildung, auch wenn er unterdessen selbst diesen Ansatz zum inhaltlichen und methodischen Strukturierungsansatz seiner Seminare in der Hochschulbildung wählt. (Vgl. Meueler 2001, S. 32 ff., 68 ff., 103 ff.) Da es sich bei den Auszubildenden um erwachsene Teilnehmer handelt, kann dieses Konzept in die Pflegeausbildung integriert werden.

517 Meueler geht der Frage nach, „wie die eigenen Erfahrungen und Expertenwissen methodisch miteinander verbunden werden." (Meueler 1992, S. 98) Und weiter überlegt er: „Wie gelingt es methodisch, nicht die lernenden Erwachsenen dem vorhandenen Wissen, sondern das Wissen

berichtet, dass aus der Schülerperspektive die Wissenschaftsorientierung dann als notwendig, im ursprünglich semantischen Sinn (die [Wissens]Not wenden) erachtet wird, wenn im Vorfeld die Auseinandersetzung auf der Erfahrungswissensebene erfolgte. (Vgl. Meueler 1998, S. 217)

Hier wird der Unterschied zum traditionellen Bildungsverständnis deutlich: Nicht der Lehrer entscheidet im Vorfeld, welche Wissenschaftselemente unterrichtet werden, sondern der Schüler wird zum Anfragenden an die Wissenschaft, um theoretische Erkenntnisse zum Verstehen bisherigen und zukünftigen Handelns zu nutzen. Mitgedacht wird neben der konkreten Lebenssituation immer auch die Beeinflussung gesellschaftlicher Entwicklungen, um die von Kant den Menschen zugerufene Befreiung aus der „selbst verschuldeten Unmündigkeit" (Kant 1784, in: Meueler 1998, S. 19) oder wie Meueler es nennt „Aufhebung der hergestellten Bewußtlosigkeit" (Meueler 1992, S. 77) anzustreben. Subjektorientierte Bildung ist damit auch emanzipatorische Bildungsarbeit, indem Strukturen und Mechanismen hinterfragt werden, die die Bewusstlosigkeit des Gesellschaftskörpers herstellen. In diesem aus der Praxis für die Praxis initiierten Lernprozess eignet sich der Schüler selbst Bildung an und erfährt den Lehrer in offen gestalteten Lernarrangements als Lotsen, Vortragenden, Berater, Provokateur, aber auch als Anweiser, der „der Lerngruppe Versagung und Arbeitsdisziplin [zumutet]". (Ebd., S. 112; vgl. ebd., S. 107; Meueler 2001, S. 12) Zur Umsetzung ist ein pädagogischer Lehr- und Lernvertrag[518] erforderlich.

Dieses Instrument ist Ausdruck eines demokratisch-partnerschaftlichen Arbeitsbündnisses, in dem nicht hierarchisch zwischen Lehrer als (Kompetenz) Subjekt und Schüler als (Defizit)Objekt unterschieden wird, sondern „ein dialogisches Subjekt-Subjekt-Verhältnis angestrebt wird." (Meueler 1998, S. 175) Die Arbeitspartner erhalten gleiche Rechte und Pflichten zur Ausgestaltung der zu planenden Lernprozesse. Der Lehrer gibt zwar den Impuls vor, den Lehr- und Lernvertrag als Handlungsrahmen zu nutzen, die Ausgestaltung als solche erfolgt jedoch im pädagogischen Dialog. Dabei wird eine konkrete Ausgangssituation, z.B. die Konfrontation mit Sterben und Tod im Pflegeausbildungsalltag, Grund-

---

den Ansprüchen der Lernenden so anzupassen, daß auf das Wissen hin und von dem Wissen her das eigene Erfahrungswissen strukturiert und im Hinblick auf die eigenen Interessen interpretiert werden kann? Wie gelingt es, jemanden zu einer Haltung zu veranlassen, die er vorher nicht kannte und ihm beim mühsamen Prozeß des Umsteigens seine alten Erfahrungen als Haltegriffe so zu präsentieren, daß die alten Erfahrungen in einem neuen Zusammenhang erscheinen?" (Ebd.)

518 Der Lehr- und Lernvertrag steht in der Tradition des sog. „Gesellschaftsvertrags" nach Jean-Jacques Rousseau. Menschen geben sich selbst eine gesellschaftliche Ordnung. Der Verlust der damit einhergehenden Unabhängigkeit wird dadurch kompensiert, dass unter Gesetzen, die selbst gestaltet sind, auch wieder eine Freiheit für alle gewonnen wird. (Vgl. Nipkow, in: Meueler 1992, S. 140 f.)

lage gemeinsamer Interaktion, um zu überlegen, welche Inhalte mit welcher Zielsetzung, mit welcher Methodik in welcher Zeit bearbeitet werden sollen, um zukünftige Situationen adäquat bewältigen zu können. Dabei ist Handlungsspielraum für das Nicht-Planbare einzuräumen, wie beispielsweise die Thematisierung von gruppendynamischen Prozessen oder den Bedarf, einen inhaltlichen Aspekt durch einen Exkurs vertiefen zu wollen. Diese offen zu gestaltenden Lernarrangements sind notwendig, da mit dem Verfahren der Hermeneutik Prozesse des Verstehens, des Nachfragens, der Sinngebung initiiert werden, um darzulegen, wie gegenwärtige Bedingungen Handlungen beeinflussen. Die Ergebnisse sind – wie die Intensität der Auseinandersetzung – nicht antizipierbar. (Vgl. Meueler 1992, S. 151 ff.) In der inhaltlichen Strukturierung sind einerseits die Lernwünsche, -bedürfnisse und -bedarfe der Schüler einzubeziehen, andererseits stellt der Lehrer seine Schwerpunkte sowie curriculare und zeitliche Bestimmungen vor. Diese (Pflicht)Bestandteile sind in den Austausch aufzunehmen. Damit erhalten die Schüler Gelegenheit, die Komplexität und die damit einhergehende Schwierigkeit der didaktischen Analyse kennenzulernen und sich mit eigenen Vorstellungen einzubringen. Damit wird aus traditionell gestalteten didaktischen Überlegungen in Form einer kleinschrittigen Vorgehensweise am Schreibtisch des Lehrers eine ‚partnerschaftliche Didaktik', eine ‚Didaktik des Dialogs'. (Vgl. Meueler 2001, S. 14; Meueler 1998, S. 229 f.) Das wiederum erzeugt ein anderes Miteinander-Umgehen: Wer aus der Gruppe – Lehrer eingeschlossen – kann (Erfahrungs)Wissen und Können einbringen bzw. fehlende Informationen besorgen? Die Wahrnehmung wird auf Ressourcen gerichtet und die (Wissens) Differenz in der Gruppe wird zum synergetischen Effekt. In der thematischen Auseinandersetzung wird die Erfahrungsorientierung der Schüler als subjektives Wissen genutzt. Dort, wo beispielsweise alltagspsychologische Kenntnisse nicht mehr ausreichen, um Situationen verantwortlich zu durchdenken, wird die Wissenschaftsorientierung evident und ihre Nutzung zur Selbstverständlichkeit, sodass sie zu einer Theorie für die Praxis werden kann. Wenn beispielsweise die zu behandelnde Thematik für die meisten Schüler wenig vertraut ist und das Bedürfnis zur Bewältigung besteht, wird es einer Bereicherung gleichkommen, den Lehrer mit seinem Fachwissen anzufragen und ihm Raum zu geben. Dieser wird sich jedoch nur solange einbringen, bis wieder die Anleitung der Schüler zur eigenständigen Auseinandersetzung und Erschließung fremder Wissensbereiche sichergestellt ist. Meuelers Postulat für den Lehrer lautet: „Er lehrt das Lernen dadurch, daß er das gegenseitige Lehren lehrt." (Meueler 1992, S. 109). Insbesondere bei erwachsenen Schülergruppen, die über Erfahrungsschätze verfügen, ist es pädagogisch fragwürdig, diese nicht zu nutzen, hier ist die „Didaktik als Organisation von Alltagserfahrungen" (ebd., S. 105) ein Strukturierungselement. Entsprechend sind Methoden vorzuschlagen und einzuleiten, damit Schüler ihr

Können einbringen bzw. weiterentwickeln und „verschüttete Fähigkeiten, z.B. der Imagination, wieder [...] entdecken". (Meueler 2001, S. 6) Deutlich wird, dass dem Pädagogen die Aufgabe zuteil wird, methodische Herangehensweisen vorzuschlagen, die den Schülern die Möglichkeit geben, zum Erkenntnissubjekt ihres Lernprozesses zu werden. Im Lehr- und Lernvertrag wird darüber hinaus festgelegt, wie auf der Inhalts- und der Beziehungsebene gearbeitet wird. Bereits gelernte Kommunikationstheorien, wie beispielsweise die von Gordon, Schulz von Thun oder Watzlawick sind zu integrieren und können im praktischen Vollzug nun auch im Schulalltag zur Anwendung kommen. In der Phase der Evaluation erfolgt schließlich die Aneignung im doppelten Sinn: zum einen infolge der Reflexion des Miteinander-Arbeitens auf der Inhalts- und der Beziehungsebene, zum anderen in der Überlegung, welche Konsequenzen das Lernergebnis zur Bewältigung zukünftiger Situationen aufweist. (Vgl. Meueler 1992, S. 146) Zudem sind eingeleitete Grenzen der „Selbstorganisation" (ebd., S. 153) aufzuarbeiten. Mit dieser Vorgehensweise wird die gemeinsame Verantwortung für den Lernprozess bewusst: Wurde die zur Verfügung stehende Zeit so genutzt, dass der einzelne Teilnehmer und die Gruppe Entwicklungsmöglichkeiten hatte und konnten konkrete Hilfen für die Bewältigung von Lebens(alltags)situationen entstehen? Die Voraussetzungen für diesen Prozess sind in Bildungsprozessen mit Erwachsenen wahrscheinlich günstiger als im klassischen Schulalltag, da hier von einer stärker intrinsisch motivierten Arbeitshaltung auszugehen ist. Mit dieser pädagogischen Begleitung wird der Realitätsarbeit und der Identitätsarbeit entsprochen, die parallel zur Bewältigung der Lebenspraxis zu leisten sind. D.h.: in einer Situation ist gleichzeitiges Handeln und Nachdenken vonnöten, um weiter (sinn- und identitätsstiftend) agieren zu können. (Vgl. ebd., S. 21 f.)

Subjektorientierte Bildung entsteht in einer Dialektik: Einerseits sind (Aus) Bildungsprozesse untrennbar ausgerichtet auf die „funktionale Arbeitsteilung der Marktgesellschaft" (Meueler 1998, S. 154), d.h. Fokussierung erforderlicher Qualifikationen in Bildungsprozessen. Gegenwärtig wird die ausschließliche Funktionalisierung des Subjekts für gesellschaftlich-betriebliche Belange – auch im Kontext der Kompetenzdebatte (vgl. Kapitel V.2.b.) – thematisiert, Peukert und Röder haben u.a. vor Jahren diese Diskussion angestoßen. (Vgl. Meueler 1998, S. 158, 165 f.) Andererseits ist es die Aufgabe einer kritisch-reflektierenden Pädagogik, Bildung auszurichten an den Anforderungen des „intellektuellen wie kreativen Widerstand[s] gegen die pure Verzweckung der Person im Arbeitsalltag, gegen die Beschränkung auf funktionale Subjektivität". (Ebd., S. 154) Dazu gilt es, das „[...] Wachstum all jener Kräfte, Fähigkeiten und Fertigkeiten, zur Zunahme von Kenntnissen, Einsichten und Einstellungen [...], die die bloße Funktionalität übersteigen[, zu initiieren]." (Ebd., S. 157) Dieser Widerspruch sollte pädagogisch genutzt werden, indem „Gelegenheiten geschaffen werden, in denen sich die lernenden Erwachsenen als Subjekte selbstbestimmten Lernens, der Aneignung der Wirklichkeit und ihrer selbst verstehen. Bildung zum Subjekt kann dadurch gefördert werden, daß verschlossene Wege geöffnet, bislang zementierte Verhältnisse aufgelöst und einengende soziale Bedingungen aufgehoben werden, z.B. mittels eines bewußten Durchbrechens machtbestimmter Schulrituale." (Ebd., S. 223) Damit wird das Bildungsverständnis Meuelers zu einer „Chiffre für Selbstbildung, Selbstbestimmung, Selbstermächtigung, kurz: Subjektentwicklung." (Meueler 2001, S. 6)[519]

Ist die von Meueler entwickelte Pädagogik des selbstbestimmten Lernens zur Förderung der Subjektanteile eine in die Praxis umzusetzende Theorie? Der Erziehungswissenschaftler sieht im Selbstverständnis der Lehrerrolle den größten Problembereich subjektorientierter Bildung, da (un)ausgesprochene tradierte Erwartungshaltungen an diese Rolle gestellt werden, nicht zuletzt vom Lehrer selbst, denn er versteht sich als der Wissende, der Lernziele Formulierende, der für den Lernerfolg Verantwortliche ... (Vgl. Meueler 2001, S. 46) Entscheidet sich ein Pädagoge für die Empfehlungen Meuelers, sollte die Umsetzung reflektiert werden, ob die Schüler de facto auf der Entscheidungsebene einbezogen werden oder ob der pädagogische Dialog im Rahmen des Lehr- und Lernvertrages taktisch geführt wird, indem ihnen lediglich kleinste Handlungsspielräume zugestanden werden. (Vgl. ebd., S. 46) Letztlich sind Rollenzuweisungen und Rollenannahmen eine Art Schutz und Sicherheit, nicht zuletzt auch ein (angenehmes) Gefühl der Überlegenheit, wenn man sich in der eigenen Rolle des innewohnenden Machtstatus bewusst wird. Und eben dieser Machtstatus wird in der vorliegenden Pädagogik permeabel. In diesem Kontext verweist Meueler auf die pädagogische Gratwanderung des Lehrers und versinnbildlicht diese in der Metapher „Doppeldecker fliegen" (ebd., S. 67; vgl. ebd., S. 32): Herrschaftsverhältnisse werden mit keiner Pädagogik, die sich im gesellschaftlich-politischen Kontext bewegt, aufgehoben, aber sie können thematisiert, bewusst und ggf. reduziert werden. Meueler setzt sich unermüdlich dafür ein, Gelegenheiten zu nutzen, selbstbestimmtes Lernen der Schüler zu initiieren. Entsprechend führt er – als Hilfestellung in der Umsetzung – methodische Beispiele an, die er u.a. in seinem sog. „Küchenlexikon der Methoden und Sozialformen" subsumiert. (Vgl. ebd., S. 198 ff.) Hier

---

519 Meueler geht davon aus, dass der Mensch weder dem Status eines ausschließlichen Objektdaseins noch eines ausschließlichen Subjektdaseins frönt. (Vgl. Meueler 1992, S. 9 f.; vgl. Meueler 1998, S. 81) Der Begrenztheit des Menschen, die ihn erst einmal zum Objekt werden lässt, man denke an Unausweichlichkeiten der äußeren Natur (genetische Vorprogrammierung des Sterbens), der inneren Natur (unbewusste Triebängste, -wünsche) und der sozialen Welt (Gesellschaftsnormen und globale Vernetzungsregeln) wird vom Menschen nach wie vor dadurch begegnet, dass er Gestaltungsspielräume wahrzunehmen versucht, die seine Objektanteile zu Gunsten der Subjektanteile reduzieren. Dazu sind Bildungsverfahren erforderlich, die Bildung als (Selbst)Gestaltung ermöglichen. (Vgl. ebd., S. 78 f.; Meueler 2001, S. 85)

erhält der Pädagoge Impulse zur Gestaltung offen angelegter Lernarrangements. Die Theorie Meuelers ist in ihrer Umsetzung anspruchsvoll, folgerichtig wird für ihn „Didaktik zu Recht als ‚Kunst', als ‚Lehrkunst' bezeichnet." (Ebd., S. 11)

Abschließend werden die vorangegangenen Aspekte visualisiert, um den Pädagogen der Pflegeausbildung „Wege zum Subjekt" (Meuler 1998) aufzuzeigen.

Subjektorientierte Bildungsprozesse nach Meueler

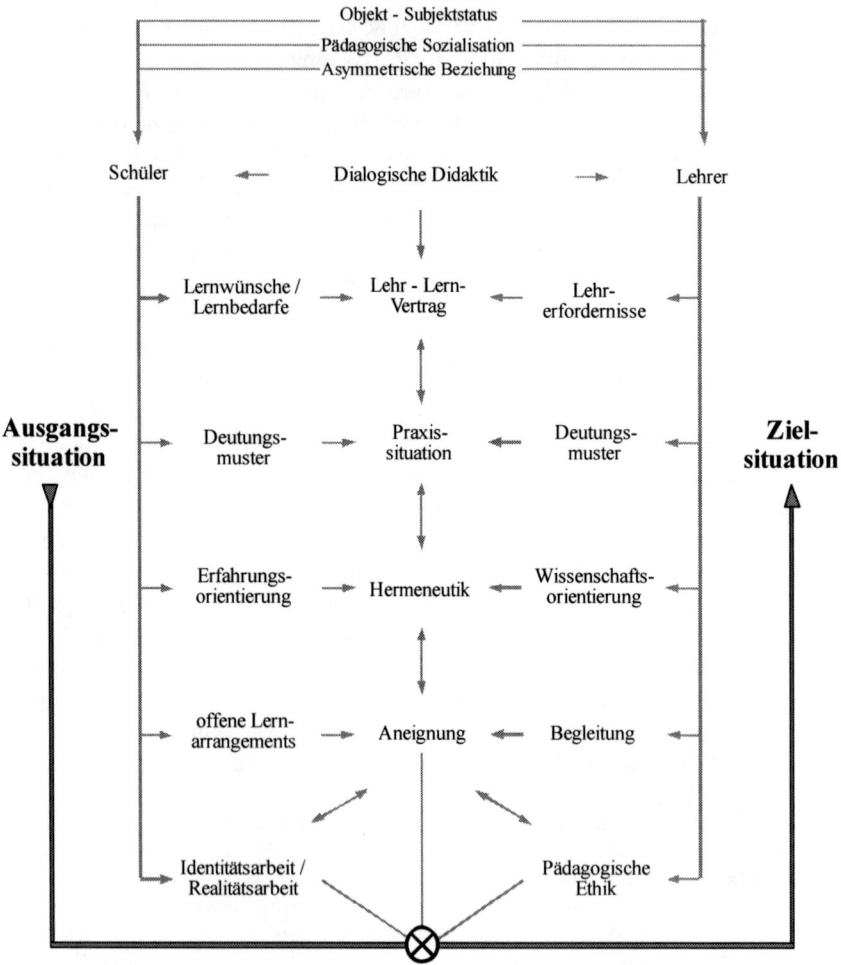

b. Kritisch-konstruktive Didaktik Wolfgang Klafkis

aa. Selbst-, Mitbestimmung und Solidarität im Kontext epochaltypischer Schlüsselprobleme

Die kritisch-konstruktive Didaktik ist eine Weiterentwicklung der bildungstheoretischen Didaktik, die in der Tradition der Geisteswissenschaftlichen Pädagogik steht. Zentrales Denkmotiv ist der Bildungsbegriff, auf den im weiteren Verlauf eingegangen wird. Die bildungstheoretische Didaktik wurde Ende der 1950er, Anfang der 1960er Jahre zum ersten großen didaktischen Modell ausgebaut. (Vgl. Jank/Meyer 1994, S. 131 ff., 169) In den ausgehenden 1970er Jahren erweiterte Klafki seinen Ansatz zur kritisch-konstruktiven Didaktik. Dies ist im Kontext der Kritischen Theorie[520] und als Reaktion auf Defizite, die der Geisteswissenschaftlichen Pädagogik mit ihrer hermeneutischen Verfahrensweise entgegengebracht wurde, zu verorten. Die Kritik bezieht sich auf ihr reduktionistisches praktisches Erkenntnisinteresse (eine Theorie aus der Praxis für die Praxis) und ihrer affirmativen Thematisierung gesellschaftlicher Verhältnisse. Klafki setzt sich mit diesen Beanstandungen auseinander und hält es für erforderlich, Prozesse der Erziehungswirklichkeit auf ihre gesellschaftliche Beeinflussung zu reflektieren. (Vgl. Klafki 2007, S. 84; Jank/Meyer 1994, S. 165; Meyer/Meyer 2007, S. 91 ff.) Konsequenterweise führt er den hermeneutischen Forschungsansatz mit der ideologiekritischen und empirischen Ausrichtung – nicht im additiven, vielmehr in einem integralen Verständnis – zusammen (vgl. Klafki 2007, S. 9): „Dagegen muß hermeneutisches Vorgehen [...] notwendigerweise auch die ideologiekritische Fragestellung mit einschließen." (Klafki, in: Rittelmeyer/Parmentier 2006, S. 125) Bildungsfragen werden zu Gesellschaftsfragen (vgl. Klafki 2007, S. 49), die es analytisch zu betrachten gilt, um (un)veränderbare Wahrheitsproduktionen zur Stabilisierung von Machtverhältnissen offenzulegen. Zum methodischen Bestandteil der kritisch-konstruktiven Didaktik führt Klafki weiter aus: „Darüber hinaus geht es mir darum zu verdeutlichen, daß empirische und hermeneutische Methoden einander nicht etwa ausschließen, sondern daß sie im Verhältnis notwendiger Ergänzung stehen. Sie sind wechselseitig aufeinander angewiesen und können nur in wechselseitiger Kontrolle das leisten, was sie leisten wollen: überprüfbare Erkenntnis der Wirklichkeit, hier: der Erziehungswirklichkeit hervorzubringen [...]." (Klafki, in: Rittelmeyer/Parmentier 2006, S. 125)

Grundlage der bildungstheoretischen und kritisch-konstruktiven Didaktik ist ein Bildungsverständnis, das an die Intentionen der europäischen Aufklärungstradition anknüpft. (Vgl. Meyer/Meyer 2007, S. 22 f.; Jank/Meyer 1994, S. 137 f.)

---

520 Vgl. dazu die Ausführungen im Kapitel I.3.

Mit dem Postulat zur Allgemeinbildung verfolgt Klafki drei Intentionen. Zum einen soll so der Zugang aller zur Bildung gewährleistet werden, um jedem Schüler – unabhängig von seiner Schichtzugehörigkeit – die gleichen Bildungschancen zu ermöglichen und infolgedessen den gesellschaftlichen Demokratieanspruch erfahrbar werden zu lassen. (Vgl. Klafki 2007, S. 54) Zum anderen zeichnet sich Allgemeinbildung durch die Gestaltung allseitiger Bildungsprozesse aus, die zu einer Erweiterung des Lernverständnisses führen, indem kognitives, emotionales und soziales Lernen nicht nur ergebnis- und produktgeleitet, sondern auch prozessorientiert ausgerichtet werden. Dabei macht Klafki auf das Erfordernis aufmerksam, die inhaltliche Auseinandersetzung des klassischen Bildungskanons mit modernen, schülerorientierten Themen zu ergänzen, damit kulturelle Errungenschaften in ihrer historischen und gegenwärtigen Eingebundenheit und Kontinuität erfahrbar werden. (Vgl. ebd., S. 53 f.) Allgemeinbildung zeichnet sich schließlich durch das „Allgemeine" aus, indem eine Auseinandersetzung mit epochaltypischen Schlüsselproblemen erfolgt. Dazu zählt Klafki beispielsweise die Befähigung sich mit den Fragen zum Frieden, zur Umwelt, zur gesellschaftlichen Ungleichheit, zu den Masseninteraktionsmedien und zur Ich-Du-Beziehung, auch im Ausdruck homosexueller Lebensformen, verantwortungsbewusst auseinanderzusetzen. (Vgl. ebd., S. 56 ff.) Der Umgang mit Sterben und Tod ist – wie die vorangegangenen Kapitel mehrperspektivistisch verdeutlichten – komplex und widersprüchlich: Der Umgang mit Sterben und Tod als Ereignisse des Lebens zeichnet sich durch Institutionalisierung, Ökonomisierung, Medikalisierung aus, die Gronemeyer als „Modernisierung des Sterbens" (Gronemeyer 2007, S. 162; vgl. ebd., S. 159) bewertet. Die Wahrnehmung der Todeswirklichkeit bewegt sich zwischen Verdrängung, Auslagerung, Sichtbarkeit (vgl. Kapitel I.2.ff.) und ist als ein gesellschaftliches bzw. epochaltypisches Schlüsselproblem zu identifizieren.[521] Ebendiese gesellschaftlichen Herausforderungen werden zum Gegenstand von Bildungsprozessen: „Allgemeinbildung bedeutet [...], ein geschichtlich vermitteltes Bewußtsein von zentralen Problemen der Gegenwart und – soweit vorhersehbar – der Zukunft zu gewinnen, Einsicht in die Mitverantwortlichkeit aller angesichts solcher Probleme und Bereitschaft, an ihrer Bewältigung mitzuwirken." (Klafki 2007, S. 56) Daran ist die Bedeutsamkeit eines pädagogischen Lern(um)feldes für die (Weiter)Entwicklung gesellschaftlicher Räume abzuleiten: eine Gesellschaft, die sich de-

---

521 „Die Anzahl solcher Schlüsselprobleme ist keineswegs beliebig erweiterbar, sofern man das Kriterium beachtet, daß es sich um epochaltypische Strukturprobleme von gesamtgesellschaftlicher, meistens sogar übernationaler bzw. weltumspannender Bedeutung handelt, die gleichwohl jeden einzelnen zentral betreffen. Mit dem Stichwort „epochaltypisch" wird zugleich angedeutet, daß es sich um einen in die Zukunft hinein wandelbaren Problemkanon handelt." (Klafki 2007, S. 60)

mokratischen Prinzipien verpflichtet fühlt, benötigt ein Bildungswesen, in dem demokratisches Bewusstsein entstehen und sich bei ihren Mitglieder entfalten kann. (Vgl. Mayer/Mayer 2007, S. 93) Deutlich wird, dass Bildung letztlich eine Vernetzung von Allgemeinbildung (Umgang mit epochaltypischen Schlüsselproblemen) und Individualbildung (subjektorientierte Befähigungen) bedarf. (Vgl. Klafki 1984, S. 153 ff.)

Individualbildung subsumiert die Fähigkeit zur Selbstbestimmung in Form der Sinndeutung und Gestaltung des eigenen Lebens, die Fähigkeit zur Mitbestimmung durch Förderung der verantwortlichen Mitgestaltung gesellschaftlich-politischer Verhältnisse, aber auch die Fähigkeit zur Solidarität durch Engagement für und, im Zusammenschluss, mit Menschen, die die genannten Fähigkeiten (noch) nicht erreichen konnten. (Vgl. Klafki 2007, S. 52) Letztlich handelt es sich bei diesen Grundfähigkeiten um emanzipatorische Postulate, auch wenn Klafki die Bezeichnung Emanzipation problematisiert: Emanzipation „ist [...] zunächst ein negativer Begriff, da er nur auf die Freisetzung von etwas, von Zwängen, von nicht legitimierbaren Herrschaftsverhältnissen usw. hinweist, aber nicht positiv andeutet, wofür, im Hinblick worauf denn eine solche Freisetzung erfolgen soll. Das positive Pendant zum negativ abgrenzenden Emanzipationsbegriff kann meines Erachtens mit der Doppelformel ,Selbstbestimmungs- und Solidaritätsfähigkeit' (deren eines Moment Mitbestimmungsfähigkeit ist) bezeichnet werden. Diese Formel wiederum kann als eine gesellschaftlich reflektierte Fortentwicklung des traditionelleren Begriffs der ,Mündigkeit' als Erziehungsziel verstanden werden. Jedoch meine ich, daß mit der Formel ,Selbstbestimmungs- und Solidaritätsfähigkeit' durchaus nicht nur ein anderes Etikett für ,Mündigkeit' gesetzt wird, sondern daß darin ein Hinweis darauf zu sehen ist, worum es heute in der Erziehung und der Erziehungstheorie gehen müßte: nämlich um eine Klärung der Beziehungen zwischen der Selbstbestimmung des Einzelnen einerseits und der kritischen Aktivität in größeren gesellschaftlich-politischen Zusammenhängen, die im Begriff der Solidaritätsfähigkeit (einschließlich der Mitbestimmungsfähigkeit) zum Ausdruck gebracht wird, andererseits." (Ebd., S. 276) Klafkis Intentionen bleiben kein theoretisches Konstrukt. Der Theorie-Praxis-Transfer wird nicht nur infolge der Praxisaufklärung seitens der Theorie gesichert, sondern auch durch Modellentwürfe für eine mögliche Praxis. (Vgl. ebd., S. 90) Dabei darf nicht unberücksichtigt bleiben, dass die Realität der Bildungseinrichtungen den genannten Zielsetzungen nur bedingt entsprechen kann und eine Modifikation letztlich nur im Kontext gesamtgesellschaftlicher Demokratiebestrebungen zu erreichen ist. Eine kritisch-konstruktive Didaktik hat demnach die Aufgabe, Gründe für Entwicklungshemmungen der angestrebten Grundfähigkeiten zu eruieren und Möglichkeiten für eine Entwicklungsförderung aufzuzeigen. (Vgl. ebd., S. 89 f.)

Eine weitere Intention Klafkis ist es, Bildung als kategoriale Bildung für die Analyse von Unterrichtsinhalten auszulegen und für die Gestaltung von Unterrichtsprozessen handhabbar zu machen. Bildung erfolgt im Unterricht, wenn sichergestellt ist, dass ein Schüler sich die kulturelle Wirklichkeit erschließen kann (Postulat der Allgemeinbildung) und in diesem Prozess selbst für die kulturelle Wirklichkeit erschlossen wird (Postulat der Individualbildung). Damit vermeidet Klafki die Eindimensionalität materialer bzw. formaler Bildungstheorien mit den Problematiken des bildungstheoretischen Enzyklopädismus bzw. Formalismus, indem er die Bezugsgrößen Objekt und Subjekt dialektisch verzahnt. Um den Unterrichtsinhalt auf seinen Bildungsgehalt – auf „kategorial Erhellendes" (Jank/Meyer 1994, S. 144) – überprüfen und legitimieren zu können, empfiehlt der Erziehungswissenschaftler die Umsetzung eines (vorläufigen) Perspektivenschemas zur Unterrichtsplanung. (Vgl. Klafki 1984, S. 154 ff.; Meyer/Meyer 2007, S. 29 f., 32 ff.)

bb. Perspektivenschema zur Unterrichtsplanung und Transfer

Das (vorläufige) Perspektivenschema zur Unterrichtsplanung setzt sich aus sieben Aspekten und einer vorangestellten Bedingungsanalyse zusammen. Klafki betont, dass sich dieses Analyse- und Planungsinstrument auf größer angelegte Sinnzusammenhänge (vollständige Unterrichtseinheit bzw. Stoffverteilungspläne eines halben bis ganzen Schuljahres) bezieht und reagiert damit auf die technokratische Verwendung der von ihm vertretenen, vorangegangenen erziehungswissenschaftlichen Theorie (Didaktische Analyse[522] als Bestandteil der bildungstheoretischen Didaktik) für einzelne Unterrichtsstunden. (Vgl. Klafki 2007, S. 267 f.) Da die Bearbeitung von Schlüsselproblemen, denen der Umgang mit der Todeswirklichkeit zuzuordnen ist, den 45minütigen (fachsystematikausgerichteten)[523] Unterrichtsrhythmus sprengt, wird eine zweitägige Seminarveranstaltung konzipiert. Damit wird die Zielperspektive dieses Kapitels – Gestaltung von pädagogischen Prozessen zur Förderung einer abschiedskulturellen Haltung – am Beispiel einer Ausbildungsklasse in der Gesundheits- und Krankenpflege konkretisiert.

---

[522] Die Dimensionen der didaktischen Analyse (Exemplarische Bedeutung, Gegenwartsbedeutung, Zukunftbedeutung, Struktur des Inhalts und Zugänglichkeit) finden sich im (vorläufigen) Perspektivenschema der kritisch-konstruktiven Didaktik – in neuer Strukturierung – wieder und werden u.a. durch lehr- und lerntheoretische Überlegungen ergänzt.

[523] Die fächerorientierte Unterrichtsgestaltung ist in der Gesundheits- und Krankenpflegeausbildung mit der Einführung des Krankenpflegegesetzes von 2003 und der entsprechenden Ausbildungsrichtlinie [...] NRW durch fächerübergreifende Lerneinheiten ersetzt worden. Dazu wird auf die Ausführungen der Kapitelfolge V.2. verwiesen.

Bedingungsanalyse

Mit der Bedingungsanalyse werden die „konkreten, sozio-kulturell vermittelten Ausgangsbedingungen einer Lerngruppe (Klasse), des/der Lehrenden sowie der unterrichtsrelevanten (kurzfristig änderbaren oder nicht änderbaren) institutionellen Bedingungen, einschließlich möglicher oder wahrscheinlicher Schwierigkeiten bzw. Störungen [analysiert]." (Klafki 2007, S. 272)[524]

Krankenpflegeschule[525]

Die Krankenpflegeschule befindet sich in freigemeinnütziger Trägerschaft und verfügt über mehr als 180 besetzte Ausbildungsplätze, die auf 7 Klassen verteilt sind. 75 % des Unterrichts werden von 9,5 hauptamtlichen Pädagogen abgedeckt. Der Führungsstil zwischen Schulleitung und Mitarbeitern wird als kooperativ angegeben, jeder Pädagoge erhält Freiräume in der Umsetzung des schulspezifischen Curriculums. Die Krankenpflegeschule ist einem Krankenhaus angeschlossen, das über 600 Betten verfügt, die sich auf zahlreiche medizinische Kliniken wie beispielsweise Thoraxchirurgie, Innere Medizin, Orthopädie, Gynäkologie und Diagnostische Radiologie verteilen. Damit können – abgesehen von der ambulanten und psychiatrischen Pflege – die (Pflicht)Einsatzorte für die praktische Ausbildung gestellt werden. Das Krankenhaus ist nach proCum Cert und KTQ zertifiziert.

Pädagoge

Der Pädagoge (Verfasser dieser Arbeit) ist ein langjähriger Mitarbeiter einer Krankenpflegeschule, seit 2004 stellvertretender Schulleiter und in dieser Funktion für die Erstellung, Umsetzung und Evaluierung des schulspezifischen Curriculums verantwortlich. Seine Unterrichtsschwerpunkte liegen im pädagogisch-psychologisch-soziologischen Bereich. Zahlreiche Projekte, beispielsweise zur persönlichen Gesunderhaltung, Förderung von Lernsituationen in der praktischen Ausbildung und die Implementierung abschiedskultureller Umgangsweisen in den Lernorten der Pflegeausbildung wurden durchgeführt. Wertschätzender Kontakt zu den Auszubildenden ist ihm wichtig. Die Demokratisierung der Lehr- und Lernprozesse auf der Entscheidungsebene sieht er nach wie vor, abgesehen von den zuvor erwähnten Projektarbeiten, als entwicklungsbedürftig an. In seiner Eigenschaft als Pädagoge ist er zudem Initiator und Gestalter von Bildungs- und Exerzitienprojekten für Mitarbeiter des Krankenhauses. Neben

---

524 Der Erhebungsstatus am Beispiel einer Ausbildungsklasse in der Gesundheits- und Krankenpflege erfolgte am 30.06.2008.

525 Zur Wahrung der vereinbarten Anonymität wird auf die namentliche Nennung der betroffenen Institution(en) verzichtet.

diesen Aufgabenbereichen erfolgte eine Ernennung zum Mitglied im klinischen Ethikkomitee und zum Kriterienbeauftragten im Rahmen des Zertifizierungsverfahrens (Qualitätsmanagement) durch das Krankenhausdirektorium.

Ausbildungsklasse

Der Kurs befindet sich im zweiten Ausbildungsjahr mit 26 Teilnehmern, davon sind vier männlichen Geschlechts. Die Altersspanne ist homogen: Mit der Ausnahme von zwei Teilnehmern sind die Schüler in den Jahren 1985 bis 1989 geboren. Mehr als 50 Prozent können als Schulabschluss die Fachhochschulreife, drei Teilnehmer die Hochschulreife, zwei Teilnehmer die Fachoberschulreife nachweisen. Eine Berufsausbildung haben drei Schüler absolviert (Industriekaufmann [1] und Medizinischer Fachangestellter [2]). Vier Schüler haben ihre Ausbildung ohne vorherigen praktischen Einblick im Pflegebereich begonnen. Dem sind zwölf Teilnehmer gegenüberzustellen, die ein Jahrespraktikum absolviert haben. Die restlichen neun Auszubildenden haben zwischen zwei Wochen und sechs Monaten in Krankenhäusern gearbeitet, ein Schüler war zwei Jahre in einem Altenheim tätig.

Als Praktikant sammelten dreizehn Schüler Erfahrungen mit Sterben und Tod, die die konkrete Interaktion mit Sterbenden und ihren Angehörigen, bis zur lediglichen Kenntnis, dass sich ein Patient auf Station im Sterbeprozess befindet, umfasst. Aussagen über die Intensität der Auseinandersetzung lassen sich davon nicht ableiten. Im privaten Umfeld kamen zwei Schüler vor Ausbildungsbeginn mit der Todeswirklichkeit in Berührung.

Das Leistungsvermögen im Lernort Schule gestaltet sich folgendermaßen: Wird die Bezugsgröße der Zensuren gewählt, können zum Erhebungszeitpunkt zwölf Schüler eine Durchschnittsbewertung zwischen 1,5 und 2,4 vorweisen; elf Teilnehmer befinden sich mit ihrem Notendurchschnitt zwischen 2,5 und 3,4; die restlichen drei Auszubildenden sind mit der Durchschnittsnote 3,5 zu bewerten. Wird die Bezugsgröße der Projektarbeit herangezogen, zeichnet sich die Gruppe durch engagiertes und leistungsorientiertes Verhalten aus, dabei fällt insbesondere ihr Bemühen auf, ein in der Nähe stationiertes Hospiz finanziell unterstützen zu wollen.

Die Arbeitsatmosphäre im Unterrichtsalltag ist als interessiert, wertschätzend und humorvoll zu beschreiben. Circa die Hälfte der Auszubildenden bringt sich aktiv in das Unterrichtsgeschehen ein. Die Schüler haben keinen Entscheidungsspielraum in der Umsetzung curricularer Vorgaben. Bestätigungen, Anerkennungen und Vorschläge ihrerseits zu Lehr- und Lernprozessen werden vom Lehrerkollegium aufgegriffen und in der Weiterentwicklung des Ausbildungsgeschehens berücksichtigt und an die Schüler zurückkommuniziert. Die Individualisierung der Ausbildungsprozesse bleibt in der theoretischen Ausbildung nahezu unberücksichtigt. Eine Ausnahme bilden dabei Projektarbeiten, die sich aus dem regulären Unterrichtsgeschehen heraus entwickeln.

Im Einführungsblock erfolgte die erstmalige Konfrontation mit der Lerneinheit „Sterbende Menschen pflegen". In vier Unterrichtsstunden wurden die Auszubildenden auf abteilungsspezifische Gegebenheiten im Umgang mit der Todeswirklichkeit vorbereitet. Zum Ende des ersten Ausbildungsjahres findet (standardmäßig) eine zweitägige Unterrichtsveranstaltung statt, die in Räumlichkeiten eines zum Träger gehörenden Bildungshauses von einem externen Pädagogen der Erwachsenenbildung durchgeführt wird. Inhalte aus dieser Einheit sind der gesellschaftliche Umgang mit Sterben, Tod und Trauer im gegenwärtigen und historischen Kontext; eigene Vorstellungen zur Endlichkeit und zum Leben nach dem Tod; Situationsbeschreibungen aus dem Lernort Krankenhaus; Sterbephasen nach Kübler-Ross und Ableitung adäquater Verhaltensweisen des Pflegepersonals; Trauerphasen nach Spiegel sowie Gestaltungsmöglichkeiten in der Begleitung Sterbender und ihrer Angehörigen. Vor diesem Hintergrund bietet es sich an, das Seminar im zweiten Ausbildungsjahr durchzuführen. Zu diesem Zeitpunkt ist davon auszugehen, dass jeder Schüler auf konkrete Erfahrungen zum Umgang mit der Endlichkeit im Krankenhaus zurückgreifen kann, auf die letztlich der thematische Fokus gerichtet wird.

Gegenwartsbedeutung, vermutete Zukunftsbedeutung und exemplarische Bedeutung

Mit der Darlegung des Begründungszusammenhangs wird eruiert, ob die geplanten Inhalte dazu beitragen, Prozesse des Verstehens, des Urteilens und des Handelns zu ermöglichen, die die Schüler in ihrer Entwicklung fördern. (Vgl. Klafki 2007, S. 270 f., 273)

Gegenwartsbedeutung und vermutete Zukunftsbedeutung

In dem Krankenhaus, das den Haupteinsatzort der Auszubildenden stellt, versterben jährlich 400 bis 405 Patienten; diese Zahlen werden vermutlich durch den Ausbau der onkologischen Klinik weiter ansteigen. (Vgl. Statistische Angaben der Patientenaufnahme und -entlassung der letzten fünf Jahre des Krankenhauses) Dass der Umgang mit der Endlichkeit sich in der Institution Krankenhaus durch Paradoxien auszeichnet, konnte insbesondere im Kapitel VI.4. ‚Die Arbeitsbelastung des Pflegepersonals' und der Studie zur Überprüfung von Hypothesen zum Umgang mit Sterben und Tod im Lernort Krankenhaus an der Realität Auszubildender (Vgl. Kapitelfolge VII.) herausgearbeitet werden, so dass an dieser Stelle auf die Ausführungen der genannten Gliederungspunkte verwiesen werden kann.

Deutlich wurde das Erfordernis, mit Auszubildenden an konkret erlebten Situationen aus dem Stationsalltag zum Umgang mit Sterben und Tod zu arbeiten, um einerseits beeinflussende Faktoren für gegenwärtiges (Nicht)Handeln zu identifizieren und andererseits Gestaltungsmöglichkeiten für die Bewältigung zukünftiger Pflegeanlässe Sterbender im Stationsalltag auszumachen bzw. einzufordern und diese mit Vertretern aus der Praxis zu diskutieren, um Chancen der Implementierung abzuwägen. Dabei bietet sich als Analyseinstrument die Systemtheorie an. Diese geht von zwei Grundannahmen aus: Jedes Mitglied eines sozialen Systems – als System handelnder Personen – wird in seinem Verhalten von dem jeweiligen System beeinflusst. Jedes Mitglied hat aber auch die Möglichkeit, auf die Entwicklung des sozialen Systems einzuwirken. (Vgl. König/Volmer 1996, S. 43) Dieser systemische Ansatz eröffnet die Option, mit der Problemanalyse an einem kennzeichnenden Merkmal des Settings – Personen als Elemente, subjektive Deutungen, soziale Regeln, Interaktionsstrukturen, Systemumwelt, bisherige Entwicklung – anzusetzen und entsprechende Interventionen zu entwickeln. (Vgl. ebd., S. 43 ff.)[526] Mit dieser mehrdimensionalen Betrachtungsweise wird die Interdependenz der Bedingungen, die alltägliches Handeln beeinflussen, in den Blick genommen. Im Gegensatz dazu wird mit den klassischen, eindimensionalen (linearen) Erklärungsmodellen eine (Konflikt)Situation an einem bestimmten Faktor festgemacht (spezifische Eigenschaft, spezifischer Umweltreiz, Befindlichkeiten einer handelnden Person). In der Praxis ist nicht selten zu beobachten, dass die Modifikation eines einzelnen Faktors lediglich eine Problemverlagerung nach sich zieht. (Vgl. ebd., S. 12 ff., 23 f.)

Die Arbeit mit der Systemtheorie kann durch die niederlagenlose Methode nach Gordon ergänzt werden.[527] Die Anwendung dieses Problemlösungsprozesses zeichnet sich dadurch aus, dass alle Beteiligten einer Konfliktsituation einbezogen werden und diesen als gleichberechtigte Partner durchlaufen. Infolgedessen kann das Sieger-Verlierer-Denken in der Konfliktbearbeitung vermieden und eine größtmögliche Akzeptanz gegenüber des zu erstellenden und

---

526 Soziale Systeme zeichnen sich durch permanente Veränderungsprozesse infolge der Auseinandersetzung mit internen und externen Einflussfaktoren aus und bilden die Grundlage ihrer Weiterentwicklung. (Vgl. König/Volmer 1996, S. 231 f.) Erklärungen dieses Prozesses, aber auch zur Erstellung potenzieller Steuerungsverfahren, greifen auf Theorien der Evolution und des Lernens zurück. Der erste Denkansatz überträgt biologistische Prinzipien (Fähigkeit der Selbstentwicklung, Selbsterneuerung mit den Phasen der Tradierung, Variation und Selektion) auf Organisationen. Der zweite Denkansatz bezieht sich auf das kognitive Lernen im Kontext der Handlungsorientierung. Diese lerntheoretische Richtung fokussiert die Erweiterung und Modifikation kognitiver Strukturen, mit denen subjektive Deutungsmuster verändert und infolgedessen Verhaltenswandlungen in sozialen Systemen erfolgen können. (Vgl. ebd., S. 224, 229)

527 Die niederlagenlose Methode nach Gordon weist Parallelen zum – in der Theorie und Praxis vorkommenden – Pflegeprozess auf. Dazu wird auf Kapitel V. verwiesen.

umzusetzenden Handlungsplans angestrebt werden. Zu den Prozessphasen: Im Kontext der Eruierung und eindeutigen Benennung des Problems wird die gemeinsame Zielsetzung mitgedacht und verbindlich festgelegt. In der Entwicklung alternativer Lösungen wird sichergestellt, dass dies ohne Bewertung erfolgt, um den kreativen Prozess nicht zu unterbrechen. Danach werden Lösungsvorschläge diskutiert und bewertet. Aus der gemeinsamen Entscheidungsfindung und Handlungsplanerstellung resultiert die Festlegung von Verantwortlichkeiten. Für einen im Vorfeld festgelegten Zeitraum werden sodann die praktischen Interventionen umgesetzt. Abschließend erfolgt eine Überprüfung der Ergebnisse. Falls der Soll-Ist-Vergleich zuungunsten des gegenwärtigen Zustandes ausfällt, ist das Prozedere erneut anzuwenden und das Problem hinter dem Problem zu analysieren. (Vgl. Gordon 1989, S. 216 ff.) Gordon empfiehlt, die Kommunikationstechniken der Ich-Botschaften – zur Vermeidung von Abwehrhaltungen, die mit Du-Botschaften einhergehen – und des Aktiven Zuhörens – zur Erfassung des Bedeutungsgehaltes der Aussage – anzuwenden. (Vgl. ebd., S. 123 ff., 66 ff.)

Die Theorie Gordons ist den Schülern bereits aus der Lerneinheit „Gespräche mit KollegInnen und Vorgesetzten führen" bekannt. Sie erhalten damit die Möglichkeit, den Problemlösungsprozess als Hilfsinstrument zur Bearbeitung und Reduzierung defizitären Pflegehandelns einzusetzen.

Mit den vorangegangenen Überlegungen wird deutlich, dass Lehr- und Lernprozesse ermöglicht werden, die von einer konkreten Situation ausgehen (Gegenwartsbedeutung) und Auszubildende auf zukünftige Situationen (Zukunftsbedeutung) vorbereiten. In der Auseinandersetzung werden „neue, bewußtere und differenziertere Handlungsmöglichkeiten erkennbar" (Klafki 2007, S. 275), um einen realitätsbezogenen Anspruch in der Lebensbegleitung Sterbender anzustreben.

Exemplarische Bedeutung

Darunter sind Inhalte zu subsumieren, mit denen sich andere Inhalte eröffnen lassen, „die über sich selbst hinausweisen, die aufgrund ihrer exemplarischen, repräsentativen [...] Struktur eine allgemeine Zielsetzung verwirklichen helfen." (Peterßen 1988, S. 48) Die hier zugrunde gelegte Systemtheorie und niederlagenlose Methode ermöglichen, eine Pflegesituation auf ihre förderlichen und hemmenden Bedingungen hin zu analysieren und Handlungsmaßnahmen zielorientiert zu entwickeln. Dabei sind diese Methoden nicht auf das Sujet der Lebensbegleitung Sterbender zu begrenzen, sondern auch zur Bewältigung anderer Pflegesituationen anwendbar, wie beispielsweise in konfliktträchtigen Interaktionen mit Mitgliedern des Klinikstabs oder zur Analyse der generalisiert verwendeten Formulierung der fehlenden Zeit. Infolge der analytischen Auseinandersetzung wird das betreffende Systemmitglied und damit auch sein (Berufs)System zu einer Referenztransformation angeregt, unter der die Änderung des ursprünglichen Referenzrahmens, d.h. die der subjektiven Deutung zugrunde liegenden Konstrukte, zu verstehen ist. Dazu konstatieren König und Volmer: „Soziale Systeme sind Systeme handelnder Personen, die sich ein Bild von der Wirklichkeit machen und auf der Basis dieses Bildes handeln. Wenn keine Lösung gefunden wird, dann liegt das in vielen Fällen daran, daß aufgrund des Bildes, das sich eine Person von der Wirklichkeit macht, überhaupt nur ein beschränkter Ausschnitt von Möglichkeiten in den Blick kommt. Die Entwicklung neuer Handlungsmöglichkeiten setzt somit voraus, daß sich zunächst das Bild der Wirklichkeit der betreffenden Person ändert." (König/Volmer 1996, S. 86)[528] Denkbar ist, dass es infolge der Bewusstwerdung bisher unausgesprochener Regeln zu einer gezielteren Verhaltensänderung im konkreten Arbeitsalltag kommen kann.

Thematische Strukturierung, Erweisbarkeit und Überprüfung

Mit dieser Dimension werden neben der Strukturierung der Thematik auch die Teillehr- und Lernziele entwickelt und deren Überprüfung angeführt. (Vgl. Klafki 2007, S. 278) Klafki verweist darauf, dass die übergeordneten Zielsetzungen zur Förderung der Selbst-, Mitbestimmung und Solidaritätsfähigkeit nicht durchgehend bei allen Inhaltsentscheidungen zu berücksichtigen sind. Er empfiehlt jedoch, instrumentelle Themen[529] an emanzipatorischen Sachverhalten anzubinden

---

528 Dazu können unterschiedliche Lernprozesse eingeleitet werden:
Single-loop-learning: Innerhalb eines Bezugs(Referenz)rahmens, der nicht infrage gestellt wird, werden neue Herangehensweisen entwickelt, in dem u.a. Fehler diagnostiziert und korrigiert werden, um bestimmte Zielsetzungen effektiver und effizienter zu erreichen.
Double-loop-learning: Änderung des Bezugs(Referenz)rahmens, indem Grundsatzentscheidungen beispielsweise im Ausdruck bestimmter Werte- und Normvorgaben – insbesondere im Kontext sich wandelnder Systemumwelten – verändert werden und ggf. ein Kurswechsel eingeleitet wird. (Vgl. König/Volmer 1996, S. 230)
Das Zentrum dieser Lernprozesse liegt in der Wissensaspiration innerhalb eines Systems und wird durch neue Wissenselemente, die ein Mitglied in das System einbringt, oder infolge der Nutzung bisher unsichtbarer (nicht abgerufener bzw. nicht eingeforderter) Wissensbestände der Teammitglieder initiiert. Vor diesem Hintergrund des Organisationslernens ist die geplante Entwicklung eines Impulsleitfadens zur (Weiter)Entwicklung einer Abschiedskultur im Lernort Krankenhaus zu verorten. Der antizipierte Anstoß durch die Auszubildenden (aus der Praxis für die Praxis) führt dazu, dass vorhandene bzw. neue Wissensbestände innerhalb der Station bzw. Schule mögliche Referenztransformationen einleiten. Da sich soziale Systeme nicht technisch steuern lassen (vgl. ebd., S. 240), sind Anstöße / Impulse erforderlich, um soziale Systeme zu motivieren, sich in eine bestimmte Richtung zu bewegen.
529 Instrumentelle Themen haben keinen direkten Bezug zu den kritisch-emanzipatorischen Lernzielen. Sie verhalten sich „ziel- oder wertambivalent" (Klafki 1987, S. 264), sind aber „Grundlage für die Verwirklichung emanzipatorischer Möglichkeiten" (ebd.), wie beispielsweise die Fähigkeit zu lesen, zu schreiben, zu rechnen, aber auch der Wissensbesitz allgemeingültiger Grundlagen. (Vgl. ebd.)

und damit zu legitimieren.[530] (Vgl. ebd., S. 264 f.) Das bedeutet übertragen auf die Seminarveranstaltung: Die Wissensvermittlung – hier die Systemtheorie – ist als instrumenteller Prozess erforderlich, um im Transfer institutionelle Einflussfaktoren zu identifizieren. Deren aufeinanderbezogene Schrittfolge gibt die Struktur der inhaltlichen Bearbeitung vor. Sie ist Grundlage zur Bearbeitung des emanzipatorischen Themas der (Weiter)Entwicklung einer Abschiedskultur, festgemacht an der Bewältigung zukünftiger Pflegesituationen in der Begleitung Sterbender und ihrer Bezugspersonen.

Als Lehr- und Lernziele werden angestrebt:

- Die Auszubildenden können unter Rückgriff auf den systemtheoretischen Denkansatz Pflegesituationen in der Begleitung Sterbender analysieren und beeinflussende Faktoren für das (Nicht)Handeln identifizieren.
- Die Auszubildenden können unter Einbezug der niederlagenlosen Methode nach Gordon realitätsbezogene Maßnahmen zur Lebensbegleitung Sterbender entwickeln.
- Die Auszubildenden können einen realitätsbezogenen Anspruch in der Lebensbegleitung Sterbender gegenüber Pflegefachkräften argumentativ vertreten.

Diese Intentionen dienen dem Aufbau von Qualifikationen und Kompetenzelementen, um komplexer werdende Situationen in der Sterbebegleitung bewältigen zu können (vgl. Kapitel V.2.b.).

In der Lernzielüberprüfung kann es nicht darum gehen, in „lernzielorientierten Tests abfragbare und direkt nachweisbare ,Verhaltensqualitäten' zu überprüfen. [...] Die Frage ist: Gelingt es, einleuchtende Symptome zu benennen, angesichts derer die Vermutung berechtigt ist, daß Schüler einen Fortschritt in dieser oder jener Richtung haben machen können?" (Klafki 2007, S. 281) Dazu sind zum einen die genannten pädagogischen Zielsetzungen den Auszubildenden vorzustellen, ggf. zu modifizieren und als verbindlicher Bestandteil im Rahmen des Lehr- und Lernvertrages[531] zu vereinbaren. (Vgl. Meueler 1998, S. 229 ff.) Zum anderen sind die Schüler schrittweise an der Erstellung von Überprüfungskriterien zu beteiligen. (Vgl. Klafki 2007, S. 280 f.) Für den Pädagogen ist es vorstellbar, sich mit folgendem Beitrag in die Diskussion einzubringen: Die Überprüfung des ersten und zweiten kognitiven Lehr- und Lernzieles erfolgt, indem jeder Auszubildende eine weitere noch nicht bearbeitete Situationsbeschreibung

---

530   Klafki verweist darauf, dass bei der Bearbeitung instrumenteller Themen die Methode so gestaltet werden kann, dass die Schüler in ihrer Selbstbestimmungs- und Solidaritätsfähigkeit gefördert werden. (Vgl. Klafki 2007, S. 265)

531   Der Lehr- und Lernvertrag ist ein Bestandteil der pädagogischen Überlegungen Meuelers zur Förderung der Subjektbildung. Dazu wird auf das Kapitel VIII. 2.a. verwiesen.

(Lebensgeschichte zum Umgang mit Sterben und Tod im Krankenhaus) nach den Kriterien der Systemtheorie analysiert und realitätsbezogene Handlungsmaßnahmen nach dem Problemlösungsprozess in der Auslegung Gordons entwickelt. Diese Arbeit könnte als Hausaufgabe bearbeitet werden. Nach Fertigstellung erfolgt die Evaluation, indem jeder Auszubildende ein Arbeitsergebnis eines anderen Mitschülers kontrolliert und ein Feedback verfasst, das wiederum vom Pädagogen begutachtet wird. Das dritte Lehr- und Lernziel ist ein affektives und folglich nur im Ausdruck einer Verhaltensdisposition im konkreten Pflegealltag zu beobachten. (Vgl. Peterßen 1988, S. 328, 330) In der zu planenden Unterrichtseinheit wird diese Gegebenheit angebahnt, indem die Auszubildenden mit Praxisanleitern realiter konfrontiert werden.

Bestimmung der Zugangs- und Darstellungsmöglichkeiten und der Strukturierung des Lehr-Lernprozesses

Um die Unterrichtseinheit analytisch zu durchdenken und einen möglichen Verlauf zu antizipieren, wird das Artikulationsschema nach Heinrich Roth integriert. Dieses Phasenschema beruht auf lernpsychologischen Überlegungen für den problemorientierten Unterricht und setzt sich zusammen aus den Phasen Motivation (Initiierung eines Lernprozesses), Schwierigkeiten (Defizite in der Aufgabenbewältigung), Lösung (Vorgabe des Auffindens bzw. Unterstützung beim Auffinden des Lösungsweges), Tun und Ausführen (Durchführung und Ausgestaltung der neuen Leistungsform), Behalten und Ausüben (Vertiefung des Lösungsansatzes durch Anwendung von Transferbeispielen), Bereitstellen, Übertragung, Integration (Internalisierung des Gelernten und Anwendung im Lebensalltag[532]). (Vgl. Roth 1966, S. 222 ff.; Peterßen 1988, S. 358 ff.)[533] Dieser Ansatz korreliert mit einer problemorientierten Bildungsarbeit als Bestandteil der Subjektorientierung, „in deren Rahmen die Beteiligten [zu] fragen lernen, anstatt sich mit vorgefertigten Antworten auf vorgegebene Fragen zufriedenzugeben." (Meueler 1993, S. 15)

Des Weiteren wird auf das Gruppenentwicklungsmodell nach Langmaak/ Braune-Krickau zurückgegriffen, um die Bedeutung bzw. den Zusammenhang von der Sachebene (Zielsetzung, Methodik der Aufgabenbewältigung) und der psychosozialen Ebene (Wertehaltung, Bedürfnislage der Auszubildenden) in der Planung, Begleitung und Auswertung des Gruppenprozesses zu berücksichtigen. (Vgl. Langmaak/Braune-Krickau 2000, S. 141 ff.) Die sich zu entwickeln-

---

532 Diese Stufe ist nur in der Bewältigung einer konkreten Pflegesituation im Stationsalltag zu erreichen.

533 Neben den dargestellten Lernaktivitäten, die sich aus dem traditionellen Lehren im Unterrichtsgeschehen ergeben, bezieht Roth die Lernschritte auch auf Lernprozesse, die vom Schüler selbst ausgehen können (direktes Lernen) bzw. unbewusst (indirekt) als Rückschluss auf bereits durchgeführte Handlungsvollzüge erfolgen. (Vgl. Roth 1966, S. 222 ff.)

de Arbeitsfähigkeit der Gruppe wird begünstigt, wenn die Teammitglieder die nachfolgenden Phasen durchlaufen können.[534] Zunächst geht es um das „Ankommen – Sich orientieren – Kontakt aufnehmen" (ebd., S. 146): Diese Phase zeichnet sich dadurch aus, dass die Teilnehmer ihren Platz und ihre Rolle in der Gruppe suchen, den angekündigten Inhalten abwartend, ggf. mit Vorbehalten gegenüber stehen. Vom Leiter erwarten sie Anleitung und Gestaltung, um ihrem Sicherheitsbedürfnis zu entsprechen. Dieser wiederum sollte die Befindlichkeiten der Teilnehmer wahrnehmen und sie in ihrer Selbststeuerung unterstützen. (Vgl. ebd., S. 146 ff.) Dazu bietet sich die Integration des bereits thematisierten Lehr- und Lernvertrages nach Meueler an. Danach steht „Gärung und Klärung" (ebd., S. 149) im Mittelpunkt: In dieser Phase werden die Standpunkte und Erwartungshaltungen der Teilnehmer deutlich. Dies zeigt sich u.a. in der Eroberung von Rollen und dem damit einhergehenden Status, um sich – auch gegenüber dem Leiter – im sozialen Feld positionieren zu können. Die Arbeitsatmosphäre ist angespannt und konfliktträchtig. Im weiteren Verlauf werden Werte und Normen thematisiert und Regeln des Umgangs ausgehandelt. Dies begünstigt das Zusammengehörigkeitsgefühl und die Organisation innerhalb der Gruppe, um wertschätzend und sachbezogen tätig zu werden. (Vgl. ebd., S. 149 ff.) Darauf folgt die dritte Phase „Arbeitslust und Produktivität" (ebd., S. 153): Das Arbeitsteam ist sich der unterschiedlichen Ressourcen seiner Teilnehmer bewusst und integriert diese in die Aufgabenbewältigung. Ihre Arbeitsweise ist konstruktiv und ergebnisorientiert. Der Gruppenzusammenhalt erleichtert den Umgang mit emotionalen Schwankungen, die nach wie vor auftreten können. Die Aufgabe des Pädagogen ist die des Lernhelfers, um die Gruppe in ihrer Eigenständigkeit weiterhin zu unterstützen. (Vgl. ebd., S. 153 f.) Abschließend erfolgt der „Transfer, Abschluss und Abschied" (ebd., S. 155): Schafft es die Gruppe, die Bedürfnisse ihrer Mitglieder auf der Sach- und Beziehungsebene wahrzunehmen und zu befriedigen, bleibt die Arbeitsfähigkeit dauerhaft erhalten. Dies setzt voraus, dass die Gruppendynamik begutachtet wird und Konsequenzen eingeleitet werden, die sich daraus, aber auch infolge sich verändernder Umweltanforderungen, ergeben. (Vgl. ebd., S. 155 ff.)

Da die Entwicklung einer abschiedskulturellen Haltung einerseits personenbezogen ist, andererseits aber einer inhaltlichen Auseinandersetzung und eines Austausches mit den Mitgliedern des Teams bedarf – auch zur Evaluierung poten-

---

534 Langmaak/Braune-Krickau betonen, dass diese Entwicklungsphasen nicht nur auf Gruppen zutreffen, die neu und zeitlich begrenzt miteinander agieren, sondern auch eine Relevanz für Gruppen besitzen, die regelmäßig miteinander arbeiten. (Vgl. Langmaak/Braune-Krickau 2000, S. 157 f.) Da in der Pflegeausbildung selten mehrtägige Seminarveranstaltungen zu einer Thematik stattfinden, wird dieser Entwicklungsprozess in der Planung berücksichtigt. Damit besteht die Möglichkeit, die Arbeitsfähigkeit der Schülergruppe in Korrelation zur Sach- und Beziehungsebene zu aktualisieren.

zieller Veränderungen im konkreten Praxisfeld –, wird als Reflexionsinstrument die „Themenzentrierte Interaktion" (TZI) nach Ruth C. Cohn hinzugezogen. Cohn vertritt die These, da ss lebendiges Lernen gefördert wird, wenn sich eine dynamische Balance zwischen dem Individuum (Persönlichkeit, Verhaltensweisen), der Gruppe (Interaktionsprozesse, Gruppendynamik), dem Thema (Sachlage, Arbeitsauftrag) und dem direkten Umfeld (Transfer in die Arbeits- und Lebenswelt, Einflussfaktoren der Umwelt) ereignet.[535] Cohn verankert ihr Modell in der humanistischen Psychologie. Konsequenterweise vertritt sie Grundwerte/ Axiome, die sich auf eine ganzheitliche Sichtweise des Menschen, die ihm innewohnende Autonomie und einen generellen verantwortungsbewussten Umgangs mit der Schöpfung beziehen. Für die Zusammenarbeit in Arbeits- und Lerngruppen gelten für Cohn die Verhaltensregeln des sog. „Chairman"[536] sowie das Postulat der Wahrnehmung und Aussprache von Störungen.[537] Hilfsregeln wiederum sollen kongruente, kommunikative und kooperative Handlungsprozesse ermöglichen und beziehen sich u.a. auf den Einsatz authentischer Ich-Aussagen, der Bedeutung nonverbaler Signale und der Einbindung von Fragestellungen in einem Begründungskontext. (Vgl. Cohn 1994, S. 113 ff., 120 ff.; Langmaak/Braune-Krickau 2000, S. 90 ff.; Psychrembel Wörterbuch Pflege 2003, S. 654)

Zentraler Bestandteil der Unterrichtseinheit sind Situationsbeschreibungen der Auszubildenden, die sie selbst im Umgang mit Sterben und Tod im Lern- und Versorgungsort Krankenhaus erlebt haben.[538] Diese werden unter Bezugnahme

---

535 Zu den Aufgaben der pädagogischen Leitung gehört es, die Balance zwischen dem Ich-Es-Wir-Umweltbezug zu gewährleisten. (Vgl. Langmaak/Braune-Krickau 2000, S. 93)

536 „Das bedeutet: a) Sei dir deiner inneren Gegebenheiten und deiner Umwelt bewußt. b) Nimm jede Situation als Angebot für deine Entscheidungen. Nimm und gib wie du es verantwortlich für dich selbst und andere willst." (Cohn 1994, S. 121)

537 „Beachte Hindernisse auf deinem Weg, deine eigenen und die von anderen. Störungen haben Vorrang (ohne ihre Lösung wird Wachstum erschwert oder verhindert)." (Cohn 1994, S. 121)

538 Es ist empfehlenswert, wenn der Pädagoge Situationsbeschreibungen vorbereitet, um Auszubildenden, die keine eigenen Erfahrungen einbringen können oder wollen, Lernangebote zu unterbreiten. Diese sollten einen Bezug zum konkreten Pflegealltag aufweisen, um die Handlungsorientierung (Ausgangs- und Zielsituation ist die Pflegepraxis, ihr verbindendes Element der analytische Prozess) zu gewährleisten. Der Einsatz dieser Konstrukte ist auch dann sinnvoll, wenn die Betroffenheit der Auszubildenden reduziert werden soll, um bestimmte Strukturen der Sterbebegleitung distanzierter („objektivierter") bearbeiten zu können. Beispielhaft wird eine Situationsbeschreibung angeführt, dabei wird die Erzählperspektive eines Auszubildenden eingenommen:
„Ein Patient im Alter von 56 Jahren, mit der Diagnose Lungenkrebs, litt unter zunehmender Luftnot. Ich erhielt keine Informationen, wie schnell sich der Zustand des Patienten verschlechtern und er schlimmstenfalls ersticken könnte. Eine gute pflegerische Versorgung seitens des Pflegepersonals, unter Einbezug und Versorgung der Angehörigen wurde gewährleistet. Der Patient erhielt genügend Schmerzmittel. Ich nahm den Wunsch bei mir wahr, mit jemandem über das Krankheitsbild und die pflegerischen Verhaltensweisen zu sprechen; habe

der Systemtheorie analysiert, um Bedingungen des (Nicht)Handelns zu eruieren. Daran anschließend werden Handlungsoptionen entwickelt. Um diesen Problemlösungsprozess strukturiert zu bewältigen, wird die niederlagenlose Methode nach Gordon integriert. Die Lösungsansätze werden im Rahmen einer Open Space-Veranstaltung Vertretern der Praxis vorgestellt und mit ihnen weiterentwickelt, so dass ein Handlungsprodukt in Form eines Impulsleitfadens entsteht. Dieser wiederum kann den Stationen als Reflexionsinstrument zur Verfügung gestellt werden, um ggf. eine Referenztransformation (Beeinflussung der zugrunde liegenden Konstrukte) zu begünstigen. (Vgl. König/Volmer 1996, S. 86 ff.) Diese methodische Vorgehensweise setzt eine theoretische Untermauerung voraus. Um Inhalte der Systemtheorie, der niederlagenlosen Methode bzw. des Open Space-Einsatzes gebündelt und zeitökonomisch vermitteln zu können, wird ein monologisches Verfahren in Form eines Vortrags gewählt. Damit wird sichergestellt, dass die Schüler – im weiteren Verlauf auch die Praxisanleiter – auf die gleiche Ausgangsbasis zurückgreifen können. Um eine größtmögliche Verständlichkeit bei der Informationsvermittlung zu erreichen, werden die Empfehlungen von Jochen und Monika Grell berücksichtigt: Einfachheit, übersichtliche Gliederung, mittleres Ausmaß bezogen auf Kürze-Prägnanz und zusätzliche Stimulanz. (Vgl. Grell/Grell 1987, S. 202) Zu den Elementen eines Lehrervortrags zählen die Autoren: Themenbekanntgabe, Übersichtsbemerkung, Organisationshilfen, Themenbegründung, Lernzielbekanntgabe, Gliederung, Beziehungsverdeutlichung, Integration von Bedeutsamkeitssignalen, Zusammenfassungen, Postorganizer sowie Verbindungen zu weiteren Inhalten. (Vgl. ebd., S. 218 ff.) Dazu werden die jeweiligen zu vermittelnden Fakten mit Praxisbezügen verdeutlicht und zur Veranschaulichung in ein sich entwickelndes Tafelbild integriert.

Der Einsatz der Open Space-Methode[539] zur institutionellen Veränderung in der mehrperspektivischen Sterbebegleitung ergibt sich aus den persönlichen Erfahrungen der Teilnehmer im Lernort Krankenhaus. Mit der damit einhergehenden Betroffenheit wird die Notwendigkeit evident, Situationen im Umgang mit der Todeswirklichkeit verändern zu wollen. Um Wirksamkeitseffekte im Stationsalltag zu erreichen, werden Betroffene unterschiedlicher Hierarchieebenen (Auszubildende und Praxisanleiter) zusammengeführt. (Vgl. Maleh 2000, S. 30 f.) Die Open Space-Methode wurde von Harrison Owen in den 1980er Jahren entwickelt. In der Auswertung einer von ihm organisierten Konferenz mit mehr als 200

---

mich jedoch nicht getraut, meine Bedürfnisse zu äußern. Der Patient starb in Anwesenheit seiner Ehefrau; eine Pflegefachkraft hat gemeinsam mit der Angehörigen den Verstorbenen und das Zimmer vorbereitet, sodass die erwachsenen Kinder in aller Ruhe Abschied nehmen konnten. Während der Dienstübergabe wurde diese Situation kurz geschildert."

539 Vgl. dazu auch http://methodenpool.uni-koeln.de/openspace_kurzbeschreibung[bzw. Quellen, Begründung, Darstellung, Beispiele, Reflexion, Praxiserfahrung].html, abgerufen am 08.07.2011.

Teilnehmern wurde die Bedeutsamkeit der unorganisierten Kaffeepausen für den Informationsaustausch und des Gruppenzusammenhalts herausgestellt. Darauf hin überlegte Owen, wie eine solche Ungezwungenheit und Dynamik mit einer effektiven Arbeitsweise und qualitätsorientierten Ergebnissen zu einer Methode verdichtet werden könnte. Als Grundelemente der Dynamik analysierte Owen den Kreis (Ausdruck gleichberechtigter Kommunikation und Förderung des Wir-Gefühls infolge der Wahrnehmungsmöglichkeit sämtlicher Teilnehmer), den Atem (Versinnbildung unterschiedlicher kleiner und größer werdender Gruppen-zusammensetzungen aufgrund inhaltlicher Impulse), das Anschlagbrett (Informationsspeicher organisatorischer und arbeitsergebnisorientierter Art) und den Marktplatz (Räume des Austausches). Das Aufeinandertreffen dieser Elemente erzeugt einen offenen Raum/Open Space, um sich miteinander über ein Thema zu verständigen bzw. sich thematisch auseinanderzusetzen und Interventionen zu entwickeln. (Vgl. ebd., S. 15 ff.) Die nachfolgenden Leitlinien verstärken dabei die Individualisierung des Lern- und Arbeitsprozesses. Zum einen gilt die Annahme, dass jeder Teilnehmer – auch ein Schüler, beispielsweise des zweiten Ausbildungsjahres – ein Experte ist, der mit seinem Wissen und mit seinen Erfahrungen dazu beitragen kann, die Situation zu verändern. Zum anderen gilt das Prinzip der Offenheit. Die Teilnehmer bestimmen, welche Aspekte sie bearbeiten möchten. Dabei ist die Kleingruppenzusammensetzung als ein fließender, dynamischer Prozess zu betrachten. Ein Gruppenmitglied entscheidet selbst, wie es sich einbringt und wann die Gruppe verlassen wird, um mit anderen Teilnehmern einen weiteren inhaltlichen Aspekt zu bearbeiten. Das jeweilige Lernteam organisiert sich eigenständig, auch bzgl. der Moderation und der Dokumentation der Arbeitsergebnisse. Als weitere Leitlinie ist die zügige Problembearbeitung anzuführen, die sich infolge der freiwilligen Gruppenzusammensetzung und der kreativen Problembearbeitungsmöglichkeit ergibt. Hier spielt – als letzte Leitlinie – die Gruppengröße nahezu keine Rolle. (Vgl. ebd., S. 19) Somit ist festzuhalten, dass mit der Open Space-Methode eine „schnelle Erarbeitung von Lösungen und Veränderungsabsichten" (ebd., S. 27) unter aktiver Beteiligung der Betroffenen ermöglicht und die Akzeptanz und der Transfer geplanter Modifikationen im Arbeits- und Lernfeld begünstigt wird.

In der Seminarveranstaltung ist – insbesondere nach der Mittagspause – von einem Leistungsabfall, von Müdigkeit und dem Wunsch, das Lernfeld verlassen zu wollen, auszugehen. Um dem entgegenzuwirken, wird die reguläre Pause nach der Mittagszeit ausgeweitet und kreativ gestaltet. Dazu werden Bewegungs-übungen angeboten, die den Kreislauf und die Durchblutung des Gehirns anregen. Darüber hinaus wird (Spiel)Freude im Miteinander-Umgehen gefördert. Des Weiteren dient die Pausengestaltung dazu, die kognitive Nachhaltigkeit des neu gelernten Wissens zu begünstigen und Lernhemmungen durch Überlagerung neuartiger bzw. emotional behafteter Informationen entgegegenzuwirken. (Vgl. Ott et. al 1988, S. 14 f., 57 ff., DAK W406-2533/04.08, S. 18)

Im weiteren Verlauf wird die Lehr- und Lernprozessstruktur ausgewiesen, in der neben den Methoden auch die entsprechenden Interaktionsstrukturen angeführt sind. Dieses antizipierte prozesshafte Geschehen wird einer didaktischen Begründung unterzogen. Um den Pädagogen der Pflegeausbildung verschiedenartige pädagogische Gestaltungselemente zur Verfügung zu stellen, wird eine konkretistische Verlaufsplanung vorgenommen. Dabei darf jedoch nicht außer Acht gelassen werden, dass der Entwurf als ein offener zu betrachten ist, um situative Lehr- und Lernprozesse sowie die Subjektorientierung Auszubildender zu ermöglichen. (Vgl. Klafki 2007, S. 269)

Lehr- und Lernprozessstruktur[540] für eine zweitägige Seminarveranstaltung zur Bearbeitung von Situationsbeschreibungen aus dem Lernort Krankenhaus zum Umgang mit Sterben und Tod

Artikulation[541]/ Zeit	Pädagoge / Auszubildende	Aktions-, Sozialformen, Medien[542]	Didaktischer Kommentar
		Sitzordnung: U-Form, auf jedem Platz liegt ein Bilderausschnitt	Förderung der Kommunikation Tische sind für die Arbeitsphasen erforderlich. Auf dem Stundenplan ist die Lerneinheit ,Sterbende Menschen pflegen' vermerkt, so dass sich die Auszubildenden darauf einstellen können.
Bis 15 Minuten	Begrüßung Aufforderung an die Auszubildenden, den vorgefundenen Bilderausschnitt zu vervollständigen und auf Partnersuche zu gehen.	Bild vervollständigt sich zu einem sinnvollen Ganzen, wenn drei Ausschnitte aufeinandertreffen.	Die unterschiedlichen Bildermotive stammen aus den bereits erfolgten Unterrichtsstunden zu dieser Lerneinheit: Arbeitsblätter, Ergebnisdarstellungen aus Gruppenarbeiten, Foto von der Krankenhauskapelle oder dem Verabschiedungsraum.

540 Um ausbildungsspezifische Belange berücksichtigen zu können, sind die dargestellten pädagogischen Elemente austauschbar, zu ergänzen, aber auch zu streichen. Dies ist insbesondere in den Lehr- und Lernprozessen erforderlich, die dem subjektorientierten Bildungsanspruch folgen.

541 Das zugrunde gelegte Artikulationsschema wurde von Heinrich Roth entwickelt. (Vgl. Roth 1966, S. 222ff.)

542 Die Methodenauswahl erfolgt z. T. unter Rückgriff auf die Publikation von Drude/Zielke-Nadkarni sowie dem Methodenkoffer der Bundeszentrale für politische Bildung.

Artikulation[541]/ Zeit	Pädagoge / Auszubildende	Aktions-, Sozialformen, Medien[542]	Didaktischer Kommentar
			Wiedererkennungswert und Motivationsförderung zur thematischen Auseinandersetzung.
	Impulse an die Auszubildenden mit der Bitte des Austausches: „Wie geht es mir heute?" „Kann ich mich auf das Thema einlassen?" „Habe ich Erwartungen und Befürchtungen; welche?"	Tafel Schülertrio	1. Gruppenphase:[543] Ankommen - Sich orientieren - Kontakt aufnehmen, um eine Arbeits- und Vertrauensbasis zu schaffen und eine (aktualisierte) Beziehung untereinander und zum Thema aufzubauen. Keine übliche Erwartungsrunde, um die Schüler nicht unter Druck zu setzen und Äußerungen wie „Ich lass' mich überraschen" zu vermeiden. Ihr Einbezug in die Planung erfolgt im weiteren Verlauf.
Motivation Bis 30 Minuten	Vorstellung der Zielsetzungen (siehe oben) und des geplanten Ablaufs Aufforderung an die Auszubildenden, die Intentionen und den Verlauf ggf. zu ergänzen bzw. zu bestätigen.	Advance Organizer Gruppengespräch	Motivationsförderung durch Transparenz 2. Phase der Gruppenentwicklung: Gärung und Klärung: Entwicklung einer sozialen Organisation und Zielsetzung.

543 Das Gruppenentwicklungsmodell stammt von Langmaak und Braune-Krickau. (Vgl. Langmaak/Braune-Krickau 2000, S. 138ff.)

Artikulation[541]/ Zeit	Pädagoge / Auszubildende	Aktions-, Sozialformen, Medien[542]	Didaktischer Kommentar
	Schriftliche Festlegung des Arbeitsplans, einschließlich der Arbeitsformen.	großer Papierbogen	Subjektorientierung[545] in der Umsetzung: Arbeitsschritte können ergänzt, übersprungen oder verändert werden, um die situativen Lehr- und Lernbedürfnisse zu berücksichtigen.
		Lehr- und Lernvertrag[544]	Arbeitsplan in Form einer Zeit-, Inhalts- und Raumtafel
			Im weiteren Verlauf farbliche Markierung des augenblicklichen Arbeitsstandes, auch der situativ vorzunehmenden Modifikationen.
Bis 45 Minuten	Jeder Auszubildende wird aufgefordert, eine Situation aus dem Einsatzort Krankenhaus zu notieren, die er im Umgang mit Sterben und Tod erlebt hat. Aufforderung, die Situationsbeschreibung (noch einmal) zu lesen und auf sich wirken zu lassen.	Situationsbeschreibungen	Damit Schüler personale Leistungsmerkmale im Ausdruck einer Handlungsbefähigung entwickeln können, sind Situationen aus dem konkret erlebten Pflegealltag zu thematisieren. Die Dokumentationen eignen sich zur analytischen, problemlösungsorientierten Weiterarbeit (aus der Pflegepraxis für die Pflegepraxis).
		Einzelarbeit	

544 Ausführungen zum Lehr- und Lernvertrag sind dem Kapitel VIII.2.a. zu entnehmen
545 Vgl. Kapitel VIII.2.a.

Artikulation[541]/ Zeit	Pädagoge / Auszubildende	Aktions-, Sozialformen, Medien[542]	Didaktischer Kommentar
	Austausch erneut im bestehenden Schülertrio	Schülertrio	Die Auseinandersetzung mit der Endlichkeit und ggf. defizitärem Verhalten kann eine Betroffenheit auslösen, der Raum zu geben ist. Der Austausch wird erleichtert, wenn eine vertraute Beziehungsebene wahrgenommen wird.
		Pause	
Schwierigkeit Bis 30 Minuten	„Was ist zu tun, damit von einer Lebensbegleitung Sterbender und ihren Bezugspersonen gesprochen werden kann, die realiter umsetzbar ist?"	Impuls Tafel Fortsetzung des Austausches im Schülertrio	3. Phase der Gruppenentwicklung: Arbeitslust und Produktivität. Die Auszubildenden entwickeln Ideen, die infolge der einzuhaltenden Systemationalität des Pflegealltags Begrenzungen erfahren. Die Notwendigkeit der Integration wissenschaftlicher Erkenntnisse wird evident.

Artikulation[541]/ Zeit	Pädagoge / Auszubildende	Aktions-, Sozialformen, Medien[542]	Didaktischer Kommentar
Lösung Bis 90 Minuten	Vorstellung der Systemtheorie als soziales System handelnder Personen[546] – Erklärung menschlichen Verhaltens nach unterschiedlichen Modellen – Grundannahmen der Systemtheorie: 1. Menschliches Verhalten wird von Faktoren des Systems beeinflusst. 2. Jedes Systemmitglied kann das System in seiner Weiterentwicklung ebenfalls beeinflussen. Beispiele aus der gegenwärtigen Ausbildungspraxis: Krankenhaus, Krankenpflegeschule, Ausbildungsklasse sind Systeme.	Vortrag mit medialer Unterstützung: parallele Entwicklung eines Tafelbildes Integration in das Tafelbild Integration in das Tafelbild	Den Vortragsregeln nach Grell (vgl. Grell/Grell 1987, S. 199ff.) ist zu entsprechen. Durch die mediale Unterstützung wird die Aufmerksamkeit gelenkt und die Nachhaltigkeit gefördert, da zwei Sinne angesprochen werden. Beispiele aus dem allgemeinen Pflegealltag erleichtern die Durchdringung der neuen Wissenselemente.

546 Die Aussagen zur Systemtheorie sind der Publikation von König/Volmer 1996, S. 11 ff., 35 ff., 43 ff. entnommen.

Artikulation[541]/ Zeit	Pädagoge / Auszubildende	Aktions-, Sozialformen, Medien[542]	Didaktischer Kommentar
	Auszubildende werden aufgefordert, allgemeine Beispiele zu nennen, um die gegenseitige Beeinflussung (Mitglied und System) zu verdeutlichen. – Merkmale eines Systems: Nennung und Erläuterung mit Anführung eines Beispiels aus der Begleitung Sterbender.	Integration in das Tafelbild	Transferleistung: der Pädagoge verstärkt bzw. korrigiert die Beispiele
	– Personen als Elemente – Subjektive Deutungen – Regeln – Interaktionsstrukturen – Systemumwelt – Entwicklung Herausstellung der Interdependenzen	Integration in das Tafelbild	Redundanter Informationsinput zur Förderung der kognitiven Nachhaltigkeit
	„Ist die Systemtheorie nachvollziehbar?" „Ist die Systemtheorie für die Pflegepraxis nutzbar?"	Frage – Gruppengespräch	Prinzip der „integrativen Aussöhnung" (Grell/Grell 1987, S. 224f.) Die Auseinandersetzung mit der Thematik dient der Beseitigung von Unklarheiten; ggf. Einsatz eines Postorganizers.

Artikulation[541]/ Zeit	Pädagoge / Auszubildende	Aktions-, Sozialformen, Medien[542]	Didaktischer Kommentar
		Pause	
Bis 10 Minuten	Nach der Mittagspause Angebot an die Auszubildenden, kreative Bewegungsübungen durchzuführen: Ein Schüler macht (auf Wunsch) eine Körperübung vor, die andern Schüler machen diese nach. Ansonsten bietet der Pädagoge Übungen an, wie z.B. die sog. Wachklopfübung.[547]	Gruppenübung	Bewegung in der Gruppe erzeugt Fröhlichkeit und trägt dazu bei, dass das (Mittags)Leistungstief abgefedert wird. Zugleich dient sie dem Ausgleich der kopflastigen Arbeitsweise.
Bis 60 Minuten	Wiederholung der einzelnen Merkmale der Systemtheorie. Nach jedem Merkmal werden die Auszubildenden aufgefordert, in ihrer erstellten Situationsbeschreibung die Fundstellen zu identifizieren.	Erläuterung Situationsbeschreibungen	Transferleistung

547 Eine Übung aus der theaterpädagogischen Qualifizierung des Verfassers in den 1990 Jahren am Institut für kulturelle Bildung (IKB) Bielefeld. Zur Vorgehensweise: Ein Schüler klopft mit seinen Händen den Rücken und die Extremitäten seines Partners ab, der den Oberkörper nach vorne beugt sowie Kopf und Arme locker hängen lässt. Mit seinen Füßen nimmt dieser einen festen Stand ein, gewährleistet jedoch Beweglichkeit in den unteren Extremitäten.

Artikulation[541]/ Zeit	Pädagoge / Auszubildende	Aktions-, Sozialformen, Medien[542]	Didaktischer Kommentar
	Austausch im Schülertrio Beseitigung von Unklarheiten durch den Pädagogen	Schülertrio Frage – Gruppengespräch	
Bis 90 Minuten	Weiterarbeit im Schülertrio: Aufforderung an einer Situationsbeschreibung – nach Wahl – weiterzuarbeiten	Schülertrio Entscheidung für eine Situationsbeschreibung	Zur Reduzierung der Komplexität und als Motivationsimpuls können die Auszubildenden selbst entscheiden, mit welchem Fall sie sich weiter befassen wollen. Je nach Lernleistung und -wunsch können die weiteren Fallbeispiele integriert werden.
	Pädagoge erklärt das Vorgehen zur Entwicklung von Handlungspotenzialen unter Einbezug der niederlagenlosen Methode nach Gordon: 1. Problemdefinition / Ist-Zustand 2. Zielklärung / Soll-Zustand	Schritte der niederlagenlosen Methode werden an die Tafel geschrieben und erläutert.	Die niederlagenlose Methode ist den Auszubildenden aus der Lerneinheit ,Gespräche führen‘ (Konfliktlösung) bekannt und eignet sich als Problemlösungsprozess zur Umsetzung eines realitätsbezogenen Anspruchs in der Begleitung Sterbender.

333

Artikulation[541]/ Zeit	Pädagoge / Auszubildende	Aktions-, Sozialformen, Medien[542]	Didaktischer Kommentar
	3. Sammlung von Lösungsmöglichkeiten (keine Bewertung vornehmen!) 4. Bewertung von Lösungsmöglichkeiten 5. Entscheidungsfindung 6. Erstellung eines Aktionsplans 7. Überprüfung des Erfolgs (Vgl. Gordon 1989, S. 216 ff.[548])	Bedeutsamkeitssignal	Reduzierung hemmender Faktoren im kreativen Entwicklungsprozess
	Aufforderung zur Umsetzung, Pädagoge begleitet den Arbeitsprozess.	Situationsbeschreibung und Anwendung der niederlagenlosen Methode im bekannten Schülertrio	
	Einforderung eines Feedbacks: Ist der Problemlösungsprozess nach Gordon ein praktikables Hilfsinstrument?	Frage – Gruppengespräch	Einschätzung der Auszubildenden zur Akzeptanzklärung, Reduzierung und Beseitigung von Umsetzungsschwierigkeiten

548 Gordon integriert die Phase der Zielbestimmung in die Stufe der Sammlung alternativer Lösungsmöglichkeiten. (Vgl. Gordon 1989, S. 219f.) Damit die Auszubildenden allerdings realistische Ziele anzuführen, die ggf. in Nah- und Fernziele zu unterteilen sind, wird die Phase der Zielklärung, die Beschreibung des Soll-Zustandes explizit angeführt. (Vgl. Pflegeprozessphasen in Thiemes Pflege 2004, S. 66ff.)

Artikulation[541]/ Zeit	Pädagoge / Auszubildende	Aktions-, Sozialformen, Medien[542]	Didaktischer Kommentar
2. Tag:			
Bis 30 Minuten	Gestaltung der Eingangssituation: Befindlichkeitsabfrage unter Nutzung des sog. Wollknäuelspiels: Pädagoge hält ein Wollknäuel in seiner Hand, äußert seine Befindlichkeit, hält den Faden fest und wirft das Wollknäuel einem Auszubildenden zu, der sich zu seinem Zustand äußert, usw.	Auszubildende bilden einen Kreis Wollknäuelspiel	Motivationserfassung, Identifizierung von Unklarheiten bzw. Bestärkungen des gestrigen Arbeitstages, ggf. ist der Arbeitsplan für den heutigen Tag anzupassen.
Tun und Ausführen	Vorbereitung eines Open Space-Austausches mit den Praxisanleitern des Krankenhauses.	Einführung der Schüler in die Open Space-Methode	Auszubildende erhalten mit der Open Space-Methode zum einen die Möglichkeit, ihre Handlungspotenziale zur Verbesserung der Lebensbegleitung Sterbender den Pflegefachkräften – im geschützten Rahmen der Schule – vorzustellen. Zum anderen werden die Praxisanleiter zum unmittelbaren Feedback der entwickelten Ergebnisse aufgefordert.

Artikulation[541]/ Zeit	Pädagoge / Auszubildende	Aktions-, Sozialformen, Medien[542]	Didaktischer Kommentar
Bis 90 Minuten			Oberste Regel ist die Offenheit bzgl. Zusammensetzung der (wechselnden) Arbeitsgruppen, Ideenvielfalt und Zeitplanung.
	Auswahl der zur Diskussion zu stellenden Handlungspotenziale.		Um die Übersichtlichkeit zu wahren, werden aus den oben entwickelten Handlungspotenzialen drei Bereiche herausgegriffen und übersichtlich dargestellt.
	Systematik: Problembenennung, Zielsetzung, Handlungsplanung.		
	Vorstellbar, z.B. 1. Gruppe: Problem: Nach dem Tod eines Patienten erfolgt kein Austausch des Pflegepersonals über das Geschehene.	Gruppenbildung und Moderatorenernennung (pro Gruppe)	Die Vorbereitung der Pinnwand soll die Praxisanleiter dazu auffordern, Feedback geben zu wollen.
	Ziel: Personal tauscht sich während des Dienstes über den verstorbenen Patienten und die eigenen Gefühle aus.	Erstellung der Pinnwand (Inhalte)	Bildung eines Ideenpools zur (Aus)Gestaltung einer Zukunftswerkstatt.
		Richten des Materials (Moderationskarten, Stifte, Pinnnadeln)	Nach Möglichkeit einen großen Raum nutzen, um den Austausch und die entstehende Eigendynamik nicht durch unterschiedliche Räume zu unterbrechen. Ziel ist ein lebendiger, sich bewegender Austausch.
	Handlungsplanung: 1. Nachdem ein Patient verstorben ist, werden alle Mitarbeiter darüber informiert.	Vorbereitung des Raumes	

Artikulation[541]/ Zeit	Pädagoge / Auszubildende	Aktions-, Sozialformen, Medien[542]	Didaktischer Kommentar
	2. Je nach Situation er- folgt ein unmittelbarer Austausch, spätestens jedoch während oder im Anschluss an die Dienst- übergabe. 3. Während der Übergabe wird für den Verstorbe- nen ein Teelicht angezün- det. II. Gruppe Problem: Verstorbener Patient wird „unsichtbar" in die Leichenhalle gefahren. Ziel: Würdevoller Transport des Verstorbenen in den Verabschiedungsraum. Handlungsplanung: 1. Eine Pflegeperson geht mit einer Kerze voran, eine weitere Pflegeperson schiebt das Bett mit dem Verstorbenen.		Die einzuhaltende Systematik ist den Auszubildenden aus der Lerneinheit „Pflege planen und dokumentieren" (Pflegeproblemlösungsprozess) bekannt.

Artikulation[541]/ Zeit	Pädagoge / Auszubildende	Aktions-, Sozialformen, Medien[542]	Didaktischer Kommentar
	2. Auf das Bett des Verstorbenen wird eine Rose gelegt. III. Gruppe: Problem: Fehlende Rituale zum Umgang mit Sterben und Tod auf Station. Ziel: Einführung von Ritualen für das Pflegepersonal. Handlungsplanung: 1. Monatlicher Austausch mit den Stationsmitgliedern über die Konfrontation mit der Endlichkeit. 2. Einführung eines auf Station ausliegenden Trauerbuches. 3. Im Zimmer des Verstorbenen wird gemeinsam gebetet oder ein Trauerlied gesungen.		
		Pause	

Artikulation[541]/ Zeit	Pädagoge / Auszubildende	Aktions-, Sozialformen, Medien[542]	Didaktischer Kommentar
Bis 90 Minuten	Information an die Beteiligten (Praxisanleiter und Auszubildende) zur weiteren Vorgehensweise.	Impulsreferat	Zielsetzung, Orientierung, Klärung aufkommender Fragen
	Umsetzung der Open Space-Methode: Austausch in den temporären Arbeitsgruppen, Festhalten der Gedanken in Form weiterer Ideen, Zustimmung, Ablehnung, kritische Anmerkungen.	Open Space Auszubildende und Praxisanleiter, Letztere wechseln die Gruppen nach eigener Befindlichkeit	Kreative Methode, um in Kontakt zu treten, Sammlung von Zukunftsvisionen und Veränderungsmöglichkeiten für das Krankenhaus. Praxisanleiter sind (ebenfalls) Betroffene in der Lebensbegleitung Sterbender. Es ist wahrscheinlich, dass infolge der thematischen Brisanz eine Eigendynamik entsteht, die sich in einer lebhaften Diskussion, Entwicklung weiterer Ideen bzw. kritischer Anmerkungen ausdrückt.
	Pädagoge begleitet die Auseinandersetzung.		Schüler lernen, sich für das eigene Ergebnis einzusetzen, aber auch Anregungen, Widersprüche anzunehmen. Sie lernen miteinander zu diskutieren und eine Mission zu erstellen, um „ihr" Krankenhaus weiterzuentwickeln.

Artikulation[541]/ Zeit	Pädagoge / Auszubildende	Aktions-, Sozialformen, Medien[542]	Didaktischer Kommentar
		Pause Stehimbiss für Auszubildende und Praxisanleiter	Förderung des Gemeinschaftsgefühls und des weiteren (informellen) Austausches zwischen den Praxisanleitern und Auszubildenden.
Bis 15 Minuten	Nach der Mittagspause Integration eines Bewegungselements: z.B. Durchführung eines nonverbalen Volleyballspiels mit einem imaginären Ball.		Humorvolle Interaktion zur Förderung des Gemeinschaftsgefühls. Förderung des Beobachtungsvermögens, gleichsam Grundlage einer adäquaten Betreuung Sterbender und ihrer Bezugspersonen.
Behalten und Ausüben Bis 90 Minuten	Auswertung der Open Space-Methode Erstellung eines Impulsleitfadens für den Stationsalltag	Auszubildende und Pädagoge	Bewertung der eingebrachten Gedanken, Einarbeitung der Veränderungs-, Verbesserungspotenziale in das (Ursprungs)Ergebnis. Handlungsprodukt, das als Reflexionsinstrument im Berufsalltag genutzt werden kann.

Artikulation[541]/ Zeit	Pädagoge / Auszubildende	Aktions-, Sozialformen, Medien[542]	Didaktischer Kommentar
Bis 25 Minuten	Aufforderung an die Auszubildenden: persönliche Zielsetzung in der Umsetzung eines realitätsbezogenen Anspruches bei der Lebensbegleitung Sterbender: „Was möchte ich in Zukunft umsetzen?" „Ist das jeweilige Ziel realitätsbezogen?" „Wann und wie kann ich die Zielerreichung überprüfen?" Erläuterung der Vorgehensweise	„Brief an mich" Verteilung von Briefbögen, Umschläge, Briefmarken Eigenarbeit	4. Phase der Gruppenentwicklung: Transfer, Abschuss und Abschied. Auszubildende werden aufgefordert zu notieren, was sie sich für die Zukunft vorgenommen haben. Dieser Brief ist als „Vertrag mit sich selbst" zu bewerten und dient der Eigenkontrolle (sich selbst gegenüber verpflichtet sein). Atmosphärisch empfiehlt sich in der Bearbeitungszeit der Einsatz einer Hintergrundmusik, beispielsweise Erik Satie - „Gymnopédies No. 1, 2, 3".
	Pädagoge sammelt die Briefe ein und versendet sie zu einem gemeinsam festgelegten Zeitpunkt.		

Artikulation[541]/ Zeit	Pädagoge / Auszubildende	Aktions-, Sozialformen, Medien[542]	Didaktischer Kommentar
Bis 30 Minuten	Abschluss: Rückmeldung zur Unterrichtssequenz mit dem Ziel der Umsetzung eines realitätsbezogenen Anspruches in der Lebensbegleitung Sterbender.	Reflexionsrunde nach TZI Stuhlkreis In der Mitte liegt ein vorbereitetes Dreieck mit den Elementen Ich, Wir, Thema und ein umfassender Kreis: Globe	Themenzentrierte Interaktion nach Ruth Cohn ist den Auszubildenden aus der Lerneinheit „Soziales Lernen" vertraut. Strukturierte Rückmeldung zu den Aspekten Ich, Wir, Thema, Globe/Umfeld
	Impulse: „Wie ist es mir hier ergangen?" „Wie habe ich die Gruppe wahrgenommen?" „Was habe ich gelernt?" „Wie habe ich die Atmosphäre (das Ganze betreffend) erlebt?"	Impulse Feedbackgabe reihum bei gleichzeitiger Weitergabe eines „Sprechsteins".	Es ist darauf zu achten, dass keine Kommentierung und Diskussion erfolgt. „Sprechstein" als Impuls, sich jetzt mitteilen zu können (Lernziel: Haltung zeigen); gleichzeitig soll es die Situation erleichtern, da dieser Stein ein Sich-Festhalten (im übertragenen psychologischen Sinn) ermöglicht.
Bis 5 Minuten	Pädagoge bedankt sich für die Mitarbeit. Zum Abschluss das Gedicht ,Unterricht' von Hilde Domin. (Vgl. Kapitel I.)	Kopie an die Auszubildenden Vorlesen und Nachwirkzeit beachten.	„Kostbarster Unterricht an den Sterbebetten [...] Nur einmal sterben sie für uns [...] Dein Tod oder meiner [...]" (Domin 1999, S. 147) Impuls zur Sensibilisierung, dass Seelsorge eine allen Berufsgruppen (des Krankenhauses) innewohnende Grundhaltung sein sollte.

Deutlich wird, dass mit dem vorangegangenen Konzept Kriterien der Death Education (vgl. Kapitel IV.) umgesetzt werden:

Verbindung der Lernorte Schule und Krankenhaus

Huck und Petzold fordern die Fokussierung der beruflichen Praxis der Betroffenen und die Planung realitätsbezogener Interventionen. (Vgl. Huck/Petzold 1984, S. 551 f.) Dem wird durch die Fokussierung von Situationsbeschreibungen aus dem Alltag der Auszubildenden entsprochen. Bedingungen des (Nicht) Handelns werden unter Bezugnahme der Systemtheorie analysiert, Handlungsoptionen entwickelt und verantwortlichen Mitgliedern der Praxis zur Diskussion gestellt. In diesem prozesshaften Geschehen werden Informationsvermittlung und Erfahrungsorientierung vernetzt, womit ein weiteres Merkmal der Death Education Berücksichtigung findet. Zielverhaltensweisen werden – wie es Wittkowski und Krauß empfehlen – eingeübt, indem die Auszubildenden in einem geschützten Rahmen ihren Standpunkt vor Pflegefachleuten vertreten und Handlungssicherheit erwerben können. (Vgl. Wittkowski/Krauß 2000, S. 188)

Teilnehmerorientierung

Die Integration der Kontextbedingungen Auszubildender bzgl. Zielsetzung, Inhaltsauswahl und methodischem Vorgehen (vgl. Huck/Petzold 1984, S. 535; Krauß 2003, S. 9; Plieth 2007, S. 234) werden mit der durchgeführten Bedingungsanalyse sichergestellt. Darüber hinausgehend ist darauf zu verweisen, dass die Pflegeschüler in den jeweiligen Einsatzorten der medizinischen Kliniken von Verantwortlichen der Lernorte situativ zu begleiten sind, um Bewältigungsstrategien in der Begegnung mit sterbenskranken Patienten und ihren Zugehörigen erlernen zu können bzw. diese – auch unter Bezugnahme der Seminarveranstaltung – in Erinnerung zu rufen. (Vgl. Plieth 2007, S. 236)

Lehr- und Lernzielsetzungen

Der Forderung nach einer mehrdimensionalen Lehr- und Lernzielsetzung (vgl. Huck/Petzold 1984, S. 532 f.; Wittkowski/Krauß 2000, S. 187 f.) wird entsprochen, indem neben der kognitiven Ebene (systemtheoretische Wissens- und Informationsweitergabe), sowie der Entwicklung prospektiver Handlungsstrategien und deren Demonstration (psychomotorische Ebene) auch Werte und Normen geklärt werden, die sich im (Nicht)Handeln wiederfinden. (Vgl. Plieth 2007, S. 233) Mit der Implementierung eines zu erstellenden Impulsleitfadens in die Berufspraxis, wird die Ebene der institutionellen Sterbebegleitung des Mehr-Ebenen-Modells der Sterbebegleitung nach Wittkowski angesprochen, die sich jedoch interdependent zu der primären und sekundären Ebene der Begleitung Sterbender verhält. (Vgl. Wittkowski 2003, S. 276 f.)

Menschenbild

Die Auseinandersetzung des Umgangs mit sterbenden Patienten und ihren Zugehörigen ist untrennbar mit dem zugrunde liegenden Menschenbild der medizinischen, pflegefachlichen Disziplinen und der Institution zu verknüpfen. In der Bearbeitung von Situationsbeschreibungen und der Entwicklung neuer Interventionen wird thematisiert, ob der sterbende Mensch sich als Leib-Seele-Körper-Einheit wertschätzend erfahren kann. (Vgl. Huck/Petzold 1984, S. 532) Dass die Auszubildenden zu (Mit)Gestaltern ihres Bildungsprozesses werden, lässt sie selbst ein Menschenbild der Subjektorientierung erfahren.

Evaluation

Überprüfungsmöglichkeiten der aufgestellten Lehr- und Lernziele werden angeführt. Unberücksichtigt bleibt jedoch zum einen die Darlegung bzw. Erhebung, welche Methode Wirkweisen auf die todbezogene Einstellungsänderung entfalten kann. (Vgl. Durlak 2003, S. 217) Ebenso findet sich keine Follow up-Erhebung, um den Nachweis potenzieller Wirksamkeitseffekte im konkreten Praxisfeld nachzuweisen. (Vgl. Wittkowski/Krauß 2000, S. 188) Damit werden Forschungsdesiderate aufgezeigt, die der Verfasser in einer Anschlussarbeit bearbeiten möchte.

3. Zusammenfassung

In den vorangegangenen Ausführungen wurde – als Konsequenz der im Kapitel VII. vorgelegten Studie zu den Situationsbeschreibungen Auszubildender zum Umgang mit Sterben und Tod im Lernort Krankenhaus – der Frage nachgegangen, wie eine abschiedskulturelle Haltung in der Pflegeausbildung gefördert werden kann. Dazu war es notwendig, auf Kriterien der Death Education zurückzugreifen, mit denen ein verantwortungsbewusster und lebensintegrierender Umgang mit der Endlichkeit intendiert wird. (Vgl. Wittkowski/Krauß 2000, S. 178) Die Auseinandersetzung mit entsprechenden pädagogisch gestalteten Programmen in der Kapitelfolge IV. ergab die Bedeutsamkeit, konkrete Arbeitsinhalte, Arbeitsbedingungen und Arbeitsergebnisse des betrieblichen Prozesses zu fokussieren, um „realistische Perspektiven" (Plieth 2007, S. 238) im Umgang mit der Todeswirklichkeit entwickeln zu können. (Vgl. Huck/Petzold 1984, S. 551 f.; Heinz 1995, S. 42 ff.; Ekert/Ekert 2005, S. 111) Des Weiteren wurde deutlich, dass das idealiter umzusetzende Menschenbild in der Sterbebegleitung von den Mitarbeitern des Klinikstabs selbst erfahrbar sein sollte, um die Helfer zu sensibilisieren, holistische Aspekte des Sterbenskranken und seiner Bezugspersonen wahrzunehmen. (Vgl. Huck/Petzold 1984, S. 532, 534) Wenn Auszubildende lernen, dass eine Individualisierung des Sterbeprozesses und ein aktiver Einbezug der Betroffenen in Behandlungsentscheidungen eine (visionäre) Ergebnisqualität darstellen, ist es wünschenswert, dass sie sich selbst als Individuen und Entscheidungsträger erfahren. Wird der Gedanke auf die Gestaltung pädagogischer Lehr- und Lernprozesse übertragen, ergibt sich das Erfordernis, Didaktiken hinzuzuziehen, die die Subjektorientierung vertreten, indem die Schüler einerseits in pädagogische Handlungsprozesse eingebunden werden und andererseits eine Auseinandersetzung mit Situationsbewältigungen ihrer Wirklichkeit erfolgt. Diese Intentionen spiegeln sich in den Theorien Meuelers und Klafkis wider.

Meuelers Didaktik versteht sich als eine partnerschaftlich, dialogische Didaktik. Grundlage des demokratisch-partnerschaftlichen Arbeitsbündnisses zwischen dem Pädagogen und seinen Schülern ist ein gemeinsam auszugestaltender Lehr- und Lernvertrag. Dabei ist entscheidend, dass nicht der Pädagoge im Vorfeld festlegt, welche Wissenschaftselemente mit welchen Methoden zu unterrichten sind. Vielmehr werden die Schüler in offenen Lehr- und Lernarrangements ermuntert, neben ihrem Erfahrungswissen wissenschaftliche Erkenntnisse aktiv einzubeziehen, um Situationsbewältigungen hermeneutisch analysieren zu können. Mit dieser Vorgehensweise wird der einzelne Schüler zum Erkenntnissubjekt seines Lernprozesses. (Vgl. Meueler 1998, S. 175, 229 ff.; Meueler 2001, S. 14) Meueler vertritt eine emanzipatorisch ausgerichtete Bildungsarbeit, um der „hergestellten Bewußtlosigkeit" (Meueler 1992, S. 77) des Gesellschaftskörpers entgegenzuwirken. Dazu gehört die Problematisierung einer ausschließlichen Funktionalisierung des Subjektes für gesellschaftlich-betriebliche Belange. (Vgl. Meueler 1998, S. 154)

Auch Klafki verfolgt mit seiner kritisch-konstruktiven Didaktik die Perspektive, Schüler pädagogisch zu unterstützen, damit sie sich zu mündigen und demokratisch handelnden Bürgern entwickeln können. Dazu führt Klafki Bildung als Grundkategorie an, die sich aus einer dialektischen Verschränkung ergibt: Die subjektorientierte (formale) Seite bezieht sich auf Lehr- und Lernprozesse, die die Schüler in ihrer Selbstbestimmung, Mitbestimmung und Solidarität befähigen. Die objektorientierte (materiale) Seite bezieht sich auf die Auseinandersetzung mit epochaltypischen Schlüsselproblemen, zu denen der Umgang mit der Endlichkeit zu subsumieren ist. Daraus sind Themen, mit denen die Schüler konfrontiert werden, abzuleiten und im Kontext einer didaktischen Analyse auf ihren Bildungsgehalt hin zu überprüfen. Zur Konkretisierung bietet der Erziehungswissenschaftler ein (vorläufiges) Perspektivenschema an. (Vgl. Klafki

2007, S. 56 ff., 97f., 270 ff.; Meyer/Meyer 2007, S. 116 ff.) Auf dieser Grundlage wurde eine zweitägige Seminarveranstaltung zur Bearbeitung von Situationsbeschreibungen zum Umgang mit Sterben und Tod im Lernort Krankenhaus geplant. Empfehlungen innerhalb der Lehr- und Lernprozessstruktur beziehen sich u.a. auf die Durchführung einer systemtheoretischen Analyse, die Entwicklung von Handlungspotenzialen unter Einbezug von pädagogisch geschulten Vertretern der Krankenhauspraxis sowie die Anwendung des Meuelerschen Lehr- und Lernvertrags. Um den Pädagogen der Pflegeausbildung verschiedenartige pädagogische Gestaltungselemente zur Verfügung zu stellen, wurde eine konkretistische Verlaufsplanung vorgenommen. Dabei darf jedoch nicht außer Acht gelassen werden, dass der Entwurf als ein offener zu betrachten ist, um situative, subjektorientierte Unterrichtsprozesse zu ermöglichen. Klafki betont, dass zu den pädagogischen Überlegungen die ideologiekritische Perspektive hinzuzuziehen ist, um Gefährdungen der Selbstbestimmung, Mitbestimmung und Solidarität – auch in demokratisch ausgerichteten gesellschaftlichen Räumen – wahrzunehmen und Konzepte zu erarbeiten, auf deren Grundlage Weiterentwicklungen angestoßen werden können. (Vgl. Meyer/Meyer 2007, S. 95)

Ist davon auszugehen, dass Lehr- und Lernprozesse, die nach den vorangegangenen Didaktiken strukturiert werden, den Habitus im Ausdruck einer abschiedskulturellen Haltung beeinflussen? Dazu ist zu vergegenwärtigen, dass der Habitus eines Menschen einerseits das Ergebnis seiner sozialen Konditionierung darstellt und sich andererseits in einem permanenten Wandlungsprozess befindet. Dies trifft insbesondere dann zu, wenn im sozialen Raum neuartige Situationen zu bewältigen und Handlungsmöglichkeiten zu sondieren sind. Das soziale Feld befindet sich in Bewegung, Veränderung ist möglich und findet statt. (Vgl. Bourdieu 1987, S. 739; Bourdieu, in: Baumgart 2004, S. 210 f.; Krais 2008, S. 99) Wenn Auszubildende mit Vertretern der Lernorte in einem pädagogisch gestalteten Dialog eintreten und Auswirkungen der unterschiedlichen Pflegeverständnisse thematisieren,[549] Faktoren des (Nicht)Handelns identifizieren und gemeinsam Handlungspotenziale, einschließlich eines Handlungsproduktes – Impulsleitfaden zur [Weiter]Entwicklung einer Abschiedskultur – erarbeiten und den Stationen zur Verfügung stellen, ist zu vermuten, dass neue Prozesse in der Organisationsentwicklung angestoßen werden. Das setzt jedoch voraus, dass sich das Krankenhaus als lernende Organisation versteht und Ausbildungsprozesse nicht auf eine technokratisch-funktionale Ebene reduziert. (Vgl. König/Volmer

---

549 Infolge der nicht immer kompatiblen Pflegeverständnisse ist zu befürchten, dass Auszubildende kognitive Dissonanzen wahrnehmen und diese in Form einer moralischen Desensibilisierung zu reduzieren versuchen. Mit dieser Einstellungsänderung bewähren sie sich scheinbar im Stationsablauf, tragen aber auch zur Stabilisierung der Systemrationalität bei. (Vgl. Kersting 2003, S. 24 ff., 30 ff., 131 ff.)

1996, S. 86, 231 f.; Wimmer 2004, S. 8)[550] Somit können die Pflegeschüler infolge pädagogisch strukturierter Prozesse ihren Habitus mit modifizierenden Erfahrungen ausgestalten, sodass dieser zu einer sich weiterentwickelnden Bezugsgröße im Wahrnehmens-, Denk- und Handlungsgeschehen im Kontext der Begleitung Sterbenskranker und ihrer Bezugspersonen wird. Dieser Prozess ist dem nachfolgenden Schaubild zu entnehmen.

---

550 Unter Bezugnahme systemtheoretischen Denkens können die Lernorte Krankenhaus und Krankenpflegeschule als lernende Organisationen eingeordnet werden, da sie sich als soziale Systeme durch permanente Veränderungsprozesse auszeichnen, die infolge der Auseinandersetzung mit internen und externen Einflussfaktoren entstehen und ihre Weiterentwicklung begünstigen. (Vgl. König/Volmer 1996, S. 231 f.) In lernenden Organisationen finden sich die Prinzipien Zugehörigkeit und Nichtleugnung wieder. Mit dem Prinzip der Zugehörigkeit wird sichergestellt, Auszubildende – unabhängig von ihrem Status im Gesamtsystem – als vollwertige Mitglieder zu betrachten, die sich einbringen dürfen und deren Gedankengängen mit einer Ernsthaftigkeit begegnet wird. Das Prinzip der Nichtleugnung schafft eine Voraussetzung für die Entwicklung und Transformation eines Systems. Wenn Auszubildende aus ihrer subjektiven Sicht Impulse abschiedskulturellen Denkens initiieren, dann ist dieses – nun ausgesprochene Thema – nicht (erneut) zu tabuisieren. Vielmehr werden subjektive Deutungsmuster akzeptiert und als Möglichkeit der Auseinandersetzung verstanden. (Vgl. Wimmer 2004, S. 8)

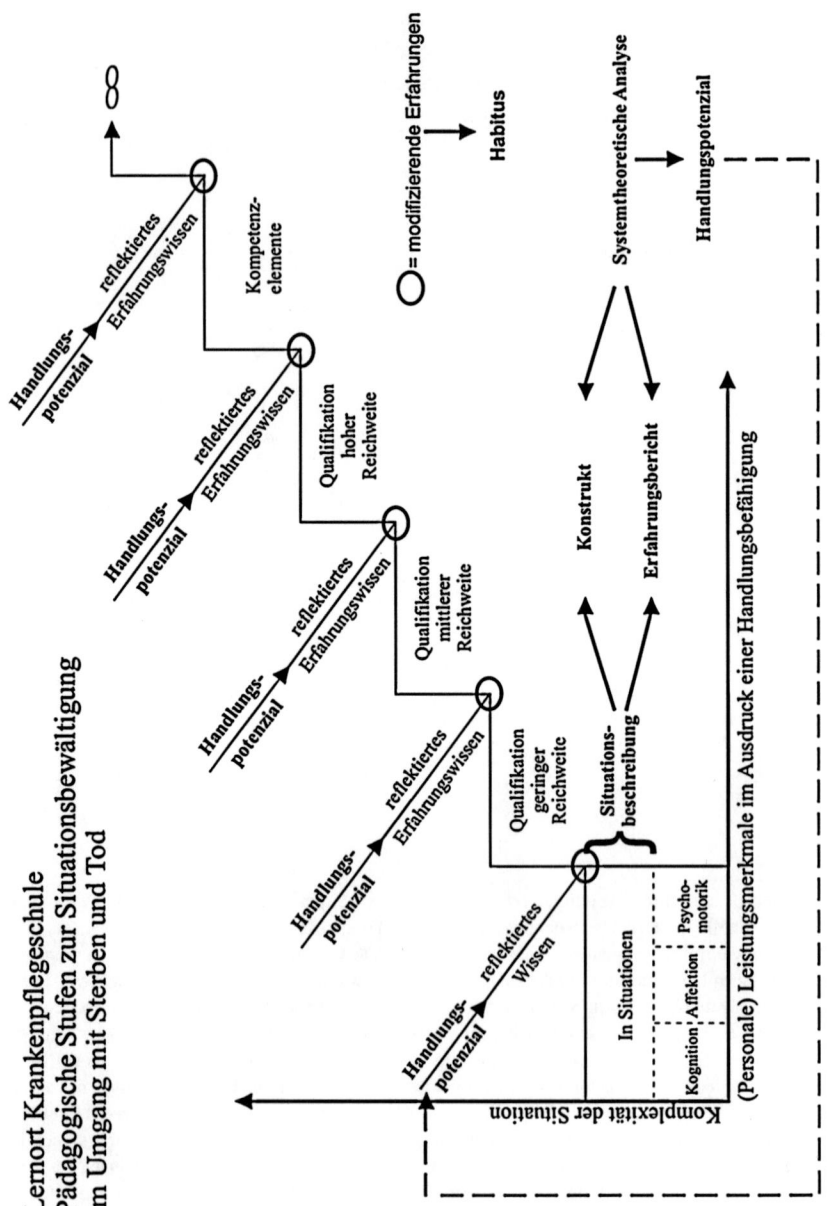

Lernort Krankenpflegeschule
Pädagogische Stufen zur Situationsbewältigung
im Umgang mit Sterben und Tod

Handlungs-potenzial — reflektiertes Erfahrungswissen — Kompetenz-elemente

Handlungs-potenzial — reflektiertes Erfahrungswissen — Qualifikation hoher Reichweite

Handlungs-potenzial — reflektiertes Erfahrungswissen — Qualifikation mittlerer Reichweite

Handlungs-potenzial — reflektiertes Erfahrungswissen — Qualifikation geringer Reichweite — Situations-beschreibung

Handlungs-potenzial — reflektiertes Wissen

In Situationen

Psycho-motorik

Kognition | Affektion

Komplexität der Situation

(Personale) Leistungsmerkmale im Ausdruck einer Handlungsbefähigung

O = modifizierende Erfahrungen

Habitus

Systemtheoretische Analyse

Handlungspotenzial

Konstrukt

Erfahrungsbericht

IX. Schlussbetrachtung und Ausblick

Mit den vorangegangenen Ausführungen wurde zunächst eine Bestandsaufnahme zum Umgang mit Sterben und Tod in Krankenhäusern vorgelegt und daran anknüpfend der Versuch unternommen, pädagogische Ansatzpunkte im Bereich der Pflegeausbildung zur Entwicklung einer abschiedskulturellen Haltung im Spannungsverhältnis von Systemrationalität und Patientenorientierung aufzuzeigen. Da Krankenhäuser und die in ihnen agierenden Rollenträger nicht losgelöst vom gesellschaftlichen Kontext zu betrachten sind (Versorgungsauftrag und Sozialisation), war eine Analyse des gesellschaftlichen Umgangs mit der Todeswirklichkeit erforderlich. Dabei konnte eine Ambivalenz zwischen Sichtbarkeit und Verdrängung/Auslagerung des Sterbeprozesses herausgearbeitet werden. Die Sichtbarkeit ergibt sich u.a. aus der medialen Präsenz (i.d.R. in der Assoziation mit einem Gewaltakt), Ausstellungsprojekten („Körperwelten", „1000-Fragen-Projekt"), politischen Auseinandersetzungen (juristische Stabilisierung der Patientenverfügung, Transplantationsgesetz), abschiedskulturellen Ausdrucksformen (Verabschiedungsräume in Beerdigungsinstituten, Waldfriedhöfe, Internetgedenkstätten als Symbolisierungsorte) und wissenschaftlichen Studien (z.B. Therapieentscheidungen bei sterbenden Patienten, vgl. Institut für Medizinische Ethik und Geschichte der Medizin der Ruhruniversität Bochum 2010). Dabei erscheinen Sterben und Tod abstrahiert: Es handelt sich immer um den Tod des anderen, „so daß unser eigener uns mit der Überraschung des Unerwarteten trifft." (Castells, in: Schneider 2010, S. 120) Ob der Mensch seinen eigenen Tod überhaupt denken kann, bezweifelt die Psychoanalyse: „im Grunde glaube niemand an seinen eigenen Tod oder, was dasselbe ist: im Unterbewußten sei jeder von uns von seiner Unsterblichkeit überzeugt." (Freud, in: Graf 2010, S. 36) Wird nach den Sterbenden und den Verstorbenen gefragt, ist festzustellen, dass diese aus dem unmittelbaren privaten Sichtfeld verdrängt und in institutionalisierte Sterbewelten ver- bzw. ausgelagert werden. (Vgl. Macho/Marek 2007, S. 20; Graf 2010, S. 27 f.; Kahl 2007, S. 153) Damit verliert der Tod seine Autorität, denn es besteht die Möglichkeit, sich dem Sterbenden – und damit auch dessen Tod – jederzeit zu entziehen. (Vgl. Walter Benjamin, in: Macho 2007, S. 12) Eine unmittelbare Interaktion der Gesellschaftsmitglieder mit den Betroffenen erfolgt nur dann, wenn sie sich in die Sonder- und Lebenswelt sterbender Menschen begeben. Der Sterbende wird somit zu einem „radikal individuierte[n] Wesen" (Pennington 2001, S. 21; vgl. Graf 2010, S. 27 f.) und erfährt die Problematik der „Desolidarisierung". (Thomas, in: Feldmann 2004, S. 71) Dabei werden Krankenhäuser zu einer Lebenswelt Sterbender, denn sie nehmen die führende Position bei den Sterbeorten ein. (Vgl. Statistisches Bundesamt 2008, Fachserie 12 Reihe 6.1.1; Statistisches Bundesamt 2007, Fachserie 12 Reihe 4)

Zeichnet sich dieses System auch realiter als eine individualisierende Lebenswelt für Sterbenskranke aus? Dieser Frage geht die erste Forschungsintention nach, indem sie den Umgang mit Sterben und Tod im Versorgungsort Krankenhaus untersuchte. Dazu war es zunächst erforderlich, auf das (Selbst)Verständnis von Krankenhäusern einzugehen. Goffman prägte den Begriff der „totalen Institution" (Goffman 1972, S. 11) und brachte zum Ausdruck, dass Krankenhäuser ein von der Gesellschaft abgeschnittener Raum sind, in denen „die Insassen" (ebd., S. 24) ein „formal reglementiertes Leben führen." (Ebd. S. 11) In totalen Institutionen ist die „Sachgerichtetheit" der „Sozialgerichtetheit" (Streckeisen 1993, S. 1404) übergeordnet. Die Ablauforganisation hat medizinischer Anordnung, Kontrolle und monetären Effizienzstrategien Folge zu leisten. Es wird ein „Totalanspruch auf die gesamte Persönlichkeitsstruktur des (sterbenden) Patienten [erhoben]" (Schiefer 2007, S. 275), der als Deindividualisierung, Autonomiebeschränkung und Deprivatisierung erscheint. (Vgl. ebd.; Glaser/Strauss 1974, S. 14) Der Mensch wird in diesem System zu einem normierten, verdinglichten Rollenträger. Auf dieses Phänomen bzw. auf diese „Lebensweltpathologie" macht Habermas aufmerksam. Systemrational ausgerichtete gesellschaftliche Bereiche, zu denen Krankenhäuser gehören, zeichnen sich durch zweckrationale Handlungsweisen und systemische Imperative aus, die in die Lebenswelten ihrer Mitglieder einwirken und diese kolonialisieren. (Vgl. Habermas 1987, S. 277, 293, 549; Teibel 1997, S. 165) Patienten und Mitglieder des Klinikstabs werden systemrational normiert und sozialisiert, richten ihre Verhaltensweisen entsprechend aus und stabilisieren das System. Diese These kann mit Foucault untermauert werden. In den Disziplinarräumen des Krankenhauses entfalten institutionelle (Macht)Praktiken ihre Wirksamkeit: Sämtliche Details werden Kontrollmechanismen unterzogen (Detailbearbeitung, -erfassung und -registrierung), um einen reibungslosen, auf Effizienz (Lebenssteigerungslogik) ausgerichteten Ablauf sicherzustellen. Dieser wirkt sich auf den Zeit- und Arbeitsrhythmus (der gelehrigen Körper) aus und führt zu einer Unterordnung der Individualfürsorge in der Patientenversorgung. Individualisierung bedeutet hier – nach Foucault – Anpassung, Einordnung und Normierung der einzelnen Patienten. (Vgl. Foucault 1977, S. 190 ff.; Ruoff 2007, S. 103) Diese Verhaltensweisen sind nicht in der jeweiligen Pflegeperson begründet, sondern ergeben sich aus der institutionellen Eingebundenheit bzw. Gefangenschaft infolge der Machtmechanismen: Machtverhältnisse werden nicht nur internalisiert, sondern auch – in dem Bewusstsein permanenter Kontrolle – letztlich gegen die eigene Person gerichtet, indem diese ihre Verhaltensweisen selbst einer Kontrolle unterzieht. Nach Foucault konstituiert sich das Subjekt erst im Blick der Institution (als Patient). (Vgl. ebd., S. 259 f.) Entscheidend dabei ist, dass eine (personenunabhängige) „Macht der milden Mittel" (Ruoff 2007, S. 41), die Foucault als „Mikrophysik der Macht" (Foucault 1977, S. 178) bezeichnet, Wirksamkeit entfaltet.

Die in dieser Arbeit vorgelegte Befundlage zum Umgang mit Sterben und Tod im Versorgungsort Krankenhaus verdeutlicht diese systemrationale Lebensausrichtung. Daraus sind insbesondere die nachfolgenden Aspekte hervorzuheben, die dem Mehr-Ebenen-Modell der Sterbebegleitung nach Wittkowski (2003, S. 276 f.) zugeordnet werden können. Die Ebene der unmittelbar am Sterbeprozess Beteiligten ist dadurch gekennzeichnet, dass Pflegepersonen in den Zimmern Sterbender weniger Zeit verbringen und länger zögern, bis sie auf deren Klingeln reagieren. Die Kontinuität des Verzögerungsverhaltens setzt sich sogar fort, nachdem die Betroffenen über ihr Interaktionshandeln informiert wurden. (Vgl. Ochsmann 1991, S. 128) Glaser und Strauss belegen, dass im Rahmen der Bewusstheitskontexte Sterbende im Status der Unwissenheit belassen werden. Dies erfolgt in der Annahme, Sterbende vor einer weiteren (psychischen) Verschlechterung schützen zu wollen bzw. in der Vorstellung, dass die Betroffenen auch ohne Aufklärung ergründen können, wie es um sie steht. (Vgl. Glaser/Strauss 1974, S. 50, 108 f.) Ist der Sterbende jedoch über seinen Zustand in Kenntnis gesetzt worden, hat dieser seine Verhaltensweise so auszurichten, dass sich der Klinikstab nicht belastet fühlt; Zuwiderhandlungen werden sanktioniert, indem Kontaktaufnahme, gefühlsmäßige Anteilnahme und weiterführende ärztliche Aufklärung reduziert werden. (Vgl. ebd., S. 76, 82, 86 ff.) Generell erscheint die Interaktion der unmittelbar am Sterbeprozess Beteiligten defizitär: Zum einen benutzen Mediziner in Aufklärungsgesprächen mit todkranken Patienten eine fachspezifische „Schutz-Sprache", die es ihnen ermöglicht, problemspezifische Informationen verpacken sowie das Somatische im Sterbenden fokussieren zu können. (Vgl. Köhle/Simons/Urban, in: Schiefer 2007, S. 278; Lau, in: ebd.) Zum anderen flüchten Pflegende regelrecht vor Angehörigen sterbender oder verstorbener Patienten, Ärzte konstatieren Versagensängste und Ohnmachtgefühle. (Vgl. Kaluza/Töpferwein 2005, S. 382) Die Zusammenarbeit zwischen den Vertretern der Pflege und Medizin zeichnet sich durch Dysfunktionalität aus, obwohl beide Berufsgruppen über die größte Schnittmenge in der Versorgung Sterbender verfügen. (Vgl. Schweidtmann 1998, S. 18 ff.; Kaluza/Töpferwein 2005, S. 375; Sachverständigenrat 2007, S. 17 ff.)

Wird die Befindlichkeit des Helferstabs hinzugezogen, ist festzustellen, dass drei Viertel der befragten Pflegepersonen und Ärzte die Arbeit mit Sterbenden belastender als die Versorgung anderer Erkrankter erleben. (Vgl. Schweidtmann 1998, S. 17) Verstirbt ein Patient, wird dieses Ereignis von mehr als der Hälfte beider Berufsgruppen als Erschwernis wahrgenommen. (Vgl. Kaluza/Töpferwein 2005, S. 116 ff., 376)

Auf der Ebene der institutionellen Bedingungen ist festzuhalten, dass 73 % der Pflegenden und 60 % der Ärzte das Krankenhaus, in dem sie tätig sind, als potenziellen Sterbeort für sich selbst ablehnen. Dabei wird der unzureichende Zeitfaktor als Kriterium genannt. (Vgl. Kaluza/Töpferwein 2005, S. 375; Schweidtmann 1998, S. 17) Des Weiteren führen Todesfälle nicht dazu, dass Stationsroutinen durchbrochen und palliativmedizinische Standards entwickelt werden. Der sterbende Patient wird als nicht-sterbend in die Versorgungsabläufe integriert. (Göckenjan 2008, S. 11) Verstirbt ein Patient, erfolgt dessen „rituelle Ent-Individualisierung" (Pfeffer 1998, S. 127), indem der nun „unreine" Körper schnellstmöglichst aus dem stationären Blickfeld entfernt wird. (Vgl. ebd., S. 123 f.) Diese Raumordnung – Trennung der Lebenden von den Toten – ermöglicht eine Ausschließung (Beziehungskontrolle und Vermischungsentflechtung), Disziplinierung (Erfassung und individualisierte Differenzierung) und Kontrolle der (verstorbenen) Patienten. (Vgl. Foucault 1977, S. 254 f.)

Ein Vergleich der Versorgungsstrukturen Krankenhäuser, Pflegeheime, ambulante Pflegedienste zeigt, dass die größten Unsicherheiten und Defizite in der Sterbebegleitung in Krankenhäusern vorliegen. (Vgl. Kaluza/Töpferwein 2005, S. 382 f.) Dieser Zustand wird strukturell manifestiert: Obwohl das Bundesministerium für Gesundheit in seiner mitzuverantwortenden Charta der hilfe- und pflegebedürftigen Menschen Krankenhäuser explizit dazu auffordert, eine individuelle Sterbebegleitung durchzuführen, findet sich im Abrechnungssystem der Krankenhausleistungen (G-DRG) keine originäre Kategorie der holistischen Sterbebegleitung, obwohl auch hierfür das genannte Ministerium verantwortlich ist. (Vgl. BMFSFJ und BMG 2007, S. 20 f.; G-DRG-Version 2008: Fallpauschalen-Katalog) Lediglich über den Nachweis einer palliativmedizinischen Komplexbehandlung wird die Sterbebegleitung zu einer abrechnungsfähigen Leistung (Zusatzentgelt). Diese ist an komplexe Kriterien gekoppelt (prospektive Vereinbarung im Rahmen der Budgetverhandlungen zwischen den Leistungsträgern, Reglementierung der Beanspruchungsmöglichkeit, Umsetzung des an Palliativ Care ausgerichteten Mindestkriterienkatalogs). Damit ist zu befürchten, dass nur eine geringe Anzahl von Betroffenen eine individualisierende Sterbebegleitung erfahren wird, obwohl beinah jeder zweite Sterbende in einem Krankenhaus seine letzte Lebensphase erlebt. (Vgl. Deutscher Bundestag, Drucksache 16/3991 vom 02.01.2007, S. 8; Schindler 2008, S. 15; http://ops.icd-code.de/ops/code/8-982.html, abgerufen am 18.02. 2010; Caritasverband Münster 2010, S. 1 f.)

Mit der zweiten Forschungsintention wurde das Krankenhaus als Lernort für die Auszubildenden der Gesundheits- und Krankenpflege begutachtet und der Frage nachgegangen, wie sich der Umgang mit Sterben und Tod aus der Sicht der

Schüler gestaltet und welche pädagogischen Konsequenzen abzuleiten sind, um eine abschiedskulturelle Haltung zu fördern. Dabei verdeutlichen die nachfolgenden Ausgangsbedingungen die Notwendigkeit pädagogischer Interventionen: Auszubildende können i.d.R. zu Beginn ihres beruflichen Wirkens nur unzureichend auf Primärerfahrungen im Umgang mit Sterben und Tod zurückgreifen. Ihre diesbezüglichen Vorstellungen und Umgangsweisen sind medial beeinflusst und ausgeformt. (Vgl. Sitzmann 2004, S. 441; Fischer 2001, S. 91; von Brück 2007, S. 22; Schneider 2010, S. 121) Hinzu kommen ausbildungsstrukturelle Bedingungen: Zum einen ist für die praktische Ausbildung kein Curriculum vorgeschrieben, um u.a. anspruchsvolle und problembelastete Situationen prä-, inter- und postventiv zu begleiten; Mitglieder des Klinikstabs weisen im Vergleich zur „Normalbevölkerung" höhere Angstwerte in der Konfrontation mit der Todeswirklichkeit auf, sodass davon auszugehen ist, dass die Auszubildenden in ihnen keine adäquaten Ansprechpartner finden. (Vgl. Feifel et al. 1967, S. 201 ff.; Feith et al. 1999(a), Feith et al. 1999(b), S. 34 ff.) Zum anderen werden in der theoretischen Ausbildung lediglich 1,1 Prozent des Stundendeputats für die Auseinandersetzung mit Sterben und Tod empfohlen, dabei sind für den Einführungsblock gerade einmal 4 Stunden vorgesehen. (Vgl. Ausbildungsrichtlinie NRW [...] 2003, S. 52 f.) Der betriebswirtschaftliche Faktor, der maßgeblich die Sterbebegleitung beeinflusst, tritt bei den theoretischen Vorgaben nicht explizit auf den Plan. (Vgl. ebd., S. 121 f.) Ein Weiteres kommt hinzu: Auszubildende werden im Lernort Schule mit einem Pflegeverständnis der Patientenorientierung konfrontiert, erleben im Stationsalltag aber eine systemrationale Versorgung der Patienten. Kersting hat in ihrer Studie herausgearbeitet, dass Schüler in der Bewältigung dieser Problematik zu wenig Unterstützung – beispielsweise durch eine gezielte Lernortkooperation – erfahren und ihren kognitiven Dissonanzen mit einer moralischen Desensibilisierung begegnen. (Vgl. Kersting 2002, S. 24 ff., 30 ff., 131 ff.)

In einer eigens durchgeführten Studie wurden die Auszubildenden aufgefordert, eine Situation zum Umgang mit Sterben und Tod aus dem konkreten Stationsalltag zu beschreiben, die für sie von besonderer Bedeutung war. In der Auswertung wurde deutlich, dass Bedarfe Auszubildender – von der Notwendigkeit der Wissensaspiration bestimmter Krankheitsbilder als Erfordernis zum Aufbau eines Wahrnehmungs- und Beobachtungsbezugssystems, über die unmittelbare Informierung eines eingetretenen Patiententodes bis zum Austausch von Sorgen, Befürchtungen, Eindrücken – nicht bzw. nur unzureichend eruiert werden. Auszubildende (haben zu) lernen, standardisierte Abläufe zur Pflegeleistungserbringung umzusetzen. Deutlich wird die Disziplinierung der Pflegeschüler mit der Intention, ihre gelehrigen Körper ökonomisch nützlich einzubringen (Auszubildender als Bestandteil des Stellenplans), ohne dabei gegen die Disziplinarmaßnahmen aufzubegehren. (Vgl. Foucault 1977, S. 177;

Artikel 2 Krankenhausfinanzierungsgesetz, in: Krankenpflegegesetz, BGBl Nr. 36, 2003, S. 1448 f.) Eine sekundäre Sterbebegleitung, die die emotionale Seite des Klinikstabes, einschließlich seines Copingverhaltens, thematisiert, tritt als standardisiertes Ritual nicht auf dem Plan. Befindlichkeiten und Belastungsfaktoren, die sich aus der Konfrontation mit der Todeswirklichkeit ergeben, scheinen in einer sachfunktionalen und (zeit)ökonomisch ausgerichteten Ablauforganisation Unordnung auszulösen, sodass dieser vermeintliche Störfaktor unterbunden wird, indem Emotionen und damit einhergehende Auseinandersetzungsprozesse dem Produktivitätziel des Krankenhauses (Lebenserhalt und -steigerung) unterworfen werden. (Vgl. Göckenjan 2008, S. 11; Streckeisen 1993, S. 1404) Damit wird deutlich, dass der Umgang mit der Todeswirklichkeit zu einem „Ich-Problem" (Gehring 2010, S. 167) des jeweiligen Auszubildenden wird.

Wünschenswert ist es, dass verantwortungsbewusste Ausbildungsträger und Pädagogen versuchen, diese Bedingungen zu thematisieren und Gestaltungsspielräume zu identifizieren, damit Auszubildende eine differenzierte Sichtweise einnehmen können. Die Art und Weise der Auseinandersetzung trägt dazu bei, bewusstseinsbildende, persönlichkeitsfördernde bzw. verändernde Auswirkungen einzuleiten. (Vgl. Heinz 1995, S. 42 ff.; Ekert/Ekert 2005, S. 111; Stangl 2007, S. 8) Konsequenterweise erfolgten Empfehlungen zur Gestaltung eines pädagogischen Konzeptes. Darin wurde auf die kritisch-konstruktive Didaktik Klafkis zurückgegriffen, um dem epochaltypischen Schlüsselproblem des Umgangs mit der Todeswirklichkeit zu begegnen und zugleich durch die Demokratisierung des Lehr- und Lernverfahrens Auszubildende in ihrer Selbstbestimmung, Mitbestimmung und Solidarität zu befähigen – auch in der Bewusstwerdung, dass sie nach ihrer Ausbildung als potenzielle Praxisbegleiter zukünftiger Pflegegenerationen agieren. (Vgl. Klafki 2007, S. 52, 57) Vorgeschlagen wird von konkreten Situationsbeschreibungen Auszubildender zum Umgang mit Sterben und Tod im Lernort Krankenhaus auszugehen und, unter systemtheoretischer Bezugnahme, Bedingungen des (Nicht)Handelns in der Sterbebegleitung zu analysieren und Handlungsoptionen zu entwickeln, um sie als Impulsleitfaden der Praxis zur Verfügung zu stellen. Damit diese Vorgehensweise kein theoretisches Handlungskonstrukt darstellt, wird empfohlen, bereits in der Entwicklungsphase verantwortliche Vertreter des Lernortes der Praxis hinzuzuziehen. Auf dieser Metaebene kann der subjektive Deutungsrahmen der Systemmitglieder einer Reflexion zugeführt und in die Praxis transferiert werden. (Vgl. König/Volmer 1996, S. 43 ff.) Die Auseinandersetzung sollte als dialogische Didaktik erfolgen, indem die Schüler erfahren, sich auch auf den Entscheidungsebenen einbringen zu können. Infolge des demokratisch-partnerschaftlichen Arbeitsbündnisses können sich ihre Subjektanteile erhöhen (vgl. Meueler 1998, S. 175) und ihre Wahrnehmungs-, Denk- und Handlungsschemata (Habitus) verändern. (Vgl. Schwingel 2005, S. 62 f.)

In einer Anschlussuntersuchung möchte der Verfasser dieser Arbeit evaluieren, ob die vorgelegten Empfehlungen einen Beitrag zur Förderung einer abschiedskulturellen Haltung bei den Auszubildenden der Gesundheits- und Krankenpflege leisten. Werden Befunde anderer Untersuchungen hinzugezogen, kann von Wirksamkeitseffekten ausgegangen werden: Mitarbeiter, die zusätzliche Bildungsangebote zur Thematik nutzen konnten, fühlten sich einerseits sicherer im Umgang mit Sterbenden, andererseits weniger belastet und klagten seltener über zu knappe Zeitressourcen. (Vgl. Kaluza/Töpferwein 2005, S. 376) In den Institutionen, in denen die Sterbebegleitung einen hohen Stellenwert einnimmt, werden Synergien innerhalb und außerhalb der eigenen Berufsgruppe selbstverständlicher genutzt und tragen dazu bei, Belastungsindikatoren bei den jeweiligen Mitarbeitern zu reduzieren. (Vgl. ebd., S. 13) Die Auseinandersetzung mit Sterben und Tod kann dazu führen, eine Haltung gegenüber der eigenen Endlichkeit zu entwickeln. Dies ist notwendig, da Kübler-Ross herausgearbeitet hat, dass Personen, denen die Vorstellung der eigenen Todeswirklichkeit Angst macht, häufiger mit Vermeidungsstrategien reagieren, indem beispielsweise die Sachgerichtetheit der Krankenhausablauforganisation fokussiert wird. (Vgl. Kübler-Ross 1977, S. 15 f., 35 f., 38, 53 f.) Diesen positiven Effekten ist jedoch gegenüberzustellen, dass systemische Imperative das Handeln der Mitarbeiter des Klinikstabs (auch weiterhin) bestimmen bzw. automatisieren. Konsequenterweise sind Krankenhäuser dahin gehend zu unterstützen, verbindliche Standards zu entwickeln, um ihren Mitarbeitern zu verdeutlichen, unter welchen Bedingungen eine individualisierende Sterbebegleitung de facto umgesetzt werden kann und wo unüberwindbare Begrenzungen bestehen. Denkbar ist, dass in diesen Auseinandersetzungsprozessen der Ausbau von Palliativstationen auf den Plan tritt, da sich dieses Setting zu einer Chiffre der optimierten Versorgung Sterbender entwickelt. Wird damit nicht einer Art „Verschiebebahnhof" (Beck 1986, S. 55) Vorschub geleistet, der dazu genutzt werden kann, Sterben und Tod innerhalb eines Krankenhauses auszulagern? Wünschenswert ist es, Sterben und Tod zu einem sichtbaren Bestandteil der „Normalstationen" werden zu lassen und eine Begleitung nach pflegepädagogischen Konzepten – unter Berücksichtigung betriebswirtschaftlicher Kriterien – zu gestalten. Die Implementierung einer holistisch ausgerichteten Begleitung Sterbender auf regulären Stationen kann unter Bezugnahme auf das Mehr-Ebenen-Modell der Sterbebegleitung nach Wittkowski erfolgen, um zum einen die Komplexität des Vorhabens und zum anderen die unterschiedlichen, sich interdependent zueinander verhaltenden Dimensionen zu verdeutlichen. Eine Fokussierung der primären Sterbebegleitung (Sterbender und Bezugspersonen) bleibt störanfälliger, wenn nicht auch die Ebene der Befindlichkeiten des Helferstabs, die der institutionellen Bedingungen und die Ebene der gesellschaftlich-politischen (Ver)Ordnung einbezogen werden. (Vgl. Wittkowski 2003, S. 276 f.) Den institutionellen Strukturen sollte die erforderliche Lernort-kooperation zugeordnet werden, damit Vertreter der Praxis und Theorie – unter aktivem Einbezug des jeweiligen Auszubildenden – situative Bedarfe erfassen und adäquate Maßnahmen einleiten können. Die Pflegeschüler werden unterstützt, eine emotionale Professionalität zu erlernen, die ihnen hilft, eine unausgewogene Relation zwischen Nähe- und Distanzbedürfnissen zu vermeiden. (Vgl. Oelke 2008, S. 696 ff.) Hier zeigt sich die Notwendigkeit der Implementierung (noch bzw. weiter zu entwickelnder) Death Education-Programme. Für Krankenhaus(ausbildungs)träger könnte es hilfreich sein, eine (temporär befristete) Stabstelle einzurichten, um dieses prozesshafte Geschehen systematischer und qualitätsorientierter zu begleiten, in dem eine Vernetzung zwischen krankenhausspezifischer Erfahrungsorientierung und thanatologischer Wissenschaftsorientierung erfolgt. Letztere setzt jedoch voraus, dass eine „systematische und auf Dauer angelegte wissenschaftliche Beschäftigung mit der Todesthematik [gefördert wird], welche die Grundlage für fachlich verantwortbares Handeln in der Praxis liefern könnte [...]". (Wittkowski 2003, S. XIII) Dazu ist die Einrichtung und Etablierung thanatologischer (außer)universitärer Forschungseinrichtungen unabdingbar.

Als Ergebnis der vorgelegten Auseinandersetzung zum Umgang mit Sterben und Tod im Versorgungs- und Lernort Krankenhaus lassen sich zusammenfassend die nachfolgenden Thesen festhalten. 1. Eine individualisierende Sterbebegleitung im Versorgungsort Krankenhaus scheint nicht möglich zu sein, da Sterbende einer systemrational ausgerichteten Lebenssteigerungslogik unterworfen werden. Es ist zu befürchten, dass Zuwiderhandlungen sanktioniert werden. 2. Für Auszubildende der Pflege stellt sich im Lernort Krankenhaus der Umgang mit der Todeswirklichkeit ambivalent dar. Zum einen werden sie mit der Todeswirklichkeit konfrontiert, die aber aus der systemrationalen Fokussierung der Lebenserhaltung nicht bzw. nur bedingt sichtbar werden darf. Damit besteht die Problematik, dass Pflegeschüler Vermeidungstendenzen erwerben und diese systemimmanent legitimieren und stabilisieren. 3. Mit pädagogischen Konzepten können Bedingungen, die eine Sterbebegleitung (un)möglich erscheinen lassen, offengelegt werden, um realitätsbezogene Handlungsoptionen zu entwickeln und im Kontext einer lernenden Organisation zu implementieren.

Darüber hinaus gilt es wachsam zu beobachten, unter welchen „ökonomischen Nutzenkalkülen" (Gehring 2010, S. 166) der Tod, der „nur noch" als technisch manipulierbares Lebensende erscheint, gestellt wird. Die (noch) funktionierenden Organe eines Sterbenden bzw. unmittelbar Verstorbenen werden zu einem begehrenswerten Lebensstoff, zu einem potenziellen Konsumgut. (Vgl. Gehring

2006, S. 222, 226) Es ist zu vermuten, dass Todkranke im Status objektivierter Hirntoter eine Aufwertung als begehrenswerte biokapitalistische Ressource erfahren werden. Daran ist die Vision geknüpft, den Tod überwinden zu können, da sich der „Bio-Körper" zu einem „totlosen Körper" (Gehring 2006, S. 34) (ver)wandelt.

Noch trotzt der Tod allen Bemühungen, ihn überwinden zu wollen. Der Tod ist nach wie vor eine unergründbare Grenzerfahrung.

„Die Liebe hat einen Triumph und der Tod hat einen,
die Zeit und die Zeit danach.
Wir haben keinen.

Nur Sinken um uns von Gestirnen, Abglanz und Schweigen.
Doch das Lied überm Staub danach
wird uns übersteigen."

(Ingeborg Bachmann 1978, S. 147)[551]

---

551   Das Gedicht entstammt den „Liedern auf der Flucht" und trägt die Nummerierung XV.

Literaturverzeichnis

Abt-Zegelin, Angelika: Das Schweigen der Pflege. Psychosoziale Begleitung im Disease-Management-Programm „Brustkrebs". In: Die Schwester/ Der Pfleger. Bibliomed 2004, 706 ff.

Adorno, Theodor W.: Gesammelte Schriften. Tiedemann, Rolf (Hrsg.). Frankfurt a. M. 1970

Alsheimer, Martin/ Augustyn, Beate: Sterben, Tod und Trauer: gesellschaftliche Herausforderungen. In: Handreichung Palliative Care und Hospizarbeit. Für die Ausbildung zur Alten-, Gesundheits- und Krankenpflege. Deutsche Gesellschaft für Palliativmedizin und Bundesarbeitsgemeinschaft Hospiz 2006. www.dgpalliativmedizin.de, Zugriff am 18.11.2009(a)

Alsheimer, Martin/ Augustyn, Beate: Erde, Feuer, Wasser, Luft? Bestattungsformen im Überblick. In: Handreichung Palliative Care und Hospizarbeit. Für die Ausbildung zur Alten-, Gesundheits- und Krankenpflege. Deutsche Gesellschaft für Palliativmedizin und Bundesarbeitsgemeinschaft Hospiz 2006. www.dgpalliativmedizin.de, Zugriff am 18.11.2009(b)

Arend, Elisabeth: Bourdieu, Pierre. In: Metzler Philosophen Lexikon. Stuttgart/ u.a. 1995, 139–142

Ariès, Philippe: Geschichte des Todes. München 1980

Arnold, Rolf: Vorwort des Reihenherausgebers. In: Markert, Werner (Hrsg.): Berufs- und Erwachsenenbildung zwischen Markt und Subjektbildung. Hohengehren 1998

Arnold, Rolf: Von der Bildung zur Kompetenzentwicklung. In: Nuissl, Ekkehard/ Schiersmann, Christiane/ Siebert, Horst (Hrsg.): Literatur- und Forschungsreport Weiterbildung Nr. 49. Bielefeld 2002

Assmann, Jan: Kollektives Gedächtnis und kulturelle Identität. In: Assmann, Jan/ Hölscher, Tonio (Hrsg.): Kultur und Gedächtnis. Frankfurt a. M. 1988, 9–19

Asmussen-Clausen, Maren: Pflegerische Interventionen. In: Pflege heute: Lehrbuch für Pflegeberufe. München/ u.a. 2007, 496–515, 520–522

Bachmann, Ingeborg: Werke. Bd. 1 Gedichte. München 1978

Bänsch, Alexander/ Schröder, Harry: Palliativstationen und Hospize in Deutschland – Belastungserleben, Bewältigungspotenzial und Religiosität der Pflegenden. Fakultät für Biowissenschaften, Pharmazie und Psychologie der Universität Leipzig 2004. www.uni-leipzig.de/~gespsych/palhos.html, Zugriff am 26.10.2010

Balck, Friedrich/ Kirschgens, Annett/ Tchitchekian, Gerard/ Berth, Hendrik: Hilfebedarf und Unterstützungsmöglichkeiten für Angehörige. In: Koch, Uwe/ Lang, Klaus/ Mehnert, Anja/ Schmeling-Kludas, Christoph (Hrsg.): Die Begleitung schwer kranker und sterbender Menschen. Grundlagen und Anwendungshilfen für Berufsgruppen in der Palliativversorgung. Stuttgart 2006, 183–191

Bartholomeyczik, Sabine: Die Bedeutung der Pflegeforschung für die Krankenpflege. In: Deutsche Krankenpflegezeitschrift. Stuttgart 1992, H. 5, 322–327

Bartholomeyczik, Sabine: Reparaturbetrieb Krankenhaus. DRGs und ihre Auswirkungen aus Sicht der Pflege. 2007. www.mabuse-downloads.de/zeitschrift/ 166_Bartholomeyczik.pdf, Zugriff am 16.06.08

Bauman, Zygmunt: Tod, Unsterblichkeit und andere Lebensstrategien. Frankfurt a. M. 1994

Baumgart, Franzjörg (Hrsg.): Theorien der Sozialisation. Erläuterungen, Texte, Arbeitsaufgaben. Bad Heilbrunn/Obb. 2004

Beck, Simon: Schlüsselqualifikationen im Spannungsfeld von Bildung und Qualifikation – Leerformel oder Integrationskonzept? Stuttgart 2004

Beck, Ulrich: Risikogesellschaft. Auf dem Weg in eine andere Moderne. Frankfurt a. M. 1986

Becker, Wolfgang: Zur Arbeit mit dem Lernfeldkonzept in der Ausbildung nach dem neuen Krankenpflegegesetz. In: Tagungsband. Ausbildung nach dem neuen Krankenpflegegesetz. Dritte bundesweite Fachtagung für Lehrerinnen und Lehrer der Pflege am 12.11.2003. Vereinte Dienstleistungsgewerkschaft Bundesverwaltung (Hrsg.). Berlin 2003, 15–33

Becker, Wolfgang (Hrsg.): Ausbildung in den Pflegeberufen. Weichen stellen für die Zukunft in Theorie und Praxis. Bde. 1/ 2. Bielefeld 2007

Beckett, Simon: Leichenblässe. Reinbek bei Hamburg 2010

Beckheuer, Hans Herbert: Das Lernfeldkonzept an der Berufsschule. Pädagogische Revolution oder bildungspolitische und didaktische Reformoption? Gewerkschaft Erziehung und Wissenschaft Frankfurt a. M. 2001

Belting, Hans/ Macho, Thomas: Hans Belting und Thomas Macho im Gespräch – Die neue Sichtbarkeit des Todes. In: Macho, Thomas/ Marek, Kristin: Die neue Sichtbarkeit des Todes. München 2007, 235–260

Benner, Patricia: Stufen zur Pflegekompetenz. From Novice to Expert. Bern/ u.a. 2000

Berg, Peter: „Unsere Stärken sind die ‚weichen' Faktoren. Nicht im Sinne von ‚Weichspülen', sondern in der Art und Weise, wie wir miteinander umgehen." In: Forum. Magazin des Barmherzige Brüder Trier e.V. 2008, Nr. 1, 7–10

Berger, Rupert: Vom geschichtlichen Werden der christlichen Sterbe- und Begräbnisliturgie. In: Metken, Sigrid (Hrsg.): Die letzte Reise. Sterben, Tod und Trauersitten in Oberbayern. München 1984, 239–242

Bergmann, Anna: Der entseelte Patient. Die moderne Medizin und der Tod. Berlin 2004

Blum, Karl/ Isfort, Michael/ Schilz, Patricia/ Weidner, Frank: Pflegeausbildung im Umbruch – Pflegeausbildungsstudie Deutschland (PABiS). Düsseldorf 2006

Bömken, Elisabeth: Gut vorbereitet? Die Kunst des rechten Sterbens. Stiftung Kloster Dalheim, LWL-Landesmuseum für Klosterkultur (Hrsg.). Lichtenau 2008

Borasio, Gian Domenico: Ohne Dialog gibt es keine guten Entscheidungen. In: Deutsches Ärzteblatt. Köln 2007, H. 5, 224–226

Borasio, Gian Domenico: Wann dürfen wir sterben? Im Gespräch: Medizinprofessor Borasio. Frankfurter Allgemeine FAZ.NET vom 23.11.2009, www.faz.net, Zugriff am 04.12.2009

Borasio, Gian Domenico/ Volkenandt, Matthias: Palliativmedizin – weit mehr als nur Schmerztherapie, In: Zeitschrift für medizinische Ethik. Ostfildern 2006, 52 (3), 215–223

Robert Bosch Stiftung (Hrsg.): Pflege braucht Eliten: Denkschrift zur Hochschulausbildung für Lehrer und Leitungskräfte in der Pflege. Beiträge zur Gesundheitsökonomie, 28. Gerlingen 1992

Robert Bosch Stiftung (Hrsg.): Pflege braucht Eliten: Symposium zur Präsentation der Denkschrift zur Hochschulausbildung für Lehr- und Leitungskräfte in der Pflege. Tagungsbericht. Materialien und Berichte 38. Gerlingen 1993

Robert Bosch Stiftung (Hrsg.): Pflege neu denken: Zur Zukunft der Pflegeausbildung. Stuttgart 2000

Robert Bosch Stiftung: Pflegeausbildung im Umbruch. Zusammenfassung der Ergebnisse der Pflegeausbildungsstudie Deutschland (PABiS). Köln 2006. www.bosch-stiftung.de/content/language1/downloads/PABIS_Zusammenfassung.pdf, Zugriff am 22.12.2007

Bourdieu, Pierre: Entwurf einer Theorie der Praxis. Frankfurt a. M. 1979

Bourdieu, Pierre: Die feinen Unterschiede. Kritik der gesellschaftlichen Urteilskraft. Frankfurt a. M. 1987

Bourdieu, Pierre: Pierre Bourdieu im Gespräch – Die feinen Unterschiede. In: Baumgart, Franzjörg (Hrsg.): Theorien der Sozialisation. Erläuterungen, Texte, Arbeitsaufgaben. Bad Heilbrunn/Obb. 2004, 206–215

Bourgett, Gerlinde: Das neue Krankenpflegegesetz – Möglichkeiten und Grenzen der Umsetzung auf Landesebene am Beispiel Saarland. In: Tagungsband. Ausbildung nach dem neuen Krankenpflegegesetz. Dritte bundesweite Fachtagung für Lehrerinnen und Lehrer der Pflege am 12. 11. 2003. Vereinte Dienstleistungsgewerkschaft Bundesverwaltung (Hrsg.). Berlin 2003, 7–14

Bourne, Lyle E./ Ekstrand, Bruce R.: Einführung in die Psychologie. Eschborn bei Frankfurt a. M. 1992

Braun von, Joachim: In: Wie die Finanzkrise den Hunger verschärft. Welthunger-Index 2009. Bonn/ u.a. Oktober 2009, S. 17. www.welthungerhilfe.de/welthungerindex-2009.html, Zugriff am 16.07.2010

Brockhaus: Multimedial 2007. Mannheim 2007

Brück von, Michael: Ewiges Leben oder Wiedergeburt? Sterben, Tod und Jenseitsvorstellung in europäischen und asiatischen Kulturen. Freiburg im Breisgau 2007

Bublitz, Hannelore: Der verdrängte Tod im Diskurs der Moderne. In: Nautz, Jürgen/ Vahrenkamp, Richard (Hrsg): Die Wiener Jahrhundertwende. Wien/ u.a. 1993, 62–79

Bublitz, Hannelore: Himmlische Körper oder wenn der Körper den Geist aufgibt. Zur performativ produzierten Hinfälligkeit des Körpers. In: Mehlmann, Sabine/ Ruby, Sigrid (Hrsg.): „Für Dein Alter siehst Du gut aus!" Von der Un/ Sichtbarkeit des alternden Körpers im Horizont des demographischen Wandels. Multidisziplinäre Perspektiven. Bielefeld 2010, 33–50

Buchen, Sylvia/ Maier, Maja S.: Älterwerden neu denken. Interdisziplinäre Perspektiven auf den demografischen Wandel. Wiesbaden 2008

Bundesärztekammer Arbeitsgemeinschaft der deutschen Ärztekammern und Kassenärztliche Bundesvereinigung Körperschaft des öffentlichen Rechts (Hrsg.): Sterben in Würde. Grundsätze und Empfehlungen für Ärztinnen und Ärzte 2008. www.baek.de, Rubrik Medizin und Ethik, Zugriff am 21.09.2010

Bundesgesetzblätter (BGBl):
BGBl. I, S. 1112 vom 14.08.1969. Berufsbildungsgesetz
BGBl I, Nr. 36, ausgegeben zu Bonn am 21. Juli 2003: Gesetz über die Berufe in der Krankenpflege und zur Änderung anderer Gesetze
BGBl I, Nr. 55 ausgegeben zu Bonn am 19. November 2003: Ausbildungs- und Prüfungsverordnung für die Berufe in der Krankenpflege
BGBl I, S. 931 vom 23.03.2005, Berufsbildungsgesetz. Bundesministerium für Bildung und Forschung
BGBl I, Nr. 20, ausgegeben zu Bonn am 30. Mai 2008: Artikel 15 Änderung des Krankenpflegegesetzes
BGBl I, Nr. 43, ausgegeben zu Bonn am 22. Juli 2009:
Gesetz zur Änderung arzneimittelrechtlicher und anderer Vorschriften
BGBl I, Nr. 48, ausgegeben zu Bonn am 31. Juli 2009:
Drittes Gesetz zur Änderung des Betreuungsrechts

Bundesministerium für Bildung und Forschung: Die Reform der beruflichen Bildung. Berufsbildungsgesetz 2005. Bonn/ u.a. 2005

Bundesministerium für Familie, Senioren, Frauen und Jugend und Bundesministerium für Gesundheit (Hrsg.): Charta der Rechte hilfe- und pflegebedürftiger Menschen. 2007. www.bmfsfj.de und www.bmg.bund.de, Zugriff am 02.03.2008

Bundesministerium für Familie, Senioren, Frauen und Jugend: Lernortkooperation in der Altenpflegeausbildung. Ein Handlungsleitfaden für Altenpflegeschulen und ausbildende Altenpflegeeinrichtungen, Bde. 1–4, Berlin 2008. www. bmfsfj.de, Zugriff am 05.06.2009

Bundesministerium für Gesundheit: „Pflegereform gibt pflegebedürftigen Menschen bessere Betreuung, mehr Leistungen – ein Stück Heimat" vom 17.10.2007. www.bund.de, Zugriff am 25.10.09

Bundesministerium für Justiz: § 52 Abgabenordnung, zuletzt geändert durch Art. 2 G v. 30.07.2009 / 2474. www.gesetze-im-internet.de/ao_1977/ BJNR006130976.html, Zugriff am 26.02.2010

Bundesrat Drucksache 578/03 vom 13.08.03: Verordnung des Bundesministeriums für Gesundheit und Soziale Sicherung. Ausbildungs- und Prüfungsverordnung für die Berufe in der Krankenpflege

Bundeszentrale für politische Bildung: Lernen – Methodenkoffer. www.bpb.de / methodik, Zugriff am 30.10.2008

Bundeszentrale für politische Bildung (Hrsg.): Grundgesetz für die Bundesrepublik Deutschland. Bonn 2010

Burgheim, Werner (Hrsg.): Qualifizierte Begleitung von Sterbenden und Trauernden. Medizinische, rechtliche, psychosoziale und spirituelle Hilfestellungen. Bde. 1, 2. Merching 2008

Caritasverband für die Diözese Münster e. V.: Krankenhäuser testen neues Abrechnungssystem für Pflegeaufwand. Pressemitteilung vom 28.01.2010. www. caritas-muenster.de, Zugriff am 23.02.2010

Clade, Harald: Krankenhäuser: Veränderungen in dosierten Schritten. www. aerzteblatt.de/v4/archiv/artikel.asp?id=45581, Zugriff am 29.05.2008

Cohn, Ruth C.: Von der Psychoanalyse zur themenzentrierten Interaktion. Stuttgart 1994

DAK: Gesundheitsreport 2007. DAK Versorgungsmanagement, Hamburg, W 403-2007. www.dak.de/content/filesopen/Gesundheitsreport_2007.pdf, Zugriff am 29.12.2008

DAK: Gesund lernen. Gegen Prüfungsangst und Klausurenstress. Hamburg W406-2533/04.08

DAK-BGW: Gesundheitsreport 2005. Stationäre Krankenpflege. Arbeitsbedingungen und Gesundheit von Pflegenden in Einrichtungen der stationären Krankenpflege in Deutschland vor dem Hintergrund eines sich wandelnden Gesundheitssystems. Berufsgenossenschaft für Gesundheitsdienst und Wohlfahrtspflege Hamburg und DAK-Zentrale Hamburg W403-20051, 2005. (Berichterstellung: Grabbe, Yvonne/ Nolting, Hans-Dieter/ Loos, Stefan, IGES Institut für Gesundheits- und Sozialforschung GmbH Berlin) www.dak.de/content/filesopen/Gesundheitsreport_2005.pdf, Zugriff am 29.12.2008

DAK: Gesundheitsreport 2007. DAK Versorgungsmanagement Hamburg W403-2007 (Berichterstellung: IGES Institut für Gesundheits- und Sozialforschung GmbH Berlin)

Dannheimer, Hermann: Totenbrauchtum in vor- und frühchristlicher Zeit. In: Metken, Sigrid (Hrsg.): Die letzte Reise. Sterben, Tod und Trauersitten in Oberbayern. München 1984, 135–138

Dederich, Markus: Zur medialen Repräsentation alter behinderter Körper in der Gegenwart. In: Mehlmann, Sabine/ Ruby, Sigrid (Hrsg.): „Für Dein Alter siehst Du gut aus!" Von der Un/Sichtbarkeit des alternden Körpers im Horizont des demographischen Wandels. Multidisziplinäre Perspektiven. Bielefeld 2010, 107–122

Dehmel, Susanne: Die Anfänge der Patientenverfügung in Deutschland. In: Humanes Leben – Humanes Sterben. Deutsche Gesellschaft für humanes Sterben Augsburg 2006, H. 4, 50–52

Derrida, Jacques: Aporien. Sterben – Auf die „Grenzen der Wahrheit" gefaßt sein. München 1998

Deutsche Bischofskonferenz: Tote begraben und Trauernde trösten. Bestattungskultur im Wandel aus katholischer Sicht. Die deutschen Bischöfe, 81, Bonn 2005

Deutsche Bischofskonferenz: Stellungnahme des Vorsitzenden der Deutschen Bischofskonferenz Erzbischof Dr. Robert Zollitsch zur Bundestagsentscheidung „Patientenverfügung". Pressemitteilung vom 18.06.2009. www.dbk.de, Zugriff am 11.02.2010

Deutsche Bischofskonferenz: Erste Stellungnahme zum Urteil des Bundesgerichtshofes vom 25. Juni 2010 zum Abbruch lebenserhaltender Behandlung auf der Grundlage eines Patientenwillens. Pressemeldung 25.06.10 – Nr. 101. www.dbk.de, Zugriff am 28.06.2010

Deutsche Gesellschaft für Palliativmedizin: Stellungnahmen
– zur Einführung von Diagnosis Related Groups (DRG) in Deutschland, 02.05.2001
– zur Einführung von Diagnosis Related Groups (DRG), 08.08.2002
– zur Aufnahme des palliativmedizinischen Assessments in den Operationen- und Prozedurenschlüssel 2009, 02.01.2009, www.dgpalliativmedizin.de, Zugriff am 18.02.2010

Deutsche Krankenhausgesellschaft (DKG): Vorläufige Stellungnahme der Deutschen Krankenhausgesellschaft zum Gesetzentwurf der Bundesregierung über die Berufe in der Krankenpflege (Krankenpflegegesetz – KrPflG) sowie zur Änderung des Krankenhausfinanzierungsgesetzes (KHG) (Bundestagsdrucksache 15/13) vom 10.02.2003. www.dkgev.de, Zugriff am 19.02.2010

Deutsche Krankenhausgesellschaft (DKG): DKG-Positionspapier zur Praxisanleitung und Praxisbegleitung auf der Grundlage des Krankenpflegegesetzes vom 16.07.2003, Beschluss des Vorstandes der DKG vom 30.03.2006. www. dkgev.de, Zugriff am 19.02.2010

Deutsche Krankenhausgesellschaft (DKG): Krankenhaus-Report 2007 des Wissenschaftlichen Instituts der AOK (WidO), 20.02.2008. www.dkgev.de, Zugriff am 19.02.2010

Deutsche Krankenhausgesellschaft (DKG): Eckdaten Krankenhausstatistik 2007/2008. www.dkgev.de, Zugriff am 26.02. 2010

Deutsche Stiftung Organtransplantation: Stellungnahme. In: www.tagesschau. de/inland/organspende104.html. Zugriff am 01. 09. 2010

Deutscher Bundestag: Gesetzentwurf der Bundesregierung. Entwurf eines Gesetzes über die Berufe in der Krankenpflege sowie zur Änderung des Krankenhausfinanzierungsgesetzes. Drucksache 15/13 vom 25.10.2002

Deutscher Bundestag: Zwischenbericht der Enquete-Kommission Ethik und Recht der modernen Medizin: Patientenverfügungen. Drucksache 15/3700 vom 13.09.2004

Deutscher Bundestag: Antwort der Bundesregierung: Finanzierung, Versorgungsstrukturen und Versorgungsqualität im Krankenhausbereich nach Einführung der diagnosebezogenen Fallpauschalen (DRG). Drucksache 16/3991 vom 02.01.2007

Deutscher Hospiz- und Palliativverband e. V.: Handreichung des DHPV zum neuen Gesetz zur Regelung der Patientenverfügung und seiner Umsetzung vom 28.08.2009, Berlin

Deutscher Pflegerat e.V.: Projektinitiative des Deutschen Pflegerates 2007. Adäquate Abbildung des Pflegeaufwandes im G-DRG-System durch Pflegeindikatoren. Projektbeschreibung mit Projektplan, Institut für Pflegewissenschaft private Universität Witten/Herdecke gGmbH. www.deutscher-pflegerat.de, Zugriff am 02.05.2008

Deutsches Institut für Wirtschaftsforschung e. V.: Schulz, Erika/ Leidl, Reiner/ Koenig, Hans-Helmut: Starker Anstieg der Pflegebedürftigkeit zu erwarten: Vorausschätzungen bis 2020 mit Ausblick auf 2050. Druckausgabe für http: // www.diw.de.Wochenbericht des DIW Berlin 2001

Deutsches Krankenhausinstitut e. V.: Blum, Karl/ Offermanns, Matthias/ Schilz, Patricia: Krankenhaus Barometer. Umfrage 2006. Deutsches Krankenhausinstitut Düsseldorf 2006

Diakonisches Werk der Evangelischen Kirche in Deutschland e.V.: Erste Diakonie-Studie über Motivation Pflege-Auszubildender. 2006. www.diakonie.de/de/html/fachforum/799_4146.html, Zugriff am 22.07.08

Die Bibel – Altes und Neues Testament. Herausgegeben im Auftrag der Bischöfe Deutschlands, Österreichs, der Schweiz. Stuttgart 1980

Dieckmann, Bärbel: Stellungnahme zur Welternährung 2009. In: www.welthungerhilfe.de/welthungerindex-2009.html, Zugriff am 16.07. 2010(a), www.spiegel.de/politik/ausland/0,1518,655055,00.html, Zugriff am 16.07.2010(b)

Dielmann, Gerd: Vortrag. In: Tagungsband Ausbildung nach dem neuen Krankenpflegegesetz. Dritte bundesweite Fachtagung für Lehrerinnen und Lehrer der Pflege am 12.11.2003. Vereinte Dienstleistungsgewerkschaft, Bundesverwaltung, Fachgruppe Gesundheitsberufe. Berlin 2003

Dietze, Friedhelm: Rolle der Ethik in den Gesundheitsberufen. In: Haubrock, Manfred/ Schär, Walter (Hrsg.): Betriebswirtschaft und Management in der Gesundheitswirtschaft. Bern 2009, 83–104

Diouf, Jacques: Stellungnahme zur Welternährung 2009. In: www.uni-kassel.de/fb5/frieden/themen/Armut/fao.html, Zugriff am 16.07.2010

Dörner, Klaus: Der gute Arzt. Lehrbuch der ärztlichen Grundhaltung. Stuttgart/u.a. 2001

Domin, Hilde: Gesammelte Gedichte. Frankfurt a. M. 1999

Domnowski, Manfred: Burnout und Stress in Pflegeberufen. Mit Mental-Training erfolgreich aus der Krise. Hannover 2005

Drescher, Klaus Jürgen/ Miller, Michael: Kompetenzen schwirren durch die Lüfte, vom Winde verweht. In: Zeitschrift für Berufs- und Wirtschaftspädagogik. 91/1995, H. 2, 195–204

Dreßke, Stefan: Sterbebegleitung und Hospizkultur. In: Bundeszentrale für politische Bildung (Hrsg.): Aus Politik und Zeitgeschichte. Tod und Sterben. Beilage zur Wochenzeitschrift Das Parlament (4). Bonn 2008

Drude, Carsten/ Zielke-Nadkarni, Andrea (Hrsg.): Unterrichtsmethoden in der Pflegeausbildung. München 2008

Dubs, Rolf: Konstruktivismus: Einige Überlegungen aus der Sicht der Unterrichtsgestaltung. In: Zeitschrift für Pädagogik 41/ 6. Weinheim 1995

Durlak, Josef A.: Die Veränderung von Einstellungen zu Sterben und Tod durch Unterrichtsveranstaltungen. In: Wittkowski, Joachim: Sterben, Tod und Trauer. Grundlagen, Methoden, Anwendungsfelder. Stuttgart 2003, 211–225

Ecker, Gisela: Trauer zeigen: Inszenierung und die Sorge um den Anderen. In: Ecker, Gisela (Hrsg.): Trauer tragen – Trauer zeigen. Inszenierungen der Geschlechter. München 1999, 9–25

Ekert, Bärbel/ Ekert, Christiane: Psychologie für Pflegeberufe. Stuttgart 2005

Elias, Norbert: Über die Einsamkeit der Sterbenden in unseren Tagen. Frankfurt a. M. 1982

Entwurf eines Gesetzes zur strukturellen Weiterentwicklung der Pflegeversicherung (Pflege-Weiterentwicklungsgesetz – PfWG): Referentenentwurf, Stand: 10.09.2007. www.wernerschell.de/Medizin-Infos/Pflege/PfWG%20-Entwurf 100907.pdf, Zugriff am 05.08.2008

Erpenbeck, John: Selbstgesteuertes, selbstorganisiertes Lernen. In: Arbeitsgemeinschaft QUEM Berlin (Hrsg.): Kompetenzentwicklung '97. Berufliche Weiterbildung in der Transformation – Fakten und Visionen. Münster/ u. a. 1997, 309–316

Erpenbeck, John: Kompetenzentwicklung als Forschungsfrage. In: QUEM-Bulletin. Nr. 2/3, 1998, 18–23. www.abwf.de, Zugriff am 02.03.2008

Erpenbeck, John/ Rosenstiel von, Lutz (Hrsg.): Handbuch Kompetenzmessung. Stuttgart 2003

Erpenbeck, John/ Rosenstiel von, Lutz (Hrsg.): Handbuch Kompetenzmessung. Stuttgart 2007

Etscheit, Georg/ Emmerich, Nadine: Nachruf auf den Regisseur, Aktionskünstler und Provokateur Christoph Schlingensief für die Nachrichtenagentur ddp. www.nmz.de/online/christoph-schlingensief-ist-tot, Zugriff am 24.08.2010

Evangelische Kirche in Deutschland (EDK): Herausforderungen evangelischer Bestattungskultur. Ein Diskussionspapier. Kirchenamt der EKD (Hrsg.). Hannover 2004

Evangelische Kirche in Deutschland (EKD): Ärzte und Kirchen kritisieren Gesetz zur Patientenverfügung. Epd-Meldung vom 19.06.2009. www.ekd.de, Zugriff am 11.02.2010

Falk, Ingeborg: Sterbebegleitung älterer Menschen – Ergebnis einer Arbeitstagung der Deutschen Gesellschaft für Gerontologie im November 1979 in Berlin. Schriftenreihe des Deutschen Zentrums für Altersfragen, 32, Berlin 1980

Faust-Kübler, Erika: Gespräch über Elisabeth Kübler-Ross. In: Dem Tod ins Gesicht sehen. Dokumentation von Stefan Haupt, Fontana Film GmbH Zürich 2002

Feifel, Hermann/ Hanson, Susan/ Jones, Robert/ Edwards, Lauri: Physicians Consider Death. In: Proceedings of the 75th Annual Convention of American Psychological Association 2, 1967

Feith, Gabriele/ Klein, Thomas/ Ochsmann, Randolph/ Seibert, Anja: Erfahrungen professioneller Helferinnen und Helfer im Umgang mit Tod und Sterben: Zur Bedeutung der Angst vor dem eigenen Sterben und dem eigenen Tod. Beiträge zur Thanatologie, H. 16. Johannes Gutenberg-Universität Mainz 1999a

Feith, Gabriele/ Klein, Thomas/ Ochsmann, Randolph/ Seibert, Anja: Erfahrungen professioneller Helferinnen und Helfer im Umgang mit Tod und Sterben:

Einstellungen zur Sterbehilfe. Beiträge zur Thanatologie, H. 17. Johannes Gutenberg-Universität Mainz 1999b

Feldmann, Klaus: Tod und Gesellschaft. Sozialwissenschaftliche Thanatologie
im Überblick. Wiesbaden 2004

Festinger, Leon: A Theory of Cognitive Dissonance. Verlag Stanford U.P. 1957

Festinger, Leon: Theorie der kognitiven Dissonanz. Irle, Martin/ Volker Mönt-
mann, Volker (Hrsg.). Bern 1978

Fiechter, Verena/ Meier, Martha: Pflegeplanung – Eine Anleitung für die Praxis.
Bad Emsthal 1981

Fischer, Norbert: Geschichte des Todes in der Neuzeit. Erfurt 2001

Fleßa, Steffen: Grundzüge der Krankenhausbetriebslehre. Oldenbourg/ u.a.
2007

Flick, Uwe: Qualitative Sozialforschung. Eine Einführung. Reinbek 2007

Förster, Rolf: Gefallenenbestattung und Kriegerdenkmal im Wandel der Jahrhunderte. In: Metken, Sigrid (Hrsg.): Die letzte Reise. Sterben, Tod und Trauersitten in Oberbayern. München 1984, 366–369

Foucault, Michel: Die Geburt der Klinik. Eine Archäologie des ärztlichen Blicks.
München 1973

Foucault, Michel: Überwachen und Strafen. Die Geburt des Gefängnisses. Frankfurt a. M. 1977

Foucault, Michel: In Verteidigung der Gesellschaft. Vorlesungen am Collège de
France (1975–1976). Frankfurt a. M. 1999

Foucault, Michel: Die Macht der Psychiatrie. Frankfurt a. M. 2005

Frank, Charlotte: Sterben und Sterben lassen. In: Süddeutsche Zeitung Nr. 144
vom 26./27. 06.2010, 4

Freimüller, Tobias: Psychoanalyse und Protest: Alexander Mitscherlich und die
„Achtundsechziger". Göttingen 2008

Freud, Sigmund: Hemmung, Symptom und Angst. In: Ders.: Gesammelte Werke.
Bd. XIV. Anna Freud et al. (Hrsg.). London 1948

Freud, Sigmund: Zeitgemäßes über Krieg und Tod. In: Ders.: Gesammelte Werke. Werke aus den Jahren 1913–1917. Bd. X . Anna Freud (Hrsg.). Frankfurt
a. M. 1999

Frucht, Stephan: Progressive Muskelrelaxation nach Jacobson. München 2005

Gabler Verlag (Hrsg.): Wirtschaftslexikon, Stichwort: Auszubildender. Autoren: Schaich, Eberhard/ Schmidt, Katrin/ Übersohn, Gerhard. http://wirt-
schaftslexikon.gabler.de/Archiv/1180/auszubildender-v7.html, Zugriff am
26.12.2009

Gehring, Petra: Foucault – Die Philosophie im Archiv. Frankfurt a. M. 2004

Gehring, Petra: Was ist Biomacht? Vom zweifelhaften Mehrwert des Lebens.
Frankfurt a. M. 2006

Gehring, Petra: Bio-Politik / Bio-Macht. In: Kammler, Clemens/ Parr, Rolf/ Schneider, Ulrich Johannes: Foucault Handbuch. Leben – Werk – Wirkung. Stuttgart 2008, 230–232

Gehring, Petra: Theorien des Todes zur Einführung. Hamburg 2010

Geißler, Karlheinz A.: Berufserziehung und kritische Kompetenz. Ansätze einer Interaktionspädagogik. München 1974

Geißler, Karlheinz A./ Orthey, Frank Michael: Der große Zwang zur kleinen Freiheit. Berufliche Bildung im Modernisierungsprozeß. Stuttgart 1998

Gemeindeverband Katholischer Kirchengemeinden Östliches Ruhrgebiet: Liebfrauenkirche Dortmund. Umnutzung der Kirche zum Kolumbarium. Wettbewerbsergebnisse. Schwerte 2009

Gersemann, Olaf/ Grabitz, Ileana: Das Zeitfenster für Rentenreform schließt sich. In: Welt am Sonntag Nr. 15 vom 13.04.2008, 30 f. (Wirtschaft), 6 (Politik)

Gesenich, Günther: Lexikon der letzten Dinge. Beltz, Walter (Hrsg.). Augsburg 1993

Gesetz- und Verordnungsblatt NRW 2008: Ausbildungs- und Prüfungsordnung für den Beruf der Gesundheits- und Krankenpflegeassistentin und des Gesundheits- und Krankenpflegeassistenten (GesKrPflassAPrV) vom 06.10.2008

Giegerich, Petra: Experten mahnen zum Weltschmerztag an: Kenntnisse der Ärzte in der Schmerztherapie unzureichend. Innovations-Report vom 11.10.2004. www.innovations-report.de/html/berichte/medizin_gesundheit/bericht-34672. html, Zugriff am 01.07.08

Giesenbauer, Björn/ Glaser, Jürgen: Emotionsarbeit und Gefühlsarbeit in der Pflege – Beeinflussung fremder und eigener Gefühle. In: Böhle, Fritz/ Glaser, Jürgen (Hrsg.): Arbeit in der Interaktion – Interaktion als Arbeit. Arbeitsorganisation und Interaktionsarbeit in der Dienstleistung. Wiesbaden 2006, 59–84

Girstenbrey, Wilhelm: Medizinische Wege und Irrwege im Kampf gegen den Tod. In: Metken, Sigrid (Hrsg.): Die letzte Reise. Sterben, Tod und Trauersitten in Oberbayern. München 1984, 64–69

Glaser, Barney G./ Strauss, Anselm L.: Interaktion mit Sterbenden. Beobachtungen für Ärzte, Schwestern, Seelsorger und Angehörige. Göttingen 1974

Godzik, Peter: Den Weg der Betroffenen beobachten. Sterben und Tod: Literatur wächst unaufhaltsam. In: Lutherische Monatshefte 27. Hamburg 1988

Göckenjan, Gerd: Sterben in unserer Gesellschaft – Ideale und Wirklichkeiten. In: Bundeszentrale für politische Bildung (Hrsg.): Aus Politik und Zeitgeschichte. Tod und Sterben. Beilage zur Wochenzeitschrift Das Parlament (4). Bonn 2008

Görres, Stefan/ Friesacher, Heiner: Der Beitrag der Soziologie für die Pflegewissenschaft, Pflegetheorien und Pflegemodelle. In: Schroeter, Klaus R./ Rosenthal, Thomas (Hrsg.): Soziologie der Pflege. Grundlagen, Wissensbestände und Perspektiven. Weinheim 2005, 33–50

Goffman, Erving: Asyle – Über die soziale Situation psychiatrischer Patienten und anderer Insassen. Frankfurt a. M. 1972

Gordon, Thomas: Lehrer-Schüler-Konferenz. Wie man Konflikte in der Schule löst. München 1989

Gotteslob: Katholisches Gebet- und Gesangbuch Ausgabe Bistum Münster. Herausgegeben von den Bischöfen Deutschlands und Österreichs. Münster 1975

Gottlieb, Margret: Brigitte Reimann – „... als wär jeder Tag der letzte". München 1999

Graf, Friedrich Wilhelm: Todesgegenwart. In: Graf, Friedrich Wilhelm/ Meier, Heinrich (Hrsg.): Der Tod im Leben. München 2010, 7–46

Grell, Jochen/ Grell Monika: Unterrichtsrezepte. Weinheim 1987

Griegoleit, Ulrich: Dekonstruktion einer Zwangsheterosexualisierung als Aufgabe einer kritisch-reflektierenden Pädagogik. Unveröffentlichte Diplomarbeit. Paderborn 1999

Griegoleit, Ulrich: Nahtoderfahrung eines Betroffenen. Unveröffentlichtes Gespräch. Paderborn 2008

Gronemeyer, Reimer: Orthothanasie – Vorschläge für einen therapeutisch gesicherten Abgang aus dem Leben. In: Eisenberg, Götz/ Gronemeyer, Marianne (Hrsg.): Der Tod im Leben. Gießen 1985, 102–114

Gronemeyer, Reimer: Sterben in Deutschland. Wie wir dem Tod wieder einen Platz in unserem Leben einräumen können. Frankfurt a. M. 2007

Grüner, Gustav: Die Berufsschule im ausgehenden 20. Jahrhundert: Ein Beitrag zur Berufsbildungspolitik. Bielefeld 1984

Habermas, Jürgen: Theorie des kommunikativen Handelns. Bd. 2: Zur Kritik der funktionalistischen Vernunft. Frankfurt a. M. 1987

Hahn, Ulla: Aufbruch. München 2009

Hanh, Thich Nhat: Schritte der Achtsamkeit. Eine Reise an den Ursprung des Buddhismus. Freiburg 1998

Hardenberg, Nina von: „Der alte Mensch stirbt gerade, und das gestatten wir ihm jetzt". In: Süddeutsche Zeitung Nr. 144 vom 26./27. 06. 2010, 2

Hasselhorn, Hans Martin/ Tackenberg, Peter/ Abt-Zegelin, Angelika/ Wittich, Andrea: NEXT-Studie. Image der Pflege in Deutschland. In: Die Schwester/ Der Pfleger. Melsungen 2008, H. 5, 458–461

Haubrock, Manfred: Grundlagen der Gesundheitsökonomie. In: Haubrock, Manfred/ Schär, Walter (Hrsg.): Betriebswirtschaft und Management in der Gesundheitswirtschaft. Bern 2009, 25–33(a)

Haubrock, Manfred: Praktische Bedeutung des Managements in der Gesundheitswirtschaft. In: Haubrock, Manfred/ Schär, Walter (Hrsg.): Betriebswirtschaft und Management in der Gesundheitswirtschaft. Bern 2009, 271–328(b)

Heidecker, Barbara: Prävention und Gesundheitsförderung in der Pflege – Das Bewusstsein der Pflegenden für deren Notwendigkeit und die erforderlichen Kompetenzen zur Umsetzung. 2007. www.dbfk.de/download/download/ArtikelHeideckerPraeventionPflege2007-05-07.pdf, Zugriff am 22.07.08

Heinz, Walter R.: Arbeit, Beruf und Lebenslauf. Eine Einführung in die berufliche Sozialisation. Weinheim 1995

Heyse, Volker/ Erpenbeck, John: Der Sprung über die Kompetenzbarriere. Kommunikation, selbstorganisiertes Lernen und Kompetenzentwicklung von und in Unternehmen. Bielefeld 1997

Heyse, Volker/ Erpenbeck, John: Kompetenztraining. 64 Informations- und Trainingsprogramme. Stuttgart 2004

Hildebrand, Reinhard: De humani corporis fabrica libri septem (kurz Fabrica genannt). In: Hülsen-Esch von, Andrea/ Westermann-Angerhausen, Hiltrud in Zusammenarbeit mit Knöll, Sabine (Hrsg.): Zum Sterben schön. Alter, Totentanz und Sterbekunst von 1500 bis heute. Ausstellungskatalog. Regensburg 2006, 129–131

Hobmair, Hermann (Hrsg): Hobmair, Hermann/ Altenthan, Sophia/ Dirrigl, Werner/ Gotthardt, Wilfried/ Höhlein, Reiner/ Otto, Wilhelm/ Pöll, Rosemarie/ Schneider, Karl-Heinz: Pädagogik. Köln 1996

Hobmair, Hermann (Hrsg.): Hobmair, Hermann/ Altenthan, Sophia/ Dirrigl, Werner/ Gotthardt, Wilfried/ Höhlein, Reiner/ Otto, Wilhelm/ Pöll, Rosemarie/ Schneider, Karl-Heinz: Pädagogik/Psychologie für die berufliche Oberstufe. Bde. 1, 2. Köln 1998/ 1999

Hobsbawm, Eric J.: Das Zeitalter der Extreme. Weltgeschichte des 20. Jahrhunderts. München 1995

Hochreutener, Marc-Anton: Die Spitalreform LORAS und die Outcome-Messung im Spitalbereich im Kanton Zürich. In: Lauterbach, Karl W./ Schrappe, Matthias (Hrsg.): Gesundheitsökonomie, Qualitätsmanagement und Evidence-based Medicine. Eine systematische Einführung. Stuttgart 2001, 445–456

Hoddinott, John et al.: Bezugnahme. In: Wie die Finanzkrise den Hunger verschärft. Welthunger-Index 2009. Bonn/ u.a. 2009, 17. www.welthungerhilfe.de/welthungerindex-2009.html, abgerufen am 16.07.2010

Howe, Jürgen/ Ochsmann, Randolph (Hrsg.): Tod – Sterben – Trauer: Bericht über die 1. Tagung zur Thanato-Psychologie vom 4.–6. November 1982 in Vechta. Frankfurt a. M. 1984

Hradil, Stefan: Lebensstil. In: Schäfers, Bernhard (Hrsg.): Grundbegriffe der Soziologie. Opladen 2003, 206–209

Huck, Karin/ Petzold, Hilarion: Death Education, Thanatagogik – Modelle und Konzepte. In: Spiegel-Rösing, Ina/ Petzold, Hilarion (Hrsg.): Die Begleitung

Sterbender. Theorie und Praxis der Thanatotherapie. Ein Handbuch. Paderborn 1984

Hundenborn, Gertrud: Fallorientierte Didaktik in der Pflege. Grundlagen und Beispiele für Ausbildung und Prüfung. München/ u.a. 2007

Hundenborn, Gertrud/ Brühe, Roland: Curriculum für den Modellversuch „Erprobung einer Ausbildung in der Alten-, Kranken- und Kinderkrankenpflege mit generalistischer Ausrichtung". Deutsches Institut für angewandte Pflegeforschung e. V., An-Institut der Katholischen Fachhochschule NW. Im Auftrag des Ministeriums für Gesundheit, Soziales, Frauen und Familie des Landes Nordrhein-Westfalen 2004

Hunstein, Dirk: Adäquate Abbildung des Pflegeaufwandes im G-DRG-System durch NRGs (Nursing Related Groups). Manuskript 2007. www.alk-bawue.de/documents/papers/Manuskript_Hunstein.pdf, Zugriff am 16.06.08

Illich, Ivan: Tod kontra Tod. In: Ebeling, Hans (Hrsg.): Der Tod in der Moderne. Königstein/Ts. 1979, 184–209

Imara, Mwalimu Rev.: Gespräch über Elisabeth Kübler-Ross. In: Dem Tod ins Gesicht sehen. Dokumentation von Stefan Haupt, Fontana Film GmbH Zürich 2002

Institut für Medizinische Ethik und Geschichte der Ruhr-Universität Bochum: Therapieentscheidungen bei sterbenden Patienten. In: Drießen, idw: 06.09.2010. www.uni-protokolle.de/nachrichten/id/203346, Zugriff am 21.09.2010

Institut für medizinische und pharmazeutische Prüfungsfragen – IMPP-GK 1: IMPP-Gegenstandskatalog für den schriftlichen Teil des ersten Abschnitts der ärztlichen Prüfung. Teilkatalog „Medizinische Psychologie und Medizinische Soziologie." Mainz, Februar 2005. www.impp.de/pdf/gk08n.pdf, Zugriff am 24.04.09

Isfort, Michael: Berufliche Belastungen. Wenn die Arbeit zur Last wird. In: Die Schwester/ Der Pfleger. Melsungen 2008, H. 6, 498–500

Isfort, Michael/ Weidner, Frank et al.: Pflege-Thermometer 2007. Eine bundesweite repräsentative Befragung zur Situation und zum Leistungsspektrum des Pflegepersonals sowie zur Patientensicherheit im Krankenhaus. Deutsches Institut für angewandte Pflegeforschung e. V. (Hrsg.). Köln 2007. www.dip-home.de/material/downloads/Pflege-Thermometer2007.pdf, Zugriff am 30.12.2008

Isfort, Michael/ Wiedner, Frank et al.: Pflege-Thermometer 2009. Der Pflegemangel im Krankenhaus wird chronisch. In: Die Schwester/ Der Pfleger. Melsungen 2010, H. 6, 530–537

Jacob, Christiane: Gesundheitsförderung im pflegerisch-klinischen Kontext. Eine deskriptive Studie zur Selbsteinschätzung gesundheitsfördernder Kompetenzen von Pflegenden. Bern 2004

Jäger, Willigis: Gespräch über Meditation. In: Glücksdesigner. Die Zukunft unseres Bewusstseins. Ein Film von Willi Setzer. Produktion ZDF und 3sat Mainz (z wie zukunft) 2008

Jamann, Wolfgang/ Braun von, Joachim/ Arnold, Tom: Vorwort zum Welthunger-Index. In: Welthunger-Index 2009. Herausforderung Hunger: Wie die Finanzkrise den Hunger verschärft und warum es auf die Frauen ankommt. Bonn/ u.a. 2009. www.welthungerhilfe.de.welthungerindex-2009.html, Zugriff am 16.07.2010

Janisch, Wolfgang: Richter erleichtern Sterbehilfe. In: Süddeutsche Zeitung Nr. 144 vom 26./27.06. 2010, 1(a)

Janisch, Wolfgang: Der letze Wille weist den Weg. In: Süddeutsche Zeitung Nr. 144 vom 26./27.06.2010, 2(b)

Jank, Werner/ Meyer, Hilbert: Didaktische Modelle. Berlin 1994

Juchli, Liliane: Heilen durch Wiederentdecken der Ganzheit. Stuttgart 1988

Juchli, Liliane: Krankenpflege. Praxis und Theorie der Gesundheitsförderung und Pflege Kranker. Stuttgart/ u.a. 1991

Kafka, Franz: Sämtliche Erzählungen. Frankfurt a. M. 1994

Kahl, Antje: Das Design bestimmt das Bewusstsein? Die neue Sichtbarkeit im Bestattungswesen. in: Macho, Thomas/ Marek, Kristin (Hrsg.): Die neue Sichtbarkeit des Todes. München 2007, 151–163

Kaiser, Hansruedi: Kompetenz. Versuch einer Arbeitsdefinition. Skripten der Lehrerweiterbildung am Bildungszentrum für Gesundheitsberufe Kanton Solothurn Nr. 7, 2003

Kaldewey, Rüdiger/ Niehl, Franz: Grundwissen Religion. Begleitbuch für Religionsunterricht und Studium. München 2009

Kalif, Susanne: Rosenkranz mit Memento mori (a) und Vanitarosenkranz (b). In: Hülsen-Esch von, Andrea/ Westermann-Angerhausen, Hiltrud in Zusammenarbeit mit Knöll, Sabine (Hrsg.): Zum Sterben schön. Alter, Totentanz und Sterbekunst von 1500 bis heute. Ausstellungskatalog. Regensburg 2006, 77–78(a), 93–94(b)

Kaltenborn, Olaf: Weniger Gespräche am Krankenbett. Informationsdienst Wissenschaft der Privaten Universität Witten/Herdecke, 29.09.2006. http://idw-online.de/pages/de/ news?print=1&id=177472, Zugriff am 16.11.2007

Kaluza, Jens/ Töpferwein, Gabriele: Sterben begleiten. Zur Praxis der Begleitung Sterbender durch Ärzte und Pflegende. Eine empirische Studie. Berlin 2005

Kehlmann, Daniel: Ruhm. Reinbek bei Hamburg 2009

Kern, Martina/ Müller, Monika/ Aurnhammer, Klaus: Basiscurriculum Palliative Care. Eine Fortbildung für Pflegende in Palliative Care. Bonn 2007

Kersting, Karin: Berufsbildung zwischen Anspruch und Wirklichkeit. Eine Studie zur moralischen Desensibilisierung. Bern/ u.a. 2002

Kessler, Thomas: Konsistenztheorien. Vorlesung WS 2006/07 der Universität Jena. Einsehbar unter: dtserv2.compsy.uni-jena.de/ws2006/sozpsy_uj/ 45713192/content.nsf/Pages/.../$FILE/12%20Konsistenztheorien.ppt, Zugriff am 12.12.2008

Keuchel, Regina: Miteinander statt nebeneinander. Stand und Perspektiven der Lernortkooperation in der Pflegeausbildung. In: PADUA. Die Fachzeitschrift für Pflegepädagogik. Stuttgart 2006, 6–12

Klafki, Wolfgang: Ideologiekritik. In: Roth, Leo (Hrsg): Methoden erziehungswissenschaftlicher Forschung. Stuttgart/ u.a. 1978, 146–167

Klafki, Wolfgang: Kritisch-konstruktive Erziehungswissenschaft. In: Winkel, Rainer (Hrsg.): Deutsche Pädagogen der Gegenwart, Bd. 1. Düsseldorf 1984, 137–162

Klafki, Wolfgang: Hermeneutische Verfahren in der Erziehungswissenschaft (1971). In: Rittelmeyer, Christian/ Parmentier, Michael: Einführung in die pädagogische Hermeneutik. Darmstadt 2006, 125–148

Klafki, Wolfgang: Neue Studien zur Bildungstheorie und Didaktik. Weinheim u.a. 2007 (Erstveröffentlichung 1985)

Klein, Hans-Joachim: Kultur. In: Schäfers, Bernhard (Hrsg.): Grundbegriffe der Soziologie. Opladen 2003

Klinkhammer, Gisela: Palliativmedizin. Junge Disziplin mit großem Potential. In: Deutsches Ärzteblatt. Köln 2007, H. 16, 1066–1070

Knigge-Demal, Barbara/ Eylmann, Constanze: Kompetenzorientierte Prüfungsgestaltung, Teil 1 – Anhand von Fallbeispielen, Berichte aus Lehre und Forschung, Fachhochschule Bielefeld, Fachbereich Pflege und Gesundheit 2006

Knoblauch, Hubert: Berichte aus dem Jenseits. Mythos und Realität der Nahtod-Erfahrung. Freiburg im Breisgau 1999

Knoll, Jörg: Kurs- und Seminarmethoden. Ismaning 1988

Koalitionsvertrag zwischen CDU, CSU und FDP: Wachstum, Bildung. Zusammenhalt. 17. Legislaturperiode. Entwurf, der am 26.10. 2009 unterzeichnet wurde. Zugriff unter www. westfalen-blatt.de am 06.11.2009

König, Eckard/ Volmer, Gerda: Systemische Organisationsberatung. Grundlagen und Methoden. Weinheim 1996

König, Peter: Pflegeprozess. In: Pflege heute: Lehrbuch für Pflegeberufe. München/ u.a. 2007, 297–310

Kommerell, Tilmann: Gesundheitsförderung und Prävention. In: Pflege heute: Lehrbuch für Pflegeberufe. München/ u.a. 2007, 215–234

Krais, Beate: Habitus. In: Farzin, Sina (Hrsg.): Lexikon Soziologie und Sozialtheorie. Stuttgart 2008, 98–100

Krauß, Oliver: Konstruktion und Evaluation eines Trainingsprogramms zum Umgehen mit Sterbenden und ihren Angehörigen. Stand 25.02.2003. www.uni-leipzig.de/~gespsych/death.html, Zugriff am 18.03.2009

Kremer, H.-Hugo: Handlungs- und Fachsystematik im Lernfeldkonzept. In: bwp@Berufs- und Wirtschaftspädagogik online. Ausgabe Nr. 4, Universität Hamburg 2003

Krey, Hiltrud: Ekel ist okay. Ein Lern- und Arbeitsbuch zum Umgang mit Emotionen in Pflegeausbildung und Pflegealltag. Hagen 2003

Kronawitter, Max: Sterbezeit ist Lebenszeit. Dokumentation. Bayrischer Rundfunk 2007

Kübler-Ross, Elisabeth: Interviews mit Sterbenden. Stuttgart 1977

Kübler-Ross, Elisabeth: Befreiung aus der Angst. Berichte aus den Workshops „Leben, Tod und Übergang". Stuttgart 1983

Kübler-Ross, Elisabeth: Das Rad des Lebens. München 1997

Kübler-Ross, Elisabeth: Leben bis wir Abschied nehmen. Gütersloh 1998

Küng, Hans/ Jens, Walter: Menschenwürdig sterben. Ein Plädoyer für Selbstverantwortung. München 2009

Kuhle, Dagmar: Vom Sinn des Friedhofs. Vortrag, gehalten am 18.06.2004 in Hamburg während der Mitgliederversammlung 2004 der Arbeitsgemeinschaft Friedhof und Denkmal e. V. www. sepulkralmuseum.de/nachrich/kuhle.pdf, Zugriff am 16.11.09

Kulbe, Annette: Sterbebegleitung. Hilfen zur Pflege Sterbender. München 2008

Kultusministerkonferenz (KMK): Handreichungen für die Erarbeitung von Rahmenlehrplänen der Kultusministerkonferenz (KMK) für den berufsbezogenen Unterricht in der Berufsschule und ihre Abstimmung mit Ausbildungsordnungen des Bundes für anerkannte Ausbildungsberufe vom 15.09.2000. www. kmk.org/doc/publ/handreich.pdf, Zugriff am 26.10.2007

Lakotta, Beate/ Schels, Walter/ Macho, Thomas: Noch mal Leben vor dem Tod, ein Gespräch. In: Macho, Thomas/ Marek, Kristin (Hrsg.): Die neue Sichtbarkeit des Todes. München 2007, 185–208

Lamnek, Siegfried: Qualitative Sozialforschung. Bd. 1 Methodologie. München 1988

Lang, Klaus/ Schmeling-Kludas, Christoph/ Koch, Uwe: Die Begleitung schwer kranker und sterbender Menschen. Das Hamburger Kursprogramm. Stuttgart 2008

Langmaack, Barbara/ Braune-Krickau, Michael: Wie die Gruppe laufen lernt. Weinheim 2000

Lauber, Annette: Pflegetheorien. In: Lauber, Annette (Hrsg.): Grundlagen beruflicher Pflege. Stuttgart 2001

Laur-Ernst, Ute: Schlüsselqualifikationen in Deutschland – ein ambivalentes Konzept zwischen Ungewissheitsbewältigung und Persönlichkeitsbildung. In: Gonon, Philipp (Hrsg.): Schlüsselqualifikationen kontrovers. Aarau 1996

Lauterbach, Karl/ Bahr, Daniel: Zwei-Klassen-Medizin nicht ausgeschlossen, 2008. www.bundestag.de/cgibin/druck.pl?N=parlament, Zugriff am 01.06.08

Lehr, Ursula: Psychologie des Alterns. Heidelberg 1972

Ley, Dorothea: Totentanzflugblatt. In: Hülsen-Esch von, Andrea/ Westermann-Angerhausen, Hiltrud in Zusammenarbeit mit Knöll, Sabine (Hrsg.): Zum Sterben schön. Alter, Totentanz und Sterbekunst von 1500 bis heute. Ausstellungskatalog. Regensburg 2006, 178–180

Löffl, Ludwig/ Klemmt, Stefanie: Modellprojekt Sachsen-Anhalt: Praxisbegleitung unter komplexen Bedingungen, S. 9 f. www.pflegeausbildung.de/ergebnisse_und_materialien/fachtagung_0612/MP_Sachsen-Anhalt.pdf, Zugriff am 22.12.2007

Ludwig, Joachim: Kompetenzentwicklung – Lerninteressen – Handlungsfähigkeit. In: Dehnbostel, Peter et al. (Hrsg.): Vernetzte Kompetenzentwicklung. Alternative Positionen zur Weiterbildung. Bad Heilbrunn 2002, 95–110

Lübbe, Andreas Stephan: „Weder verlängern noch verkürzen wir das Leben." Lübbe im Gespräch mit dem Westfalen Blatt Paderborn. Westfalen-Blatt, Ausgabe Nr. 220 vom 21.09.2010

Macho, Thomas: Todesmetaphern – Zur Logik der Grenzerfahrung. Frankfurt a. M. 1987

Macho, Thomas/ Belting, Hans: Hans Belting und Thomas Macho im Gespräch – Die neue Sichtbarkeit des Todes. In: Macho, Thomas/ Marek, Kristin: Die neue Sichtbarkeit des Todes. München 2007, 235–260

Macho, Thomas/ Marek, Kristin (Hrsg.): Die neue Sichtbarkeit des Todes. München 2007

Maleh, Carole: Open Space: Effektiv arbeiten mit großen Gruppen. Ein Handbuch für Anwender, Entscheider und Berater. Weinheim/ u.a. 2000

Markert, Werner (Hrsg.): Berufs- und Erwachsenenbildung zwischen Markt und Subjektbildung. Hohengehren 1998

Mayring, Philipp: Qualitative Inhaltsanalyse. Grundlagen und Techniken. Weinheim 1993

Mayring, Philipp: Einführung in die qualitative Sozialforschung. Weinheim 2002

Mehlmann, Sabine/ Ruby, Sigrid: „Für Dein Alter siehst Du gut aus!" Körpernormierungen zwischen Temporalität und Medialität. In: Mehlmann, Sabine/ Ruby, Sigrid (Hrsg.): „Für Dein Alter siehst Du gut aus!" Von der Un/Sichtbarkeit des alternden Körpers im Horizont des demographischen Wandels. Multidisziplinäre Perspektiven. Bielefeld 2010, 9–31

Menche, Nicole (unter Mitarbeit von Heiss, Bernd): Pflege von Menschen mit hämatologischen und onkologischen Erkrankungen. In: Pflege heute: Lehrbuch
für Pflegeberufe. München/ u.a. 2007, 899–928

Mende, Hendrik/ Geldner, Götz/ Schleppers, Alexander/ Martin, Jörg: G-DRG-
Version 2010 – Auswirkungen auf unser Fachgebiet. www.bda.de/aktuelles/
drg-version-2010.pdf, Zugriff am 03.04.2010

Menge, Hermann/ Pertsch, Erich: Langenscheidts Taschenbuch Lateinisch. Ber-
lin/ u.a. 1984

Menschen pflegen. Heuwinkel-Otter, Annette/ Nümann-Dulke, Anke / Matsche-
ko, Norbert (Hrsg.):
Bd. 1: Pflegeprinzipien. Fachabteilungen. Beruf und Karriere
Bd. 2: Pflegediagnosen. Beobachtungstechniken. Pflegemaßnahmen
Bd. 3: Lebenssituationen. Krankheitsbilder. Therapiekonzepte
Heidelberg 2007

Mertens, Dieter: Schlüsselqualifikationen. Thesen zur Schulung für eine moderne Gesellschaft. Buttler, Friedrich/ Reyher, Lutz (Hrsg.): Wirtschaft-Arbeit-
Beruf-Bildung. Dieter Mertens: Schriften und Vorträge 1968 bis 1987. Beiträge zur Arbeitsmarkt und Berufsforschung 110. Nürnberg 1991

Metken, Sigrid (Hrsg.): Die letzte Reise. Sterben, Tod und Trauersitten in Oberbayern. München 1984

Metzger, Martina/ Zielke-Nadkarni, Andrea: Von der Heilerin zur Pflegekraft.
Geschichte der Pflege. Stuttgart 1998

Metzler, Brigitte: Ars moriendi. In: Hülsen-Esch von, Andrea/ Westermann-Angerhausen, Hiltrud in Zusammenarbeit mit Knöll, Sabine (Hrsg.): Zum Sterben schön. Alter, Totentanz und Sterbekunst von 1500 bis heute. Regensburg
2006, 11–13

Meueler, Erhard: Erwachsene lernen. Beschreibung – Anstöße – Erfahrungen.
Stuttgart 1992

Meueler, Erhard: Die Türen des Käfigs. Wege zum Subjekt in der Erwachsenenbildung. Stuttgart 1998

Meueler, Erhard: Lob des Scheiterns. Methoden- und Geschichtenbuch zur Erwachsenenbildung an der Universität. Hohengehren 2001

Meyer, Meinert A./ Meyer, Hilbert: Wolfgang Klafki. Eine Didaktik für das 21.
Jahrhundert? Weinheim/ u.a. 2007

Ministerium für Arbeit, Gesundheit und Soziales des Landes Nordrhein-Westfalens: Verordnung zur Durchführung des Krankenpflegegesetzes (DVO-
KrKflG NRW) vom 07.03.2006. www.recht.nrw.de, 2124 Geltende Gesetze
und Verordnungen (SGV. NRW.), Zugriff am 09.11.2010

Ministerium für Arbeit, Soziales, Familie und Gesundheit Rheinland-Pfalz
(Hrsg.): Rahmenlehrplan und Ausbildungsrahmenlehrplan für die Ausbildung

in der Gesundheits- und Krankenpflege und Gesundheits- und Kinderkrankenpflege des Landes Rheinland-Pfalz 2005. www.masfg.rlp.de, Zugriff am 03.09.2009

Ministerium für Gesundheit, Soziales, Frauen und Familie des Landes Nordrhein-Westfalen (Oelke, Uta/ Hundenborn, Gertrud/ Cornelia Kühn): Ausbildungsrichtlinie für die staatlich anerkannten Kranken- und Kinderkrankenpflegeschulen in NRW, MGSFF/ NRW 2003

Mitscherlich, Alexander/ Mitscherlich, Margarete: Die Unfähigkeit zu trauern. Grundlagen kollektiven Verhaltens. München 2007 (Erstveröffentlichung 1967)

Möller, Ute/ Hesselbarth, Ulrike: Die geschichtliche Entwicklung der Krankenpflege. Hintergründe, Analysen, Perspektiven. Hagen 1998

Moody, Raymond A.: Leben nach dem Tod. Die Erforschung einer unerklärlichen Erfahrung. Reinbek bei Hamburg 2008(a)

Moody, Raymond A.: Das Licht von drüben. Neue Fragen und Antworten. Reinbek bei Hamburg 2008(b)

Morse, Melvin: Vorwort. In: Moody, Raymond A.: Leben nach dem Tod. Die Erforschung einer unerklärlichen Erfahrung. Reinbek bei Hamburg 2008

Müller, Else: Du spürst unter deinen Füßen das Gras. Autogenes Training in Phantasie- und Märchenreisen. Vorlesegeschichten. Frankfurt a. M. 1993

Müller, Marie-Luise: Initiative des Deutschen Pflegerates zur Stärkung des Berufsfeldes Pflege. In: Pflege und Management. Berlin 2007, H. 3, 50

Müller, Ulrich/ Leimkühler, Anne Maria: Der Tod kennt keine Wiederkehr – Thanato-Psychologie als Gesellschaftsauftrag. In: Howe, Jürgen/ Ochsmann, Randolph (Hrsg.): Tod – Sterben – Trauer: Bericht über die 1. Tagung zur Thanato-Psychologie vom 4.–6. November 1982 in Vechta. Frankfurt a. M. 1984, 245–257

Münch, Markus/ Schwermann, Meike: Sterbende Menschen begleiten. Grundlagen der Pflege für Aus-, Fort- und Weiterbildung. Brake 2005, H. 19

Müschenich, Markus: Freigemeinnützigkeit im Wettbewerb der Krankenhausträger. Eine Tradition mit Zukunft? 3M Health Care Forum 2005. www.mueschenich.de/publikationsliste_mueschenich.pdf, Zugriff am 06.07.2010

Nassehi, Armin/ Saake, Irmhild: Kontexturen des Todes. Eine Neubestimmung soziologischer Thanatologie. In: Knoblauch, Hubert/ Zingerle, Arnold: Thanatosoziologie. Tod, Hospiz und die Institutionalisierung des Sterbens. Berlin 2005, 31–54

Neimeyer, Robert A./ Moser, Richard P./ Wittkowski, Joachim: Psychologische Forschung zu Einstellungen gegenüber Sterben und Tod. In: Wittkowski, Joachim (Hrsg.): Sterben, Tod und Trauer. Grundlagen, Methoden. Anwendungsfelder. Stuttgart 2003, 108–131

Neubert, Susanne: Nie war der Hunger größer. In: www.zeit.de/meinung/2009-10/ hunger-durrekrise, Zugriff am 14.12.2009

Neue Westfälische GmbH&Co. KG Bielefeld

New, Marianne: Gespräch über Elisabeth Kübler-Ross. In: Dem Tod ins Gesicht sehen. Dokumentation von Stefan Haupt. Fontana Film GmbH Zürich 2002

Nöllke, Matthias/ Sprang, Christian: Aus die Maus. Ungewöhnliche Traueranzeigen. Köln 2009

Nöllke, Matthias/ Sprang, Christian: Wir sind unfassbar. Ungewöhnliche Todesanzeigen. Köln 2010

Nübling, Matthias/ Stößl, Ulrich/ Hasselhorn, Hans Martin: Methoden zur Erfassung psychischer Belastungen: Erprobung eines Messinstrumentes (COPSOQ). Bremerhaven 2005

Ochsmann, Randolph: Todesfurcht und ihre Auswirkungen. In: Ochsmann, Randolph (Hrsg.): Lebens-Ende. Über Tod und Sterben in Kultur und Gesellschaft. Kröning 1991, 119–136

Ochsmann, Randolph: Angst vor Tod und Sterben. Göttingen 1993

Ochsmann, Randolph/ Howe, Jürgen (Hrsg.): Trauer – Ontologische Konfrontation: Bericht über die 2. Tagung zur Thanato-Psychologie. Stuttgart 1991

Oelke, Uta: In guten Händen. Gesundheits- und Krankenpflege. Gesundheit- und Kinderkrankenpflege. Bde. 1, 2. Berlin 2007/ 2008

Ohler, Norbert: Sterben und Tod im Mittelalter. München 1990

Olbrich, Andreas: Sozialpsychologie 2. Konsistenzsysteme. Homepage.univie.ac.at/Andreas.Olbrich/Sozialhvo4.pdf, Zugriff am 12.12.2008

Olbrich, Christa: Pflegekompetenz. Bern 1999

Ott, Ernst/ Fischer, Rainer/ Kärcher, Adolf/ Leitzinger, Hans/ Weiss, Eugen/ Wolter, Lothar: Thema Lernen. Methodik des geistigen Arbeitens. Stuttgart 1989

Otterstedt, Carola: Sterbenden Brücken bauen. Symbolsprache verstehen, auf Körpersignale achten. Freiburg im Breisgau 2001

Pennington, Margot: Memento mori. Eine Kulturgeschichte des Todes. Stuttgart 2001

Pesch, Andreas: „Die Auferstehung des hautnackten Leibes" – Legitimationsstrategien der Ausstellung „Körperwelten". In: Macho, Thomas/ Marek, Kristin (Hrsg.): Die neue Sichtbarkeit des Todes. München 2007, 371–395

Peter, Dietmar: Tod im Cyberspace – Friedhöfe im Internet. www.rpi-loccum.de/surftip5.html, Zugriff am 24.11.2009

Peters-Alt, Janet: DRGs aus Sicht der Pflege. Notwendigkeit und Grenzen eines Pflegefaktors. Stuttgart 2005

Peterßen, Wilhelm H.: Handbuch Unterrichtsplanung. Ehrenwirth 1988

Peukert, Helmut: Über die Zukunft der Bildung. In: Frankfurter Hefte. Frankfurt 1984, FH-extra 6, 129–137

Peukert, Rüdiger: Einstellung, soziale. In: Schäfers, Bernhard (Hrsg.): Grundbegriffe der Soziologie. Opladen 2003, 63–65(a)

Peukert, Rüdiger: Norm, soziale. In: Schäfers, Bernhard (Hrsg.): Grundbegriffe der Soziologie. Opladen 2003, 255–258(b)

Pfeffer, Christine: Brücken zwischen Leben und Tod. Eine empirische Untersuchung in einem Hospiz. Köln 1998

Pflege heute: Lehrbuch für Pflegeberufe. München/ u.a. 2007

Pflege lernen: Bd. 1: Im Beruf orientieren. Bd. 5: Kommunizieren und interagieren. Braunschweig 2008

Platter, Guntram: Die psychologische Dimension der Konfrontation mit dem eigenen Tod. In: Themenhefte Gemeindearbeit 61: Sterbebegleitung. Begleitung auf dem letzten Weg. Aachen 2004, 16–21

Pletscher, Marianne: Besser sterben. Was man alles darf, wenn man nichts mehr kann. Schweizer Fernsehen 2003. www.dok.sfdrs.ch

Plieth, Martina: Kind und Tod. Zum Umgang mit kindlichen Schreckensvorstellungen und Hoffnungsbildern. Neukirchen-Vluyn 2007

Pschyrembel: Wörterbuch Pflege. Berlin/ u.a. 2003

Pschyrembel: Klinisches Wörterbuch. Berlin 2007

Rabe, Marianne: Ethik in der Pflegeausbildung. Beiträge zur Theorie und Didaktik. Bern 2009

Ratzel, Rudolf/ Knüpper, Peter: Berufsrecht anderer Heilberufe oder Heilhilfsberufe (Gesundheitsfachberufe). In: Luxenburger, Bernd/ Ratzel, Rudolf: Handbuch Medizinrecht. Bonn 2008, 172–189

Reibnitz von, Christine: Bedeutung der Kodierung von Nebendiagnosen im DRG-System 2006. http://de.hartmann.info/active/PDF/DE/wundforum/wf106_pw.pdf, Zugriff am 02. 01.2008

Rest, Franco: Praktische Orthothanasie (Sterbebeistand) im Arbeitsfeld sozialer Praxis. 2 Bde. Opladen 1977/78

Rest, Franco: Internationales Symposium für Thanatologie und Thanatogogik. Dortmund 1978

Rest, Franco: Sterbebeistand, Sterbebegleitung, Sterbegeleit: Studienbuch für Krankenpflege, Altenpflege und andere. Stuttgart/ u.a. 1989

Reuter, Stephanie: Tod und Sterben – ein Thema für den Schulunterricht? Ergebnisse einer Lehrerbefragung. Forschungsberichte des Fachbereichs 8: Psychologie Universität Koblenz-Landau 1993

Reuter, Stephanie: Sterben, Tod, Trauer. 30 Arbeitsblätter mit didaktisch-methodischen Kommentaren. Sekundarstufe 1. Stuttgart 1997

Rhein, Cornelia: Tod als Sensenmann. In: Hülsen-Esch von, Andrea/ Westermann-Angerhausen, Hiltrud in Zusammenarbeit mit Knöll, Sabine (Hrsg.): Zum Sterben schön. Alter, Totentanz und Sterbekunst von 1500 bis heute. Ausstellungskatalog. Regensburg 2006, 30–31

Rhode, Johann Jürgen: Soziologie des Krankenhauses. Zur Einführung in die Soziologie der Medizin. Stuttgart 1974

Richard, Birgit: Inkarnationen der Untoten? Virtueller Tod und Leichen in den digitalen Medien. In: Macho, Thomas/ Marek, Kristin: Die neue Sichtbarkeit des Todes. München 2007, 579–595

Rittelmeyer, Christian/ Parmentier, Michael: Einführung in die pädagogische Hermeneutik. Darmstadt 2006

Röder, Rupert: Funktionalisierung von Bildung im Bereich informations- und kommunikationstechnischen Lernens. In: Gieseke, Wiltrud/ Meueler, Erhard/ Nuissi, Ekkehard (Hrsg.): Zentrifugale und zentripetale Kräfte in der Disziplin Erwachsenenbildung. Ein Diskurs über die Gründe der Zerfaserungsprozesse in der Erwachsenenbildung. Mainz 1989, 157–190

Rösler, Philipp: Organspende kann nicht erzwungen werden. Bundesgesundheitsminister Dr. Rösler im Gespräch mit der Welt am Sonntag am 28.08.2010. www.bmg. bund.de – Suchbegriff: Organspende, Zugriff am 01.09.2010

Rogers, Carl R.: Therapeut und Klient. München 1977

Rogers, Carl R.: Entwicklung der Persönlichkeit. Stuttgart 1996

Rogers, Carl R.: Therapeut und Klient. Grundlagen der Gesprächspsychotherapie. Frankfurt a. M. 2000

Roth, Heinrich: Pädagogische Psychologie des Lehrens und Lernens. Hannover/ u.a. 1966

Roth, Philip: Empörung. München 2009

Rüller, Horst (Hrsg.): 3000 Jahre Pflege, von den ersten Schritten zum Pflegeprozess. Brake-Unterweser 1999

Ruoff, Michael: Foucault-Lexikon. Entwicklung – Kernbegriffe – Zusammenhänge. Paderborn 2007

Sachverständigenrat zur Begutachtung der Entwicklung im Gesundheitswesen: Kooperation und Verantwortung. Voraussetzungen einer zielorientierten Gesundheitsversorgung. 2007. www.svr-gesundheit.de, Zugriff am 31.05.2008

Sajko, Tatiana: Nonnenspiegel. In: Hülsen-Esch von, Andrea/ Westermann-Angerhausen, Hiltrud in Zusammenarbeit mit Knöll, Sabine (Hrsg.): Zum Sterben schön. Alter, Totentanz und Sterbekunst von 1500 bis heute. Ausstellungskatalog. Regensburg 2006, 219–221

Samarel, Nelda: Der Sterbeprozess. In: Wittkowski, Joachim: Sterben, Tod und Trauer. Grundlagen, Methoden, Anwendungsfelder. Stuttgart 2003, 132–151

Sarasin, Philipp: Reizbare Maschinen. Eine Geschichte des Körpers 1765–1914. Frankfurt a. M. 2001

Schadewaldt, Hans: Was Leichen lehren – zur Geschichte der Sektion. In: Thomas, Carmen: Berührungsängste? Vom Umgang mit der Leiche. Köln 1999

Schäfer, Rudolf: Die Gesichter der Toten. In: Thomas, Carmen: Berührungsängste? Vom Umgang mit der Leiche. Köln 1999

Schär, Walter: Strukturen und Aufgabenbereiche von Einrichtungen der Gesundheitswirtschaft, In: Haubrock, Manfred/ Schär, Walter (Hrsg.): Betriebswirtschaft und Management in der Gesundheitswirtschaft. Bern 2009, 105–151

Schell, Werner: Krankenpflegegesetz mit Ausbildungs- und Prüfungsverordnung. Bonn 1987

Schelten, Andreas: Einführung in die Berufspädagogik. Stuttgart 1994

Schersch, Stephanie: Organspende. Politik diskutiert Widerspruchsregelung. www.pharmazeutische-zeitung.de/index.php?id=35117, Zugriff am 01.09.2010

Schiefer, Frank: Die vielen Tode. Individualisierung und Privatisierung im Kontext von Sterben, Tod und Trauer in der Moderne. Wissenssoziologische Perspektiven. Berlin 2007

Schild, Wolfgang: Die juristische Dimension des Todesproblems. Der Tod, die Toten und das Töten. In: Herzog, Markwart (Hrsg.): Sterben, Tod und Jenseitsglaube. Ende oder letzte Erfüllung des Lebens. Stuttgart/ u.a. 2001, 131–182

Schiller, Gisela: Der organisierte Tod. Beobachtungen zum modernen Bestattungswesen. Dissertationsschrift Düsseldorf 1991

Schindler, Thomas: Palliativversorgung heute: Eine Bestandsaufnahme. 7. Gesundheitsökonomische Gespräche – Palliativversorgung im Wandel. Ludwigshafen, 17.10.2008. www.dgpalliativmedizin.de, Zugriff am 18.02.2010

Schivelbusch, Wolfgang: Das süße Sterben. Zur neuen Euthanasiedebatte. In: Süddeutsche Zeitung. Ausgabe Nr. 237 vom 15.10.2003, 13

Schlingensief, Christoph: „So schön wie hier kanns im Himmel gar nicht sein!": Tagebuch einer Krebserkrankung. Köln 2009

Schmidt, Roland/ Albrecht, Cornelia: Heime als Sterbeorte. Zur Einführung. In: Bundesverband privater Anbieter sozialer Dienste e.V. (bpa) (Hrsg.): Impulse zur Weiterentwicklung von Sterbebegleitung und Abschiedskultur in Pflegeheimen. Berlin 2007

Schneider, Cornelia: Der Inhalt. In: Ars moriendi. Kulturstiftung der Länder, PATRIMONIA, Heft 108 (Hrsg.) in Verbindung mit dem Gutenberg-Museum Mainz 1996, 7–13

Schneider, Nikolaus: Trauerrede in Gedenken der Opfer der „Loveparade" am 31.07.2010. In: ARD-Wochenpiegel vom 01.08.2010

Schneider, Norbert: Zeig mir das Spiel vom Tod. Sterben, Tote und Tod im Fernsehen und in ausgewählten Kinofilmen. In: Graf, Friedrich Wilhelm/ Meier, Heinrich: Der Tod im Leben. Ein Symposium. München 2010, 101–124

Schneider, Peter/ Gabriel, Wilfried: Ausbilden, Beraten, Führen. Kurs I Ausbildung der Ausbilder. AdA+-Handbuch. Sommer-Universität Paderborn 2002

Schneider, Peter/ Sabel, Martin: Lernen und Arbeiten im Team. Bd. 3: Ergebnisse und Abschlußbericht der wissenschaftlichen Begleitung zum Modellversuch „KoKoSS". Bundesinstitut für Berufsbildung – Der Generalsekretär (Hrsg.). Bielefeld 1996

Schneider, Peter/ Sabel, Martin: Lernen und Arbeiten im Team. Bd. 2: Handbuch „KoKoSS". Bundesinstitut für Berufsbildung – Der Generalsekretär (Hrsg.). Bielefeld 1998

Schneider, Werner: Der ,gesicherte' Tod. Zur diskursiven Ordnung des Lebensendes in der Moderne. In: Knoblauch, Hubert/ Zingerle, Arnold: Thanatosoziologie. Tod, Hospiz und die Instrumentalisierung des Sterbens. Berlin 2005, 55–79

Schnell, Martin W.: Welchen Sinn hat eine rechtliche Verankerung der Patientenverfügung? In: Pflegen: Palliativ. Seelze 2010, H. 5, 44–45

Schnell, Martin W./ Schulz, Christian/ Haynert, Harald/ Möller, Mischa/ Dunger, Christine: Witten Will Pathway. In: Schnell, Martin W.: Patientenverfügung. Begleitung am Lebensende im Zeichen des verfügten Patientenwillens – Kurzlehrbuch für die Palliative Care. Bern 2009, 203–235

Schoolmann, Silke: Pflegetheorien. In: Thiemes Pflege. Professionalität erleben. Stuttgart 2004

Schreibmayr, Erich: Totengräber. In: Metken, Sigrid (Hrsg.): Die letzte Reise. Sterben, Tod und Trauersitten in Oberbayern. München 1984, 218–223

Schröck, Ruth: Zum moralischen Handeln in der Pflege. In: Pflege, Bd. 8, Heft 4/1995. Bern, 315–322

Schröder-Siefker, Gabriele: Strukturen und Aufgabenbereiche in Alten- und Pflegeheimen. In: Haubrock, Manfred/ Schär, Walter (Hrsg.): Betriebswirtschaft und Management in der Gesundheitswirtschaft. Bern 2009, 152–180

Schuchardt, Erika: Krisen-Management und Integration. Bd. 1: Biographische Erfahrung und wissenschaftliche Theorie. Bielefeld 2003

Schulz-Wimmer, Heinz: Projekte managen. Werkzeuge für effizientes Organisieren, Durchführen und Nachhalten von Projekten. Planegg 2007

Schwaiger, Markus/ Simon, Nicole: „Was 2030 schon alles möglich ist. Medizin der Zukunft". In: Hörzu, Ausgabe 49 vom 27.11.2009, 19–21

Schweidtmann, Werner: Theologische und berufsethische Aspekte der Sterbebegleitung. Beiträge zur Thanatologie. H. 13, Johannes Gutenberg-Universität Mainz 1998

Schwingel, Markus: Pierre Bourdieu zur Einführung. Hamburg 2005

Seidler, Eduard/ Leven, Karl-Heinz: Geschichte der Medizin und der Krankenpflege. Stuttgart 2003

Seim, Thomas: Eine Frage der Verantwortung. In: Neue Westfälische Paderborn.
Ausgabe 171/30 vom 26.07.2010, 2

Sens, Brigitte/ Wenzlaff, Paul/ Pommer, Gerd/ Hardt, Horst von der: Auswirkungen der DRG-Einführung: Die Qualität hat nicht gelitten. Deutsches Ärzteblatt 2010. www.aerzteblatt.de/archiv/67293, Zugriff am 18.02.2010

Simon-Jödicke, Angela: Sterben. In: Pflege heute. Lehrbuch für Pflegeberufe.
München/ u.a. 2007, 159–161

Simon-Jödicke, Angela: Palliativpflege. In: Pflege heute. Lehrbuch für Pflegeberufe. München/ u.a. 2007, 267–296

Sitzmann, Franz: Sterben und Tod. In: Thiemes Pflege – Professionalität erleben. Kellnhauser, Edith/ Schewior-Popp, Susanne/ Sitzmann, Franz/ Geißner,
Ursula/ Gümmer, Martina/ Ullrich, Lothar (Hrsg). Stuttgart 2004, 441–454

Sommer, Urs Andreas: Den Tod bedenken. In: Visionen. Das Magazin für ganz-
heitliches Leben. H. Juni 2006. www.visionen.com – Rubrik Spirituelles Spektrum, Zugriff am 17.11.2009

Sondermann, Thomas: Das Berufsbildungsreformgesetz von 2005: Was ist neu
und anders? Bundesinstitut für Berufsbildung in Bonn BWP – Berufsbildung
in Wissenschaft und Praxis H. 2. 2005

Spiegel-Rösing, Ina/ Petzold, Hilarion (Hrsg.): Die Begleitung Sterbender. Theorie und Praxis der Thanatotherapie. Ein Handbuch. Paderborn 1984

Spitzer, Manfred: Lernen. Heidelberg/ u.a. 2003

Spitzer, Manfred: Musik im Kopf. Hören, Musizieren, Verstehen und Erleben im
neuronalen Netzwerk. Stuttgart 2007

Spooren, Dagmar/ Vogt, Jochen: Inhalte zu den Vorlesungsveranstaltungen zur
Hermeneutik. www.uni-due.de/einladung/Vorlesungen/hermeneutik/schleierm.
htm bzw.: diltey/heidegger/gadamer/habermas, Zugriff am 16.09.2010

Sporken, Paul: Umgang mit Sterbenden. Medizinische, pflegerische, pastorale
und ethische Aspekte der Sterbehilfe. Düsseldorf 1976

Stangl, Werner F. J.: Arbeitsblätter. Institut für Pädagogik und Psychologie der
Johannes Kepler Universität Linz. http://arbeitsblaetter.stangl-taller.at.

Stanjek, Karl (Hrsg.): Altenpflege konkret. Sozialwissenschaften. Lübeck/ u.a.
1998

Statistisches Bundesamt: Bevölkerung Deutschlands bis 2050. 11. koordinierte
Bevölkerungsvorausberechnung. Wiesbaden 2006

Statistisches Bundesamt: Todesursachen in Deutschland. Gestorbene in Deutschland an ausgewählten Todesursachen. Fachserie 12, Reihe 4. Wiesbaden 2007

Statistisches Bundesamt: Gesundheitswesen. Grunddaten der Krankenhäuser. Fachserie 12, Reihe 6.1.1. Wiesbaden 2008

Steinkamp, Norbert/ Gordijn, Bert: Ethik in Klinik und Pflegeeinrichtung. Ein Arbeitsbuch. Neuwied/ u.a. 2005

Steppe, Hilde (Hrsg.): Krankenpflege im Nationalsozialismus. Frankfurt a. M. 2001

Steppe, Hilde/ Ulmer, Eva-Maria (Hrsg.): „Ich war von jeher mit Leib und Seele gerne Pflegerin." Über die Beteiligung von Krankenschwestern an den „Euthanasie"-Aktionen in Meseritz-Obrawalde. Frankfurt a. M. 2001

Stern edition: Michael Jackson 1958–2009. Ausgabe 1. Hamburg 2009

Stöhr, Monika/ Trumpetter, Nicole: Berufliches Selbstverständnis entwickeln und lernen, berufliche Anforderungen zu bewältigen. München 2006

Stölzl, Christoph/ Steiner, Peter: Vorwort. In: Metken, Sigrid (Hrsg.): Die letzte Reise. Sterben, Tod und Trauersitten in Oberbayern. München 1984, 9

Straka, Gerald A.: Die KMK-Handreichungen zur Erarbeitung von Rahmenlehrplänen – eine kritische Reflexion zum zehnten Jahrestag. In: bwp@Berufs- und Wirtschaftspädagogik online. Ausgabe Nr. 8. Universität Hamburg 2005

Stratmeyer, Peter: Der Mensch im Mittelpunkt: Ökonomie als Garant für die Qualität in der Pflege?! 2007. www.deutscher-krankenhaustag.de/de/vortraege/pdf/07.Stratmeyer.Skript_ Krankenhaustag.pdf, Zugriff am 16.06.08

Streckeisen, Ursula: Berufliches Handeln rund um den Tod – Aspekte aus kulturwissenschaftlicher Sicht. In: Schweizerische medizinische Wochenschrift, Jg. 123. Basel 1993, 1400–1408

Streckeisen, Ursula: Die Medizin und der Tod. Über berufliche Strategien zwischen Klinik und Pathologie. Opladen 2001

Strittmatter, Eva: Mai in Piest'any. Berlin 2001

Strittmatter, Eva/ Gutschke, Irmtraud: Leib und Leben. Berlin 2010

Student, Christoph: Elisabeth Kübler-Ross. Die Sterbephasen. Informationen und Hinweise für Helferinnen und Helfer. 2006. www.christoph-student.homepage.t-online.de, Zugriff am 08.06.2009

Tausch Reinhard/ Tausch Anne-Marie: Gesprächspsychotherapie. Einfühlsame hilfreiche Gruppen- und Einzelgespräche in Psychotherapie und alltäglichem Leben. Hofgrefe/ u.a. 1979

Thiemes Pflege – Professionalität erleben. Kellnhauser, Edith/ Schewior-Popp, Susanne/ Sitzmann, Franz/ Geißner, Ursula/ Gümmer, Martina/ Ullrich, Lothar (Hrsg.). Stuttgart 2004

Thomae, Hans (Ed.): Patterns of aging. Basel 1976

Thomas, Carmen: Berührungsängste? Vom Umgang mit der Leiche. Köln 1999

Tietz, Rüdiger: Ethik. Sich entscheiden und handeln. In: Stanjek, Karl: Altenpflege konkret. Sozialwissenschaften. Lübeck/ u.a. 1998

Todesbescheinigung NRW 05/515/0111/50, Komplettsatz. Stuttgart

Tönnies, Monika: Delegation und Durchführungsverantwortung – Rechtliche Grundlagen und berufliche Verpflichtung. In: Pflege aktuell. Berlin 2000, H. 5, 290–292

Törne von, Dorothea: Brigitte Reimann – Einfach leben. Eine Biographie. Berlin 2001

Tomer, Adrian/ Grafton, Eliason: Theorien zur Erklärung von Einstellungen gegenüber Sterben und Tod. In: Wittkowski, Joachim (Hrsg.): Sterben, Tod und Trauer. Grundlagen, Methoden. Anwendungsfelder. Stuttgart 2003, 33–51

Treibel, Annette: Einführung in soziologische Theorien der Gegenwart. Opladen 1997

Uhle, Reinhard: Qualitative Sozialforschung und Hermeneutik. In: König, Eckard/ Zedler, Peter (Hrsg.): Qualitative Forschung Weinheim u.a. 2002, 99–122

Vollenweider, Franz X.: Gespräch über die (Aus)Wirkung von Psychopharmaka. In: Glücksdesigner. Die Zukunft unseres Bewusstseins. Ein Film von Willi Setzer. Produktion ZDF und 3sat Mainz (z wie zukunft) 2008

Wasner, Maria/ Roser, Traugott/ Fittkau-Tönnesmann, Bernadette/ Borasio, Gian Domenico: Palliativmedizin im Studium: Spiritualität und psychosoziale Begleitung als wichtige Lehrinhalte. In: Deutsches Ärzteblatt. Köln 2008, H. 13, 674–676

Watzlawick, Paul: Wie wirklich ist die Wirklichkeit? Wahn – Täuschung – Verstehen. München 1995

Weber, Tina: Codierung des Todes – Zur filmischen Darstellung von Toten in der amerikanischen Serie „Six feet under". In: Macho, Thomas/ Marek, Kristin (Hrsg.): Die neue Sichtbarkeit des Todes. München 2007, 541–557

Weidner, Frank: Professionelle Pflegepraxis und Gesundheitsförderung. Frankfurt a. M. 1995

Weidner, Frank: Pflegewissenschaft und kirchliche Träger – zwischen Anspruch, Wirklichkeit und Aufbruch. Festvortrag zum Abschluss des III. Studiengangs für Führungskräfte in kirchlichen Einrichtungen am 29.09.2006 in Vallender. www. dip.de, Zugriff am 02.03.2008

Weimer, Martin: Die sieben Werke der Barmherzigkeit. www.glaube-und-kirche. de/sieben_werke_der_barmherzigkeit.htm, Zugriff am 05.11.2010

Weisbrod-Frey, Herbert: Krankenpflegeausbildung im Dritten Reich. In: Steppe, Hilde (Hrsg.): Krankenpflege im Nationalsozialismus. Frankfurt a. M. 2001

Weisman, Avery D.: The Realization of Death. A Guide for the Psychological Autopsy. New York 1974

Welt am Sonntag: Bericht über die Naturkatastrophe in Pakistan, (AFP/rtr). Ausgabe Nr. 32 vom 08.08.2010, 12

Welthunger-Index 2009 – Grebner, Klaus von et al.: Herausforderung Hunger: Wie die Finanzkrise den Hunger verschärft und warum es auf die Frauen ankommt. www.welthungerhilfe.de/welthungerindex-2009.html, Zugriff am 16.07.2010

Westermann-Angerhausen, Hiltrud: Sensenmann. In: Hülsen-Esch von, Andrea/ Westermann-Angerhausen, Hiltrud in Zusammenarbeit mit Knöll, Sabine (Hrsg.): Zum Sterben schön. Alter, Totentanz und Sterbekunst von 1500 bis heute. Ausstellungskatalog. Regensburg 2006, 32

Westfälisches Volksblatt. Paderborn, Ausgabe vom 17.03.2009

Wiebel-Fanderl, Olivia: Der Fegefeuer- und Armenseelenkult. In: Metken, Sigrid (Hrsg.): Die letzte Reise. Sterben, Tod und Trauersitten in Oberbayern. München 1984, 243–248

Wiedersheim, Volker: Im Sog des Schmerzes. www.faz.net, Zugriff am 14.12.09

Wienau, Rolf: Warum Halbgötter in Weiß auf die Straße gehen. Kulturinterview vom 30.11.2005. www.dradio.de/dkultur/sendungen/kulturinterview/443308, Zugriff am 14.01.2010

Wiesner, Sandra: Bewusste Sprache im Beruf. Die richtigen Worte wählen und Floskeln vermeiden. In: Die Schwester/ Der Pfleger. Melsungen 2010, H. 7, 648–650

Wieteck, Pia: Aktuelles zum Thema DRG und Pflege. 8. Nationales DRG-Forum 29./ 30.04.2009 in Berlin im Auftrag des Deutschen Pflegerates. www.bibliomed.de/cps/rde/xbcr/SID-3E01936C-E7EF5F9F/bi-bliomed/fw-Wieteck.pdf, Zugriff am 03.05.2010

Wilke, Christian: Der Umgang mit sterbenden und terminal kranken Patienten. Eine qualitative Studie in der Allgemeinmedizin, Institut für Allgemeinmedizin der Medizinischen Fakultät Charité, Universitätsmedizin Berlin 2007. www.diss.fu-berlin.de, Zugriff am 02.03.2010

Willig, Wolfgang und Kommerell, Tilman (Hrsg.): Geistes- und Sozialwissenschaften, pflegerelevant. Blaingen 2005

Wilson, Colin: Einführung. In: Moody, Raymond A. mit Perry, Paul: Das Licht von drüben. Neue Fragen und Antworten. Reinbek bei Hamburg 2008

Wimmer, Karl: Organisation als lernendes System. Systemische Paradigmen einer Lernenden Organisation. Wimmer & Partner. Netzwerk für balancierte Entwicklung. 2004. www.wimmer-partner.at, Zugriff am 28.07.2008

Wittkowski, Joachim: Psychologie des Todes. Darmstadt 1990

Wittkowski, Joachim: Sterben, Tod und Trauer. Grundlagen, Methoden, Anwendungsfelder. Stuttgart 2003

Wittkowski, Joachim: Bereich C: Wissenschaftliche Arbeit im Bereich von Sterben, Tod und Trauer(n). Stand 01.01.2009. www.jowittkowski.de/bereich_c. html, Zugriff am 18.03.2009

Wittkowski, Joachim/ Krauß, Oliver: Konzeption, Inhalte und Methoden deutschsprachiger Kurse für den Umgang mit Schwerstkranken, In: Zeitschrift für Medizinische Psychologie. Berlin 2000, H. 3, 177–192

Wolff, Horst/ Wolff, Jutta: Geschichte der Krankenpflege. Basel/ u.a. 1994

Zieglgänsberger, Walter: Gespräch über die (Aus)Wirkung von Psychopharmaka. In: Glücksdesigner. Die Zukunft unseres Bewusstseins. Ein Film von Willi Setzer. Produktion ZDF und 3sat Mainz (z wie zukunft) 2008

Zielinski, Helmut R.: Wo Schmerzen ihren Schrecken verlieren. Ein Modell der palliativen Therapie. Mainz 1988

Zimbardo, Philip G.: Psychologie. Berlin/ u.a. 1992

Zirden, Heike: Reden über das Sterben. In: Macho, Thomas/ Marek, Kristin: Die neue Sichtbarkeit des Todes. München 2007, 165–176

Internetquellen:

www.askepios.com – Pflegerelevante Nebendiagnosen, Zugriff am 31.05.2008

www.bestattungshof.de/sinnundnutzenaufbahrung, Zugriff am 13.11.2009

www. bk.paderborn.de – Darmzentrum, Zugriff am 28.5.2008

www.bmg.bund.de – Krankenhausfinanzierungsgesetz, Zugriff am 19.05.2008

www.bundesaerztekammer.de – Ärztemangel, Zugriff am 03.07.2008

www.bundesrat.de – Drucksache 75/07 vom 02.02.2007 (§ 11) – (Pflege) übergreifendes Versorgungsmanagement, Zugriff am 03.05.2008

www.cremation.org, Zugriff am 24.11.2009

www.deutscherbundestag.de – (Pflege)Ausbildungsgesetze, Zugriff am 09.08.2008

www.die-gesundheitsreform.de, Zugriff am 28.05.2008

www.dimdi.de – Operationen und Prozedurenschlüssel, Zugriff am 01.06.2008

www.dkgev.de – Statistiken, Zugriff am 03.09.2009

www.ekir.de/krankenhausseelsorge/Bestattungspflicht.pdf; Zugriff am 13.11.2009

www.gedenken.ch, Zugriff am 24.11.2009

www.heiligenlexikon.de, Zugriff am 24.11.2009

www.hoefer-bestattungen.de/pdf/stadtrat-friedhofssatzung.pdf., Zugriff am 13.11.2009

www.hospize.de – Statistik, Zugriff am 24.06.2008

www.idw-online.de – ICD-10 GM, Zugriff am 31.05.2008

www.kirchensite.de – Glaubensinformation, Zugriff am 18.12.2007

www.evakreisky.at/onlinetexte/nachlese_ideologie_ ideologiekritik.php, Zugriff am 08.09.2010

www.elisabethkueblerross.com, Rundbrief Winter/Spring 1999, Zugriff am 23.12.2009

www.ktq.de – Zertifizierungsverfahren, Zugriff am 23.10.2008

www. meierhofer.de (MCC-Software), Zugriff am 05.06.2008

http://methodenpool.uni-koeln.de/openspace/open_kurzbeschreibung.html, Zugriff am 08.07.2011

http://ops.icd-code.de, Zugriff am 18.02.2010

www.pflegewissenschaft.org – Forschungsprojekte, Zugriff am 23.07.2008

www.procum-cert.de – Kriterienkatalog, Zugriff am 23.10.2008

www.sepulkralmuseum.de/afd/afd_sei l/ruhsanft/ruhsanft.htm, Zugriff am 03.03.2010

www.shoaproject.org, Zugriff am 19.11.2009

www.sozialgesetzbuch.de – SGB V und einrichtungsübergreifendes (Pflege)Versorgungsmanagement, Zugriff am 31.05.2008

www.soziologie.phil.uni-erlangen.de/archiv/files/Lehre/7.%20Vorlesung.pdf, Zugriff am 20.09.2010

www.statistik-berlin.de – Statistiken im Gesundheitswesen

www.stern.de/wirtschaft/news/bestattungen-billig-per-internet-537847.html, Zugriff am 24.11.09

http://stjosef.at/artikel/jos_ster.htm, Zugriff am 18.12.2007

www.svr-gesundheit.de – Sachverständigenrat, Zugriff am 31.05.2008

www.tagesschau.de/inland/organspende104.html, Zugriff am 01.09.2010

www.uni-due.de/einladung/Vorlesungen/hermeneutik/ideologiekritik.htm, Zugriff am 16.09.2010

www.uni-wh.de/forschung/izvf/projekte/projektuebersicht – Arbeitsbedingungen in Krankenhäusern, Zugriff am 31.05.2008

www.volksbund.de, Zugriff am 18.11.2009

www.welt.de/Der-oeffentliche-Tod-darf-auch-ein-Kunstwerk-sein.html, Zugriff am 24.03.2009

www.who.int – Palliative Care, Zugriff am 19.02.2010

Anhang

A. Biografische Notizen Elisabeth Kübler-Ross'

Aus der Kinderzeit

Kübler-Ross wurde 1926 als Drillingskind mit weniger als 2 Pfund Körpergewicht in Zürich geboren. Erfahrungen mit der Endlichkeit prägten ihren Lebensweg. Als vierjähriges Mädchen erlebte sie während eines Krankenhausaufenthaltes – Kübler-Ross war lebensgefährlich erkrankt –, wie ihre nur zwei Jahre ältere Bettnachbarin verstarb; der Klinikstab reagierte mit geschlossener Bewusstheit. (Vgl. Kübler-Ross, 1997, S. 31 ff.) Als Grundschülerin kam es zu einer Begegnung mit einem sich im Sterbeprozess befindenden Erwachsenen. Kübler-Ross' Schwester Erika erinnert sich Jahrzehnte später noch an diese Begegnung: Im Gegensatz zu den sich bedächtig verhaltenden Anwesenden nahm Elisabeth direkten Kontakt zu dem Sterbenden auf und befragte diesen nach seinen Befindlichkeiten. (Vgl. Faust-Kübler 2002)

Aus der (unmittelbaren) Nachkriegszeit

Die junge Erwachsene engagierte sich im Internationalen (freiwilligen) Friedensdienst, der dem Wiederaufbau kriegszerstörter europäischer Regionen diente. (Vgl. Kübler-Ross 1997, S. 68 ff.) Der Besuch und die Auseinandersetzung mit dem nationalsozialistischen Konzentrationslager Majdanek haben die Schweizerin – in selbst-reflektierender Bewertung – auf ihr Lebenswerk vorbereitet und zeitlebens die Notwendigkeit von Mitgefühl und Liebe gelehrt. Das dort wahrgenommene Symbol des Schmetterlings, das viele Insassen (auch Kinder) in bewusster Erwartung ihres Todes in die Wände ritzten (vgl. ebd., S. 88 f.), hat sie Jahre später zur metaphorischen Beschreibung der Bewusstseinsformen im Übergang vom Dies- zum Jenseits aufgegriffen.

Aus dem beruflichen Werdegang

Psychiaterin und akademische Tätigkeiten

Ihre berufliche Laufbahn führte sie über eine Laborantenausbildung in das Medizinstudium und zur Tätigkeit als Landärztin. (Vgl. ebd., S. 73, 123 ff.) Kübler-Ross' Wirkstätte wurde in den ausgehenden 1950er Jahren Amerika, das Geburtsland ihres Ehemannes. Aus dieser Verbindung sollten zwei Kinder hervorgehen. Durch zahlreiche Fehlgeburten wurde sie wiederum mit dem Tod konfrontiert. In den USA setzte sie die Tätigkeit als Assistenzärztin fort, verlagerte jedoch ihren Arbeitsschwerpunkt auf den psychiatrischen Bereich. Hier beobachtete Kübler-Ross die Einsamkeit und Ängste der Erkrankten und setzte sich für die Stärkung der Selbstfürsorge und den Aufbau sozialer Beziehungen ein. Sie kritisierte, dass die Behandlung sich vielfach auf die Verabreichung von Psychopharmaka konzentrierte. (Vgl. ebd., S. 137 ff.) Nach Abschluss der Facharztausbildung erhielt sie als psychiatrischer Konsiliarius in einem Akutkrankenhaus Einblicke in unterschiedliche medizinische Disziplinen. Auch hier nahm Kübler-Ross Unzulänglichkeiten wahr, die den Umgang mit Schwer(st)kranken und Sterbenden betrafen. (Vgl. ebd., S. 144) Das motivierte die Medizinerin, diesen Zustand zu modifizieren, indem sie Gespräche mit Betroffenen initiierte, die die Grundlage ihrer ersten Publikation „Interviews mit Sterbenden" (1968) bilden sollten. Zudem integrierte Kübler-Ross Patienten in ihren Vorlesungstätigkeiten, die als weiterer Aufgabenbereich hinzukamen. Nicht über, sondern mit Betroffenen über ihr Sterben, ihren Tod und den damit zusammenhängenden Erwartungen, Wünschen und Ängsten sprechen – das ist als ihr Credo auszumachen. Generell vertrat sie die Auffassung, dass Mediziner „den Patienten als Mitmenschen zu behandeln [haben]". (Vgl. ebd., S. 155) In den ausgehenden 1960er Jahren war sie Mitbegründerin des Studienseminars über Sterben und Tod an der Universität Chicago. Zeitlebens – in intermittierenden Intervallen – setzte sie ihre akademische Lehrtätigkeit fort. (Vgl. Kübler-Ross 1998, S. 20 f.)

Psychiaterin, Autorin, Dozentin

Der bahnbrechende Publikationserfolg, Anfang der 1970er Jahre, und ihr progressiver Umgang mit dem Tabu Sterben und Tod im konkreten Klinikgeschehen erschwerten ihren beruflichen Arbeitsalltag. Konsequenterweise konzentrierte sie sich auf die Herausgabe weiterer Publikationen sowie die Ausdehnung ihrer fünftägigen Workshops „Leben, Tod und Übergang", ohne jemals den direkten Kontakt zu Sterbenden und ihren Bezugspersonen aufzugeben.

Aus dem späteren beruflichen Wirken

Kritisch aufgenommen wurden – bis zur Gegenwart anhaltend (vgl. Knoblauch 1999, S. 20 ff.) – ihre Überlegungen zu Nahtoderfahrungen. Aus beinah 20.000 Erfahrungsberichten, die sie in den 1970er Jahren aufzeichnete, subsumiert sie ein Modell, das sich aus vier Phasen zusammensetzt: In der ersten Phase erfolgt ein bewusstes Heraustreten des Menschen aus seinem Körper und der Übergang in eine feinstoffliche Form. Dabei bleibt die Wahrnehmung uneingeschränkt bestehen. Der zweiten Phase ordnet sie den körperlosen Zustand zu, der aus Geist und Energie besteht. Distanzen werden gedankenschnell überwunden. Außerdem erfolgt eine Bewusstwerdung, dass kein Mensch einsam, sondern in kosmischer Begleitung verstirbt. Darüber hinaus kommt es zu einer Begegnung mit Geistführern und Schutzengeln, deren Aufgabe es u.a. ist, Verstorbene zusammenzuführen. In Phase drei erfolgt der von Schutzengeln begleitete Übergang (Brücke, Tunnel, Fluss) in ein strahlendes Licht, von dem Frieden und Heimkehr ausgehen. Diese kosmische Energie verdeutlicht den Sinn des Lebens: Liebe. Menschen, die diese Phase erreichen, haben kein Bestreben, in ihren physischen Körper zurückzukehren. Die vierte Phase ist die Versinnbildlichung des Höchsten Ursprungs, in dem Vergangenheit, Gegenwart, Zukunft vereint sind. Hier besteht zum einen die Möglichkeit, mit sämtlichen Augenblicken des bewältigten Lebens in Kontakt zu treten und zum anderen stellt sich die Frage, was der Einzelne Gutes für andere getan hat. Die feinstoffliche Form verliert an Bedeutung, da eine Verbindung mit der spiruellen Energie erfolgt und als Ganzheitlichkeit der Existenz erfahren wird (Verbindung mit dem Göttlichen). Die Rückkehr in das irdische Leben erfolgt immer dann, wenn die Lebensaufgaben unzureichend bewältigt sind. (Vgl. Kübler-Ross 1997, S. 229 ff.) Demzufolge tritt die Veränderung der Daseinsform immer dann ein, wenn Lebensaufgaben und -prüfungen erfüllt sind. Hernach kann die menschliche Seele den sie einengenden Körper ablegen (Kokon) und sich zu einem Schmetterling entfalten. Dieser wiederum kehrt zu Gott heim, zugleich ein Ort ohne Schmerz, Kummer und Angst.[552] (Vgl. ebd., S. 231 f., 343) Vor diesem Hintergrund ist es nachvollziehbar, dass Kübler-Ross die Sterbehilfe ablehnte, weil damit dem Menschen die Möglichkeit genommen wird, seiner Bestimmung nachzugehen bzw. diese zu vollenden. (Vgl. ebd., S. 341)

Aus den Nahtoderfahrungen leitet die Thanatologin Konsequenzen ab, die es bei der Lebensgestaltung anzustreben gilt: Ausrichtung des Lebens auf bedingungslose Liebe, die als reinste Form zu betrachten ist. (Vgl. ebd., S. 235) Selbstreflexion, um zu eruieren, welche guten Handlungen aus der bedingungslosen Liebe verrichtet werden können. (Vgl. ebd.) Fähigkeit, Liebe anzunehmen. (Vgl. ebd., S. 345) Bewusstwerdung negativer Gefühle und unerledigter (psychologischer) Geschäfte sowie deren Bearbeitung. (Vgl. ebd., S. 238) Negierung der reduktionistischen – auf den physischen Tod begrenzten – Todesauffassung. (Vgl. ebd., S. 230)

Rev. Mwalimu Imara, ein langjähriger Forschungspartner, betonte die Vehemenz Kübler-Ross', als (Natur)Wissenschaftlerin einen konkreten Beweis vorlegen zu wollen, um den Tod als Illusion zu entlarven bzw. den Tod als einen

---

552 Damit wird eine Parallele zum christlichen Glauben deutlich, die Offenbarung des himmlischen Christus an Johannes: das neue Jerusalem, ein Land, das keine Grenzen kennt. (Vgl. Die Bibel 1994, S. 1409; Gotteslob 1975, Lied 621 /3/)

Übergang in einen erweiterten Bewusstheitszustand zu bekunden. (Vgl. Imara 2002) Dazu bezog sie eigene Kontaktaufnahmen zu Geisteswesen und außerkörperliche Erfahrungen[553] ein. (Vgl. Kübler-Ross 1997, S. 245 ff., 263) Knoblauch greift den Kritikpunkt Imaras auf: Der Umgang Kübler-Ross' mit den Daten zu den Nahtoderlebnissen sei stellenweise von ihrem Wunschdenken (Verbindung von Wissenschaft und Glauben) geleitet. Folglich stellt sie ausschließlich positive, sich ähnelnde Erfahrungen dar und führt diese einer Generalisierung zu. In ebensolchen, gleichartigen Erlebensmustern sah sie den empirischen Beweis für die Jenseitsexistenz. (Vgl. Knoblauch 1999, S. 25) Dass die Erkenntnisse von Kübler-Ross dennoch ernst zu nehmen sind, belegen die Forschungsarbeiten Moodys, der Nahtoderlebnisse ebenfalls einer standardisierten Form zuordnete, die Parallelen zu den Phasen Kübler-Ross aufweisen. (Vgl. Moody 2008(a), S. 38 ff.) Seine 1975 vorgelegten Erkenntnisse sind – bis zum gegenwärtigen Zeitpunkt – von unterschiedlichen Forschern bestätigt worden (vgl. Morse 2008, S. 14 f.; Wilson 2008, S. 12), stellenweise unter Fokussierung abstrakterer Phasenkategorisierungen. (Vgl. Knoblauch 1999, S. 21) Zunehmend betont Moody – in der Gewahrwerdung seiner Kritiker –, dass Erlebnisse der Todesnähe sich durch Individualität auszeichnen und diese nicht zwanghaft Phasenschemata durchlaufen müssen. Bedeutsam sind für den Wissenschaftler nach wie vor die positiven Auswirkungen erlebter Nahtoderfahrungen für die weitere Lebensgestaltung der Betroffenen. (Vgl. Moody 2008(b), S. 164, 40 ff., 175)

Trotz alledem bleiben die Forschungserkenntnisse uneinheitlich. Knoblauch kommt in seiner 1999 veröffentlichten Studie, die neben einer repräsentativen Befragung im deutschsprachigen Raum auch die Analyse historisch-kultureller Dokumente beinhaltet, zu diametralen Ergebnissen. Diese nutzt der Wissenschaftler, um die oben genannten Befunde amerikanischer Forscher als Mythen zu diskreditieren und den Standardisierungen Unwissenschaftlichkeit zu unterstellen.[554] (Vgl. Knoblauch 1999, S. 23) Knoblauch schlussfolgert: Auch wenn

---

553 Diesen Zustand erreichte Kübler-Ross durch Tiefenmeditation. Dazu der Benediktinermönch und Zenmeister Willigis Jäger: Meditation ist eine Möglichkeit, das Bewusstsein zu erweitern, in dem der Betreffende die Möglichkeit erhält, sein Wesen umfassender zu begreifen. Dazu ist es notwendig, die Verdeckung des Seins durch die personale Eingrenzung und Rationalität zu überwinden. Der Mensch ist letztlich nicht (nur) das, was die personale Struktur vorzugeben scheint. (Vgl. Jäger 2008) In diesem Prozess können sich erweiterte Bewusstseinsräume eröffnen.

554 „Die Nahtoderfahrung ist weder für Kübler-Ross noch für (...) Moody bloß schlichter Gegenstand wissenschaftlicher Forschung. Für sie ist er Beweis einer religiösen Wirklichkeit." (Knoblauch 1999, S. 24) Eine religiöse Wirklichkeit, die sich durch Eklektizismus auszeichnet, in dem Elemente aus unterschiedlichen Religionen integriert werden. (Vgl. ebd., S. 25) Das rief christliche Fundamentalisten auf den Plan, die in der Proklamierung eines schönen Todes ihre Auffassung von Auferstehung, Jüngstem Gericht und Hölle gefährdet sahen. (Vgl. ebd.)

Nahtoderfahrungen in allen Bevölkerungsgruppen symmetrisch vorkommen (Enttabuisierung und Ähnlichkeiten), sind sie bei näherer Betrachtung sehr unterschiedlich und verlaufen nicht nach fest stehenden Regeln, sodass eine Verallgemeinerung unzulässig ist. (Vgl. ebd., S. 127, 132 ff., 140) Ebenso ist das positive Moment des Erlebens (der schöne Tod in Ruhe und Frieden) nicht in der oben dargestellten Ausschließlichkeit auszumachen. In seiner spezifischen Befragung erlebten 60 % der Ostdeutschen und 30 % der Westdeutschen das höllische Element. (Vgl. ebd., S. 139) Ein Indiz, das Nahtoderfahrungen dem kulturellen Einfluss unterliegen: „Die Kultur leitet das, was in der Nähe der Todes erfahren wird. Sie ist die Sprache, in der jede einzelne Person ihre Erfahrung macht." (Ebd., S. 142) Sie ist Ausdruck einer individuellen, spirituell interpretierten Sinnhaftigkeit, außerhalb der kirchlich vermittelten, und kann somit als neue Form der Religiosität bewertet werden. (Vgl. ebd., S. 147 f., 198) Trotz der skizzierten Befundlage liegt bis heute (noch) kein endgültiger Beweis vor, die Nichtexistenz der Todeserfahrungen wissenschaftlich zu belegen. (Vgl. Moody 2008(b), S. 175) Für Knoblauch ist die Aussagefähigkeit der Nahtod beschreibenden Modelle eher als ernüchternd einzuschätzen. (Vgl. Knoblauch 1999, S. 148 ff., 174)

An dieser Stelle ist die Empfehlung auszusprechen, dass der Klinikstab – einschließlich Schüler in ihrer Pflegeausbildung – über dieses Phänomen informiert werden. Es gehört zum Krankenhausalltag dazu, dass Patienten beispielsweise infolge eines Herzinfarktes einen Herzstillstand erleiden und mittels Reanimation ihre vitalen Funktionen wiedererlangen. Ob die Betroffenen unterschiedliche Bewusstseinszustände erlebten, ob sich ihr Verhalten hernach veränderte, ob sie Kommunikationsbedarf signalisieren oder in scheinbar wirren Äußerungen interagieren, gilt es sensibel zu beobachten bzw. abzuklären. Es ist dringend davor zu warnen, Patientenverhaltensweisen als pathologische Folgeerscheinungen in Form einer Verwirrung, Halluzination, gar Geisteskrankheit[555] abzutun und diese ggf. medikamentös zu sedieren. Vielmehr sollte dem Betroffenen signalisiert werden, sich mitteilen zu dürfen, wenn der Wunsch dazu besteht. So konnte der Verfasser dieser Arbeit selbst mit einem Patienten in Kontakt treten, der klinisch tot war und wiederbelebt wurde. Für ihn war nicht die Erfahrung der Bewusstseinserweiterung das eigentliche Problem – er erlebte ein ganz intensives, helles Licht –, sondern die Sorge, dass sein Erlebnis als Spinnerei abgetan wird. Bei seiner Schilderung, mehrere Monate nach dem Krankenhausaufenthalt, war immer noch eine emotionale Betroffenheit wahrzunehmen.[556] Es sollte Bestand-

---

555 Moody widerlegt mit einer Vielzahl von Argumenten, dass die Schilderung eines Nahtoderlebnisses nicht als „Geisteskrankheit" abzuwerten ist. (Vgl. Moody 2008(b), S. 102 ff.)
556 Das Gespräch wurde 2008 mit einem – das 7. Lebensjahrzehnt überschrittenen – herzkranken Mann geführt. Während seines Krankenhausaufenthaltes sah er keine Möglichkeit, sich mitzuteilen, obwohl er ein Bedürfnis dazu hatte. (Vgl. Griegoleit 2008)

teil einer abschiedskulturellen Haltung sein, Beschreibungen und Gefühlszustände von Patienten bedingungsfrei zu akzeptieren und den Betreffenden zu signalisieren, sich nicht rechtfertigen zu müssen. Auch wenn Knoblauch von einer gesellschaftlichen Enttabuisierung der Nahtoderfahrungen ausgeht (vgl. ebd., S. 130 f.), ist für den Klinikalltag jedoch zu vermuten, dass todesnahen Erlebnissen mit geschlossener Bewusstheit begegnet wird, indem sie unausgesprochen bleiben bzw. pathologisiert werden.[557]

Therapiezentren

Mitte der 1970er Jahre entstand das Therapiezentrum Shanti Nilaya, in dem u.a. Workshops durchgeführt wurden und Teilnehmer die Möglichkeit erhielten, ihre unerledigten psychologischen Geschäfte anzugehen, um „so zu leben, daß sie jederzeit zum Sterben bereit [sein können].“ (Kübler-Ross 1997, S. 273) Zehn Jahre später baute Kübler-Ross die Healing Waters Farm auf, wo sie für an AIDS erkrankte Babys und Kinder einen Lebensraum einrichten wollte. Dieses Vorhaben löste eine anhaltende Protestwelle aus. Vor Inbetriebnahme fielen die Gebäude den Flammen zum Opfer. Diskreditierung erfuhr sie für ihre Haltung, Aids als Herausforderung zur Menschlichkeit anzunehmen, mit der bedingungsfreie Liebe offenbart werden kann. (Vgl. ebd., S. 302)

Sterbende Kinder

Kübler-Ross bewunderte die Ehrlichkeit, die sie bei Kindern im Allgemeinen wahrnahm, bei sterbenden Kindern im Besonderen. Letztere wissen um ihre Endlichkeit und durchschauen „all dieses verlogene Geschwafel“ (ebd., S. 275), welches Eltern zum vermeintlichen Schutz ihrer Zöglinge aufführen. Um miteinander in Kontakt treten zu können, benutzte sie ein einfaches, aber wirkungsvolles Mittel: Sie ermunterte die Kinder zum Zeichnen. Damit erhielten sie ein Ventil, ihren Gefühlswelten Ausdruck zu geben. Die gemeinsame Betrachtung des Ergebnisses offenbart letztlich das Kindeswissen. Die betroffenen Eltern wurden entsprechend angeleitet. (Vgl. ebd., S. 274 f.; Kübler-Ross 1998, S. 22)

---

557 In einem Gespräch des Verfassers mit der Leitung einer Intensivstation eines Akutkrankenhauses äußerte diese 2009, dass zwar regelmäßig Reanimationen stattfinden, hernach jedoch mit den Patienten nicht darüber gesprochen wird; es sei denn, diese fragen nach. Auslöser ist i.d.R. der vom Erkrankten wahrgenommene Druckschmerz im Thoraxbereich, auf den die zuständige examinierte Fachkraft bzw. der Mediziner mit einer physiologischen Erklärung reagiert; (para)psychologische Aspekte bleiben unberücksichtigt.

Hospizbewegung

Kübler-Ross ist neben der englischen Krankenschwester und Ärztin Cicely Saunders als Begründerin der weltweiten Hospizbewegung zu benennen. Auch die deutsche Hospizentwicklung greift – bis zum gegenwärtigen Zeitpunkt – Gedanken Kübler-Ross' auf, Hospize in erster Linie auf das Leben auszurichten. (Vgl. Student 2006, 2): „Der Tod ist nichts, was man fürchten muß. In Wirklichkeit kann er zur unglaublichsten Erfahrung deines Lebens werden. Es hängt nur davon ab, wie du dein Leben hier und jetzt lebst. Und das einzige, worauf es hier und jetzt ankommt, ist die Liebe." (Kübler-Ross 1997, S. 274)

Zu den gesellschaftlich-wissenschaftlichen Anerkennungen

Ihre Kompetenz, einen verstehenden Zugang zu den Befindlichkeiten Sterbender und ihrer (professionellen) Bezugspersonen zu bekommen, wurde von allen Kontinenten angefragt. 23 Ehrendoktortitel im universitären Bereich und mehr als 70 weitere Auszeichnungen würdigten die Lebens(Sterbe)begleiterin. Das Nachrichtenmagazin Time gewährte Kübler-Ross einen Platz in der Galerie der „100 größten Wissenschaftler und Denker" des 20. Jahrhunderts. (Vgl. Student 2009, S. 1)

Das Lebensende

2004 starb Kübler-Ross vereinsamt und pflegebedürftig (infolge zahlreicher Schlaganfälle) – mit einer für sie zeitlebens typischen Ungeduld – im kalifornischen Arizona.

Kübler-Ross hat Haltung bewahrt, um thanatologisches Handeln (nicht nur im Gesundheitswesen) zu implementieren. Darüber hinaus kann ihr unermüdlicher Einsatz – unabhängig von der Akzeptanz ihrer Thesen beispielsweise zu den Nahtoderfahrungen – als Impuls gelten, das Anliegen dieser Arbeit – Förderung einer abschiedskulturellen Haltung bei Auszubildenden der Pflege – engagiert anzugehen.

B. Studie im Kapitel VII.: Situationserhebung

Liebe Auszubildende, lieber Auszubildender der Gesundheits- und Krankenpflege.

In den Rahmen meiner wissenschaftlichen Arbeit zum Umgang mit Sterben und Tod in Krankenhäusern möchte ich die Perspektive der Pflegeauszubildenden einbeziehen. Deshalb bitte ich Sie um Unterstützung und um schriftliche Beantwortung des nachfolgenden Impulses in Einzelarbeit, während der nächsten 45 Minuten innerhalb der regulären Unterrichtszeit.

„Beschreiben Sie bitte eine Situation aus Ihren bisherigen Stationseinsätzen im Krankenhaus zum Umgang mit Sterben und Tod, die für Sie von besonderer Bedeutung war."

Die Bearbeitung erfolgt freiwillig und anonym. Darüber hinaus wird Ihnen die Ersteinsicht der ausgewerteten Untersuchungsergebnisse zugesichert.

Falls Sie nach der Auseinandersetzung Bedarfe des Austausches bekunden, stehe ich Ihnen – neben der Kursleitung – den ganzen Tag zur Verfügung.

Ich danke für Ihr Mittun und wünsche alles Gute für den weiteren Ausbildungsverlauf.

Ulrich Griegoleit
Diplom-Pädagoge
30. Juni 2008

C. Didaktische Anregungen zur Gestaltung von Lehr- und Lernprozessen zum Umgang mit Sterben und Tod

I. Erstellung einer Musik- und Entspannungs-CD zur Unterstützung Zugehöriger in der Begleitung Sterbender

Zugehörige sind in der Begleitung Sterbender nicht selten unterstützungsbedürftig, darauf verweisen Palliativ- und Hospizeinrichtungen, wenn sie von Patienten der II. Ordnung sprechen, die psychologisch zum Mit-Erkankten, Mit-Leidenden und Trauernden werden. (Vgl. Kulbe 2008, S. 90) Generell zeichnen sich die Interaktionen zwischen Zugehörigen und Pflegepersonen in Krankenhäusern durch Unsicherheiten aus. (Vgl. Kapitel VI.4.) Angehörige befassen sich mit der Frage, ob sie ihren sterbenden Partner den Gesundheits- und Krankenpflegern anvertrauen können. Das Pflegefachpersonal hingegen beobachtet Verhaltensweisen der Bezugspersonen zwischen Überaktivität und Hilflosigkeit, was sich darin zeigt, dass sie zwar helfen und miteinbezogen werden wollen, aber zugleich (non) verbal signalisieren: „Sie sind ausgebildet, Sie können das besser." Dies führt zu (un)ausgesprochenen Erwartungshaltungen auf beiden Seiten. (Vgl. Kulbe 2008, S. 93) An dieser Stelle wird die schwierige Situation, in der sich Angehörige befinden, nicht weiter thematisiert. Dazu ist auf die Autoren Lang et al. und Kulbe zu verweisen. Nur soviel sei an dieser Stelle angemerkt: Einerseits ist ihr Bedürfnis, etwas gegen das Sterben, gegen den Tod tun zu wollen und andererseits die Erkenntnis, nichts dagegen tun zu können, ernst zu nehmen. Dieser Zustand kann einer emotionalen Zerreißprobe gleich kommen. Welche Hilfen können den Betroffenen angeboten werden? In Anlehnung an den Buddhismus ist auf die Kostbarkeit des Augenblicks zu verweisen, der Kraft und Trost spenden kann. Die Achtsamkeit des Handelns im Hier und Jetzt gilt es (wieder) zu entdecken. (Vgl. Hanh 1998, S. 17 ff.[558]) Dieses bewusste Handeln, das gemeinsame Erleben von Augenblicken und Impulssetzungen zur ENT-Spannung sind Gedanken, die den Verfasser veranlassen, das Vorhaben einer CD-Produktion zu verfolgen und dabei die psychologisch nachhaltige Wirkung der Musik (vgl. Spitzer 2007, S. 430, 432 f., 379[559]) mit der musikalischen Kreativität der Auszubildenden zu verbinden. Wertschätzung wird zum Ausdruck gebracht, indem nicht irgendein

---

558 „Buddha lehrt uns nämlich, daß es der gegenwärtige Augenblick ist, der zum schönsten Augenblick unseres Lebens werden kann. [...] Nur im gegenwärtigen Augenblick können wir das Leben wirklich berühren." Und weiter ist zu lesen: „Achtsamkeit ist die Fähigkeit, in jedem Augenblick unseres täglichen Lebens wirklich präsent zu sein." (Hanh 1998, S. 17, S. 19)

559 Vgl. dazu auch Spitzer 2003, S. 187 ff.

industriell gefertigtes Warenhausprodukt Angehörigen zur Verfügung gestellt wird, sondern ein von Schülern handgemachtes Unterstützungserzeugnis, um Entspannungsmusik zu hören und sich ggf. auf eine angeleitete Fantasie- und Körperreise zu begeben.

Dieses CD-Projekt setzt sich aus unterschiedlichen Bestandteilen zusammen, die von ausbildungskursübergreifenden Schülergruppen erstellt werden können.

Aufnahme einer Entspannungsmusik

Hier sind die musikalischen Talente in den Ausbildungskursen zu ermitteln: Wer spielt welches Instrument? Wer hat schon einmal komponiert bzw. könnte sich vorstellen, mit musikalischen Tönen umzugehen? Wer möchte über die psychologische Wirkung von Musik, insbesondere für Menschen in der Sterbephase, recherchieren? Welche bereits vorhandenen Kompositionen könnten vor diesem Hintergrund genutzt werden?[560] Müssen GEMA-Gebühren abgeführt werden? Wo und wie könnte eine Aufnahme (semi)professionell aufgenommen werden?[561] Sind die Kosten zu begrenzen? Verfügt das Krankenhaus über einen Förderverein, bei dem ein Antrag auf finanzielle Unterstützung zu stellen ist? Ist eine Waffelback- und Kuchenverkaufsaktion im Krankenhaus zu organisieren, um für dieses musikalische Projekt Geld zu sammeln? Diese beispielhaft angeführten Fragen verdeutlichen, wie kreativ die Auseinandersetzung sein kann, um ein Handlungsprodukt für die Lebensbegleitung Sterbender zu erstellen. Die konkrete pädagogische Planung orientiert sich an dem in dieser Arbeit dargestellten subjektorientierten Bildungsverständnis. (Vgl. Kapitel VIII.2.a. und b.)

Aufnahme einer geleiteten Fantasiereise

Fantasiereisen sind den Auszubildenden bekannt, sie werden u.a. in der Lerneinheit „Persönliche Gesunderhaltung" (Stressbewältigungsstrategien) thematisiert. Ein gedanklich geleiteter Ausflug an den Strand (z.B. „Du liegst an einem Strand – liegst im weichen, zarten Sand – du fühlst mit deinem Körper diesen weichen, warmen Sand [...] du fühlst dich wohl – du bist ganz ruhig und entspannt." (Müller 1993, S. 37), zu einer Sommerblumenwiese oder eine Fahrt mit einem Heiß-

---

560 Vorstellbar sind: Erik Satie – „Gymnopédies No. 1, 2, 3"; Wolfgang Amadeus Mozart – Adagio / Klarinettenkonzert A-dur K V 622 und Johann Pachelbel – Canon. Für die musikalischen Hinweise danke ich dem Musikpädagogen Jürgen Palm aus Paderborn.

561 Beispielsweise können kostengünstige Aufnahmen in Kirchenräumen durchgeführt werden. Bei der Auswahl ist darauf zu achten, dass der Ort über einen akustischen Nachhall verfügt, damit ein besonderer Raumklang erzeugt wird. I.d.R. verfügen Kirchengemeinden über ein Digitalrecording Gerät. (Mit Dank an Jürgen Palm für diese Empfehlung.) Die Aufnahme müsste dann am PC bearbeitet, gebrannt und kopiert werden. Zum Abspielen ist lediglich ein CD- bzw. MP3-Player erforderlich.

luftballon über die Weinberge der Mosel können Inhalte einer solchen Fantasie-reise sein. Die interessierten Schüler recherchieren, welche Texte sich besonders gut eignen. Dabei berücksichtigen sie, ob sie selbst in der Lage sind, eine solche Geschichte zu verfassen. Zudem ist zu überlegen, welcher Auszubildende mit beruhigender Artikulation den Text sprechen kann. Aus der Materialfülle kann eine Geschichten- und Anleitungsmappe erstellt werden, um Angehörigen die Möglichkeit zu geben, selbst Texte auszusuchen und ihrem sterbenden Partner vorzulesen bzw. für sich selbst zu nutzen. Anbieten würden sich zudem Textbau-steine, die mit persönlichen Vorlieben des Betroffenen (Lieblingsort, -jahreszeit, -wetter ...) anzureichern sind.

Aufnahme einer geleiteten progressiven Muskelentspannung nach Jacobson

Hierbei handelt es sich um eine leicht durchzuführende Entspannungsübung, in-dem die Muskeln systematisch voranschreitend angespannt und wieder entspannt werden (z.B. Konzentration auf die rechte Hand richten – spüren, wie sich diese anfühlt – rechte Hand zur Faust ballen und den Unterarm anspannen – Span-nung 5 bis 10 Sekunden halten – entspannen – nachspüren – linke Seite – dann der rechte Oberarm usw.). Durch die unterschiedlichen An- und Entspannungs-phasen wird die Wahrnehmung in unterschiedliche Körperregionen gelenkt, um kurzfristig eine kognitive (Ab)Lenkung der Gedanken zu initiieren und Wohl-befinden auszulösen. (Vgl. Frucht 2005, S. 4 ff., 34 ff.) Diese Muskelrelaxation (er)lernen die Auszubildenden im Rahmen der Lerneinheit „Schmerzbelastete Menschen pflegen".

Gestaltung der CD-Hülle und des Booklets

Hier geht es um eine farblich ansprechende Gestaltung der CD, einschließlich des Informationsblattes, den Hinweisen zur Benutzung sowie ergänzende Angaben zu weiteren Entspannungshilfen, z.B. der Einsatz ätherischer Öle (Duftlampe, Wüstensandrose als Duftträger; Empfehlung zur Einreibung der Fußsohlen und des Sonnengeflechts).

Die Auszubildenden beschäftigen sich – pädagogisch geleitet – über „Umwe-ge" mit dem Thema der Endlichkeit. Sie lernen vorhandenes Wissen und Können – auch des Arbeitsteams – zu nutzen, zu ergänzen und zur Gestaltung einer ho-listisch geprägten Pflegesituation zu verwenden um etwas für den Zugehörigen und seinen sterbenden Partner tun zu können, auch wenn der Stationsalltag keine Zeitreserven bereit hält.

II. Implementierung abschiedskultureller Impulse

Räumlichkeiten: „Das Leben vollenden"

Auszubildende gestalten ein Abschiedszimmer („Sterbezimmer")
- Ermittlung, wie viele Patienten in dem betreffenden Krankenhaus versterben
- Bedarfserhebung nach Abschiedszimmern (Umfrage bei den Berufsgruppen Pflege und deren Auszubildenden, Medizin, Seelsorge, Psychologie)
- Begründungskontext: Trägerleitbild (Umgang mit Menschen im Finalstadium), Balanced Scorecard (Unternehmenssteuerung im Ausdruck von Werteorientierung, Unternehmensziele); Zertifizierung nach proCum Cert und KTQ (Kriterien Krankenhausführung, Seelsorge, Verantwortung gegenüber der Gesellschaft);[562] Ergebnisse der hausinternen Umfrage
- Einführung in Projektmanagement[563]
- Inhaltliche Auseinandersetzung
- Erstellung eines Prototypen (PC-Programm und Baumodell)
- Anfertigung einer Kostenkalkulation unter Einbezug des technischen Leiters des Krankenhauses
- Eruierung möglicher Finanzierungsquellen
- Präsentation der Ergebnisse vor dem Krankenhausdirektorium
- nach Erhalt des Projektauftrags Bildung einer interdisziplinären Projektgruppe, Schülervertreter als deren Bestandteil
- Namensfindung, beispielsweise „St. Josef"[564]

Auszubildende gestalten den Verabschiedungsraum („Leichenhalle")
- Vorgehensweise, siehe vorangegangener Punkt
- Aufnahme von höhenverstellbaren Bahren in die Kostenkalkulation, um ein würdevolles Umbetten des Verstorbenen auf die Totenbahre zu ermöglichen
- Antrag auf Finanzierung beim Förderverein des Krankenhauses, ggf. Geldsammelaktionen, z.B. Tombola auf der Adventsfeier
- Namensfindung, beispielsweise „St. Lazarus"[565]
- Überlegung, ob der Verabschiedungsraum in den Verantwortungsbereich der Schule übergeben wird (Einbezug von Auszubildenden zur Sicherstellung einer geregelten Benutzungsordnung, Sorge für frische Blumen etc.)

---

562 Informationen sind zu beziehen unter www.procum-cert.de – Kriterienkatalog; www.ktq.de – Zertifizierungsverfahren; abgerufen am 23.10.08.

563 Als Literatur zum Management von Projekten wird Schulz-Wimmer (2007) empfohlen.

564 St. Josef ist der Schutzpatron der Sterbenden. (Vgl.http://stjosef.at – Schutzpatron, abgerufen am 18.12.07)

565 Von Lazarus ist überliefert, dass er von Jesus vier Tage nach seinem Tod wieder zum Leben erweckt wurde. (Vgl. http://kirchensite.de, abgerufen am 18.12.07)

Auszubildende gestalten Sichtschutze
- Auseinandersetzung mit religiösen, kulturspezifischen Symboliken
- Gestaltung von mobilen Sichtschutzwänden, die bei fehlenden Einzelzimmern oder beim Umfunktionieren von Untersuchungszimmern für Sterbende bzw. Verstorbene Verwendung finden
- Sichtschutzmagnetwand zur Befestigung individueller Bilder der Betreffenden
- Deponierung an zentralen Orten des Krankenhauses

Rituale: „Manchmal bin ich voll wie ein Schwamm, dann muss ich mich ausdrücken"[566]

Auszubildende erlernen Rituale in der theoretischen Ausbildung
- Ritual Gesprächskreis
  Im ersten und zweiten Jahr findet dieser unter pädagogischer Anleitung statt, im dritten Jahr in eigenverantwortlicher Durchführung; bei Bedarf ist der zuständige Pädagoge oder eine Pflegefachkraft hinzuzuziehen. Empfohlener Zeitabstand monatlich, mindestens jedoch einmal pro Quartal.
- Ritual des Loslassens
  Um sich von Erlebnissen lösen zu können, werden diese aufgeschrieben[567] und losgelassen. Dazu bieten sich die nachfolgenden Vorgehensweisen an: Jeder Schüler befestigt sein Notizblatt an einen Luftballon,[568] um diese gemeinsam auf dem Krankenhausgelände loszulassen. Denkbar ist aber auch, dass aus jedem Notizblatt ein Papierschiff gebastelt wird, um es dann auf einen Fluss zu setzen (alternativ: die Zettel werden in ein vorgefertigtes Pappschiff gelegt). Notizen können aber auch anonym in ein Trauerbuch geschrieben oder in eine Trauerkiste gelegt werden. Als Aufbewahrungsort dient ein Raum bzw. Schrank der Schule. Pro Quartal werden die Inhalte zum Gegenstand eines oben angeführten Gesprächskreises. Nach dem Austausch können die Zettel durch das Ritual des Verbrennens losgelassen werden.

Auszubildende erlernen Rituale in der praktischen Ausbildung
- Ritual Gesprächskreis
  Auszubildende und Praxisanleiter, z.B. in abteilungsspezifischer Zusammensetzung, treffen sich in den Räumen der Krankenpflegeschule. Dabei über-

---

566 Literaturempfehlung zur Selbstpflege professioneller Helfer: Kulbe 2008, S. 83 ff., 106 ff.; Lang et al. 2008, S. 186 ff. und Burgheim 2008.
567 Zur Wahrung der Anonymität werden ggf. auftretende Namen von Patienten, Pflegepersonen oder Ärzten unkenntlich gemacht.
568 Erforderliches Helium ist i.d.R. über die Technikabteilung des Krankenhauses zu beziehen.

nimmt bei Bedarf ein (Schul)Pädagoge die Moderation. Der Austausch erfolgt monatlich, mindestens jedoch einmal pro Quartal. Denkbar ist aber auch, einen Gesprächskreis zu bilden, der sich aus unterschiedlichen Berufsgruppen zusammensetzt (Mediziner, examinierte Pflegepersonen, Auszubildender, Seelsorger), um unterschiedliche Perspektiven im Umgang mit der Endlichkeit und des Tod – insbesondere unter Bezugnahme eines gemeinsam begleiteten Sterbenden – erfahren zu können.

- Ritual des Abschiednehmens
Wenn ein Patient verstorben ist, wird für diesen – während der Übergabe – ein Teelicht angezündet. Vorstellbar ist aber auch, das Mitglieder des Teams im Zimmer des Verstorbenen ein religiöses Lied singen bzw. einen Vers aufsagen oder eine Blume auf sein Bett legen.

Standard: „Sicherheit geben"

Auszubildende entwickeln einen Trauerpfad: „Dem gelebten Leben Respekt zollen"
- Vom (Sterbe)Zimmer in den Verabschiedungsraum („Leichenhalle")
Festlegung, wie ein Verstorbener aus seinem Zimmer in den Verabschiedungsraum gefahren wird, beispielsweise in dem eine Person mit einer Kerze vorangeht oder ein – mit Symbolen gestaltetes – Tuch auf die Bettdecke gelegt wird.
- Vom Verabschiedungsraum zur Übergabe an das Beerdigungsinstitut
Festlegung, wie ein Verstorbener von der Bahre in den Sarg gelegt wird, dazu ist ein Austausch mit Mitarbeitern eines Beerdigungsinstitutes zu deren Vorstellungen sinnvoll. Darüber hinaus sind Angehörige nach ihren Wünschen zu befragen (Anwesenheit, persönliche Gegenstände als Sargbeilage). Zur würdevollen Gestaltung ist eine im Hintergrund laufende (Trauer)Musik hilfreich.

Auszubildende entwickeln einen Standard, wie Schüler auf den einzelnen Stationen auf die Begegnung mit Sterben und Tod vorbereitet werden

Festlegung zu Beginn des Einsatzes, wie für den Schüler – unter Einbezug seiner Vorstellungen – der Umgang mit Sterbenden bzw. Verstorbenen geregelt werden soll (z.B. Nennung typischer (Stations)Krankheitsbilder, die potenziell zum Tode führen können oder die unmittelbare Informationsweitergabe, wenn ein Patient im Sterben liegt oder verstorben ist). Darüber hinaus können die sog. Pädagogischen Stufen zur Situationsbewältigung (vgl. Kapitel V.2.b.) zur Anwendung kommen.

Auszubildende erhalten einen (Ausbildungs)Begleiter

Die Bezugsperson sollte bevorzugt ein Vertreter aus dem Pflegebereich sein, um die stationären Ausbildungsbedingungen nachvollziehen zu können. Diese darf vom Auszubildenden jederzeit, ohne sich rechtfertigen zu müssen, angesprochen werden. Der Ansprechpartner sollte ermutigen, ein persönliches Ritual zu finden (Tagebuch schreiben, Trauerkiste nutzen, Kerze in der Krankenhauskapelle anzünden, miteinander reden), um zu lernen, mit Belastungen des Berufes umzugehen.

Dienstleistungen: „Den Helfern helfen"

Aufbau einer ehrenamtlichen Lebensbegleitung Sterbender und ihrer Bezugspersonen aus ehemaligen Auszubildenden

Die ehrenamtliche Lebensbegleitung wird nicht von Laien übernommen, sondern von Pflegekundigen. Angesprochen werden ehemalige Schüler, die sich mit dem Krankenhaus X verbunden fühlen und denen ein individualisierender Umgang mit Sterben und Tod ein Anliegen ist. Diese Dienstleistung versteht sich als ein Unterstützungsangebot für sterbende Patienten und Angehörige, die zusätzliche Begleitung benötigen, die jedoch vom Stationsteam nicht geleistet werden kann. Die Organisation kann in der Implementierungsphase von einem Pädagogen der Schule übernommen werden. Die Auszubildenden können in die Gestaltung von Fortbildungsveranstaltungen für die Ehrenamtlichen einbezogen werden.

(Wunsch)Einsatz Auszubildender im ambulanten/stationären Hospiz bzw. auf einer Palliativstation

Damit können Lernprozesse gefördert werden, die insbesondere die Überleitungspflege, Vernetzung institutioneller Angebote sowie unterschiedliche abschiedskulturelle Maßnahmen fokussieren.

Auszubildende gestalten Lernprozesse für Berufsanfänger

Schüler berichten in ihrer Sprache (gemeinsamer Zeichenvorrat) über Erfahrungen und Bewältigungsstrategien aus den ersten Monaten ihrer Ausbildung. Sie zeigen und erläutern beispielsweise den Verabschiedungsraum und entwickeln gemeinsam Strategien zum Umgang mit Angehörigen und ihren sterbenden Partnern. Dieser Prozess wird von dem verantwortlichen Pädagogen begleitet und ergänzt.

Auszubildende beteiligen sich an der Gestaltung eines Symposiums für
Pflegefachkräfte

Hier geht es nicht darum, dass Auszubildende Fachexperten ersetzen, vielmehr werden sie eingebunden, eine Fortbildungsveranstaltung zu planen und durchzuführen, in denen Grundsätze der Palliative Care[569] vermittelt werden. Ggf. sind sie Bestandteil von fortbildungsspezifischen Arbeitsgruppen, damit die Sichtweise der Auszubildenden in der konkreten Umsetzung der Postulate in den Stationsalltag integriert werden kann. Als Initiator ist die Pflegedirektion bzw. das Bildungsinstitut des Trägers zu gewinnen.

Thematisierung von Sterben und Tod am Ort des Geschehens

Die pädagogische Auseinandersetzung mit der Endlichkeit erfolgt nicht in ausgelagerten Bildungseinrichtungen, sondern in der Krankenhausrealität, um einen selbstverständlicheren Umgang zu fördern.

---

569 Palliative Care (Palliativpflege und Palliativmedizin) ist die holistische Unterstützung und Betreuung eines Menschen mit einer fortgeschrittenen, nicht zu heilenden Erkrankung. Ziel ist der Erhalt bzw. die Maximierung der Lebensqualität durch optimale Schmerztherapie und Behandlung der Symptome unter Berücksichtigung der somatischen, psychischen, sozialen und spirituellen Dimension. (Vgl. Pschyrembel Wörterbuch Pflege 2003, S. 479)

STUDIEN ZUR BILDUNGSREFORM

Herausgeber: Wolfgang Keim

Band 23 Ulrich Schwerdt: Martin Luserke (1880–1968). Reformpädagogik im Spannungsfeld von pädagogischer Innovation und kulturkritischer Ideologie. 1993.

Band 24 Kurt Beutler: Geisteswissenschaftliche Pädagogik zwischen Politisierung und Militarisierung – Erich Weniger. 1995.

Band 25 Barbara Siemsen: Der andere Weniger. Eine Untersuchung zu Erich Wenigers kaum beachteten Schriften. 1995.

Band 26 Charlotte Heckmann: Begleiten und Vertrauen. Pädagogische Erfahrungen im Exil 1934–1946. Herausgegeben und kommentiert von Inge Hansen-Schaberg und Bruno Schonig. 1995.

Band 27 Jochen Riege: Die sechsjährige Grundschule. Geschichtliche Entwicklung und gegenwärtige Gestalt aus pädagogischer und politischer Perspektive. 1995.

Band 28 Anne Ratzki / Wolfgang Keim / Michael Mönkemeyer / Barbara Neißer / Gudrun Schulz-Wensky / Hermann Wübbels: Team-Kleingruppen-Modell Köln-Holweide. Theorie und Praxis. 1996.

Band 29 Jürgen Theis / Sabine Pohl: Die Anfänge der Gesamtschule in Nordrhein-Westfalen. 1997.

Band 30 Wolfgang Keim / Norbert H. Weber (Hrsg.): Reformpädagogik in Berlin – Tradition und Wiederentdeckung. Für Gerd Radde. 1998.

Band 31 Hans-Günther Bracht: Das höhere Schulwesen im Spannungsfeld von Demokratie und Nationalsozialismus. Ein Beitrag zur Kontinuitätsdebatte am Beispiel der preußischen Aufbauschule. 1998.

Band 32 Axel Jansa: Pädagogik – Politik – Ästhetik. Paradigmenwechsel um '68. 1999.

Band 33 Susanne Watzke-Otte: "Ich war ein einsatzbereites Glied in der Gemeinschaft...". Vorgehensweise und Wirkungsmechanismen nationalsozialistischer Erziehung am Beispiel des weiblichen Arbeitsdienstes. 1999.

Band 34 Edgar Weiß: Friedrich Paulsen und seine volksmonarchistisch-organizistische Pädagogik im zeitgenössischen Kontext. Studien zu einer kritischen Wirkungsgeschichte. 1999.

Band 35 Reinhard Bergner: Die Berthold-Otto-Schulen in Magdeburg. Ein vergessenes Kapitel reformpädagogischer Schulgeschichte von 1920 bis 1950. 1999.

Band 36 Armin Bernhard: Demokratische Reformpädagogik und die Vision von der neuen Erziehung. Sozialgeschichtliche und bildungstheoretische Analysen zur Entschiedenen Schulreform. 1999.

Band 37 Gerd Radde: Fritz Karsen. Ein Berliner Schulreformer der Weimarer Zeit. Erweiterte Neuausgabe. 1999.

Band 38 Johanna Pütz: In Beziehung zur Geschichte sein. Frauen und Männer der dritten Generation in ihrer Auseinandersetzung mit dem Nationalsozialismus. 1999.

Band 39 Mathias Homann: Von der Heckerschen Realschule zur Kepler-Oberschule. Berliner und Neuköllner Schulgeschichte von 1747 bis 1992. 2001.

Band 40 Dietmar Haubfleisch: Schulfarm Insel Scharfenberg. Mikroanalyse der reformpädagogischen Unterrichts- und Erziehungsrealität einer demokratischen Versuchsschule im Berlin der Weimarer Republik – Teil 1 und 2. 2001.

Band 41 Karl-Heinz Günther: Rückblick. Nach Tagebuchnotizen aus den Jahren 1938 bis 1990. Von Gert Geißler zur Drucklegung ausgewählt und bearbeitet. 2002.

Band 42 Wolfgang Keim (Hrsg.): Vom Erinnern zum Verstehen. Pädagogische Perspektiven deutsch-polnischer Verständigung. 2003.

Band 43 Burkhard Dietz (Hrsg.): Fritz Helling, Aufklärer und "politischer Pädagoge" im 20. Jahrhundert. Interdisziplinäre Beiträge zur intellektuellen Biographie, Wissenschaftsgeschichte und Pädagogik. 2003.

Band 44 Fritz Helling: Mein Leben als politischer Pädagoge. Herausgegeben, eingeleitet und kommentiert von Burkhard Dietz und Jost Biermann. 2007.

Band 45 Edwin Hübner: Anthropologische Medienerziehung. Grundlagen und Gesichtspunke. 2005.

Band 46 Christa Uhlig: Reformpädagogik: Rezeption und Kritik in der Arbeiterbewegung. Quellenauswahl aus den Zeitschriften *Die Neue Zeit* (1883–1918) und *Sozialistische Monatshefte* (1895/97–1918). 2006.

Band 47 Christa Uhlig (Hrsg.): Reformpädagogik und Schulreform. Diskurse in der sozialistischen Presse der Weimarer Republik. Quellenauswahl aus den Zeitschriften *Die Neue Zeit/Die Gesellschaft* und *Sozialistische Monatshefte* (1919–1933). 2008.

Band 48 Wolfgang Keim / Gerd Steffens (Hrsg.): Bildung und gesellschaftlicher Widerspruch. Hans-Jochen Gamm und die deutsche Pädagogik seit dem Zweiten Weltkrieg. 2006.

Band 49 Martin Dust: *„Unser Ja zum neuen Deutschland"*. Katholische Erwachsenenbildung von der Weimarer Republik zur Nazi-Diktatur. 2007.

Band 50 Ulrich Griegoleit: Umgang mit Sterben und Tod in der Institution Krankenhaus. Zur Entwicklung einer abschiedskulturellen Haltung in der Pflegeausbildung. 2012.

www.peterlang.de

Peter Lang · Internationaler Verlag der Wissenschaften

Niklas Großmann

Begrenzte Existenz

**Sterbehilfe und Tod als professionelle Herausforderung
für die Soziale Arbeit in Deutschland**

Frankfurt am Main, Berlin, Bern, Bruxelles, New York, Oxford, Wien, 2008.
150 S., 9 Abb., zahlr. Tab.
ISBN 978-3-631-57830-8 · br. € 33.90*

Sterben, Sterbehilfe (Beschäftigung mit „Dignitas") und Tod sind in den
letzten Jahren – (auch) durch die Thematisierung in den Medien – verstärkt
zu Objekten kontroverser Diskussionen in Deutschland geworden. Im Kontext
dieser Entwicklung differenziert diese Arbeit elementare Wortbedeutungen,
ordnet diese Begriffe in die aktuelle Debatte um unterschiedliche Formen
der Sterbehilfe ein und entwickelt hieraus eine eigene Perspektive zum
individuellen und gesellschaftlichen Umgang mit Sterben und Tod. Die Arbeit
mit Sterbenden und deren Angehörigen stellt unter anderem für Ärzte,
Juristen, Theologen und Sozialarbeiter eine besondere Aufgabe dar. Trotz
der öffentlichen Diskussion über Sterben, Sterbehilfe und Tod werden diese
Themen im gesellschaftlichen und privaten Zusammenleben meist tabuisiert.
Dieses Buch dient der Professionalisierung zuvor genannter Berufsgruppen
und möchte einen Teil zur gesellschaftlichen Enttabuisierung von Sterben und
Tod beitragen.

Aus dem Inhalt: Individualität im Sterben · Sterbephasen, Sterbebegleitung
(Hospizarbeit und Palliativ Care) · Auseinandersetzung mit Formen der
Sterbehilfe („Dignitas") · Euthanasie · Legitimation von Sozialer Arbeit im
Bereich von Schwersterkrankung und Sterben · Perspektiven und Grenzen
der Sterbebegleitung

*inklusive der in Deutschland gültigen Mehrwertsteuer. Preisänderungen vorbehalten

Frankfurt am Main · Berlin · Bern · Bruxelles · New York · Oxford · Wien
Auslieferung: Verlag Peter Lang AG
Moosstr. 1, CH-2542 Pieterlen
Telefax 00 41 (0) 32 / 376 17 27
E-Mail info@peterlang.com

**Seit 40 Jahren Ihr Partner für die Wissenschaft
Homepage http://www.peterlang.de**